의료정보기술

Health Information Technology

황성완 · 김채봉 · 윤서중 · 이병채 · 차선미 · 최지유
공저

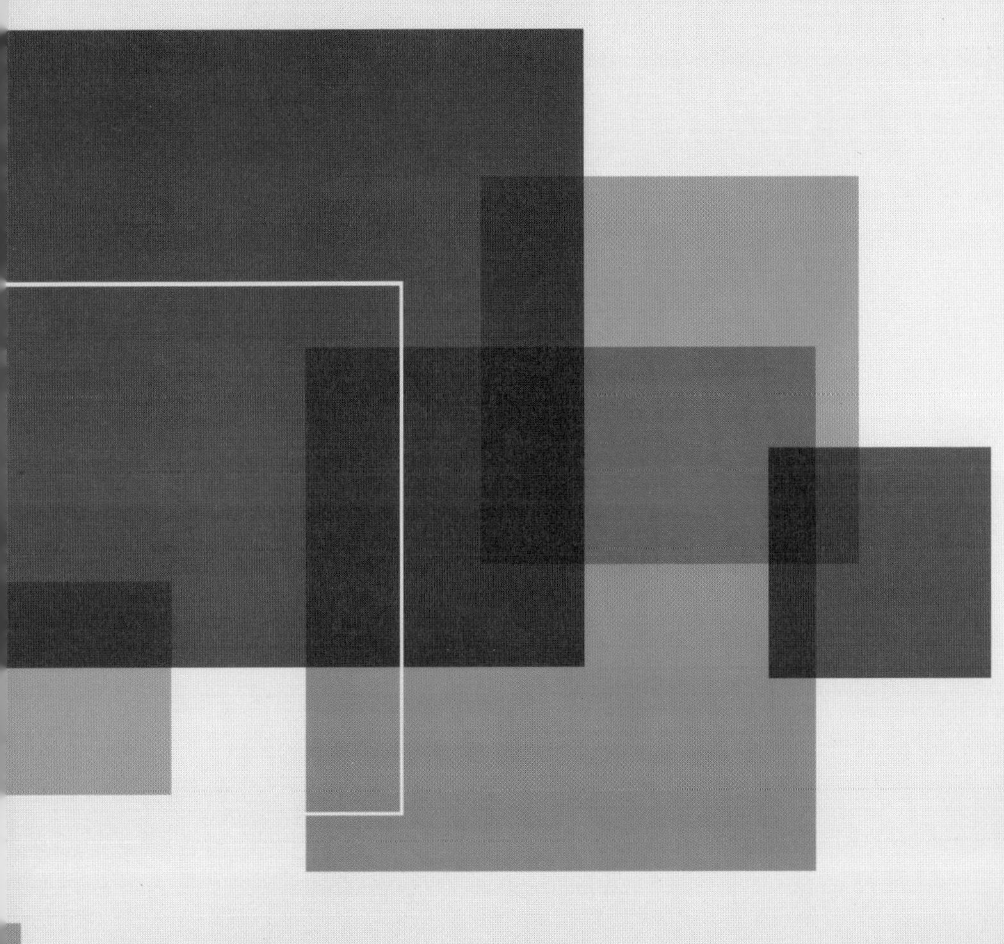

계축문화사

머리말 Preface

의료와 정보기술의 만남

21세기 의료환경은 고령화, 만성질환의 증가, 의료비 상승, 의료자원의 불균형 등 복합적인 도전에 직면해 있다. 의료기관은 이러한 변화에 대응하기 위해 임상 현장의 효율성과 환자 안전을 높이고, 데이터 기반의 의사결정을 강화해야 하는 과제를 안고 있다. 이러한 요구를 뒷받침하는 핵심 기반이 바로 의료정보기술이며, 의료정보기술은 더 이상 선택이 아닌 필수 인프라로 자리 잡고 있다.

디지털 헬스, 인공지능, 사물인터넷(IoT · IoMT), 클라우드, 블록체인, 디지털 트윈과 메타버스 등 다양한 정보통신기술(ICT)이 의료 분야에 융합되면서 의료서비스의 개념 자체가 변화하고 있다. 병원이라는 물리적 공간 안에서 이루어지던 진료는 모바일 건강관리, 원격의료, 개인건강기록(PHR)을 포함한 연속적 · 참여적 건강관리로 확장되고 있으며, 데이터는 개별 환자를 넘어 인구집단 수준의 분석과 정책 수립에 활용되고 있다.

이 교재는 빠르게 변화하는 의료정보기술 환경 속에서 보건의료인과 학생들이 의료정보의 개념과 기술을 체계적으로 이해하고, 실제 현장에서 활용할 수 있는 기초 역량을 갖추도록 돕기 위해 집필되었다. 단순히 최신 기술을 나열하는 데 그치지 않고, 의료정보의 생성 · 저장 · 처리 · 교환 · 보안이라는 기본 흐름 위에서 각 기술의 의미와 역할을 이해하도록 구성하였다.

특히, 의료정보기술을 '컴퓨터와 프로그램'의 수준으로 좁게 보는 관점을 넘어서, 환자안전, 진료의 질 향상, 업무 효율, 연구 · 교육, 보건의료 정책까지 포괄하는 넓은 관점에서 이해할 수 있도록 하는 데 초점을 두었다. 이를 통해 독자가 향후 의료현장, 공공기관, 산업현장 등 다양한 영역에서 의료정보기술을 비판적으로 바라보고, 적절히 선택 · 활용 · 평가할 수 있는 안목을 기르는 것을 목표로 한다.

이 교재는 의료정보기술의 기초 개념에서 최신 응용기술까지 단계적으로 학습할 수 있도록 구성하였다. 1 · 2장은 정보와 컴퓨터, 네트워크의 기본 개념과 정보시스템, 정보보안 등 의료정보기술을 이해하는 데 필요한 기본 이론을 다룬다. 3장은 보건의료체계와 병원정보시스템(HIS)의 구조를 소개하며, 진료 · 의무기록 · 원무 · 보험청구 등 업무 흐름 속에서 정보가 어떻게 생성 · 흐르고 · 활용되는지 설명한다. 4 · 5장은 전자의무기록(EMR)과 의료데이터의 특성과 개인정보보호를 다룬다. EMR의 기능, 데이터 구조, 상호운용성과 함께, 환자 정보보호와 관련 법 · 윤리적 쟁점을 통해 기술 도입 시 반드시 고려해야 할 균형점을 제시하였다. 6장은 의료정보 표준과 용어체계를 다룬다. 7 · 8장은 데이터베이스와 보건의료 통계 및 데이터 분석의 기초를 통해, EMR과 각종 정보시스템에서 축적되는 데이터를 구조화하고 관리 · 분석하는 방법의 기초를 제시한다. 9 · 10장은 보건의료 빅데이터와 데이터 품질 및 거버넌스를 다루며, 연구 · 정책 · 경영 의사결정에서 데이터를 안전하고 신뢰성 있게 활용하기 위한 원칙과 방법을 소개한다. 11장은 디지털 헬스, 클라우드, IoT · IoMT, 인공지능, 블록체인, 디지털 트윈 · 메타버스 등 최신 ICT가 의료에 적용되는 사례와 함께, 향후 의료정보기술의 방향성을 제시한다. 12장은 교재 전체를 통합하여 의료정보기술의 미래와 직무역량, 윤리적 · 사회적 쟁점을 다루면서, 독자가 자신의 진로와 역할을 성찰하도록 돕는다.

이러한 구성은 "기초 이론 → 의료현장의 정보시스템 → 데이터와 표준 → 빅데이터와 분석 → 최신 기술과 미래 전망"이라는 학습 흐름을 따라가도록 설계되었다.

의료정보기술은 단순한 기술이 아니라, 환자의 삶과 의료인의 일, 보건의료체계 전반을 변화시키는 중요한 도구이다. 이 교재가 의료정보 분야를 처음 접하는 학생들에게는 친절한 길잡이가 되고, 이미 현장에서 일하는 보건의료인에게는 자신의 실무와 경험을 체계적으로 정리하고 확장하는 계기가 되기를 바란다.

끝으로, 바쁜 일정 속에서도 집필과 교정을 함께 해 준 동료 교수님들, 의료기관과 관련 기관의 실무자들께 감사드린다. 또한 앞으로 이 교재를 보고, 다양한 의견과 피드백을 보내주시면 개정판에서 추가로 반영하도록 하겠다.

이 책을 펼친 모든 독자의 학습과 성장이 향후 우리나라 보건의료와 디지털 헬스케어 발전에 작은 밑거름이 되기를 소망한다. 이 책이 출간되기까지 수고해주신 계축문화사 사장님을 비롯한 임직원분들께 감사드린다.

2026년 1월

저자 일동

차례 Contents

PART 01 보건의료정보 기초

PART 02 보건의료정보시스템

PART 04 보건의료정보기술 활용

PART 1

01

보건의료정보 기초

CHAPTER 1 **보건의료정보학 이해**

CHAPTER 2 **컴퓨터시스템 이해**

CHAPTER

1

보건의료정보학 이해

학습목표

1. 보건의료정보학이 정보과학과 의료의 융합 학문으로서, 의료서비스 질 향상과 환자안전 확보에 어떻게 기여하는지를 이해한다.
2. 의료 현장에서 생성되는 다양한 환자 기반 데이터를 정형/비정형으로 구분하고, 각각의 특성과 분석 방법을 설명한다.
3. 정보 수집, 저장, 관리, 교환, 분석 및 보안 등 보건의료정보기술의 핵심 기능을 학습하고, 실제 의료 환경에서의 활용 방식을 이해한다.
4. AI 진단, 원격의료, 환자 포털 등 다양한 기술의 실무 적용 사례를 통해 보건의료정보기술이 어떻게 진료 효율성과 환자 중심 의료를 지원하는지 설명한다.
5. 정밀의료, 예측·예방의료, 의료커뮤니케이션, 의료 AI 협업 등 미래 지향적 가치를 바탕으로 HIT의 발전 방향과 사회적 영향을 분석한다.

1 | 보건의료정보학

1) 의료정보학 개요

보건의료정보학(Health Informatics)은 보건의료 분야에 정보과학, 컴퓨터 과학, 데이터 과학, 경영 및 행정학의 원리를 통합적으로 적용하여, 의료서비스의 질을 높이고, 환자 안전을 강화하며, 보건의료 체계의 효율성을 극대화하고자 하는 융합 학문이다. 단순한 의료정보의 전산화나 병원 내 전산시스템 운영의 수준을 넘어서, 의료 데이터를 지식으로 전환하고, 이를 통해 보다 나은 임상과 공공보건 실천을 가능하게 하는 과학적 실천 영역이라 한다.

(1) **융합 학문**: 보건의료정보는 단순히 병원의 전산 시스템을 운영하는 것이 아니라, 다양한 학문적 원칙을 통합적으로 적용하는 융합 학문이다.

(2) **데이터 → 정보 → 지식 → 의사결정의 과정**: 의료 데이터를 수집하고 이를 분석하여 유의미한 지식으로 전환한 뒤, 실제 임상 현장이나 공공보건 정책에 과학적으로 활용하는 것이 보건의료정보의 핵심이다.

2) 보건의료정보의 현황

디지털 헬스케어 시대에 들어서면서 보건의료정보학은 단순히 병원 내 전산 시스템을 운영하거나 의무기록을 전산화하는 수준을 넘어서, 의료 데이터를 활용한 예측, 예방 중심의 정밀의료 구현을 가능하게 하는 핵심 기술 기반으로 발전하고 있다.

최근 의료 트렌드는 진단과 치료 이후 관리 중심의 접근에서 벗어나, 개인의 진료 이력, 유전체 정보, 생활 습관 데이터 등을 통합 분석하여, 질병에 걸릴 확률을 사전에 예측하고 예방하는 의료로 이동하고 있다. 예를 들어, 한 개인이 과거에 고혈압 치료를 받았고, 가족력이 있으며, 생활습관 데이터에서 운동량이 부족하고 식단 위험 요인이 있는 경우, 인공지능은 이러한 복합 데이터를 학습하여 향후 심혈관 질환 발생 위험을 경고한다. 이처럼 보건의료정보학은 정밀한 건강 예측 기술을 통해 환자의 질병 예방과 건강 증진에 기여한다.

특히 인공지능(AI)은 의료 분야에서 영상 분석, 병리 진단, 약물 추천, 진료 기록 요약, 임상 의사결정 지원(CDSS) 등 다양한 분야에서 강력한 도구로 활용되고 있다. 기존에는 의사의 판단에만 의존하던 진료 과정에, 인공지능이 방대한 의료 데이터를 분석하고, 잠재적 오류를 줄이며, 보다 정밀한 판단을 보조함으로써 의료의 정확성과 속도 모두를 개선하고 있다. 다만 의료는 단 한 번의 실수가 치명적인 결과를 초래할 수 있는 영역이기 때문에, 인공지능은 어디까지나 의사의 판단을 보조하는 역할로 활용되며, 최종적인 의사결정은 의료인의 책임하에 이루어지는 안전한 이중 구조를 갖추는 방향으로 발전하고 있다. 결론적으로, 의료정보학은 단순한 정보 시스템 관리에서 벗어나, 개인의 건강 데이터를 기반으로 한 미래 예측형 의료, 의사와 인공지능이 협력하는 정밀 진료, 환자 중심의 통합 건강 관리를 실현하는 데 중추적인 역할을 하고 있으며, 보건의료의 미래를 설계하는 핵심 학문으로 자리매김하고 있다.

3) 환자 기반 데이터

환자 기반 데이터에서 자료는 환자 대상의 관찰이나 측정을 통해 수집한 단순한 사실이나 결과값을 의미하고 정보는 의사결정에 도움을 줄 수 있는 유용한 형태로, 자료를 가공(처리)한 것을 말한다. 환자 정보는 의료의 전 영역, 즉 예방에서 진단, 치료, 사후 관리에 이르기까지 보건의료 전 주기에서 생성되는 정형 및 비정형의 방대한 데이터를 분석 대상으로 삼는다. 보건의료정보에서 데이터는 정형 데이터와 비정형 데이터로 구분한다.

(1) 정형 데이터

정형 데이터는 미리 정해진 형식과 구조를 갖춘 데이터를 의미한다. 주로 행과 열로 구성된 표 형태로 되어 있으며, 관계형 데이터베이스(Relational Database Management System, RDBMS)[1]와 같은 시스템에 저장되어 효율적으로 검색, 수정, 분석이 가능하다. 이러한 데이터는 보통 수치나 코드 형태로 저장되며, 통계 분석이나 기계 학습 등에 바로 활용하기 용이하다.

예를 들어, "65세 남성 환자가 130/85의 혈압을 보이며, 'J45.1'이라는 천식 진단 코드를 받았다"는 기록은 정해진 형식의 표 안에 쉽게 정리될 수 있으며, 통계 분석에도 바로 사용한다(그림 1-1).

환자ID	성별	나이	혈압(mmHg)	진단코드
001	남	65	130/85	J45.1
002	여	42	120/75	E11.9

그림 1-1_ 환자정보데이터 예시

(2) 비정형 데이터

비정형 데이터는 정해진 형식 없이 자유로운 형태로 존재하는 데이터를 의미한다. 표나 데이터베이스에 바로 저장하기 어려운 경우가 많으며, 정보를 추출하거나 분석하기 위해서는 자연어 처리(Natural Language Processing, NLP)[2], 이미지 분석, 음성 인식 등 특수

1 데이터를 표(Table)의 형태로 데이터를 체계적으로 저장하고, 쉽게 검색·추가·수정·삭제할 수 있도록 해주는 시스템

2 자연어 처리는 사람이 일상적으로 사용하는 언어(=자연어)를 컴퓨터가 이해하고, 해석하고, 생성할 수 있도록 만드는 인공지능(AI) 분야의 핵심 기술

한 기술이 필요하다. 최근 국내 카카오 헬스케어는 환자 정보를 자연어 처리하여 데이터를 표준화한 후 원하는 분석이 구현될 수 있도록 시스템을 갖추었다. 또한 ㈜루닛은 암 환자의 이미지 및 영상 데이터를 기반으로 암 진단 정확도를 높이고 환자별 맞춤 치료법을 제시한다. 의료기관의 X-ray, CT, MRI, 초음파 영상 등 다양한 의료영상, 수술이나 진료 장면을 담은 동영상 등이 있다(그림 1-2).

진료 서술기록

"환자는 3일전부터 기침과 가래가 심해졌으며 호흡곤란을 호소함."

의사의 관찰, 인상, 환자의 증상설명 등 자유형식으로 기록된 텍스트

의료 영상

- X-ray, CT, MRI 스캔
- 초음파 영상
- 병리 슬라이드 이미지
- 내시경 검사 영상

특수영상처리 및 기술을 통한 분석필요

그림 1-2_ 비정형데이터 예시

(3) 정형 데이터와 비정형 데이터 비교

정형 데이터와 비정형 데이터는 서로 다른 특성과 활용 방식을 가지며, 차이가 있다. 정형 데이터는 수치화 되어 있어 통계 분석이나 그래프 작성이 용이한 반면, 비정형 데이터는 추가적인 전처리나 분석 과정이 필요하다. 또한 데이터는 구조가 고정되어 있기 때문에 전통적인 데이터베이스 시스템에서 쉽게 관리되지만, 비정형 데이터는 파일 시스템이나 특수 저장소에 저장되며 별도의 분석 도구가 요구된다. 정형 데이터는 의료의 맥락과 복잡한 정보를 풍부하게 담고 있어, 정형 데이터로는 포착할 수 없는 환자의 상태나 감정, 환경 등을 반영한다(그림 1-3).

구분	정형 데이터	비정형 데이터
구조	고정된 구조(표, 행, 열 등)	자유로운 형태(텍스트, 영상 등)
분석	통계, 머신러닝에 용이	NLP 이미지 분석 등 필요
저장	관계형 데이터베이스(DBMS)	파일 시스템, 저장소
의미	정량적 즉시 활용	정성적 맥락 및 다양한 정보제공

그림 1-3_ 정형 데이터와 비정형 데이터 차이

환자의 전자의무기록(Electronic Medical Record, EMR), 영상의학적 이미지, 병리 정

보, 유전자 서열 정보, 의료비 청구자료, 감염병 신고 현황 등은 모두 보건의료정보학이 다루는 핵심 데이터이다(그림 1-4).

전자의무기록(EMR), 의료영상, 병리 슬라이드, 유전자 정보, 의료비 청구 등 다양한 데이터가 의학적 근거 강화, 임상 및 공공보건 의사결정지원, 보건의료 혁신의 기반이 됩니다.

전자의무기록 (EMR)	의료영상 (X-ray, CT, MRI)	병리 슬라이드	유전자 정보	의료비 청구자료

그림 1-4_ 보건의료정보 핵심데이터

이처럼 다양한 보건의료 데이터는 의학적 근거(evidence)를 강화하고, 임상 의사결정[3]을 지원하며, 나아가 공공보건정책의 과학화를 가능하게 한다. 결국 보건의료정보학은 데이터 기반의 의사결정이 가능하도록 정보 생태계를 조성하고, 이를 통해 보건의료의 질적 혁신을 추구하는 핵심 학문 분야이다(그림 1-5).

데이터 기반 의사결정의 의의

의학적 근거 강화	임상 의사결정 지원	공공보건정책 과학화

그림 1-5_ 보건의료정보 기반 의사결정 의의

2 | 보건의료정보기술

1) 보건의료정보기술

(1) 보건의료정보기술 정의

보건의료정보기술(HIT)은 의료 현장에서 발생하는 다양한 건강정보를 디지털 기술을 활용하여 수집, 저장, 관리, 공유, 분석, 활용하여 환자 진료의 질을 향상하고, 의료서비스를 효율화하며 보건의료체계를 최적화하는 데 사용되는 기술과 시스템의 총칭이다. 단순한 컴

3 의료 전문가(예: 의사, 간호사, 약사 등)가 환자의 진료와 치료 과정에서 최선의 선택을 내리기 위해 사용하는 판단과정을 말한다. 즉, "이 환자에게 어떤 검사를 할까?", "어떤 약을 써야 가장 효과적일까?", "수술이 필요할까, 아니면 약물 치료로 충분할까?"와 같은 임상적 판단과 선택의 과정이다.

퓨터 시스템이나 병원 전산망을 넘어, 의료정보의 흐름을 자동화 및 지능화하고 환자 중심의 정밀의료와 데이터 기반 보건의료를 실현하는 기술 기반이라 한다.

(2) 보건의료정보기술의 핵심기능 ★ : 핵심 개념(시험 및 실무 중요)

보건의료정보기술은 보건의료 환경에서 정보의 흐름을 전산화하고 최적화하여, 환자 진료와 의료서비스의 질을 향상시키는 데 기여한다. 보건의료정보기술의 핵심 기능은 ① 정보의 수집, ② 저장, ③ 관리, ④ 교환, ⑤ 분석 및 활용, ⑥ 보안으로 구분한다.

① 정보 수집 기능은 진료 현장에서 발생하는 다양한 형태의 데이터를 체계적으로 모으는 것이다. 예를 들어, 환자의 인적 정보, 병력, 진단, 치료 내용, 처방, 검사 결과, 영상자료, 유전자 정보, 웨어러블 기기를 통한 생체 신호 등이 여기에 포함된다. 이러한 데이터는 전자의무기록(EMR), 간호정보시스템(NIS), 처방전달시스템(OCS) 등을 통해 자동 또는 수동으로 입력된다.

② 정보 저장 기능은 수집된 의료 데이터를 디지털 형태로 안전하게 보관하고, 필요 시 쉽게 접근할 수 있도록 구조화하는 기능이다. 의료기관 내부의 서버, 클라우드 기반 저장소, 병원정보시스템(HIS) 내 데이터베이스 등을 통해 데이터를 저장하며, 전자의무기록(EMR)과 전자건강기록(EHR)은 대표적인 저장 시스템이다.

③ 정보 관리 기능은 저장된 데이터를 지속적으로 유지보수하고 업데이트하며, 의료진이 환자 상태를 실시간으로 파악할 수 있도록 정보의 흐름을 관리하는 역할을 한다. 예를 들어, 환자의 진료 이력과 검사 결과를 한 화면에서 통합 조회하거나, 이전 진료 내용에 따라 약물 처방 시 자동 경고를 제공하는 기능은 정보 관리의 일환이다.

④ 정보 교환 기능은 서로 다른 부서 또는 의료기관 간에 정보를 효율적으로 공유하고 연계하는 기능이다. 예를 들어, 지역 보건소와 종합병원 간의 환자 건강기록 연동, 병원 내 진단검사실과 외래진료실 간 정보 연계 등이 있으며, 이를 위해 HL7[4], FHIR[5] 등과 같은 국제 표준 기술이 활용된다.

⑤ 정보 분석 및 활용 기능은 축적된 의료 데이터를 기반으로 인공지능, 빅데이터 분석

4 의료기관 내외에서 보건의료 정보를 전자적으로 교환하고 상호운용성을 확보하기 위한 국제 표준이다. 즉, 병원 간, 시스템 간, 부서 간에 환자 정보, 검사 결과, 진료 기록 등을 정확하고 일관되게 주고받을 수 있도록 정해 놓은 규칙과 형식이다. 의료기관은 전자의무기록(EMR), 처방전달시스템(OCS), 검사실정보시스템(LIS), 의료영상저장전송시스템(PACS) 등을 사용하는데 이러한 시스템들이 서로 다른 방식으로 데이터를 저장하고 처리하는데 정보 교환의 혼선이 생기지 않도록 하는 공통의 언어를 의미한다.

5 현재 전 세계적으로 가장 주목받고 있는 보건의료 정보의 상호운용성을 위해 HL7에서 개발한 차세대 보건의료정보 교환 표준이다. 병원 간 정보 교류, 모바일 헬스 앱 개발, 원격의료 시스템 구축, AI 및 빅데이터 분석 연계 등 IT 환경에 맞춰 설계되어 있다.

등을 적용하여 질병 예측, 진단 보조, 치료 효과 분석 등 임상 및 경영적 의사결정을 지원하는 기능이다. 예를 들어, CDSS(임상의사결정지원시스템)는 환자의 검사 결과와 병력을 분석하여 의사에게 진단 제안이나 약물 경고를 제공함으로써, 보다 정밀하고 안전한 진료를 가능하게 한다.

⑥ 정보 보안 기능은 민감한 개인건강정보(Personal Health Information, PHI)의 유출, 변조, 무단 접근을 방지하기 위한 기능이다. 암호화, 사용자 인증, 접근 권한 관리, 로그 기록 및 보안 정책 적용 등을 통해 개인정보 보호와 정보의 무결성을 유지한다. 2장에서 정보 보안과 위협에 대해서 구체적으로 다룬다.

표 1-1_ 보건의료정보기술의 핵심기능

기능	내용
정보 수집	진료기록, 검사결과, 영상정보, 유전자 정보, 웨어러블 기기 데이터 등
정보 저장 · 관리	EMR, EHR, PHR, 클라우드 기반 저장소
정보 연계 및 교환	기관 간 의료정보 공유(HIE, interoperability)
분석 및 활용	AI 기반 진단 지원, 예측 모델, 질병 위험도 평가
보안 및 개인정보 보호	암호화, 접근제어, 블록체인 등 보안기술 적용

결론적으로, 보건의료정보기술은 단순히 데이터를 다루는 기술이 아니라, 의료 현장의 전반적인 정보 흐름을 안전하고 효율적으로 통합하여, 환자 중심의 질 높은 의료서비스 제공을 가능하게 하는 핵심 도구로 기능한다.

3 | 보건의료정보기술 활용 분야

1) 보건의료정보기술 활용 분야

최근 보건의료정보기술의 실제 활용 사례는 매우 다양하고 실질적인 변화를 이끌고 있다. 먼저, 인공지능을 활용한 진단 분야에서는 AI가 피부 병변 사진을 분석하여 피부암 가능성을 분류하는 기술이 상용화되어, 조기 진단과 치료에 큰 도움을 주고 있다. 또한, 예측 의료 분야에서는 개인의 유전자 정보와 생활 습관 데이터를 통합 분석하여 유방암 등 특정 질병에 걸릴 위험도를 사전에 예측하는 시스템이 개발되고 있어, 환자 맞춤형 예방과 관리가 가능해지고 있다.

이와 더불어 환자 포털 시스템이 확산하면서, 환자들은 모바일 애플리케이션을 통해 자신의 진료 기록을 실시간으로 확인하고, 진료 예약이나 약 복용 알림 서비스도 직접 관리할 수 있게 되었다. 이는 환자의 의료 접근성과 자가 건강관리 역량을 크게 향상하는 계기가 되고 있다.

원격의료 기술의 발전으로, 환자가 집에서 혈압이나 혈당 등 생체 신호를 측정하면 이 데이터가 병원으로 실시간 전송되어 의료진이 원격으로 환자의 상태를 모니터링하고 적절한 치료를 제공할 수 있게 되었다. 이러한 사례들은 보건의료정보기술이 환자의 진료와 건강관리를 보다 편리하고 정확하며 효과적으로 지원하는 데 중요한 역할을 하고 있음을 보여준다.

표 1-2_ 보건의료정보기술의 활용분야

활용 분야	내용
AI 진단	인공지능이 피부 병변 사진을 분석하여 피부암 가능성을 분류한다.
예측의료	유전자 정보와 생활습관 데이터를 통합 분석하여 유방암 발병가능성을 예측한다.
환자 포털	환자가 모바일 앱을 통해 자신의 진료 기록, 예약, 약 복용 알림 등을 직접 확인한다.
원격의료	환자가 집에서 혈압이나 혈당을 측정하고, 이 데이터가 병원으로 실시간 전송된다.

2) 보건의료정보기술 활용 사례

매년 국제 병원 및 헬스테크 박람회(KHF)를 통해 최신 보건의료정보기술의 활용을 체감한다. KHF는 국내 의료산업 종사자 및 전문가, 공공기관, 정부 등 다양한 이해관계자들이 모이는 비즈니스 플랫폼으로 K-의료 산업의 경쟁력 제고 및 의료 산업 활성화에 기여하고 있다. 최근 보건의료정보기술 사례는 AI 기반 의료영상 분석 기술이 임상 의사결정 지원에 어떻게 활용되는지를 보여준다.

(1) ECG Buddy

㈜알피 ECG Buddy는 인공지능(AI) 기반의 심전도(ECG) 분석 소프트웨어로, 12리드 심전도 데이터를 딥러닝 기술을 통해 정밀 분석하여 환자의 심장 상태를 직관적으로 시각화하고 진단을 보조하는 혁신적인 의료기기이다. ECG Buddy는 총 10개의 디지털 바이오마

커를 통해 심장 기능 및 생리적 이상 징후를 수치화한다. 이 지표들은 심근 허혈, 좌심실 기능 저하, 고칼륨혈증, 폐부종, 우심실 이상, 폐고혈압 등 환자의 상태를 종합적으로 평가할 수 있도록 설계되어 있어, 단순한 부정맥 감지 수준을 넘어 심장질환의 중증도 및 응급 위험도까지 예측한다. ECG Buddy는 의료진의 판단을 보조하고 환자의 심혈관계 위험을 조기에 인지하여 대응할 수 있도록 돕는 차세대 심전도 분석 솔루션으로 향후 응급의료, 만성질환 관리, 건강검진 센터 등 다양한 의료 환경에서 폭넓게 활용될 수 있는 가능성을 지닌 플랫폼이다.

(2) AI 코디네이터 라피

㈜라피스메디컬 라피는 자연어 처리(NLP)를 이용해 환자가 입력하는 질문이나 증상을 이해하고, 머신러닝 알고리즘을 통해 개인 맞춤형 건강 정보를 제공한다. 또한, 전자건강기록(EHR)이나 웨어러블 기기 데이터를 연동하여 환자의 상태를 종합적으로 파악하고, 맞춤형 건강관리 플랜을 제안하기도 한다. AI 상담 플랫폼은 단순히 증상에 대한 설명을 넘어, 가까운 병원과 약국 안내, 예약 지원, 진료 후 복약 지도 및 생활 습관 개선 코칭까지 수행한다. 이를 통해 환자는 병원에 가지 않아도 24시간 의료 정보를 얻을 수 있으며, 의료진은 환자의 사전 정보를 통해 진료의 효율성과 정확성을 높일 수 있다.

(3) 메디컬인사이트

㈜퍼플에이아이 메디컬인사이트는 뇌출혈, 뇌경색, 뇌동맥류 등 뇌졸중 특화 영상 진단 보조 인공지능 솔루션이다. 뇌졸중 의심 환자가 의료영상을 촬영한 즉시 병변의 위치, 크기 등의 AI 분석 정보를 제공하여 의료진이 보다 빠르고 정확하게 진료를 할 수 있도록 지원한다.

(4) 루미니 키오스크 V3

룰루랩 루미니 키오스크 V3는 단 한번의 촬영으로 9가지 피부 항목을 분석한다. AI 기반 피부 진단 및 맞춤형 화장품 · 관리 솔루션 제공을 목적으로 하는 첨단 키오스크 장비이다. 이 장치는 사용자가 화면 앞에 서서 얼굴을 비추면 한 번의 촬영으로 여러 가지 피부 지표를 자동으로 분석하여, 즉석에서 피부 상태 및 맞춤 케어 정보를 제시한다.

(5) Medistep(메디스텝)

㈜하스피 Medistep(메디스텝)은 AI 보행분석 및 SPPB 검사를 마커 부착 없이 측정부터

분석까지 3분 안에 가능한 AI 기반의 보행분석 의료기기이다. 특히, 신체 균형과 하지 근력을 종합적으로 평가하는 SPPB 기능 탑재로 근감소증 평가 및 낙상 위험도 예측한다.

(6) HEXA

엑스큐브 HEXA는 Chest CT를 통한 6개 장기 토탈 검진 소프트웨어이다. 단 한 번의 CT 촬영만으로도 갑상선, 심장, 폐, 간, 유방, 척추 등 주요 장기에서 발생할 수 있는 다양한 이상 병변을 자동 탐지하고, 이를 의료진에게 직관적으로 제시함으로써 진단 효율성과 정확성을 모두 높일 수 있다. 특히 HEXA의 Auto Run Mode 기능은 사용자가 별도의 입력을 하지 않아도, CT 영상을 자동으로 분석하고 이상 영역을 탐지해 결과를 출력하는 완전 자동화 기능을 제공한다. 이는 응급 상황에서의 빠른 대응, 검진센터에서의 반복적인 영상 판독 업무 효율화에 큰 기여를 하며, 의료기관의 진료 흐름을 혁신적으로 개선할 수 있는 핵심 기능이다.

(7) 케어지피티

㈜식지피티 케어지피티는 초거대언어모델을 활용한 만성질환자 일상 관리 플랫폼이다. 주요 기능으로는 환자가 의무기록이나 진료 내용, 검사결과서 등을 업로드하면 쉽게 해설해주며, 누적된 의료기록을 아카이빙하고 시각화 및 분석해주고, 환자의 건강 관련 질문에 개인화된 답변을 제공하는 챗봇을 제공하며 식이, 복약, 운동을 데일리로 트래킹하여 일상적 건강관리를 돕고, 누적된 질문과 트래킹 데이터를 기반으로 건강보고서를 제공, 해당 건강보고서에는 다음 병원에 방문 시 의사에게 전달하면 좋을 내용과 물어보면 좋을 내용이 포함되어 의사소통을 촉진한다.

(8) 캐디-비

㈜빔웍스 캐디-비는 유방암 초음파 실시간 AI 진단 솔루션이다. 초음파 영상 내 유방암 의심 부위를 실시간으로 검출한 뒤, 해당 부위를 윤곽선 또는 색상으로 시각화하고, 악성 확률, BI-RADS 카테고리 및 Lexicon, 병변 크기 등 주요 정보를 출력함으로써 의료진의 진단 결정을 효과적으로 보조한다. 또한 Real-Time Mode(실시간 검출), Freeze Mode(감별진단), Measure Mode(자동 측정), PACS 전송, 자동 기판독, 스마트 체크 기능 등 다양한 임상 현장 중심 기능을 탑재하고 있다.

(9) 스픽(Spick)

㈜에이블테라퓨틱스 음성데이터를 AI로 분석하여 치매를 선별해주는 앱이다. 휴대폰 혹은 태블릿 PC로 스픽 앱을 다운 후 약 10분간 진행되는 간단한 말하기 과제에 답한다. 답변을 AI 알고리즘이 빠르게 분석해 1분 안에 치매 및 경도인지장애 위험도를 판별한다.

(10) 엑서사이트케어

㈜아이픽셀 엑서사이트케어는 재활운동의 새로운 패러다임, AI 재활운동 플랫폼이다. 의료진을 서포트 할 AI 자가 재활 솔루션 Exercite Care를 제공한다. 고객인 환자들이 집에서 보다 효과적인 자가 재활을 수행할 수 있도록 운동 리스트를 제공하고 실시간 피드백 솔루션을 지원한다. 기존 구두로 진행하던 재활 가이드를 의료진과 환자들 모두에게 편리할 수 있도록 AI로 고도화시킨 Exercite Care는 재활의학과의 요청에 따라 제작한 콘텐츠를 제공한다.

(11) 스마트 병실재원환자안내 네임태그 ESL

엔에스스마트 스마트 병실재원환자안내 네임태그 ESL은 병실재원환자정보를 HIS 연동을 통한 실시간 안내 플랫폼이다. 재원환자정보를 종이로 출력하여 끼워 넣는 기존의 방식을 탈피하고자 HIS와 연계하여 환자정보를 입원 및 전원, 퇴원시 실시간으로 표시함으로써 간호업무의 업무절감과 집중도 증대를 통해 병동진료서비스 업무환경 개선을 지원하도록 구현한다. 재원환자정보를 OCS/EMR과 유연하게 연계하여 재원환자정보(성명, 주치의, 이동수단 등)를 ESL Tag에 무선 지그비 통신을 통해 전달하여 구현된다.

(12) 정밀의료 빅데이터 플랫폼

더존비즈온 정밀의료 빅데이터 플랫폼은 클라우드 기반 의료 특화 서비스 플랫폼이다. 환자의 3차병원 편향을 방지하고, 효율적인 의료 자원 분산을 위한 협진 체계(CareNet-work)를 구축한다. 분산된 의료데이터 환경에 대한 통합 및 안전하고 효율적인 데이터 활용 기반을 제공하는 의료 특화 서비스 플랫폼이다.

3) 보건의료정보기술의 미래적 가치

보건의료정보기술은 미래 의료의 핵심 동력으로 자리 잡고 있다.

첫째, 정밀의료의 구현을 가능하게 하여 환자 개개인에 맞춘 맞춤형 진단과 치료가 현실화되고 있다. 이를 통해 기존의 일률적인 치료 방식에서 벗어나 환자의 유전 정보, 생활 습관, 환경적 요인을 고려한 개인 맞춤 의료서비스가 제공된다.

둘째, 보건의료정보기술은 질병이 발생하기 전에 위험 인자를 사전에 감지하는 예측과 예방 중심의 의료체계를 구축하는 데 중요한 역할을 한다. 이를 통해 환자는 더욱 적극적으로 자신의 건강을 관리할 수 있으며, 의료비 절감과 건강 수명 연장에도 기여한다. 또한 의료커뮤니케이션이라는 측면에서도 큰 변화를 가져온다. 환자 스스로 자신의 건강 정보를 이해하고 관리하는 시대가 도래하면서, 정보에 기반한 건강 결정이 가능해져 의료서비스의 접근성과 투명성이 크게 향상된다.

셋째, 의료 인공지능과의 협업 진료는 의사의 판단력을 보조하고 인간의 실수 가능성을 줄여주는 지능형 진료 환경을 만들어 낸다. 이는 보다 안전하고 효율적인 의료서비스를 실현하는 기반이 되며 미래 의료의 혁신을 촉진한다. 다만 인공지능 기술은 데이터 편향, 책임 소재, 개인정보 보호 등의 한계를 지닌다.

표 1-3_ 보건의료정보기술의 미래적 가치

가치	내용
정밀의료 구현	환자 개개인에 맞춘 맞춤형 진단과 치료를 실현하여, 유전 정보와 생활 습관을 고려한 개인 맞춤 의료 제공
예측과 예방 중심 의료	질병 발생 이전에 위험 인자를 사전에 감지하여 조기 예방과 관리가 가능하도록 지원
의료커뮤니케이션	환자가 자신의 건강정보를 이해하고 직접 관리할 수 있게 하여, 의료서비스 접근성과 투명성 향상
의료 AI와 협업하는 진료	인공지능이 의사의 판단을 보조하고, 실수 가능성을 줄여 보다 안전하고 효율적인 진료 환경 구축

4) 보건의료정보기술의 개념과 보건의료정보관리 및 병원시스템과의 관계

보건의료정보기술은 보건의료정보관리(의무기록관리)의 자동화와 디지털화를 통해 과거 종이 기반의 기록 방식에서 벗어나, 전자의무기록(Electronic Medical Record, EMR) 및 전자건강기록(Electronic Health Record, EHR)과 같은 시스템으로 진화해왔다.

의무기록은 환자의 건강 상태, 진단, 치료, 경과 및 처방 등에 대한 중요한 정보를 담고 있으며, 이는 임상의사결정, 의료 질 관리, 법적 증거, 연구 등 다양한 목적에 활용된다. 보건의료정보기술은 환자 정보를 디지털화하고 체계적으로 관리함으로써, 의료진이 필요한 정보를 신속하게 조회하고, 중복 검사나 처방을 줄이며, 진료의 정확성과 환자의 안전을 높이는 데 기여한다. 예를 들어, CDSS(임상의사결정지원시스템)는 환자의 의무기록과 실시간 데이터를 분석하여, 의료진에게 근거 기반의 진단 또는 처방 제안을 제공함으로써 보다 정밀한 진료를 가능하게 한다.

또한, 병원 내 다양한 정보시스템과의 통합도 보건의료정보기술의 중요한 영역이다. 처방전달시스템(OCS), 의료영상저장전송시스템(PACS), 간호정보시스템(NIS) 등은 각각의 목적에 따라 개발되었으며, 이들 시스템은 병원정보시스템(Hospital Information System, HIS)이라는 통합 플랫폼 아래 상호 연동되어 운영된다. 이를 통해 진료, 간호, 약제, 검사, 행정 등 병원 내 모든 업무가 디지털화되고 자동화되며, 환자 중심의 통합적 진료 환경이 구축된다.

따라서, 보건의료정보기술은 단순한 전산 시스템을 넘어서, 환자의 건강 정보를 기반으로 한 지능형 의료 환경을 조성하고, 보건의료정보관리 업무의 효율성과 정밀성을 높이며, 궁극적으로 환자 중심의 안전하고 질 높은 진료를 실현하는 핵심 기술이라고 한다.

CHAPTER

2

컴퓨터시스템 이해

학습목표

1. 컴퓨터의 구성요소를 이해하고, 각 구성요소의 역할과 기능을 설명할 수 있다.
2. 컴퓨터의 발전 과정을 세대별로 구분하고, 각 세대의 특징을 이해할 수 있다.
3. 운영체제와 다양한 소프트웨어의 기능을 이해하고, 시스템 소프트웨어와 응용 소프트웨어를 구별할 수 있다.
4. 정보통신의 기본 개념과 컴퓨터 네트워크의 구성 요소 및 동작 방식을 이해할 수 있다.
5. 정보 보안의 중요성을 인식하고, 보안 위협의 유형 및 예방 방법을 이해할 수 있다.

1 | 컴퓨터 개념과 구조

1) 컴퓨터의 정의

컴퓨터는 입력된 자료(data)를 프로그램이라는 명령 순서에 따라 처리하여 그 결과를 사람이 알아볼 수 있도록 출력하는 전자(electronic) 자료 처리(processing) 시스템(system)이다. 그리고 프로그램을 통해 자동(automatic)으로 처리되므로 ADPS(automatic data processing system)라고도 부른다.

2) 컴퓨터의 구성

컴퓨터는 기계장치인 하드웨어와 하드웨어를 움직이는 소프트웨어로 구성된다.

(1) 하드웨어는 중앙처리장치와 주변장치로 구성된다. 중앙처리장치는 레지스터, 제어장치, 연산장치로 구성되고 주변장치는 입출력장치와 보조기억장치로 구성된다.

(2) 소프트웨어는 하드웨어의 반대 개념으로 하드웨어를 사용하기 위한 각종 명령의 집합으로서 일반적으로 프로그램이라 부른다. 소프트웨어는 하드웨어 전체를 제어하고 운영하는 시스템으로 소프트웨어와 특정 업무를 처리하기 위한 응용 소프트웨어로 구분된다.

2 | 컴퓨터 종류

1) 컴퓨터의 세대별 특징

컴퓨터는 기술의 발전에 따라 하드웨어와 소프트웨어 측면에서 크게 다섯 세대로 구분된다. 각 세대는 사용된 주요 소자와 기억장치, 그리고 처리 방식 및 응용 기술의 차이로 구분된다.

(1) 1세대 : 진공관 기반, 기계어로 작동, 일괄 처리 방식
(2) 2세대 : 트랜지스터 도입, 고급 언어와 운영체제 등장
(3) 3세대 : 집적회로 사용, 시분할과 다중 처리 가능
(4) 4세대 : 마이크로프로세서 기반, 개인용 컴퓨터 보급
(5) 5세대 : 인공지능과 인터넷 중심의 지능형 컴퓨터 등장

표 2-1_ 컴퓨터의 세대별 특징

세대	주요 소자	주요 특징
1세대	진공관 (Vacuum Tube)	• 기계어 사용 • 하드웨어 중심 • 일괄 처리 시스템
2세대	트랜지스터 (Transistor, TR)	• 고급 언어 개발 • 운영체제 도입 • 온라인 실시간 처리 • 다중 프로그램 처리
3세대	집적회로 (IC, Integrated Circuit)	• 시분할 처리(Time-sharing) • 다중 처리(Multiprocessing) • OCR, OMR, MICR 사용 • MIS(경영 정보 시스템) 도입

4세대	고밀도 직접회로 (LSI, Large Scale Integration)	• 개인용 컴퓨터(PC) 개발 • 마이크로프로세서 개발 • 컴퓨터 네트워크 등장 • 분산 처리 시스템
5세대	초고밀도 직접회로 (VLSI, Very Large Scale Integration)	• 인터넷 보급 • 인공지능(AI) • 패턴 인식

3 | 하드웨어 구성

1) 중앙처리장치 ★ : 핵심 개념(시험 및 실무 중요)

중앙처리장치(CPU)는 사람의 두뇌와 같이 컴퓨터 시스템에 연결된 모든 장치의 동작을 제어하고 명령을 실행하는 장치이다. 의료정보시스템(HIS)에서는 다수 환자 정보의 실시간 처리로 인해 CPU 성능이 진료 효율에 직접적인 영향을 미친다. 중앙처리장치는 (1) 제어장치, (2) 연산장치, (3) 레지스터로 구성된다.

(1) 제어장치

제어장치는 컴퓨터에 있는 모든 장치들의 동작을 지시하고 제어하는 장치이다. 제어장치는 주기억장치에서 읽어 들인 명령어를 해독하여 해당하는 장치에서 제어 신호를 보내 정확하게 수행하도록 지시한다.

(2) 연산장치

연산장치는 제어장치의 명령에 따라 실제로 연산(+, −, AND, OR 등)을 수행하는 장치이다. 연산장치가 수행하는 연산에는 산술연산, 논리연산, 관계 연산, 이동(shift) 등이 있다.

(3) 레지스터

레지스터는 중앙처리장치 내부에서 처리할 명령어나 연산의 중간 결과값 등을 일시적으로 기억하는 소량의 임시 기억 장치이다.

2) 주기억장치 ★ : 핵심 개념(시험 및 실무 중요)

주기억장치는 중앙처리장치가 직접 접근하여 데이터를 처리할 수 있는 기억장치로 현재, 수행되는 프로그램과 데이터를 저장하고 있다. 종류로는 롬(ROM)과 램(RAM)이 있다. 주기억장치의 용량이 클수록 프로그램 실행 속도와 멀티태스킹 능력이 향상된다.

(1) ROM(롬)

ROM은 기억된 내용을 읽을 수만 있는 기억장치로서 일반적으로 쓰기는 불가능하다. 전원이 꺼져도 기억된 내용이 지워지지 않는 비휘발성 메모리이다. ROM에는 주로 기본 입출력 시스템(BIOS), 글자 폰트, 자가 진단 프로그램 등이 저장되어 있다.

(2) RAM(램)

RAM은 자유롭게 읽고 쓸 수 있는 기억장치로 전원이 꺼지면 기억된 내용이 모두 사라지는 휘발성 메모리이다. 일반적으로 주기억장치라고 하면 램(RAM)을 의미한다. 영상의학 시스템(PACS)에서는 대용량 영상 처리를 위해 충분한 RAM 확보가 필수적이다.

3) 보조기억장치

(1) 보조기억장치의 종류 ★ : 핵심 개념(시험 및 실무 중요)

보조기억장치는 주기억장치의 단점을 보완하기 위한 장치이다. 보조기억장치는 주기억장치에 비해 속도는 느리지만 전원이 차단되어 내용이 그대로 유지되고 저장 용량이 크다. 보조기억장치 종류는 ① 하드디스크(HDD), ② SSD, ③ 자기테이프, ④ CD-ROM, ⑤ DVD가 있다.

① **하드디스크**: 대용량 저장, 빠르지만 충격에 약함
② **SSD**: 빠르고 안정적임, 충격에 강함, 가격이 다소 높음
③ **자기테이프**: 백업용으로 순차 접근 방식 사용
④ **CD-ROM**: 읽기 전용, 광디스크
⑤ **DVD**: CD보다 용량 크고, 멀티미디어 저장에 적합

표 2-2_ 보조기억장치 종류와 특징

저장 매체	특징
하드디스크 (HDD)	• 저장 용량 큼 • 데이터 접근 속도 빠름 • 충격에 약함 • 본체 내장, 이동 불편 • 외장형 HDD도 사용됨
SSD (Solid State Drive)	• 반도체 기반 저장장치 • 고속 데이터 입출력 • 고장 확률 낮음
자기테이프	• 순차 접근 방식 • 주로 백업용으로 사용
CD-ROM	• 내용이 미리 기록됨 • 사용자 읽기 전용
DVD	• CD보다 큰 용량 • 고화질 영상/음향 저장 • 멀티미디어용

(2) 기억 용량 단위 ★ : 핵심 개념(시험 및 실무 중요)

디지털 저장 용량은 컴퓨터에서 데이터를 저장하거나 처리할 때 사용하는 정보의 크기를 나타내는 단위이다. 가장 기본적인 단위는 비트(bit)이며, 이는 0 또는 1과 같은 이진수 한 자리를 의미한다. 여러 비트가 모여 1바이트(Byte)를 이루고, 보통 1바이트는 1개의 문자를 저장할 수 있는 크기이다. 바이트보다 더 큰 단위로는 킬로바이트(KB), 메가바이트(MB), 기가바이트(GB), 테라바이트(TB), 페타바이트(PB), 엑사바이트(EB) 등이 있다.

(3) 기억 장치 접근 속도 ★ : 핵심 개념(시험 및 실무 중요)

컴퓨터에는 여러 종류의 기억장치가 있으며, 각각 속도와 용량, 가격, 위치에 따라 계층 구조로 구성되어 있다. 속도는 레지스터 > 캐시(SRAM) > 램(DRAM) > 롬(ROM) > SSD > HDD > 플로피디스크 > 자기테이프 순으로 빠르다. 컴퓨터에서 중앙처리장치(CPU)와 주기억장치(RAM) 간의 데이터 접근 속도 차이를 완충해 주는 고속의 임시 기억장치는 캐시 메모리(Cache Memory)이다. 용량은 작지만 속도는 매우 빠르다.

표 2-3_ 디지털 저장 용량 단위

단위	읽는 법	용량 (기준)	2진수 표기	10진수 표기
Byte (B)	바이트	8비트 (1문자 저장 가능)	–	–
KB (Kilobyte)	킬로바이트	1,024 Byte	2^{10}	10^{3}
MB (Megabyte)	메가바이트	1,024 KB	2^{20}	10^{6}
GB (Gigabyte)	기가바이트	1,024 MB	2^{30}	10^{9}
TB (Terabyte)	테라바이트	1,024 GB	2^{40}	10^{12}
PB (Petabyte)	페타바이트	1,024 TB	2^{50}	10^{15}
EB (Exabyte)	엑사바이트	1,024 PB	2^{60}	10^{18}

4) 입력장치

(1) 입력장치 종류

① **키보드:** 컴퓨터의 가장 기본적인 입력장치로 문자나 기호의 입력, 커서 이동 등의 작업에 사용한다.

② **마우스:** 볼(Ball)의 회전이나 빛의 반사를 감지하는 센서로 마우스 포인터의 움직임을 인식하여 컴퓨터에 입력하는 장치이다. 마우스는 커서 이동, 메뉴 선택, 명령 실행, 영역 지정 등에 사용되며, GUI 환경에서 대표적인 입력장치로 사용된다.

③ **판독기:** 일정한 형식에 의해 작성된 입력 매체를 판독하여 컴퓨터에 입력하는 장치로 OMR(광학 마크 판독기–객관식 시험 답안지 채점에 사용), OCR(광학 문자 판독기–세금고지서나 공공요금 청구서 판독), MICR(자기 잉크 문자 판독기–수표나 어음의 판독에 사용), BCR(바코드 판독기–편의점이나 백화점에서 사용하는 POS 시스템의 입력장치)이 있다.

④ **기타 입력장치:** 사람의 행동, 이미지, 위치, 터치 등을 디지털 신호로 변환하여 컴퓨터에 전달한다.

5) 출력장치

(1) 출력장치의 종류

① **모니터:** 사용자가 컴퓨터에서 처리한 결과를 화면에 시각적으로 보여주는 장치이다.

표 2-4_ 기타 입력장치 종류

기타 입력장치	내용	예시 / 특징
스캐너 (Scanner)	• 그림, 사진 등의 이미지를 스캔하여 디지털 정보로 변환	• 이미지 리더 • 병원 문서 보관 • 의무기록 디지털화
디지타이저 / 태블릿 (Digitizer / Tablet)	• 2D/3D 도면이나 형상을 좌표 데이터로 변환	• 설계도, 캐릭터 입력 • 펜으로 직접 그림 입력
디지털카메라 (Digital Camera)	• 촬영된 영상을 전자 데이터로 저장	• 필름 없이 디지털 이미지 저장 • 병원 환자 사진 기록 등
라이트 펜 (Light Pen)	• 모니터에 펜을 대면 해당 위치의 좌표 입력	• 그림 그리기, 글씨 작성 • 메뉴 선택
터치 스크린 (Touch Screen)	• 스크린을 손가락 등으로 터치하여 입력	• 스마트폰, ATM, 키오스크 등 • 입력과 출력이 동시에 가능

㉠ **CRT(음극선관)모니터**: 진공관 안쪽의 형광면을 전자총으로 자극하여, 전기 신호를 눈으로 볼 수 있는 광학 신호로 변환하여 표시하는 장치이다.

㉡ **LCD(액정 표시장치)모니터**: 두 장의 얇은 유리판에 액상 결정을 넣고 전압을 가하여 화면을 보여주는 장치이다.

㉢ **LED 또는 OLED 모니터**: LCD보다 선명하고 밝기가 뛰어나며 현재 가장 일반으로 사용하고 있다.

② **프린터**: 컴퓨터에서 처리된 정보를 종이 등 물리적인 형태로 출력해 주는 장치이다. 일상생활에서 이용하는 프린터는 잉크젯과 레이저 프린터이다. 하지만 원무행정 및 의무기록실 등을 비롯한 의료기관에서 감열식 프린터나 열전사 프린터를 이용하고 있다.

㉠ **감열식 프린터**: 열을 가하면 색깔이 검게 변하도록 화학 처리된 특수 용지(감열지)를 이용해 인쇄하는 방식이다.

㉡ **열전사 프린터**: 발열 소자가 내장된 프린터 헤드로 열을 가해 특수한 잉크 리본을 녹이면서 인쇄하는 방식이다.

4 | 소프트웨어 구성

소프트웨어는 하드웨어의 반대 개념으로 하드웨어를 사용하기 위한 각종 명령의 집합으로서 일반적으로 프로그램이라 부른다. 그리고 하드웨어 전체를 제어하고 운영하는 시스템 소프트웨어와 특정 업무를 처리하기 위한 응용 소프트웨어로 구분된다.

1) 시스템 소프트웨어

(1) 운영체제 ★ : 핵심 개념(시험 및 실무 중요)

사용자의 하드웨어와 시스템 리소스를 제어하고 응용 프로그램에 일반적인 서비스를 제공하는 시스템 소프트웨어는 운영체제이다. 사용자의 편의를 도모하는 동시에 시스템의 생산성을 높이기 위한 프로그램의 모임으로 사용자와 컴퓨터 중계자 역할을 한다. 예를 들면 키오스크를 통한 외래 접수에서 키오스크는 물리적 기계이고, 외래 접수를 위한 프로그램을 실행시키기 위한 기계와 프로그램의 중계자 역할을 하는 것을 운영체제라고 한다.

종류는 Windows, macOS, Linux, Android, iOS가 있다. 운영체제는 ① 하드웨어 자원 관리, ② 프로세스 관리, ③ 파일 시스템 제공, ④ 사용자 인터페이스 제공, ⑤ 보안 및 오류 처리 등의 역할을 한다.

① **하드웨어 자원 관리**: 중앙처리장치, 메모리, 저장장치, 입출력 장치 등을 효율적 관리

② **프로세스 관리**: 여러 프로그램이 동시 실행 관리

③ **파일 시스템 제공**: 데이터를 저장하고 읽을 수 있도록 파일 구조 지원

④ **사용자 인터페이스 제공**: 명령줄 인터페이스(CLI)[1] 또는 그래픽 사용자 인터페이스(GUI)[2] 형태로 사용자와 시스템 간 상호작용 지원

⑤ **보안 및 오류 처리**: 사용자와 프로그램을 보호하고 오류 처리

(2) 장치 드라이버(Device Driver)

운영체제가 하드웨어(프린터, 키보드, 그래픽카드 등)를 인식하고 제어할 수 있게 해주는 소프트웨어를 말한다. 종류는 프린터 드라이버, 그래픽 카드 드라이버가 있다.

---

1 사용자가 키보드로 명령어를 입력하여 컴퓨터와 소통하는 방식으로 텍스트 기반의 인터페이스

2 아이콘, 버튼, 메뉴 등을 이용해 마우스나 터치로 조작하는 방식으로 그래픽 기반의 인터페이스

(3) 유틸리티 프로그램(Utility Programs)

시스템의 성능 향상, 유지 보수, 보안 등을 도와주는 보조 도구 프로그램을 말한다. 종류는 디스크 조각 모음, 백업 프로그램, 바이러스 검사기가 있다.

(4) 펌웨어(Firmware)

하드웨어 안에 내장된 소프트웨어로, 특정 장치를 제어하는 역할을 말한다. 종류는 스마트폰 기기의 내장 소프트웨어가 있다.

2) 응용 소프트웨어 ★ : 핵심 개념(시험 및 실무 중요)

응용 소프트웨어(Application Software)는 사용자가 특정 목적이나 작업을 수행하기 위해 사용하는 소프트웨어이다. 운영체제 위에서 동작하며, 문서 작성, 인터넷 사용, 사진 편집, 게임 등 실제 업무나 일상 생활에서 활용되는 프로그램들로 워드 프로세서, 스프레드시트, 프리젠테이션, 웹 브라우저, 그래픽영상 편집, 회계 · 재무 소프트웨어, 데이터베이스 관리, CAD 소프트웨어, 게임 소프트웨어, 교육학습 소프트웨어 등이 있다. 즉, 업무, 학습 등 구체적인 목적을 수행하는 소프트웨어라 할 수 있으며 실제 보건의료정보관리사 인증 프로그램에서 한글, 엑셀, 파워포인트, MS Access, 병원행정(원무)관리 프로그램 등의 응용 소프트웨어 자격 및 능력을 권고하고 있다.

표 2-5_ 응용 소프트웨어 종류

구분	기능	예시
워드 프로세서	문서 작성 및 편집용 소프트웨어	MS Word, 한글(HWP) 등
스프레드시트	계산, 분석, 데이터 정리에 사용	MS Excel 등
프레젠테이션	발표 자료 제작 및 시각화	MS PowerPoint 등
웹 브라우저	인터넷 접속 및 웹사이트 탐색	Chrome, Edge 등
그래픽/영상 편집	이미지 및 영상 편집 작업	Photoshop 등
회계/재무 소프트웨어	회계, 급여, 재무 관리에 활용	더존, SAP 등
데이터베이스 관리	데이터 저장, 검색, 관리 기능 제공	MS Access 등
이메일 클라이언트	이메일 송수신 및 관리	Outlook, Gmail 앱 등
CAD 소프트웨어	설계, 도면 작성에 사용	AutoCAD 등
게임 소프트웨어	오락 및 여가용 프로그램	스타크래프트, FIFA 등
교육/학습 소프트웨어	학습, 강의, 시험 등 교육 목적	Zoom 등

5 | 정보통신과 데이터 통신

1) 정보통신의 이해

(1) 정보통신

정보통신이란 컴퓨터를 이용한 정보 처리 기술과 통신 기술을 결합하여 디지털 형태의 문자, 음성, 영상 등의 정보를 송수신하거나 처리하는 것으로 정보화 사회의 기반이 된다. 특히 의료기관 내 정보통신의 역할과 기능은 매우 중요하며, 환자 정보를 포함한 의료정보의 숫자, 문자, 음성, 영상 등의 데이터를 송수신하는 데 있어 정보 처리 기술과 통신 기술의 결합이 중요하다.

정보통신은 전송 속도가 빨라 다량의 정보를 신속하게 전송할 수 있다. 전송 거리나 사용 시간에 제한 없이 데이터를 전송할 수 있으며 에러 제어 방식을 채택하여 전송 데이터의 신뢰성이 높다.

(2) 정보통신 시스템 구성 요소

① 단말장치

단말장치는 원격지에서 발생한 데이터를 컴퓨터로 송수신하는 역할을 담당한다. 즉, 데이터를 입력받아 처리하고, 처리된 데이터를 다시 전송하는 기능을 수행한다. 이 과정에서 입출력 기능과 함께 에러 제어 기능도 포함되어 있어, 데이터 전송 중 발생할 수 있는 오류를 감지하고 수정하며 데이터 처리계와 데이터 전송계 하위 시스템으로 구성된다.

㉠ **데이터 처리계**: 데이터 처리에 사용되는 하드(컴퓨터)와 통신 소프트웨어

㉡ **데이터 전송계**: 데이터의 이동을 담당하는 것으로 단말 장치, 전송 회신, 통신제어 장치, 교환 장치 등이 포함된다.

(3) 네트워크 운영 방식 ★ : 핵심 개념(시험 및 실무 중요)

① **중앙집중 방식**: 중앙 컴퓨터가 모든 처리를 담당하며, 단말기는 입출력 기능을 수행

② **클라이언트/서버 방식**: 서버가 정보를 제공하고 클라이언트가 요청하는 구조

③ **동배간 처리 방식(Peer-to-Peer)**: 네트워크에 연결된 모든 컴퓨터가 동등한 권한으로 서버와 클라이언트 역할을 동시에 수행

(4) 네트워크 관련 장비 ★ : 핵심 개념(시험 및 실무 중요)

① NIC(Network Interface Card): 컴퓨터와 네트워크 연결, 데이터 신호 변환

② 허브(Hub): 여러 대 컴퓨터 연결, 신호 분배

③ 리피터(Repeater): 신호 증폭 및 재생, 장거리 전송 보조

④ 브리지(Bridge): 두 LAN 연결

⑤ 라우터(Router): 최적 경로 설정, 인터넷 접속 필수

⑥ 게이트웨이(Gateway): 프로토콜이 다른 데이터 교환을 위한 연결 통로

표 2-6_ 네트워크 관련 장비 종류와 특징

종류	특징
네트워크 인터페이스 카드(NIC, Network Interface Card)	컴퓨터와 컴퓨터 또는 컴퓨터와 네트워크를 연결하는 장치로, 정보 전송 시 정보가 케이블을 통해 전송될 수 있도록 정보 형태를 변경
허브(Hub)	네트워크를 구성할 때 한꺼번에 여러 대의 컴퓨터를 연결하는 장치로 각 회선을 통합적으로 관리
리피터(Repeater)	디지털 회선 중간에 위치하는 것으로 거리가 증가할수록 감쇠하는 디지털 신호의 장거리 전송을 위해 수신한 신호를 재생시키거나 출력 전압을 높여 전송하는 장치
브리지(Bridge)	서로 독립적으로 동작하면서 같은 프로토콜을 사용하는 두 LAN을 연결하는 네트워크 장치
라우터(Router)	인터넷에 접속할 때 반드시 필요한 장비로, 가장 최적의 경로를 설정하여 전송
게이트웨이(Gateway)	주로 LAN에서 프로토콜이 다른 네트워크에 데이터를 보내거나 프로토콜이 다른 네트워크로부터 데이터를 받아들이는 출입구

6 | 인터넷

1) 인터넷 개요

인터넷은 TCP/IP 프로토콜을 기반으로 전 세계 컴퓨터와 네트워크를 연결한 광범위한 통신망이다. 인터넷에 연결된 컴퓨터는 고유 IP 주소를 갖고, 시간과 장소의 제한 없이 정보를 교환할 수 있다.

(1) **인트라넷:** 기업 내부에서 인터넷 기술을 활용한 내부망
(2) **엑스트라넷:** 기업 간 인트라넷 연결로 협력 지원
(3) **그룹웨어:** 공동 업무 수행을 지원하는 소프트웨어

2) 인터넷 구성요소

(1) 도메인 ★ : 핵심 개념(시험 및 실무 중요)

도메인은 인터넷 주소(URL)에서 영역을 나타내며, 주소 식별자 역할을 한다. 도메인은 보통 하위 도메인, 도메인 이름, 최상위 도메인의 구조로 되어 있다. 예를 들면, 'www(하위 도메인)'.'example(도메인 이름)'.'com(최상위 도메인)'이다.

표 2-7_ 도메인과 최상위 도메인

도메인	의미
.com	상업기관 (commercial)
.gov	정부기관 (government)
.or 또는 .org	비영리 조직 (organization)
.edu 또는 .ac	교육기관 (education, academic)
.net 또는 .ne	네트워크 관련 기관 (network)
.ac	학술기관 (academic)
.kr, .jp, .uk	각 나라별 도메인 구분 (국가 코드)

3) 인터넷 통신 프로토콜 ★ : 핵심 개념(시험 및 실무 중요)

(1) TCP/IP(Transmission Control Protocol / Internet Protocol): 인터넷의 기본 통신 규약으로 서로 다른 기종의 컴퓨터 간에도 데이터를 정확하고 안정적으로 주고 받음
(2) HTTP(HyperText Transfer Protocol): 웹 서버와 사용자의 인터넷 브라우저 사이에 문서를 전송하기 위한 통신규약
(3) SMTP(Simple Mail Transfer Protocol)/POP3(Post Office Protocol v3): 이메일을 주고 받는 데 사용하는 프로토콜
(4) FTP(File Transfer Protocol): 인터넷상에서 파일을 주고 받기 위한 프로토콜로 서버와

사용자 간 대용량 파일을 업로드 또는 다운로드 가능

(5) DNS(Domain Name System): 사람이 이해하기 쉬운 도메인 이름을 숫자로 된 IP 주소로 변환하는 시스템

표 2-8_ 통신 프로토콜

프로토콜	역할
TCP/IP	인터넷의 기본 통신 규약. 데이터 전송을 안전하게 처리
HTTP	웹 문서 전송을 위한 프로토콜 (브라우저와 서버 간 통신)
SMTP/POP3	이메일 전송에 사용
FTP	파일을 전송하는 데 사용되는 프로토콜
DNS	도메인 이름 → IP 주소로 변환하는 시스템

4) 인터넷 네트워크 구조 ★ : 핵심 개념(시험 및 실무 중요)

통신망(인터넷 네트워크)은 정보와 데이터를 전달하는 네트워크를 말하며, 전송 범위와 목적에 따라 여러 종류로 나뉜다.

(1) LAN(근거리통신망): 짧은 거리에서 고속 전송, 낮은 에러율

(2) WLAN(무선 근거리통신망): 무선 인터넷 접속, 설치장소 제약 적음

(3) MAN(도시권 통신망): 도시 전역을 연결하는 중간 규모 네트워크

(4) WAN(광대역 통신망): 국가나 대륙 간 연결, 넓은 범위, 상대적으로 높은 에러율

(5) VAN(부가가치통신망): 기존 통신 회선을 빌려 부가가치 서비스 제공

(6) ISDN(종합정보통신망): 문자, 음성, 영상 등 다양한 데이터를 통합 전송

(7) B-ISDN(광대역 종합정보통신망): 고해상도 영상 등 다양한 서비스를 제공

5) 정보 보안과 위협

(1) 정보 보안의 요건 ★ : 핵심 개념(시험 및 실무 중요)

보안이란 컴퓨터 시스템 및 컴퓨터에 저장된 정보를 외부의 불법적인 침입으로부터 보호하는 것을 의미한다. 보안의 3대 요건은 기밀성(비밀성), 무결성, 가용성이다.

표 2-9_ 통신망의 종류와 특징

종류	특징
근거리통신망, LAN (Local Area Network)	전송 거리가 짧아 고속 전송이 가능하며, 에러 발생률이 낮다.
무선 근거리통신망, WLAN (Wireless LAN)	무선 접속 장치가 설치된 지역 내에서 초고속 인터넷을 사용할 수 있으며, 별도의 케이블이 필요 없어 설치 장소에 제한이 없다.
도시권 통신망, MAN (Metropolitan Area Network)	LAN과 WAN의 중간 형태로, 도시 전역 또는 인근 도시를 연결하는 넓은 지역 통신망이다. LAN의 기능을 충분히 수용한다.
광대역 통신망, WAN (Wide Area Network)	국가나 대륙 간을 연결하는 매우 넓은 범위의 통신망으로, 넓은 지역을 연결하다 보니 비교적 에러 발생률이 높다.
부가가치통신망, VAN (Value Added Network)	기간 통신 사업자로부터 통신 회선을 임대하여 기존 정보에 새로운 가치를 더한 후 다수 이용자에게 제공하는 통신망이다.
종합정보 통신망, ISDN (Integrated Services Digital Network)	문자, 음성, 동영상 등 다양한 데이터를 디지털화하여 하나의 통신 회선으로 통합 전송하는 통신망이다.
광대역 종합정보 통신망, B-ISDN (Broadband ISDN)	광대역 네트워크에서 데이터, 음성, 고해상도 동영상 등 다양한 서비스를 디지털 통신망을 통해 제공하는 고속 통신망이다.

시스템 및 정보의 보안에는 기밀성, 무결성, 가용성, 인증, 부인 방지와 같이 기본적으로 충족해야 할 요건이 있다. 6가지 요건은 정보 시스템의 보안 설계 및 관리에 필수적인 기준이며 병원, 금융기관, 공공기관 등에서는 모든 요건을 엄격히 준수해야 한다. 특히, 의료정보는 개인건강정보(PHI)에 해당하므로, 정보 유출 시 법적 · 윤리적 책임이 수반된다. 따라서 의료기관은 기술적 보안뿐 아니라 관리적 · 물리적 보안 체계를 함께 구축해야 한다.

표 2-10_ 정보 보안의 6대 요건

요건	영문(약어)	의미 및 설명
기밀성	Confidentiality	허가된 사용자만 정보에 접근할 수 있음 데이터가 노출되어도 내용을 읽을 수 없음
무결성	Integrity	인가된 사용자만 정보 수정 가능 데이터가 변조되지 않고 원본 그대로 유지 전자의무기록의 정보 공유 시 안전관리를 위하여 의료정보의 위/변조를 방지 (=정보의 정확성, 일관성 유지)
가용성	Availability	인가된 사용자가 언제든지 시스템이나 정보를 사용할 수 있음
인증	Authentication	사용자의 신원을 확인하고, 접근 권한을 검증
부인방지	Non-repudiation	송신자 또는 수신자가 데이터 송수신 사실을 부인하지 못하도록 증거 제공

(2) 정보 보안 위협 유형 ★ : 핵심 개념(시험 및 실무 중요)

보안 요건을 위협하는 유형은 가로막기, 가로채기, 수정, 위조가 있다. 저해되는 보안 요건으로 가로막기는 가용성, 가로채기는 기밀성, 수정과 위조는 무결성이다.

표 2-11_ 정보 보안 위협 유형과 저해되는 보안 요건

유형	영문(약어)	의미	저해되는 보안 요건
가로막기	Interruption	데이터의 정상적인 전달을 가로 막아서 흐름을 방해하는 행위	가용성
가로채기	Interception	송신된 데이터가 수신지까지 가는 도중에 몰래 보거나 도청하여 정보를 유출하는 행위	기밀성
수정	Modification	전송된 데이터를 원래 데이터가 아닌 다른 내용으로 바꾸는 행위	무결성
위조	Fabrication	마치 다른 송수신자로부터 데이터가 송신된 것처럼 꾸미는 행위	무결성

(3) 악성 프로그램과 해킹 기법 ★ : 핵심 개념(시험 및 실무 중요)

의료정보와 관련된 악성 프로그램 및 해킹 기법은 최근 의료기관의 디지털화와 네트워크

표 2-12_ 악성 프로그램과 해킹 내용

종류	특징
웜(Worm)	네트워크를 통해 연속적으로 자신을 복제하여 시스템의 부하를 높여 결국 시스템을 다운시키는 바이러스의 일종
해킹(Hacking)	컴퓨터 시스템에 불법적으로 접근, 침투하여 시스템과 데이터를 파괴하는 행위
트로이목마(Trojan Horse)	정상적인 기능을 하는 프로그램으로 가장하여 프로그램 내에 숨어 있다가 해당 프로그램이 동작할 때 활성화되어 부작용을 일으킨다.
눈속임(Spoof)	어떤 프로그램이 정상적으로 실행되는 것처럼 속임수를 사용하는 행위
스니핑(Sniffing)	네트워크 주변을 지나다니는 패킷을 엿보면서 계정과 패스워드를 알아내는 행위
스푸핑(Spoofing)	다른 사람의 시스템에 침입할 때, 침입자의 정보를 속여 역추적을 어렵게 만드는 방법
피싱(Phishing)	유명기업이나 금융기관을 사칭한 가짜 웹 사이트나 이메일 등으로 개인의 금융정보와 비밀번호를 입력하도록 유도하여 예금 인출 및 다른 범죄 사용
키로거(Key Logger)	키보드상의 키 입력 캐치 프로그램을 이용하여 ID나 암호 등의 개인 정보 빼내 악용하는 기법

연결 증가로 인해 더욱 심각한 위협으로 대두되고 있다. 특히 환자 정보와 의료 데이터의 중요성이 강조되면서, 사이버 공격의 주요 대상이 되고 있다.

DDoS(Distributed Denial of Service)는 다수의 감염된 컴퓨터를 동원해 목표 서버에 대량의 트래픽을 보내 서비스 이용을 불가능하게 만드는 공격으로 의료서비스의 중단과 환자 생명에 직접적인 위협을 초래하고 있다. 이로 인해 의료정보시스템의 가용성 확보는 환자 안전과 직결되는 중요한 요소이다. 점차 고도화된 데이터의 디지털화로 인해 사이버 공격의 표적이 되고 있으며, 개인정보 보호와 시스템 보안의 중요성이 강조된다.

PART 2

02

보건의료정보 시스템

CHAPTER

3 병원정보시스템 (Hospital Information System, HIS)

학습목표

1. 병원정보시스템(HIS)의 개념과 구성을 이해하고 병원정보시스템, 처방전달시스템, 의료영상저장전송시스템, 개인건강기록, 진단검사의학정보시스템 등에 대해서 설명할 수 있다.
2. 처방전달시스템의 주요 구성 내용에 대해 설명하고 각 부문별 필수요소와 기능을 이해하고 설명할 수 있다.
3. 의료영상저장전송시스템의 기본 구성 흐름과 구성요소를 식별하고 기능을 설명할 수 있다.
4. 개인건강기록의 개요를 이해하고 개인건강기록의 특징과 다양한 방법으로 분류되는 개인건강기록의 구축 유형에 대해 설명할 수 있다.
5. 의료기관의 진료지원부서 업무와 연계된 병원정보시스템의 하위시스템에 대한 개요를 이해하고 구성요소 및 기능, 역할 등을 설명할 수 있다.

1 | 병원정보시스템의 개요

1) 정의와 개념

병원정보시스템(Hospital Information System, HIS)은 의료기관에서 발생하는 진료, 검사, 처방, 행정, 재무, 경영 등 모든 데이터를 정보기술로 통합 관리하는 시스템을 의미한다.

의료기관은 다양한 직종(의사, 간호사, 약사, 임상병리사, 방사선사, 행정직 등)이 협업하며 환자 중심의 서비스를 제공해야 하므로, 이러한 복잡한 프로세스를 효율적으로 운영하기 위해서는 체계적인 정보시스템이 필수적이다. 즉, 병원정보시스템(HIS)은 병원의 진료정보와 경영정보를 유기적으로 연결함으로써 환자 진료의 효율성 향상, 경영합리화, 의료서비스 질 향상을 동시에 달성하는 핵심 인프라이다.

과거에는 단순히 환자 등록과 수납 등의 행정 업무에 국한되었으나, 현재는 진료업무인 진료와 처방, 진료 지원업무인 접수와 수납, 입·퇴원 수속, 그 밖에 인사, 재무, 구매 등의 경영 지원업무가 가능한 시스템을 구성하여 진료와 경영, 연구정보까지 포괄하는 통합의료정보 플랫폼으로 발전하였다. 이와 같은 병원정보시스템(HIS)은 의료, 행정, 재정적, 법적 문제 등 병원 운영의 모든 측면을 관리할 수 있도록 설계한 포괄적인 통합정보시스템이라고 할 수 있다.

병원정보시스템(HIS)을 분류하면 처방전달시스템(OCS), 의료영상정보(Medical Image), 병원경영정보(HMIS) 등이 해당되며, 최근에는 병원정보시스템(HIS)을 진료부문과 경영부문 등으로 구분하기도 하는데, 진료부문은 전자의무기록(EMR), 처방전달시스템(OCS) 및 의료영상저장전송시스템(PACS)으로 구성되고, 경영부문은 전사적데이터웨어하우스(EDW), 재무정보시스템(FIS), 전사적자원관리시스템(ERP) 등으로 구성된다.

2) 병원정보시스템의 영역

병원정보시스템은 의료기관의 환자 진료 및 병원경영과 관련된 모든 데이터를 전산화하고 통합 관리하는 시스템으로 정의된다. ISO/TR 20514[1]에서는 "의료기관의 임상 및 비임상 업무를 지원하는 통합형 정보시스템으로서, 환자진료와 관리에 필요한 정보를 안전하고 효율적으로 제공하는 체계"로 규정하고 있다.

병원정보시스템은 기본적으로 다음과 같은 역할을 한다.

(1) 의료진에게 환자 정보를 실시간으로 제공하여 임상결정을 지원

(2) 중복검사, 약물 상호작용 등을 예방하여 의료오류 감소

(3) 데이터 기반의 경영의사결정 지원

(4) 환자와 보호자에게 투명하고 신속한 진료정보 제공

(5) 법적, 제도적 요구사항(개인정보보호, 진료기록보존 등) 준수

이와 같은 역할을 수행하는 병원정보시스템은 다음의 세 가지 축으로 구성된다.

이들 세 시스템은 유기적으로 연계되어 병원 전체의 데이터 흐름을 통합적으로 관리한다.

1 ISO/TR 20514 : 국제표준화기구에서 제시한 건강정보학, 전자의무기록 등의 정의와 범위 및 문맥에 대한 기술보고서

표 3-1_ 병원정보시스템의 주요 영역

구분	주요 시스템	기능
임상정보시스템 (Clinical Information System)	EMR, OCS, PACS, LIS 등	진료 관련 데이터 관리 및 정보 제공
관리정보시스템 (Management Information System)	회계, 인사, 물류, ERP 등	병원 자원 및 경영관리
의사결정지원시스템 (Decision Making Support System)	BI, AI 기반 진료지원 등	데이터 기반 의사결정 지원

3) 병원정보시스템의 구축 목적과 특징

(1) 병원정보시스템의 구축 목적

병원정보시스템을 구축하는 주요 목적은 다음과 같이 정리할 수 있다.

① **업무 효율성 향상** : 진료, 검사, 수납, 처방 등 반복 업무의 자동화를 통한 진료대기 시간 단축 및 오류 감소 등을 통한 업무 효율성 향상

② **의료서비스 질 향상** : 의료진 간 실시간 정보 공유로 정확한 진단 및 치료 지원

③ **경영합리화 실현** : 병원 경영 데이터의 통합 분석으로 효율적 의사결정 가능

④ **법적 · 제도적 대응** : 전자의무기록(EMR) 인증, 개인정보보호법, 의료법 등 제도 준수

⑤ **데이터 기반의 연구 및 분석** : 임상데이터의 빅데이터화로 연구와 정책 수립 지원

(2) 병원정보시스템의 특징

병원정보시스템은 다른 정보시스템과 구별되며 〈표 3-2〉에서와 같이 구분할 수 있다. 이는 시스템의 통합성, 실시간성, 표준화, 보안성, 확장성, 사용자 중심성, 환자중심 데이터셋 및 정보 전달 등의 특징을 가진다.

표 3-2_ 병원정보시스템의 주요 특징

구분	주요 특징	내용
통합성	진료 · 행정 · 재무 통합	진료, 행정, 재무, 연구 등 병원 내 전 부서의 데이터 통합
실시간성	즉시 조회 및 입력 가능	진료, 처방, 검사결과 등의 실시간 즉시 반영
표준화	HL7, DICOM, ICD 등	의료정보 상호운용성 확보로 타 기관과의 정보 교환
보안성	접근권한, 로그관리, 암호화	환자정보 보호 및 개인정보법 준수
확장성	클라우드 · 모듈형 설계	병원 규모와 기술 변화에 유연한 시스템 대응
사용자 중심성	UI/UX 최적화	의료진의 업무 흐름에 맞춘 설계
환자중심 데이터셋	환자 중심의 전보전달 체계	환자기반 의무기록 관리 및 정보시스템 구축

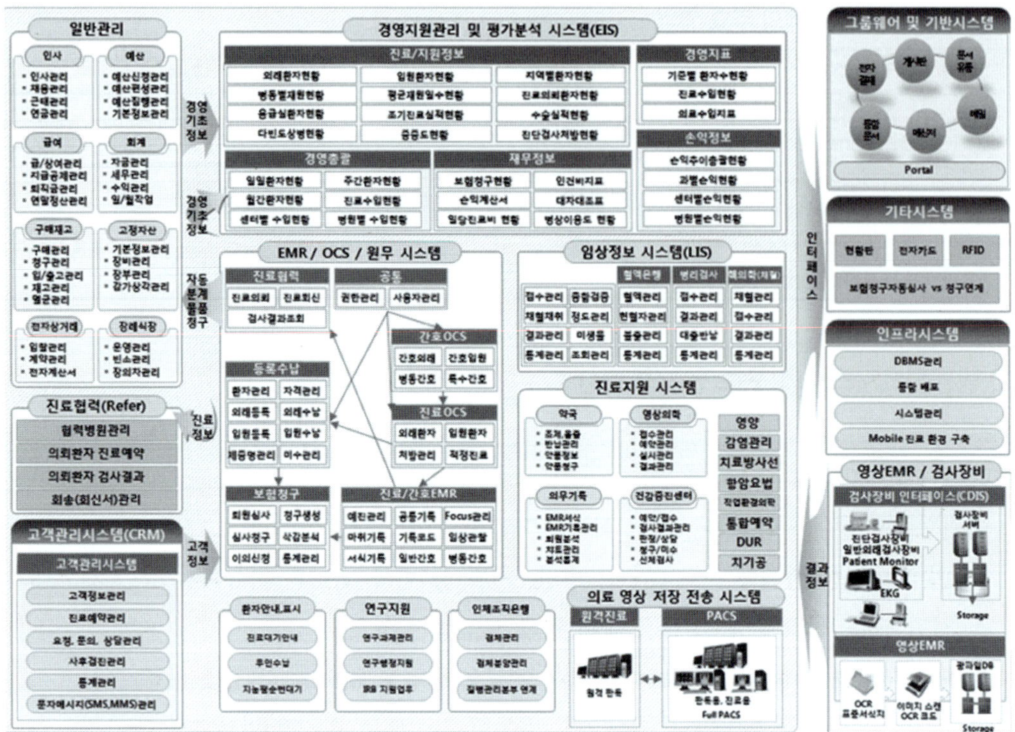

그림 3-1_ 병원정보시스템(HIS)의 구성도

4) 병원정보시스템의 구축 배경과 발전과정

(1) 병원정보시스템의 구축 배경

1960년대 중반 미국과 유럽의 국가들이 병원업무와 의료정보학을 융합시켜 병원정보시스템을 개발하였으며 우리나라는 1980년대 말 대형병원을 중심으로 전산화를 시작하였다. 1990년대 초부터는 의료기관 전산화를 추진하여 OCS(Order Communication System)와 PACS(Picture Archiving and Communication System)의 도입으로 의료정보시스템이 본격 확산되었다.

2000년대 이후 EMR(Electronic Medical Record) 보급이 확대되면서 HIS는 의료기관의 표준 인프라로 자리 잡았다. 최근에는 클라우드, 인공지능(AI), 사물인터넷(IoT) 기술과 결합하여 스마트병원(smart hospital) 구현의 핵심 기술로 발전하고 있다.

(2) 발전과정

국내 의료정보화의 시작은 의료보험 청구방식이 종이에서 디지털로 변화되면서 시작되었다. 90년대 중반 인터넷의 보급과 보험청구방식에 EDI(Electronic Data Interchange) 방식이 도입되면서 병원의 정보화가 본격 궤도에 올랐다. 초기 의료정보시스템은 보험 청구를 효과적으로 하기 위한 시스템에서 시작했지만, 점차 임상진료지원을 위한 처방전달시스템으로 변화했다.[2]

2003년 무렵 디지털화된 전자의무기록이 법적 효력을 가지게 되면서 전자의무기록의 확산이 빠르게 일어났으며, 2015년 한국보건산업진흥원의 조사에 따르면 국내 병원급 이상 의료기관 중 90% 이상에서 전자의무기록을 구축하였다고 파악되었다.

2021년, 한국보건의료정보원에서 발표한 '2020년 보건의료정보화 실태조사 결과보고서'에 따르면 전자의무기록시스템(EMR)은 병원급 의료기관에서 90.5%, 종합병원은 95% 이상 구축되었으며, 의료영상저장전송시스템(PACS)은 병원급 의료기관에서 87% 이상, 종합병원은 97% 이상 구축하였다고 보고되었다.

병원정보시스템은 시대적 기술 발전과 정책 변화에 따라 다음과 같이 발전해 왔다.

표 3-3_ 병원정보시스템의 주요 발전 과정

시기	주요 발전 단계	기술적 특징
1970~1980년대	초기 전산화 단계	환자 등록, 진료비 청구 등 일부 행정업무 전산화
1990년대	처방전달시스템(OCS) 도입	처방전달 및 검사연계, 보험 청구 등 자동화
2000년대	EMR 도입 확산	진료기록의 전자화, PACS 연동
2010년대	통합형 HIS 구축	ERP, CRM, Decision Support System 포함
2020년대	클라우드 · AI 기반 HIS	클라우드 전환, 예측진단 및 빅데이터 분석

(3) 병원정보시스템의 국내 · 외 동향

병원정보시스템은 1970년대부터 개발이 시작되어 현재 클라우드와 인공지능(A.I.) 기반으로 발전되어 왔으며, 특히 우리나라는 세계 최고 수준의 병원정보시스템(HIS) 보급률을 보여주고 있다. 서울아산병원, 삼성서울병원과 세브란스병원 등은 자체 개발 HIS를 해외로 수출하고 있으며, 2020년 이후에는 AI 기반 진료지원 기능과 모바일 연동이 HIS에 포함되었다.

2 병원정보시스템-국내 병원정보시스템 현황과 미래, 한국보건산업진흥원, 2021

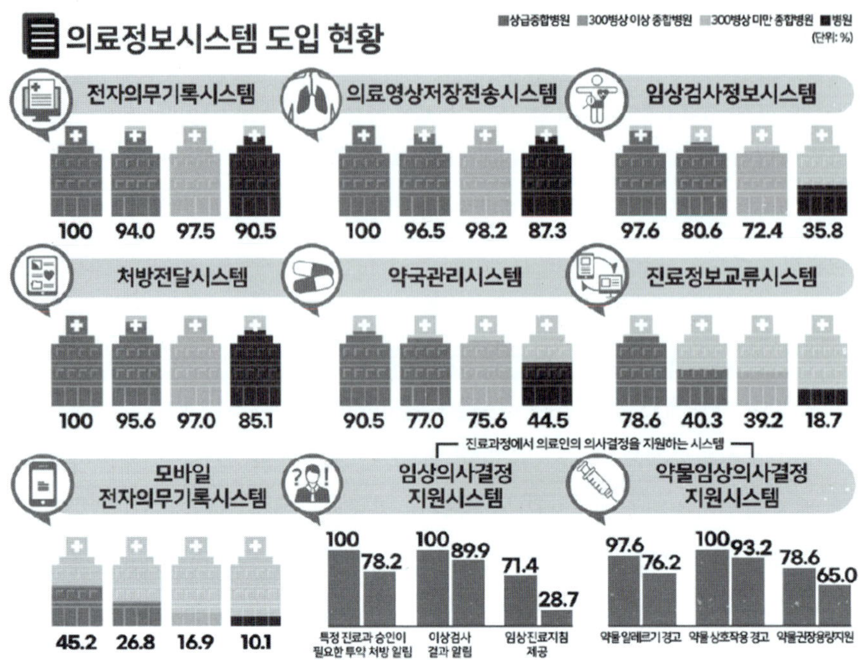

출처 : 2020년 보건의료정보화 실태조사 결과보고서(2021), 한국보건의료정보원

그림 3-2_ 국내 병원정보시스템(HIS) 도입 현황

한편, 미국, 유럽, 일본 등도 EHR(Electronic Health Record) 중심으로 HIS를 통합하고 있으며, 최근에는 환자참여형 PHR(Personal Health Record)과 클라우드 기반 HIS가 확산되고 있다.

5) 병원정보시스템의 종류

병원정보시스템은 그 기능과 설치 형태에 따라 다음과 같이 구분된다.

(1) 기능별 분류

① OCS(Order Communication System, 처방전달시스템) : 의사 처방의 전자전달 시스템

② EMR(Electronic Medical Record, 전자의무기록) : 환자 진료기록의 전사문서화 시스템

③ PACS(Picture Archiving and Communication System, 의료영상저장전송시스템) : C.T.와 M.R.I. 등 의료영상의 디지털 저장 및 전송 관리

④ LIS(Laboratory Information System, 진단검사정보시스템) : 진단검사의학실의 검사 정보 관리

⑤ CDSS(Clinical Decision Support System, 임상의사결정지원시스템) : 임상 의사결정 지원

⑥ ERP(Enterprise Resource Planning, 전사적 자원관리시스템) : 병원 내 재무 · 인사 · 물류 등의 통합 관리 시스템

(2) 설치 형태별 분류

① 온프레미스(On-Premise) : 병원 내 자체 서버에 구축하여 운영하는 시스템

② 클라우드형(Cloud-based) : 병원 외부 서버에서 구축된 시스템을 지원받아 활용하는 형태

③ 하이브리드형(Hybrid) : 온프레미스와 클라우드를 혼합하여 운영하는 형태

6) 클라우드 병원정보시스템(Cloud HIS)

(1) 클라우드 병원정보시스템의 개념

최근 병원정보시스템(HIS)의 중심은 클라우드 기반의 통합의료정보시스템(Cloud-based HIS)으로 변화하고 있다. 클라우드형 병원정보시스템(HIS)은 병원 내부에 자체 서버 설치 없이 외부의 대용량 데이터센터에서 병원정보시스템을 제공하는 구조로서 하드웨어 설치 부담을 줄여 초기 투자비용을 절감하고, 보안의 안정화와 데이터 백업 및 재해복구(RDR) 기능 및 유지보수 효율성을 극대화한다.

즉, 클라우드 HIS는 병원내에 서버를 두지 않고 IDC(Internet Data Center)와 같은 공용공간에 공용서버(Server)와 데이터 베이스 관리시스템(DBMS)을 두고 구글이나 네이버와 같은 인터넷 탐색창에서 아이디와 패스워드로 접속하여 해당 병원의 병원정보시스템(HIS)을 전용 데이터베이스와 함께 사용하기 때문에 서버운용에 필요한 비용을 절감하고 안전하게 시스템을 사용할 수 있다. 대신 각 병원의 사용자들은 사용자 수에 따른 임대료를 지불하는 방식으로 비즈니스모델이 설계되어 있다.[3]

---

3 보건의료정보기술(2024), 수인메디컬, 박정훈 외

(2) 클라우드 병원정보시스템의 장점

① **비용 절감** : 하드웨어와 서버 구축 및 유지보수 비용 감소

② **확장성** : 병원 규모 변화에 따른 유연한 시스템 확장

③ **데이터 보안 및 복원성** : 중앙 집중형 암호화와 데이터 자동 백업 및 재해복구 지원

④ **데이터 공유 용이성** : 의료기관 간 정보 연계 강화

⑤ **인공지능(A.I.) 연계 용이성** : 인공지능 기반의 예측 진단과 빅데이터 분석 유용

(3) 국내 동향

보건복지부와 한국지능정보사회진흥원(NIA)을 중심으로 「클라우드 기반 공공의료정보시스템 구축사업」과 중소병원 및 의원급 의료기관의 HIS 공동활용을 위한 의료정보 클라우드 플랫폼을 추진하고 있으며, 대표적으로 국립병원의 HIS 클라우드 전환 시범사업과 지방의료원 HIS 통합사업을 위한 데이터센터 구축 사업을 진행하고 있다.

민간기업으로 네이버클라우드, 카카오헬스케어, 삼성SDS 등이 클라우드 병원정보시스템 플랫폼 시장에 진출하고 있다.

표 3-4_ 국내 주요 기업 클라우드 병원정보시스템 플랫폼

기업명	주요 기능	도입 기관
네이버클라우드	클라우드 HIS 플랫폼	국립병원 및 공공병원
삼성SDS	SmartCare 클라우드	대형병원
카카오헬스케어	의료데이터 연계서비스	중소병원

7) 병원정보시스템의 기대효과

병원정보시스템 도입으로 기대되는 효과는 임상적, 관리적, 사회적 차원에서 다양하다.

(1) 임상적 측면

① 진료의 정확성 향상 및 오류 감소

② 중복검사 및 약물 상호작용 방지

③ 환자 중심의 진료정보 공유와 실시간 모니터링

④ AI 기반 예측진단 및 맞춤치료 지원

(2) 관리적 측면

① 경영 데이터 분석을 통한 효율적 의사결정 지원

② 재무, 인사, 물류관리의 자동화를 통한 효율성 증대

③ 원가 절감 및 경영 투명성 제고

(3) 사회적 측면

① 국가 차원의 의료데이터 표준화 기반 확보

② 공공보건정책 수립에 기여

③ 감염병 대응 및 예방관리 역량 강화

④ 환자 중심의 의료서비스 접근성과 신뢰성 제고

2 | 처방전달시스템(Order Communication System, OCS)

1) OCS의 정의와 개념

처방전달시스템(OCS)은 병원정보시스템(HIS)의 핵심 구성요소 중 하나로서, 의료진이 환자 진료 과정에서 발생시키는 각종 처방(Order)을 전자적으로 입력 · 전송 · 관리하는 정보시스템이다. 의사가 진료실에서 투약, 검사, 영상촬영, 주사, 식이, 입원, 수술 등을 지시하면, 이 정보는 OCS를 통해 관련 부서(약제부, 검사실, 방사선실, 간호부, 행정부 등)에 실시간으로 전달되며 이에 따라 종이처방전, 전화, 구두지시 등 전통적 방식에서 발생하던 지연 · 누락 · 전달오류가 획기적으로 줄어들게 된다.

처방전달시스템은 단순한 정보 전달 도구를 넘어, 의료행위의 표준화, 환자안전성 강화, 진료업무 효율화, 그리고 의료데이터의 축적과 분석을 가능하게 하는 병원정보화의 중추적 시스템이다.

CPOE(Computerized Physician Order Entry)는 의사가 직접 처방을 입력하는 입력 행위를 중심으로 하지만, OCS는 처방입력뿐 아니라 전송, 수행, 결과회신까지 포함하는 통합개념으로 발전하였다. 즉, OCS는 CPOE보다 범위가 넓고, 진료과와 지원부서 간 안전한 의료정보의 교환과 처리를 완전하게 지원한다.

표 3-5_ 처방전달시스템(OCS)의 기본 개념

구분	정의	비고
처방(Order)	의사가 진료 중 환자에게 필요한 검사, 투약, 치료, 식이 등을 지시하는 행위 또는 명령	의료행위의 기본 명령
처방전달 (Communication)	입력된 처방정보가 관련 부서로 전자적으로 전달되어 업무가 수행되도록 하는 과정	실시간 전송이 핵심
처방전달시스템 (OCS)	의료진의 처방을 전자적으로 입력, 전송, 수행, 피드백하는 통합정보시스템	HIS(병원정보시스템) 핵심 구성요소

2) OCS의 등장배경과 발전 과정

1970년대 이후 의료기관의 규모 확대와 진료업무 복잡화로 인해 구두 · 전화 · 수기 처방 방식은 구두 전달로 인한 약물명 오해와 수량 오류 발생, 처방전 수기작성 후 전달까지의 소요시간 증가, 처방 누락, 처방 이력 추적의 어려움 등으로 그 한계가 명확해졌다. 이러한 문제는 환자안전사고와 의료분쟁의 주요 원인이 되었으며, 이를 해결하기 위한 대안으로 컴퓨터 기반의 전자적 처방전달시스템(OCS)이 등장하였다.

1970년대 미국 메이요클리닉(Mayo Clinic)과 하버드의대 계열 병원에서 최초의 전산처방 입력(CPOE)이 시도되었으며 1980년대 병원 내 정보시스템(HIS) 확산과 함께 CPOE의 상용화가 이루어졌다. 1990년대 의약품안전운동과 맞물려 보급이 확대되었고 2000년대 들어서면서 EMR(Electronic Medical Record)과 통합되어 통합 진료정보시스템의 표준 모듈로 자리잡게 되었다.

우리나라에서는 1990년대 초반 대형병원을 중심으로 OCS가 본격화되었다. 1990년대의 OCS는 DOS(Disk Operating System) 기반의 텍스트형 시스템으로 투약과 검사, 영상처방 전달 중심의 수기처방을 대체하기 위한 목적의 처방데이터 단순 전송 중심 OCS였다. 2000년대에는 통합형 OCS로 EMR(전자의무기록시스템), 보험청구시스템과 연동하였으며 처방입력의 오류를 경고하는 기능을 탑재하고 데이터베이스를 표준화할 수 있도록 하였다. 2010년대에는 약물상호작용 경고, 중복검사 차단, 모바일 OCS, 원격처방 지원, 처방이력 기반의 처방 자동추천 기능을 탑재한 지능형 OCS가 등장하였다. 2020년 이후에는 A.I.(인공지능)와 클라우드 기반의 OCS로 음성인식과 자연어 처방 인터페이스가 도입되었으며 빅데이터 기반의 예측처방이 가능한 시스템으로 발전되어 가고 있다.

3) 처방전달시스템의 역할과 기능

처방전달시스템은 다음과 같은 역할을 수행한다. 첫째, 진단, 치료, 검사 등 의료행위의 명령을 전자적으로 처리하여 진료업무를 지원하며, 둘째, HIS(병원정보시스템), EMR(전자의무기록), LIS(진단검사정보시스템), RIS(영상정보시스템), PACS(의료영상저장정보시스템) 등 타 시스템과 연계되어 병원 내 모든 진료정보를 통합한다. 셋째, 처방오류 방지, 알레르기 및 금기약 경고, 중복투약 방지 등 환자안전을 직접적으로 향상시킨다. 넷째, 누적된 처방데이터를 기반으로 진료패턴 분석과 근거기반의사결정(Evidence-Based Decision Making)에 기여한다. 마지막으로 종이서류 감소, 인력절감, 통계보고 자동화 등을 통해 병원운영 효율성을 제고한다.

한편, 처방전달시스템의 기본적인 기능은 다음과 같이 정리할 수 있다.

표 3-6_ 처방전달시스템(OCS)의 기본 기능과 특징

기능 영역	세부 기능	특징
처방 입력	환자 증상 및 의사 처방입력, 자동완성	의사의 입력 편의성 향상
처방 전송	실시간 전송, 부서별 라우팅	검사실 · 약제부 등으로 전송
처방 수행	각 부서의 수행결과 입력	결과보고 및 상태갱신
결과 회신	검사 · 영상결과 자동회신	진료실에서 즉시 조회 가능
로그 관리	입력자 · 수행자 · 시간 기록	책임 추적성 확보
통계 분석	처방유형별 빈도 · 비용분석	병원경영지표로 활용 가능

처방전달시스템의 데이터 흐름은 우선 의사가 진료실 컴퓨터에서 처방을 입력하면 병원정보시스템(HIS) 서버에 처방정보가 저장되고 네트워크를 통해 간호부서와 진료지원부서, 원무부서 등 각 부서로 전송된다. 데이터를 전달받은 해당 부서에서는 의사가 처방한 검사, 조제 등을 수행하고 처방 내용이 수행 완료되면 병원정보시스템(HIS)에 전송되어 전자의무기록(EMR)에 반영된다. 또한 관련 데이터는 건강보험공단 등에 진료비 청구시 요양급여 청구데이터와 기타 통계 분석데이터로 활용된다.

처방전달시스템(OCS)의 기능별 내용을 간략하게 설명하면 첫 번째, 외래진료와 응급진료시 환자의 진료예약, 외래등록, 외래수납, 병실관리, 입퇴원관리, 간호관리, 식이관리, 처방관리 등을 수행할 수 있다. 두 번째, 진료비 청구관리 기능은 국민건강보험, 의료급여,

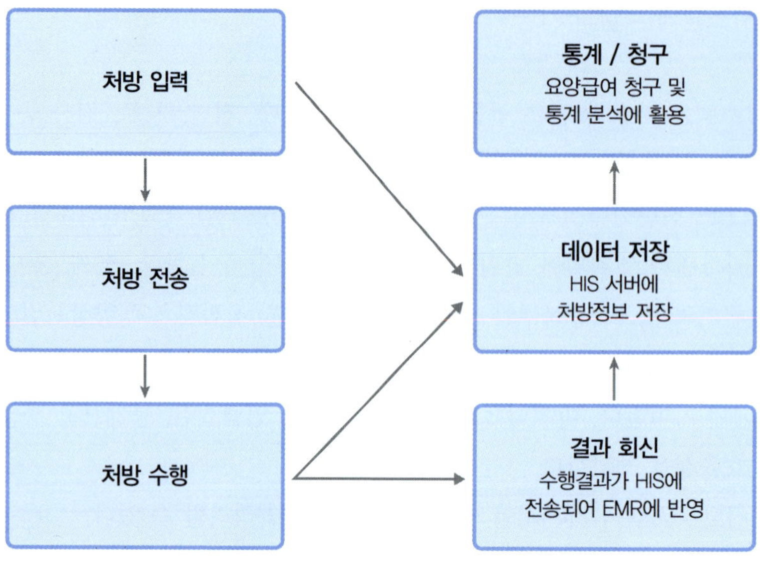

그림 3-3_ 처방전달시스템(OCS)과 병원정보시스템과의 연계 구조

산업재해보상보험, 자동차손해배상보험 등에 의해 내원한 환자의 치료정보를 건강보험심사평가원과 근로복지공단에 청구하기 위해 관련 자료를 수집하고 정리하여 청구할 수 있도록 되어있다. 세 번째, 처방관리는 의사가 환자진료시 신속하고 정확한 처방을 위해 처방코드 또는 묶음코드를 이용하여 처방하거나 과거 병력이나 처방내용 등을 조회하고 검색할 수 있다. 네 번째 건강검진관리는 건강검진대상통보, 검진결과통보 등을 수행하며, 예방접종등록관리는 질병관리청에서 운영하는 예방접종 도우미 등을 활용하여 예방접종을 관리하도록 되어있다. 이외에도 각종 통계자료 분석 및 산출, 약제관리, 검사결과 조회 및 입력 등의 역할을 수행할 수 있도록 되어있다.

표 3-7_ 처방전달시스템(OCS)의 연계시스템

연계시스템	주요 연동 데이터	기능적 역할
EMR(전자의무기록)	환자진료기록, 처방결과	OCS결과의 기록 통합
LIS(진단검사의학정보)	검사처방, 결과데이터	검사결과 자동전송
PACS(의료영상저장전송)	영상처방, 영상데이터	영상조회 및 판독리포트 반영
NIS(간호정보시스템)	간호지시, 투약수행	간호업무 자동연동
ERP(전사적자원관리)	재료비, 약제비	자원관리 및 비용산출
HIRA 전산청구(보험자 부담 진료비 청구)	요양급여비용코드	보험청구 연계

이처럼 처방전달시스템은 병원 내 모든 부서의 연결축으로 작용하며, 결국 하나의 환자 데이터 흐름을 실현시키는 핵심 역할을 수행한다.

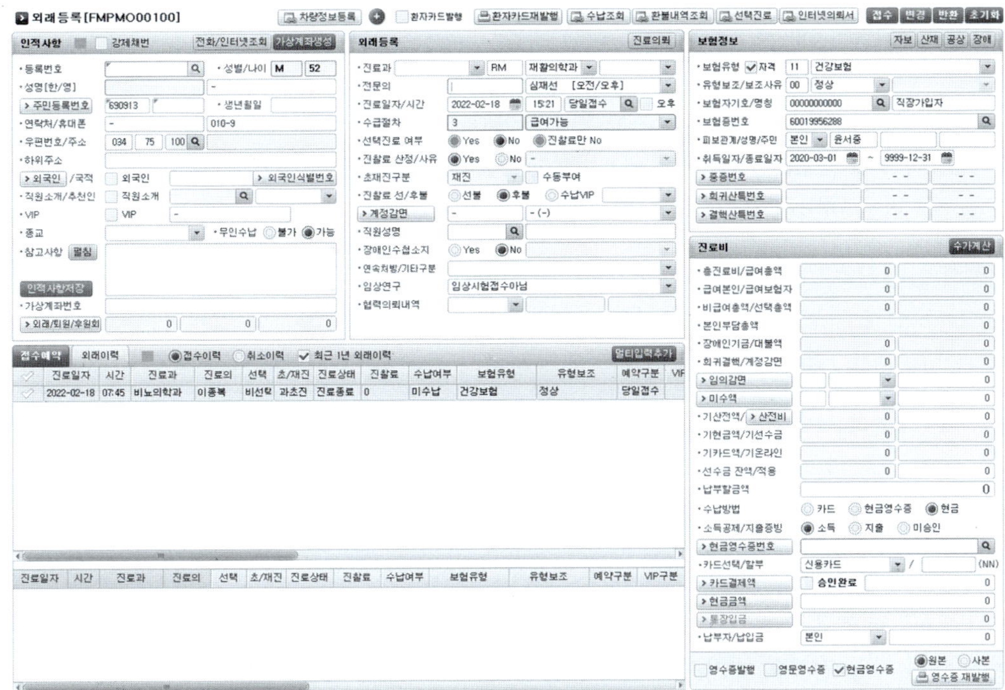

그림 3-4_ 처방전달시스템(OCS) 프로그램 예시(외래진료등록 화면)

4) 처방전달시스템의 구축 목표

처방전달시스템(OCS)의 도입은 단순히 종이 처방을 전산으로 대체하는 수준이 아니라, 의료기관의 진료 프로세스 전체를 재설계하고, 환자안전과 진료효율성을 혁신하기 위한 조직적 변화를 의미한다. 따라서 OCS 구축의 목표는 단순한 정보화가 아니라 의료서비스의 질적 향상과 경영효율, 환자중심 의료를 구현하기 위한 전략적 목표를 지향해야 한다.

OCS 구축의 기본 원칙은 다음 네 가지로 요약된다. 첫째, 모든 처방정보가 정확히 입력되고, 전달오류 없이 실행되어야 한다(정확성, Accuracy). 둘째, 처방이 실시간으로 관련 부서에 전달되어 환자대기시간을 최소화해야 한다(신속성, Speed). 셋째, 약물중복, 금기처방, 알레르기 등의 위험을 사전에 예방해야 한다(안전성, Safety). 넷째, 인력과 자원의 낭비를 줄이고 병원 전체의 운영생산성을 향상시켜야 한다(효율성, Efficiency). 이 네 가지 원칙은 단순한 기술적 목표가 아니라 의료기관이 추구해야 할 "환자 중심 의료와 데이터 기반 경영"의 기본 가치로 이해할 수 있다.

위 네 가지의 원칙을 기본으로 OCS 구축의 구체적인 목표는 다음과 같이 정리할 수 있다.

(1) 진료업무의 표준화와 정확성 확보

의사마다, 부서마다 다른 방식으로 이루어지던 처방 내용과 진료 지시를 전산화하여, 모든 처방이 공통된 코드 체계(예: EDI, KCD, ATC 코드)로 표준화된다. 이를 통해 처방 내용의 오 · 탈자 방지와 해석 오류 및 약명 혼동 등의 오류를 없애고, 동일 행위에 대한 코드 일원화로 전산청구 및 통계의 일관성을 확보한다. 또한 병원 내 진료지시 표준화(Standard Order Set)가 가능해진다. 예를 들어 「혈액검사」를 의사가 "CBC"로 입력하든 "전혈구 검사"로 입력하든 OCS는 내부 표준코드에 매핑되어 동일한 데이터로 처리된다. 이로써 처방의 해석 차이가 사라지고 데이터 기반의 의료 품질관리가 가능해진다.

(2) 처방 전달의 신속화

기존에는 처방전이 수기로 작성되어 약제부, 검사실 등으로 전달되기까지 수십 분이 걸렸다. OCS를 통해 전송이 이루어지면, 처방 생성 후 1~2초 내에 관련 부서에 자동 표시되며 이로써 각종 검사의 대기시간 감소, 약 조제 및 투약시간 단축, 진료 회전율 및 환자 만족도 향상이 이루어 질 수 있다. 특히 응급실, 중환자실, 외래 다빈도 진료과(내과 · 소아과 등)에서 효율적이다.

(3) 환자안전성 강화

환자안전은 병원 운영과 OCS 구축의 가장 기본적이고 중요한 목표 중 하나이다. OCS는 환자안전을 위해 다음과 같은 기능을 수행하여야 한다.

① **중복처방 방지** : 동일 약제나 검사에 대한 중복처방 자동 탐지
② **금기약물 경고** : 특정 질환 · 나이 · 임신 상태 등에서 투약 금기 경고
③ **약물상호작용 경고** : 병용투여 시 부작용 가능성 자동 알림
④ **알레르기 경고** : EMR의 환자 알레르기 정보와 연동하여 위험 약물 차단
⑤ **식이 제한 · 검사 전 금기 경고** : 검사 전 금식, 식이 제한 등 자동 안내

이러한 기능은 단순한 기술이 아니라 환자 생명을 보호하는 안전장치이며, 의료기관의

신뢰도와 평가에도 직접적인 영향을 미친다.

(4) 업무 효율성과 생산성 향상

OCS는 진료지원 부서 간의 업무를 자동화하여 인력효율성을 높인다. 전화, 메모, 수기기록 등 중복작업이 사라지고, 모든 처방정보가 실시간으로 공유된다. 간호사는 OCS 화면에서 실시간 처방을 확인하여 간호지시 업무를 수행하고 약사는 처방 수신 후 조제 · 검수 · 투약기록 등을 자동화하여 수행한다. 임상병리사는 검사 접수와 검사 장비와의 자동 연동을 통해 결과를 전산으로 전송할 수 있다. 또한 원무부서는 처방과 진료 및 검사 등이 실시간으로 이루어짐으로써 환자 대기 시간을 최소화하고 진료비 수납시 미수 발생없이 회입하여 경영 안정화를 실현한다. 이로써 병원 전체의 프로세스가 최적화되며, "One Source, Multi Use" 개념이 실현된다.

(5) 의료정보의 통합관리 및 경영 효율성 제고

OCS를 통해 생성된 처방데이터는 EMR, LIS, PACS, ERP 등과 연동되어 병원정보시스템의 중심 데이터베이스에 축적되며, 이 데이터는 단순한 의료기록을 넘어 진료통계, 약품소비량 분석, 자원배치계획, 환자안전지표 관리 등 병원경영과 의학 연구 전반에 활용될 수 있다. 이처럼 OCS는 단순한 처방시스템이 아닌 의료데이터 허브(Medical Data Hub)로 기능한다.

또한 OCS는 병원경영에 있어서도 다음과 같은 효율성을 향상시킨다.

① **인력 효율** : 인적 자원을 통한 정보전달 업무 및 행정력 소모 감소를 통한 인건비 절감
② **수익 효율** : 환자 대기시간 단축으로 진료 회전율을 향상시켜 외래 및 입원 수익 증대
③ **재고 관리** : 약품 · 의료소모품 등을 자동 집계하여 병원 재고자산의 손실 최소화
④ **청구 정확성** : 전산 청구와 EDI코드 자동화로 보험 청구 오류 감소
⑤ **평가 인증** : 의료질 관리 지표 개선을 통해 인증 평가 등급을 향상

OCS를 구축할 때에는 다음의 사항들을 고려하여야 한다. 먼저 첫째, OCS는 기존 수기업무를 단순히 전산화하는 것이 아니라 업무흐름 자체를 재정의하는 프로젝트로서 구축 초기 단계에서 각 부서의 프로세스를 상세히 분석하여, 중복되고 비효율화되어 있는 단계를 제거해야 한다. 둘째, OCS는 의사, 간호사, 약사, 임상병리사 등 다양한 직종이 함께 사용하는 시스템이기 때문에 구축단계에서부터 이해관계자의 참여가 중요하다. 초기에는 사용

자의 저항이 발생하기 쉽기 때문에 사용자 워크숍과 시범운영(Pilot Test), 피드백 루프 등 다양한 지원체계를 병행하여 현장의 의견을 반영하여야 한다. 셋째, OCS는 병원 내의 여러 시스템과 상호작용하기 때문에 통합 아키텍처의 설계가 중요하다. 즉, EMR, LIS, PACS, ERP 등과의 연동 표준을 정의하고 HL7, FHIR, DICOM 등 국제표준 프로토콜을 준수한 통신서버 및 DB 간 실시간 동기화 구조가 필요하다. 넷째, 환자 처방정보는 민감한 개인건강정보에 해당하므로 보안대책이 필수적이다. 예를 들어, 접근권한을 철저하게 관리하고 로그 기록 및 이력을 추적하며 의료정보를 암호화하여 전송한다. 또한 ISO 27001, K-ISMS 등의 보안인증을 준수하여 시스템을 구축하여야 한다. 마지막으로 OCS는 구축보다 운영이 더 중요하다는 점에서 전산장애 발생시 대응 매뉴얼 수립, 백업 서버 구축과 복구 체계 이중화 설정, 주기적 업데이트 및 사용자 교육 수행, 병원정보시스템(HIS) 통합 모니터링 대시보드 운영 등의 방안 설정이 고려되어야 한다.

5) 처방전달시스템의 구성요소 및 내용

처방전달시스템(OCS)은 병원정보시스템(HIS)의 임상 중심 구성요소로 환자 진료 과정에서 생성되는 처방을 입력, 전송, 수행, 피드백하는 정보 흐름의 핵심축이라고 할 수 있으며, 단순히 의료정보와 데이터를 주고받는 기능을 넘어 의료진 간 의사소통, 환자안전, 업무효율, 데이터 표준화 등 병원 운영 전반을 지탱하는 기반 구조로 작동한다.

OCS는 일반적으로 세 가지 계층으로 구분된다. 첫째, 의사가 처방을 입력하는 사용자 인터페이스(UI) 영역인 입력 계층(Input Layer), 둘째, 처방정보를 각 부서에 전송하고 관리하는 시스템 내부 처리 영역인 전송 및 처리 계층(Process & Communication Layer), 셋째, 처방이 실제 수행되고 결과가 생성되어 피드백되는 영역인 수행 결과 계층(Execution & Feedback Layer)이다.

(1) 입력 계층(Input Layer)

입력계층은 의사가 환자를 진료하면서 각종 처방(약, 검사, 영상, 식이, 입원 등)을 입력하는 단계이다. 대부분의 병원에서는 진료실 PC 또는 태블릿에서 OCS 화면을 통해 처방을 입력한다. 이 과정에서 사용자(User)에게 친화적 시스템 설계가 매우 중요하다. 불필요한 클릭이나 복잡한 메뉴 구조는 진료 효율을 저해하기 때문에 간결하고 직관적인 화면 구성이 요구된다.

① **환자 식별정보 확인** : 등록번호, 이름, 생년월일, 병동, 병실 자동 표시
② **처방유형 선택** : 투약, 검사, 영상, 간호, 수술, 식이 등 구분
③ **입력 보조 기능** : 자동완성, 최근 처방 불러오기, 즐겨찾기 기능
④ **오류방지 기능** : 중복약물 또는 금기처방 입력 시 즉시 경고창 표시 등

OCS는 처방정보를 단순한 텍스트가 아닌 표준코드 기반 데이터로 저장되어야 하며, 이 표준코드는 병원 내부뿐 아니라, 외부 기관(건강보험심사평가원, 근로복지공단 등)과의 정보 교류를 위해 필수적이다. 이러한 표준화로 인하여 OCS는 "의사 처방 → HIS 저장 → 진료비 청구" 과정이 자동화될 수 있다. 이는 병원의 진료비 청구의 정확성을 향상시키며 데이터의 상호운용성 확보에 결정적이라고 할 수 있다.

표 3-8_ 처방 데이터의 표준화 예시

구분	표준코드 예시	관련 기관
진단	KCD (Korean Classification of Diseases)	질병관리청
행위	EDI 코드	건강보험심사평가원
약제	ATC 코드, DUR 코드	식품의약품안전처
검사	LOINC 코드	국제표준
영상	DICOM Tag	RSNA (미국방사선학회)

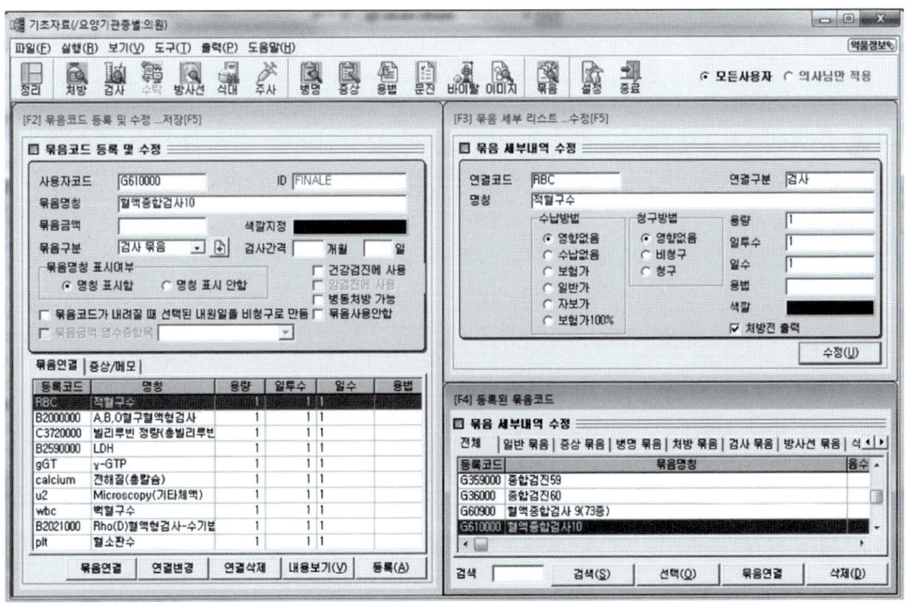

그림 3-5_ 처방전달시스템(OCS) 프로그램 예시(묶음처방 입력 화면)

(2) 전송·처리 계층(Process & Communication Layer)

의사가 입력한 처방은 처방 전송 서버를 거쳐 각 부서의 단말기에 실시간으로 표시된다. 전송은 주로 TCP/IP 기반의 병원 내부 네트워크에서 수행되며, 대형병원에서는 전송 속도를 높이기 위해 메시지 큐(Message Queue) 구조를 사용한다. 전송 시에는 우선순위(priority)를 부여하여, 응급처방(예: 심정지약물 투약)이나 중증환자 처방을 즉시 최상위로 전달되도록 설계된다.

모든 처방은 중앙 데이터베이스 서버(DB Server)에 저장될 수 있도록 하며, 각 처방은 다음과 같은 정보 구조로 관리되도록 되어있다.

예를 들어, Patient_ID 필드는 환자식별번호로, Order_Type 필드는 처방유형(약, 검사, 영상 등)으로, Order_Code 필드는 표준코드(EDI, ATC 등) 값, Order_Time 필드는 처방 입력시간, Order_Status 필드는 처방 내용의 수행상태(처방, 전송, 수행, 완료), Performer 필드는 처방내용 수행자, Result_Link 필드는 결과 데이터 연동정보 등으로 구분하여 구축, 관리되도록 하는 것이다. 이러한 구조 덕분에 각 처방의 상태를 「입력 → 전송 → 수행 → 회신」의 내용을 단계별로 추적할 수 있으며, 의료사고 발생 시 원인 규명이 용이하다.

전송 · 처리 계층에는 환자안전을 위한 경고시스템(Alert System)이 내장되어 있다. 동일 검사 항목이 일정기간 내 반복 처방될 경우에는 중복검사 경고가, 병용투약 시 부작용 가능성이 있는 처방 조합이 탐지될 경우 약물상호작용 경고, 환자 진료기록 중 알레르기 정보가 연동되어 있으면 알레르기 경고를 보여준다. 또한 특정 질환, 연령, 임신 상태 등에서 금기인 약물을 자동으로 탐지하여 보여주는 금기약물 경고 등이 있다. 이러한 경고는 단순히 메시지 출력에 그치지 않고, 의사의 입력 단계에서 처방을 수정하거나 취소할 수 있는 선택권을 제공한다. 이는 OCS가 단순 전달시스템이 아니라 의사결정지원시스템(CDSS)으로 기능한다는 점을 보여준다.

(3) 수행·결과 계층(Execution & Feedback Layer)

의사의 처방 내용을 수행하는 각 부서(약제, 검사, 영상, 간호 등)는 OCS 화면에서 수행 대기 목록을 실시간으로 확인한다. 예를 들어 검사실의 경우, '처방 수신 → 자동 접수 → 검체 채취 → 장비 연동 → 검사 수행 → 결과값 생성 → HIS 전송 → EMR 반영'의 절차로 진행되며, 영상의학과 역시, '촬영 예약 → 촬영 → 판독 → 결과보고'의 전 과정을 OCS와 PACS 연동을 통해 자동화한다.

처방이 수행되면 그 결과는 자동으로 OCS 서버를 통해 진료과의 EMR에 회신되며, 결과 데이터는 PDF, 이미지, 수치형 데이터 등 다양한 형태로 저장된다. 이 회신 기능은 진료의 연속성과 정확성을 확보하고, 추후 진료 시 이전 결과를 즉시 조회할 수 있게 한다(예시 : 검사결과-혈액검사 수치, 영상결과-판독 리포트 및 DICOM 이미지 링크, 투약결과-조제 완료 시간 및 약품 일련번호).

OCS를 통해 생성된 모든 처방과 결과는 EMR(Electronic Medical Record)에 통합 기록된다. EMR은 환자 단위로 처방내역, 검사결과, 투약정보, 간호기록 등을 한 화면에서 확인할 수 있도록 구성되어 있다. 이로써 환자의 진료이력이 자동으로 완성되고, 의료진은 시간적 흐름 속에서 환자상태를 종합적으로 파악할 수 있다.

OCS는 병원 내 HIS의 다양한 시스템과 정보를 공유하고 더 나아가 타 의료기관과 환자 정보를 공유하기 위해 표준 프로토콜을 준용하여 상호운용성을 확보하도록 한다. 의료정보 메시지 교환 표준으로는 HL7 Message를 사용하여 처방과 결과를 교환하며, 영상처방 모듈은 DICOM Tag를 이용해 PACS와 통신한다. 이러한 표준의 채택은 병원 간 데이터 교류와 국가보건의료데이터 플랫폼 연계를 가능하게 한다.

또한 안전한 환자 정보 보호를 위하여 보안 및 접근통제의 다층적 보안구조를 갖추어야 한다. 인증(사용자 ID/PW, OTP, 스마트카드), 인가(직종별 접근권한 설정), 암호화(데이터 전송 시 SSL/TLS 적용), 로그(처방입력, 수정, 삭제 이력 기록), 자동 로그아웃(일정 시간 미사용 시 세션 종료) 등의 보안체계는 의료기관 인증평가와 개인정보 보호법 준수의 핵심 기준이 된다.

6) 처방전달시스템을 통한 기대효과

처방전달시스템(OCS)은 의료기관의 정보화 수준을 결정짓는 핵심 인프라 중 하나로 그 도입 목적은 단순히 처방을 전자적으로 전달하는 것이 아니라 의료서비스의 질을 높이고 병원의 생산성과 환자 안전성을 향상시키는 데 있다. 이와 같이 OCS를 구축함으로써 얻게 되는 기대효과를 임상적 측면, 관리적 측면, 경영적 측면, 교육 및 연구 측면, 사회적 측면으로 구분하여 살펴보면 다음과 같다.

(1) 임상적 측면

OCS의 가장 중요한 효과는 환자 안전성의 개선이다. 의사, 간호사, 약사, 검사실 등 다양한 직종 간의 정보가 전산으로 즉시 공유되어 처방 오류 발생 가능성을 획기적으로 낮춘다. 2019년에 발표된 연구에 따르면 OCS 도입 이후 중복약물 처방률이 42% 감소, 투약오류 보고 건수가 약 37% 감소한 것으로 보고되었다. 이는 단순 효율성 향상을 넘어 환자 생명 보호에 기여하는 핵심 성과라고 할 수 있다. 또한 OCS는 의료진에게 환자의 과거 처방 이력과 검사결과를 실시간으로 제공하여 임상적 판단의 정확성을 높임으로써 근거기반의 의료(Evidence-Based Medicine)가 실현되며, 의료의 질(Quality of Care)이 향상된다.

이와 함께 OCS는 진료과 간 정보공유가 원활해지면서 환자 진료의 연속성이 강화된다. 예를 들어 내과에서 투약한 약물이 외과 수술 전후 관리에 영향을 줄 수 있는데, OCS를 통해 다른 진료과에서도 해당 정보를 즉시 확인할 수 있다. 이로써 환자 중심의 통합진료가 가능해지고, 의료기관 전체가 하나의 정보 네트워크를 구축하게 된다.

(2) 관리적 측면

OCS는 진료지원 부서 간 업무 흐름을 자동화하여 업무량과 행정 부담을 획기적으로 줄인다. 실제 중소병원의 사례(보건산업진흥원, 2020)에 따르면 OCS 도입 후 검사접수 처리 시간이 28% 단축, 간호사의 처방확인 업무량이 30% 감소하였다. 또한, 모든 처방정보가 동일한 코드체계로 입력 · 전송되므로 업무의 일관성과 표준화가 확보된다. 이는 의료의 질 관리(Q.I.)와 업무프로세스 일치성 측면에서 중요한 의미를 가지며, 동일한 진료행위를 다른 의사가 수행하더라도 결과 데이터가 동일한 형태로 축적되어 의료행위의 객관적 비교와 평가가 가능해진다.

OCS는 수기로 작성된 처방전이나 구두지시에서 발생하던 전달 오류가 근본적으로 제거된다. 처방내용은 전자적으로 입력되고 전송되며, 변경이나 취소 내역은 모두 로그에 기록된다. 이로써 "누가, 언제, 어떤 처방을 지시하고 수행했는가"가 명확히 남아 책임소재가 투명해지며, 의료분쟁 예방에도 중요한 역할을 한다. 한편으로 OCS에 축적된 데이터는 실시간 통계 및 분석에 활용될 수 있다. 예를 들어 특정 약품의 사용량이 급증한 경우 OCS 통계 모듈을 통해 원인을 즉시 파악할 수 있으며, 필요시 처방 제한 조치를 취할 수 있다. 이외에도 처방유형별 빈도 분석, 약품소비량, 검사건수, 진료비용 통계, 부서별 업무량 모니터링, 의료 질(QI) 지표 등을 기반으로 효율적인 병원관리(Management by Data)가 가능하게 된다.

(3) 경영적 측면

먼저 OCS는 경영적 측면에서 업무 중복과 정보전달 지연을 제거함으로써 직접적인 인건비 절감 효과를 가져오며, 이러한 변화는 단순한 시간 절약을 넘어 진료회전율(turnover rate) 향상, 외래 수익 증대, 환자 만족도 제고로 이어진다. 또한 처방정보가 실시간으로 약제 · 소모품 관리시스템과 연동되면 재고 수준을 정확히 파악할 수 있어 불필요한 구입이나 재고누락을 방지한다. 예를 들어 특정 검사시약의 소모량이 자동으로 집계되어 발주 시점과 수량을 예측할 수 있으며, 이는 병원 자원관리(Resource Management)의 합리화를 가능하게 한다.

진료비 청구 측면에서도 모든 처방행위가 표준코드(EDI, KCD 등)에 따라 자동 기록되므로 보험청구 오류가 감소한다. 이는 병원의 수익 안정성을 높이고, 건강보험심사평가원(HIRA)의 청구 삭감률을 크게 줄이는 효과를 낳는다. 이와 함께 OCS를 통해 진료가 효율적으로 운영되는 병원은 환자 중심의 의료기관으로 인식되며, 이는 병원의 이미지 향상과 경쟁력 제고로 이어진다.

(4) 교육 및 연구 측면

OCS는 실제 의료정보 흐름을 이해하도록 돕는 중요한 교육 도구로서 OCS를 통해 처방입력–전송–수행–결과회신의 과정을 체험하며, 의료정보관리의 중요성을 학습한다. 보건의료정보관리학과, 간호학과, 의학과 등에서는 "처방정보 흐름도 실습(Lab Practice)" 형태로 교육에 활용하고 있다.

또한 OCS에 축적된 처방데이터는 임상연구, 약물안전성평가, 진료패턴분석 등 다양한 연구의 기초자료로 활용된다. 예를 들어 항생제 처방패턴 분석은 항생제 내성률 관리에 활용될 수 있으며 항고혈압제 병용투약 연구는 약물상호작용을 규명하는데, 진료과별 검사빈도 분석 자료는 진료비용 절감 전략 수립에 이용될 수 있다

(5) 사회적 측면

OCS는 단일 병원 차원을 넘어 국가보건의료체계 전반에도 긍정적 영향을 미친다. 전국 의료기관의 처방데이터가 표준코드로 통일되어, 보건의료빅데이터 연계 및 각종 정책 연구에 활용되고 있으며, 건강보험심사평가원, 질병관리청 등이 병원 단위의 진료 데이터를 신속히 수집 · 분석하여 의료 질 관리(QI) 정책에 반영할 수 있다. 또한 처방 오류 감소와 중복검사 감소로 인해 국민의료비가 절감되는 효과를 기대할 수 있다. 결국 OCS는 병원 내

부 시스템을 넘어 국가 의료정보 인프라의 표준적 기반으로 활용되게 된다.

7) 클라우드 처방전달시스템(Cloud-based Order Communication System)

(1) 클라우드 OCS의 개요

병원정보시스템은 지난 수십 년간 빠르게 발전해 왔으며, 최근에는 클라우드(Cloud) 기술이 의료정보 관리의 새로운 패러다임으로 부상하고 있다. 기존의 처방전달시스템(OCS)은 대부분 병원 내부 서버에 구축되어 운영되었지만, 정보기술의 발전과 보건의료 환경의 변화에 따라 이제는 클라우드 환경에서 OCS를 운영하는 모델, 즉 클라우드 처방전달시스템(Cloud-based OCS)이 국내 의료기관 전반에 본격적으로 도입되고 있다.

클라우드 처방전달시스템이란, 병원 내부가 아닌 클라우드 컴퓨팅 환경에 서버, 데이터베이스, 애플리케이션을 두고 인터넷을 통해 OCS 기능을 제공하는 시스템을 말한다. 즉, 병원은 별도의 물리적 서버를 보유하지 않고, 외부의 전문 클라우드 사업자 또는 공공 클라우드 인프라를 통해 OCS를 활용한다.

표 3-9_ 클라우드 유형별 형태

구분	설명	예시
IaaS (Infrastructure as a Service)	인프라(서버, 스토리지, 네트워크)를 클라우드에서 임대	AWS, Naver Cloud
PaaS (Platform as a Service)	개발 · 운영 환경을 클라우드 플랫폼으로 제공	Google Cloud Platform
SaaS (Software as a Service)	완성된 OCS 애플리케이션을 서비스 형태로 제공	클라우드형 HIS, 의료 SaaS

현재, 국내 의료기관에서는 주로 SaaS 모델이 활용되며, 특히 중소병원 · 의원급 의료기관에서 도입이 활발하다.

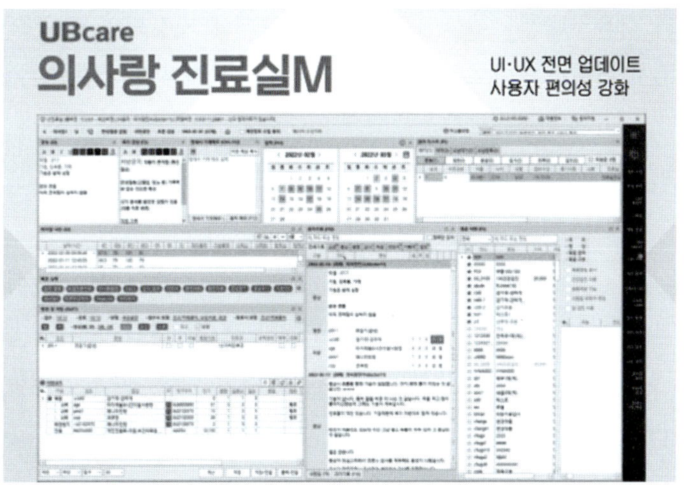

그림 3-6_ 클라우드 OCS/EMR 프로그램, 유비케어 의사랑(예시)

(2) 클라우드 OCS의 장점

클라우드 OCS 구축시의 장점은 다음과 같이 말할 수 있다.

① **초기 구축비용 절감** : 기존 온프레미스(On-premise) 방식에서는 서버, 스토리지, 네트워크 장비, 백업시스템 등을 직접 구입해야 했다. 클라우드 OCS는 이러한 인프라를 임대 형태로 제공받기 때문에 초기 투자비용이 50~70% 절감된다. 또한 하드웨어 유지보수나 백업 관리 인력도 최소화할 수 있다.

② **확장성과 유연성** : 병원의 환자 수가 증가하거나 새로운 진료과가 추가될 경우, 클라우드 환경에서는 단순히 서버 용량을 확장하면 된다. 이는 대형병원뿐 아니라 중소병원의 IT 확장성 확보에 매우 유리하다.

③ **시스템 표준화 및 상호운용성 향상** : 클라우드형 OCS는 여러 병원이 동일한 플랫폼을 사용하므로 시스템 구조와 데이터 형식이 자연스럽게 표준화된다. 예를 들어, 동일 클라우드 서비스 내의 병원들 간에는 처방코드, 약품코드, 검사코드 등이 호환되며, 이를 통해 의료데이터 상호운용성(Interoperability) 향상에 기여할 수 있다.

④ **유지보수 효율성** : 클라우드 서비스 제공자는 관리적인 측면에서 버전업데이트, 보안패치, 기능개선을 일괄 수행할 수 있다. 즉, 각 병원별로 시스템을 따로 관리할 필요가 없고 운영비용과 관리복잡성이 크게 줄어든다.

⑤ **재해복구 및 데이터 안전성 강화** : 클라우드 OCS는 이중화(Replication)와 분산백업 기능을 통해 서버 장애나 자연재해 발생 시에도 신속히 복구할 수 있다. 예를 들어 동

일 데이터가 서울 · 대전 · 부산 3곳의 데이터센터에 저장되면 한 곳의 장애에도 다른 지역에서 즉시 서비스가 지속되며 이는 의료기관의 업무연속성을 보장한다.

(3) 클라우드 OCS의 단점과 한계

한편, 클라우드 OCS는 다음과 같은 단점과 한계점을 가지고 있다.

① **개인정보보호 및 보안 위험** : 의료정보는 가장 민감한 개인정보 중 하나로 외부 서버에 환자정보가 저장된다는 점에서 보안 우려가 크다. 따라서 모든 클라우드 OCS는 의료법, 개인정보 보호법, 전자서명법, 정보통신망법 등 국내 법규를 엄격히 준수해야 하며, 다음과 같은 보안요소를 반드시 갖추어야 한다.

표 3-10_ 클라우드 OCS 구축시 보안요소

보안요소	주요 기술	설명
인증(Authentication)	2단계 인증(OTP, 지문 등)	사용자 신원 검증
암호화(Encryption)	AES256, SSL/TLS	데이터 전송 및 저장 암호화
접근통제(Access Control)	Role-Based Access Control	직종별 권한 부여
감사로그(Audit Trail)	로그 모니터링 및 이상탐지	위 · 변조 탐지 및 감사
백업 · 복구(Back-up & DR)	실시간 복제(Back-up)	장애시 신속 복구

위 사항을 준수하여 보건복지부의 '보건의료데이터 활용 가이드라인'에 명시된 기술적 조치를 따라야 한다.

② **네트워크 의존성** : 클라우드 OCS는 인터넷 연결을 전제로 하기 때문에, 네트워크 장애시 진료업무가 중단될 위험이 있다. 이 문제를 해결하기 위해 일부 병원은 오프라인 캐시(Off-Line Cache) 기능을 사용하여 일시적으로 로컬에 처방을 저장 후 연결 복구 시 자동 전송하도록 하고 있다.

③ **커스터마이징 제한** : 여러 병원이 공동으로 사용하는 플랫폼이므로 병원별로 세부 기능을 마음대로 수정하기 어렵다. 특히 대형병원은 자체 업무 프로세스가 복잡하므로 맞춤형 설계(Customization)가 제한되는 한계가 있다.

(4) 클라우드 OCS의 향후 발전 방향

① **인공지능(AI) 기반 처방지원** : 클라우드 환경에서는 방대한 처방데이터를 수집 · 분석할 수 있으며, 인공지능 기술의 발전과 확장으로 AI가 진료과 · 환자상태 · 병력에 따

라 최적의 처방을 추천하는 「AI 처방지원시스템(AI-OCS)」이 구현되고 있다. 예를 들어 항생제 처방 시 내성률과 부작용 데이터를 기반으로 환자에게 적합한 약물을 추천한다던가 검사결과를 실시간 분석하여 추가검사를 자동으로 제안한다.

② **블록체인 기반 데이터 무결성 강화** : 처방이력의 위 · 변조를 방지하기 위해 블록체인 기술을 결합한 "분산형 OCS"가 연구 중으로 블록체인 네트워크에 처방기록을 저장하면 모든 변경내역이 영구적으로 기록되어 감사(Audit)와 책임 추적성이 강화된다.

③ **FHIR 기반 의료데이터 상호운용성** : 클라우드 OCS는 FHIR(Fast Healthcare Interoperability Resources) 기반으로 외부기관, 보험자, 연구기관과의 데이터 교환을 지원할 수 있다. 이는 향후 국가 단위 의료데이터 허브 구축의 기반이 된다.

④ **모바일 기반 · 음성인식 처방** : 클라우드 환경은 모바일 접근성이 높아 의사가 스마트폰이나 태블릿으로 처방을 입력하고 음성인식(NLP) 기술을 활용해 자연어 처방을 가능하게 한다.

⑤ **의료데이터 표준화** : 클라우드 OCS는 국경을 넘어 의료데이터 교류를 가능하게 한다. 예를 들어 한국-필리핀 공동 의료교육 프로그램에서는 양국 병원이 동일한 클라우드 OCS를 사용하여 임상실습, 데이터분석, 교육 자료 공유가 가능하다. 이는 글로벌 헬스케어 네트워크 구축으로 발전할 수 있다.

3 | 의료영상저장전송시스템(Picture Archiving and Communication System, PACS)

1) PACS의 정의와 개념

현대 의료기관의 진료 환경은 디지털 전환(Digital Transformation)이라는 거대한 흐름 속에서 빠르게 변화하고 있다. 특히 영상의학 분야에서는 필름(film)을 기반으로 한 아날로그 방식에서 디지털 영상(Digital Imaging) 기반의 업무로 전환되면서, 의료영상저장전송시스템(Picture Archiving and Communication System, PACS)이 핵심적인 역할을 수행하고 있다. PACS는 단순히 의료영상을 저장하는 시스템이 아니라, 병원 내 여러 진료 부서 간의 영상 정보를 효율적으로 관리 · 전송 · 활용하는 통합 영상정보 관리 플랫폼으로 발전하였다.

의료영상저장전송시스템(PACS)은 디지털 형태로 생성된 의료영상을 저장(Storage), 전송(Transmission), 조회(Display), 관리(Management) 할 수 있는 정보 시스템을 의미한다. 즉, 의료영상장비(CT, MRI, Ultrasound, X-ray 등)에서 생성된 영상데이터를 DICOM(Digital Imaging and Communications in Medicine) 표준 형식으로 저장하고, 이를 네트워크를 통해 병원 내 다른 부서나 외부 기관과 공유함으로써, 의료영상의 효율적인 관리와 활용을 가능하게 한다.

미국의 국립의료영상협회(National Electrical Manufacturers Association, NEMA)와 미국방사선학회(American College of Radiology, ACR)는 PACS를 "의료영상 및 관련 정보를 디지털 방식으로 저장하고, 네트워크를 통해 다양한 장치와 시스템 간에 송수신하는 통합 시스템"으로 정의하였다.

오늘날 PACS는 의료영상의 생성부터 판독, 보고서 작성, 보관, 조회, 공유에 이르는 전 과정에서 필수적인 기술로 자리 잡았다. 이는 병원정보시스템(HIS), 전자의무기록(EMR), 영상의학정보시스템(RIS)과의 유기적인 연계를 통해 의료기관의 진료 효율성을 높이고, 환자 안전을 향상시키며, 의료서비스의 질적 향상을 견인하는데 중요한 역할을 한다.

2) PACS의 발전 과정

기존의 아날로그 방식 의료영상은 필름(Film)에 촬영되어 인화 · 보관 · 판독 · 전달되는 방식이었다. 그러나 이 방식은 다음과 같은 문제점을 가지고 있었으며, 이러한 문제는 병원 운영비 증가뿐 아니라 진료의 신속성과 정확성을 저해하였다.

(1) **물리적 공간** : 필름 보관을 위한 대규모 창고 필요

(2) **필름 손상** : 열, 습기, 빛에 의해 필름 손상 가능

(3) **영상 자료 검색 비효율** : 환자 영상 검색 및 재조회에 시간 소요

(4) **정보 공유의 제약** : 타 병원 및 부서 간 의학영상정보 공유의 어려움

(5) **유지 비용 문제** : 필름, 현상약, 인화장비 등의 지속적 비용 발생

1980년대 후반부터 CT(Computed Tomography), MRI(Magnetic Resonance Imaging), Ultrasound 등의 디지털 의료영상장비가 상용화되면서, 영상 데이터를 전산적으로 처리 · 저장할 수 있는 기반이 마련되었다. 그러나 초기에는 제조사별로 데이터 포맷이 달라 상호 호환성이 부족했다. 이를 해결하기 위해 1993년, 미국 ACR과 NEMA가 협력하여

DICOM(Digital Imaging and Communications in Medicine) 표준을 제정하였다. DICOM은 의료영상의 표준 데이터 형식과 통신 프로토콜을 정의하여, 서로 다른 제조사의 장비와 시스템 간의 영상 교환 및 전송을 가능하게 하였다. 이 표준의 도입으로 PACS는 본격적으로 의료기관 내에서 통합 영상관리 시스템으로 발전하게 되었다.

1990년대 중반 이후, 선진국의 대형 병원들을 중심으로 PACS가 도입되기 시작하였다. 초기에는 단순히 영상 보관 및 전송 기능에 초점을 맞추었으나, 이후 EMR, RIS 등과 연계되어 진료지원 기능을 강화한 통합정보시스템(Integrated Information System)으로 발전하였다. 우리나라에서는 1999년 서울아산병원, 세브란스병원, 삼성서울병원 등이 PACS를 도입하며 디지털 영상 환경으로 전환하였다. 이후 정부의 의료 IT 활성화 정책과 병원 경영의 효율화 요구에 따라 PACS는 전국의 종합병원, 전문병원, 심지어 의원급 의료기관까지 빠르게 확산되었다.

3) PACS의 기본기능

의료영상저장전송시스템의 기본 개념은 “의료영상의 디지털화와 네트워크 기반의 통합관리”로 요약할 수 있다. PACS는 영상의 생성에서부터 전송, 판독, 저장, 공유에 이르기까지 영상의 생명주기(Life Cycle) 전 과정을 포괄하는 시스템으로 주요 기능은 다음과 같다.

(1) **영상획득(Acquisition)** : CT, MRI, X-ray 등에서 영상 수집

(2) **영상저장(Storage & Archive)** : RAID 기반 저장장치 및 클라우드 백업

(3) **영상조회(Viewing & Display)** : 의사 워크스테이션에서 고해상도 영상 판독

(4) **영상전송(Communication)** : DICOM 프로토콜을 통한 네트워크 송수신

(5) **보안 및 접근제어(Security & Access Control)** : 사용자 인증, 암호화, 로그 관리

(6) **데이터 관리(Data Management)** : 환자, 검사, 장비 정보의 통합 관리

4) PACS 구축 목표 및 기대효과

병원정보시스템(HIS)의 발전과 더불어 의료영상저장전송시스템(PACS)은 의료기관의 정보화 수준을 대표하는 핵심 인프라로 자리 잡았다. PACS는 단순히 영상을 저장하고 전송하는 기술적 시스템을 넘어, 병원 운영의 효율화, 의료서비스 품질 향상, 환자 안전성 확보, 의료비 절감 등 다양한 목적을 실현하기 위한 전략적 도구이다.

(1) 의료영상 정보의 효율적 관리

의료기관에서 생성되는 영상데이터의 양은 폭발적으로 증가하고 있다. 미국의 한 연구에 따르면, 중형 병원에서 하루에 생성되는 영상 데이터는 평균 500GB를 초과하며, 연간 누적 저장 용량은 수십 테라바이트(TB)에 달한다. MRI, CT, PET-CT, 초음파(Ultrasound), 내시경(Endoscopy) 등 다양한 장비에서 생성되는 영상의 크기는 수십 MB에서 수 GB에 이르며, 이를 체계적으로 관리하지 않으면 데이터 중복, 손실, 검색 지연이 발생한다. 국내 대형 병원 또한 MRI, CT, PACS 서비용 NAS(Network Attached Storage) 증설이 매년 이루어진다. 이러한 데이터 증가에 대응하기 위해서는 확장성(Scalability)과 고가용성(High Availability)을 갖춘 PACS 인프라가 필수적이다.

(2) 진료 효율성 향상

과거 필름 기반의 영상 전달 체계에서는 영상 인화와 전달에 수 시간이 걸렸으나, PACS 구축 이후에는 실시간 영상 접근(Real-time Image Access)이 가능해졌다. 의료진은 진료실, 병동, 수술실 등 어디서든 영상에 접근하여 즉시 판독과 진단을 내릴 수 있다. 이로써

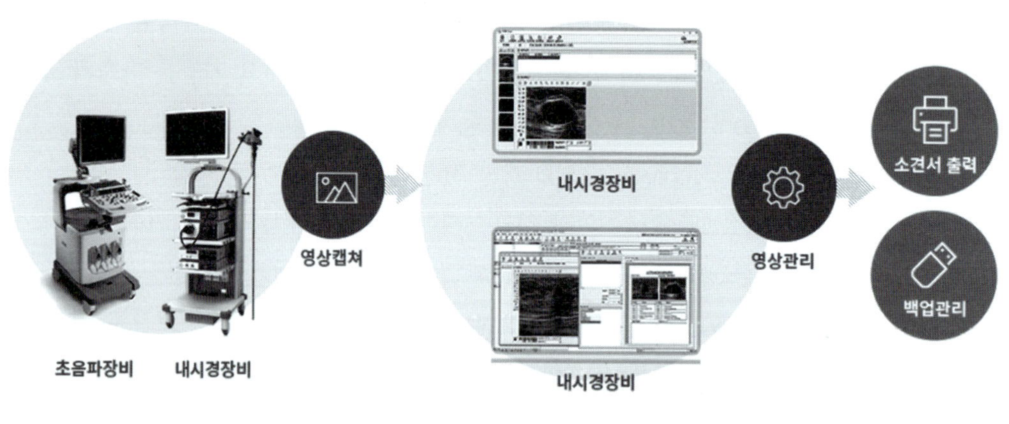

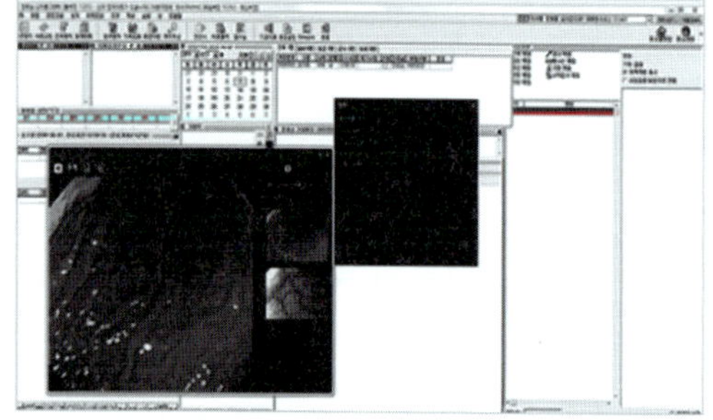

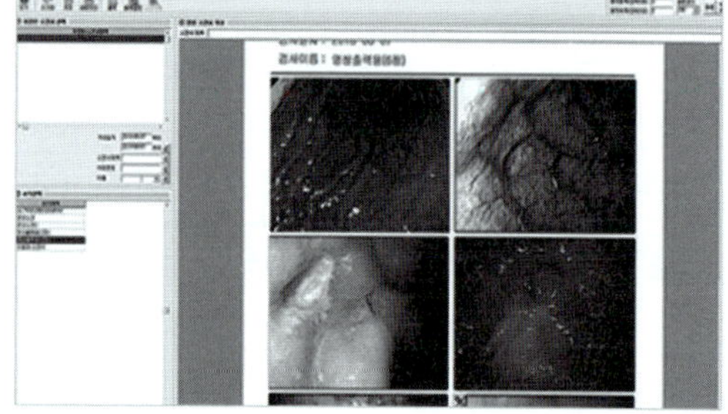

그림 3-7_ PACS 프로그램 사례(유비케어 의사랑)

검사와 판독 간 대기시간 감소, 중복검사 방지, 영상정보 기반의 진료 협진 활성화, 응급상황 시 신속한 영상판독 가능 등의 진료 효율화가 이루어졌다.

(3) 의료품질 및 환자안전 향상

PACS는 의료영상의 품질을 일정하게 유지하고, 영상 데이터의 손상이나 누락을 방지함으로써 환자안전성을 강화한다. 또한 환자의 과거 영상 이력과 최신 영상을 비교함으로써 정밀 진단이 가능하며, 진단 오류율을 줄인다. 특히, 영상 판독 결과는 전자의무기록(EMR)과 연동되어, 의료진이 동일 환자의 검사 · 영상 · 임상 정보를 통합적으로 열람할 수 있게 된다. 이는 진단의 연속성과 정확성을 보장하며, 환자 중심의 통합진료(Integrated Care)를 실현한다.

(4) 의료비용 절감

PACS 도입은 초기 구축비용이 다소 크지만, 장기적으로는 운영 효율성과 비용 절감 효과가 뚜렷하다. 영상자료 저장을 디지털 서버에 보관함으로써 필름을 보관하기 위한 보관실과 창고가 불필요해졌으며, 영상필름을 인화하기 위한 비용이 절감되었다. 또한 진료과와 각 부서에 영상필름을 인력으로 전달하지 않아도 됨으로써 인건비가 절감되고 필름이 분실되거나 손상될 가능성이 없어졌다. 따라서 PACS는 병원 운영비 절감뿐 아니라, 의료자원 활용의 효율성을 높이는 경제적 시스템으로 평가된다.

(5) 병원 간 정보 공유 및 협진 체계 구축

PACS는 병원 내부뿐 아니라 외부 기관 간 의료영상정보 공유를 가능하게 한다. 이는 원격판독, 협진, 의료연계 등 의료서비스의 질을 높이는 기반이 된다. 특히 지역거점병원과 의원급 의료기관 간 협력진료체계에서 PACS의 역할은 매우 중요하다. 예를 들어, 의원에서 촬영한 CT 영상을 PACS 네트워크를 통해 대학병원으로 전송하면, 영상의학 전문의가 즉시 판독하고 결과를 회신할 수 있다. 이는 환자의 이동 부담을 줄이고 진단의 신속성을 확보한다.

(6) 법적·행정적 요구사항 대응

보건복지부는 「의료기관의 전자의무기록 관리지침」, 「의료영상정보 관리표준 가이드라인」 등을 통해 영상정보의 전자적 보관과 보안 관리 기준을 제시하고 있다. 따라서 PACS

구축은 단순한 효율화 사업을 넘어 법적 의무 이행의 일환으로 간주된다. 또한 의료분쟁 시 영상자료는 법적 증거자료로 활용될 수 있으므로, PACS는 정합성(Integrity)과 진본성(Authenticity)을 확보해야 한다.

5) PACS의 구성요소

의료영상저장전송시스템(PACS)은 의료기관의 영상정보를 체계적으로 관리하고 효율적으로 활용하기 위한 통합정보시스템으로서 단일 장비나 프로그램이 아니라, 여러 하드웨어, 소프트웨어, 네트워크, 표준 프로토콜로 구성된 복합적인 시스템이다. PACS는 크게 영상획득부분, 정보전송 및 저장부분, 조회 및 판독부분으로 구분된다.

(1) 의료영상획득장비

의료영상획득장비는 PACS의 시작점으로, 환자의 신체 부위를 디지털 영상으로 변환하는 역할을 한다. 모든 장비는 DICOM 표준을 지원해야 하며, 영상의 형식, 해상도, 용량 등에 따라 PACS 서버로 전송된다.

① CT(Computed Tomography) : 컴퓨터 단층 촬영, X-선 영상법과 컴퓨터를 결합한 것으로 인체 각 조직을 고해상도 영상으로 세분화(Slice)하여 영상화하는 영상 장비

② MRI(Magnetic Resonance Imaging) : 자기공명영상, 자기장의 고주파를 발생시켜 신체부위에 있는 수소원자핵을 공명시켜 각 조직에서 나오는 신호 차이를 컴퓨터를 통해 영상화하는 장비. 두개부 및 연부조직 표현이 우수

③ CR(Computed Radiography) : 디지털 방식의 X-ray로 아날로그 필름방식(AR)과 디지털 필름방식(DR)의 중간 형태로 필름 대신에 이미지 플레이트(Image Plate)를 장착해서 영상을 촬영하는 장치

④ DR(Digital Radiography) : 실시간 디지털 X-ray장비로 필름을 대신하여 FPD(Flat Panel Detector)를 사용하여 획득한 엑스레이 영상

⑤ PET(Positron Emission Tomography) : 양전자방출단층촬영을 의미하며, 신체의 주요 구성 물질에 양전자를 내는 방사성 의약품을 합성하여 정맥에 주사하고, 최첨단 장비로 이 약품의 몸속 분포를 촬영하여 분석하는 장비

⑥ Ultrasound(초음파) : 초음파를 인체 표면에서 인체 내부로 보낸 후 내부에서 반사되는 음파를 영상화시키는 장비

⑦ Endoscope(내시경) : 소화기계 장기 실시간 동영상 촬영 가능

⑧ DICOM(Digital Imaging and Communications in Medicine): 의료영상 데이터를 효율적으로 교환하고 전송할 수 있도록 마련한 표준

각 장비는 PACS 서버와 네트워크로 연결되며, 영상 획득 후 자동으로 PACS 서버에 업로드된다.

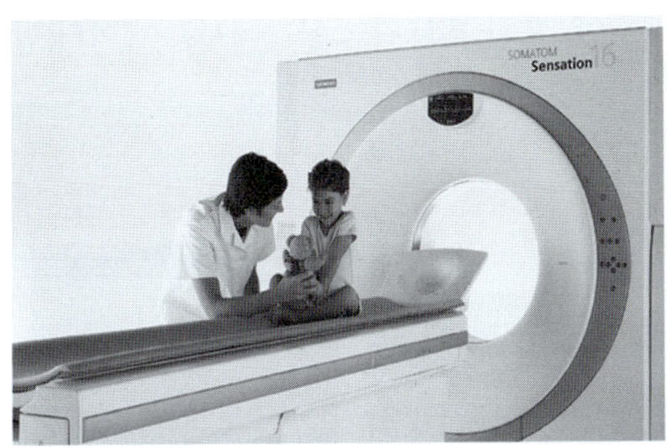

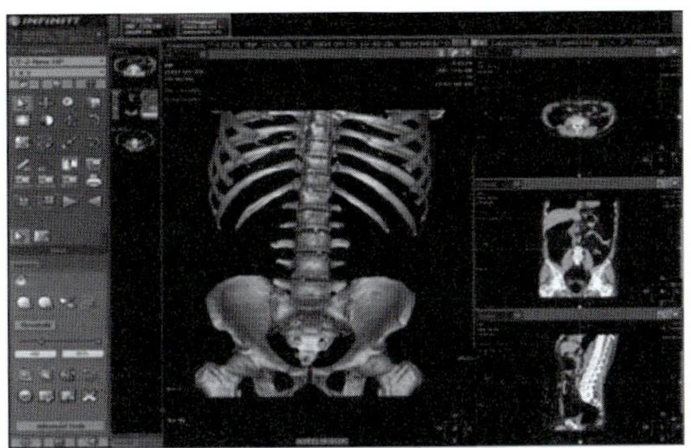

그림 3-8_ 컴퓨터단층촬영 장비(C.T.)와 PACS 프로그램 예시

(2) 의료영상 저장 및 전송

PACS 서버는 시스템의 중심 역할을 담당한다. 영상의 저장(Storage), 관리(Management), 검색(Search), 전송(Distribution) 기능을 수행하고 RAID(Redundant Array of Independent Disks) 구조를 통해 데이터 안정성을 확보하며, 일부 병원은 이중화 환경을 구성하여 장애시 자동 복구가 가능하도록 설계된다. 최근에는 클라우드 기반 저장소(Cloud-based Storage)가 보편화되어, 병원 간 영상 공유와 원격 백업이 용이해졌다.

PACS 서버는 일반적으로 3개의 서브 서버로 구성된다.

① Image Server : 영상 데이터 저장 및 백업 관리

② Database Server : 환자 정보 및 메타데이터 저장(SQL 기반)

③ Communication Server : 영상 전송 및 네트워크 연결 관리

(3) 영상판독용 워크스테이션(조회 및 판독)

의료영상을 조회하고 판독하기 위한 워크스테이션(Workstation)은 영상의학과 의사나 임상의가 영상을 조회하고 판독하는 장치이다. 고해상도 모니터(3~5메가픽셀), 그래픽 처

리장치(GPU), DICOM Viewer 소프트웨어가 탑재되어 있으며, 확대, 회전, 비교, 3D 재구성 등 다양한 영상처리 기능을 제공한다. 대표적인 PACS Viewer 소프트웨어로는 INFINITT PACS(대한민국), GE Centricity PACS(미국), Philips Intelli Space PACS(네덜란드), Fuji Synapse PACS(일본) 등이 있으며 우리나라 대부분의 의료기관에서는 인피니트 소프트웨어가 구축되어 있다.

또한 PACS의 성능은 네트워크 속도와 안정성에 크게 의존한다. 고화질 영상의 전송에는 기가비트 이더넷(Ethernet) 또는 광케이블 기반의 네트워크가 필수이며, 병원 내부망(LAN)과 외부망(VPN, Internet)으로 이중 구성된다. 또한 네트워크 구간에서는 데이터 암호화와 접근 제어를 적용하여 개인정보 유출을 방지한다.

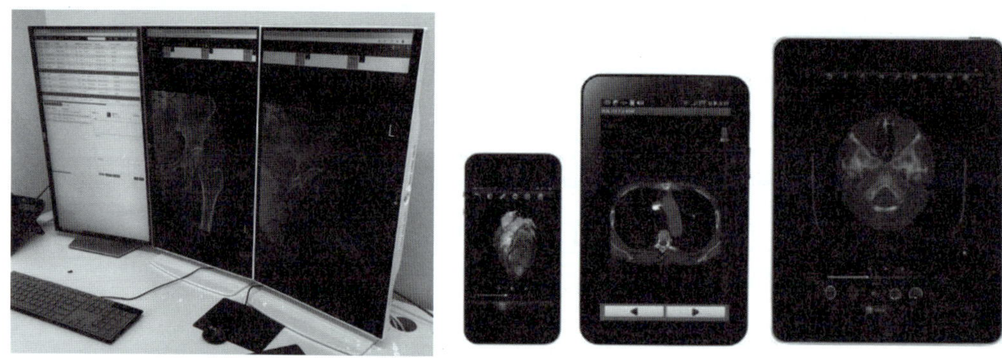

그림 3-9_ PACS 판독용 전용 모니터와 모바일 PACS 예시

6) PACS의 장점

PACS는 다음과 같은 몇 가지의 장점이 있다.

(1) **진단의 신속성 및 정확성 향상** : 의료진은 실시간으로 영상에 접근하여 판독이 가능하므로 진단 속도가 크게 향상된다. 또한 과거 의료영상과의 비교가 용이해져 진단 정확도가 높아진다.

(2) **중복검사 감소** : PACS는 모든 영상이 전자적으로 저장되므로, 환자의 의료영상 정보를 병원 내 어느 부서에서도 검색과 조회가 가능하고, 다른 병원에서 촬영한 영상도 쉽게 공유할 수 있다. 이로써 불필요한 중복검사를 방지하고, 환자에게 불필요한 방사선 노출을 줄여준다.

(3) **의료비 절감 및 자원 효율화** : 필름, 현상액, 인화 장비, 필름 보관공간 등의 운영비용

이 절감되며, 영상필름을 전달할 인력 운영도 필요없기 때문에 인건비용도 감소한다. 또한 PACS 데이터를 분석하여 검사 장비의 가동률, 판독시간 등을 평가할 수 있어 경영 효율성이 향상된다.

(4) **협진 및 원격진료 활성화** : PACS는 원격진료(Tele-medicin) 및 다기관 협진을 가능하게 하며, 특히 지방 중소병원과 대학병원 간의 의료격차를 해소하는 데 기여한다.

(5) **데이터 기반의 임상연구 활성화** : 영상데이터는 임상연구와 AI 학습데이터로 활용될 수 있다. 또한 PACS 데이터를 CDW(Clinical Data Warehouse) 또는 인공지능 데이터와 연계하면 영상 분석 연구가 활성화된다.

7) 차세대 의료영상저장전송시스템

PACS는 지난 수십 년간 의료영상의 디지털화와 정보화의 핵심 기반으로 발전해왔다. 그러나 인공지능(AI), 빅데이터(Big Data), 클라우드 컴퓨팅(Cloud Computing), 사물인터넷(IoT), 블록체인(Blockchain) 등의 기술이 의료산업 전반을 변화시키면서, 기존 PACS도 새로운 패러다임으로의 전환을 요구받고 있다. 이른바 차세대 PACS는 단순한 영상 저장 및 전송 시스템이 아니라, 의료데이터 통합 플랫폼(Medical Data Integration Platform)으로 발전하고 있다.

차세대 PACS는 기존의 영상 중심 시스템을 넘어, 다양한 의료데이터(영상, 생체신호, 문서, 음성, 텍스트 등)를 통합 관리하는 지능형 시스템이다. 기존 PACS의 주된 기능이 영상의 저장 · 전송이었다면, 차세대 PACS는 다음과 같은 개념적 확장을 포함한다.

① **데이터 통합화** : 영상 외에 EMR(전자의무기록), RIS(영상정보시스템), EHR(개인건강기록) 데이터와의 통합

② **AI 기반 분석** : 딥러닝(Deep Learning) 기반 영상진단 및 질병 예측

③ **클라우드 기반 저장** : 분산 저장 및 원격접근 지원

④ **표준화와 상호운용성 강화** : DICOM, HL7, FHIR 등 국제 표준 적용

⑤ **보안 및 접근권한 강화** : 개인정보보호 및 블록체인 기반 로그 관리

(1) 차세대 PACS의 기술적 요소

① **클라우드 기반 구조** : 기존의 온프레미스(On-premise) 서버 기반 PACS는 구축 및 유지비용이 높고, 물리적 저장공간의 한계가 존재했다. 이에 비해 클라우드(Cloud)

PACS는 저장공간이 가상화된 공간으로 데이터 저장이 무한확장형이며, 초기 투자비용이 상대적으로 저렴하다. 클라우드 PACS는 Amazon AWS, Microsoft Azure, Google Cloud, Naver Cloud 등 다양한 플랫폼을 통해 서비스되며, 보안인증을 충족해야 한다.

② **인공지능 기반 영상분석** : AI는 차세대 PACS의 가장 핵심적인 기술이다. 딥러닝(Deep Learning) 알고리즘을 활용하여 의료영상 내 병변을 자동 검출하거나, 질병의 가능성을 예측하는 기능이 PACS에 통합되고 있다. AI는 영상의학과 의사의 판독 정확도를 향상시키고, 판독 시간을 단축하며 진단의 일관성을 유지하는 데 기여한다. 또한 AI가 PACS 내에서 생성한 분석 결과는 EMR에 자동 저장되어 환자 진료기록과 연계된다.

③ **보안 및 블록체인 응용** : PACS는 환자의 민감한 의료정보를 다루기 때문에 보안성이 매우 중요하다. 차세대 PACS는 블록체인(Blockchain) 기술을 이용하여 영상데이터의 무결성과 접근기록을 관리한다. 또한 AI기반의 침입탐지(IDS)와 제로트러스트(Zero Trust) 구조를 통해 네트워크 보안을 강화하고, 개인정보 보호 규정을 준수해야 한다.

(2) 웹(Web) PACS

의료영상 기록의 디지털화와 함께 개인의 평생전자건강기록(EHR) 관리의 가능성이 대두되고 있는 21세기에는 기존의 의료기관의 권역별 치료에서 국가 어느 곳에서도 개인의 의료영상에 대한 처리가 가능하도록 하는데 가장 좋은 방법이 Web PACS라고 할 수 있다.

Web PACS는 우리가 인터넷 브라우저를 통해서 구글이나 네이버, 다음, 페이스북, 트위터, 카카오스토리, 인스타그램 등에서 사진이나 동영상을 공유하여 활용하듯이 의료영상을 크롬, 엣지, 파이어폭스, 사파리 등의 웹브라우저(Web Browser)상에서 공유하여 활용한다.

Web PACS는 병원 내 · 외에 상관없이 모든 PACS 이미지에 접근할 수 있도록 되어 있고 병원 인력이 외부에서 선별된 의료영상만을 조회할 수 있도록 그 기능을 제한하여 사용할 수 있도록 세안성을 두고 있기도 하다.

인터넷의 활용이 사회 전 분야에 걸쳐 확산되어 있는 상황에서 의료영상정보를 서로 다른 지역의 의료기관에서 신속하게 교류할 수 있다면, 환자의 진단과 치료를 위한 의사결정을 신속하고 정확하게 할 수 있다.

(3) 모바일(Mobile) PACS

Mobile PACS는 표준화된 질의어 방식을 사용하고 다양한 모바일 브라우저에서 사용 가능한 크로스플랫폼을 지원한다. Mobile PACS는 새로운 기술의 압축 알고리즘을 이용하여 모바일에서의 영상로딩 속도 문제를 개선하고 있다. 또한, 다양한 업체의 PACS 간의 연동 등을 통해 PACS업체 간의 연동에도 개발이 진행되고 있다.

Mobile PACS는 병원 외부에서의 접속뿐만 아니라 병원 내부에서 병동회진시 입원환자 바로 앞에서 PoC(Point of Care)를 실현할 수 있다. 협진이 필요한 환자에 대해서도 영상의학과–심장내과–소화기내과–종양혈액내과 등이 서로 Mobile PACS를 이용하여 한 명의 환자를 동시에 협진하는 데 도움을 줄 수 있도록 설계되었다.

(4) 클라우드(Cloud) PACS

클라우드 PACS는 의료영상 데이터를 로컬 서버(Local Server)가 아닌 클라우드 인프라(Cloud Infrastructure)상에 저장하고, 의료진이 웹 브라우저나 모바일 장치를 통해 영상에 접근할 수 있도록 하는 시스템이다. 즉, 클라우드 PACS는 의료영상의 중앙 집중형 저장소로 기능하며, 물리적 하드웨어 구입이나 유지보수 부담을 줄이고, 다기관 간 협진 및 원격진료를 지원한다.

클라우드 PACS는 다음과 같은 장점을 가지고 있다.

① **확장성** : 병원 규모나 영상량 증가에 따라 저장공간을 유연하게 확장 가능

② **비용 절감** : 초기 구축비용이 낮고, 유지보수 비용 절감

③ **원격접근성** : 의사가 외부에서도 안전하게 영상 판독 가능

④ **업데이트 용이성** : 중앙 서버에서 일괄 업데이트 가능

⑤ **협진 및 원격의료 지원** : 다기관 간 영상 공유 및 협진 네트워크 구축

⑥ **AI 및 빅데이터 분석 기반** : 대규모 영상데이터를 AI 분석에 활용 가능

클라우드 PACS는 국내 의료기관 중 서울아산병원에서 INFINITT의 Hybrid Cloud PACS를 도입하여 AWS 기반의 AI 분석시스템과 연동하고 있으며, 세브란스병원에서는 클라우드 기반의 영상공유 시스템으로 다 의료기관과의 협진운영을 활성화하고 있다. 또한 국립암센터에서는 클라우드형 연구용 PACS로 대규모 영상데이터를 저장하고 인공지능 학습에 활용하고 있다.

4 | 개인건강기록(Personal Hearth Record, PHR)

1) 개인건강기록의 정의와 개요

현대 사회에서 보건의료정보는 단순한 진료기록을 넘어 개인의 생애 전반에 걸친 건강관리와 삶의 질 향상에 직접적인 영향을 미치는 중요한 자산으로 인식되고 있다. 과거에는 병원과 의료진이 이러한 정보를 독점적으로 보유하고 관리하였으나, 정보기술(Information Technology)의 발전과 의료 소비자 의식의 변화는 의료정보의 주체가 환자에서 '개인'으로 확장되는 계기를 마련하였다. 이러한 변화의 중심에는 개인건강기록시스템(Personal Health Record, PHR)이 자리하고 있다. PHR은 개인이 자신의 건강정보를 직접 관리할 수 있도록 설계된 시스템으로, 환자 중심 의료 및 맞춤형 건강관리를 실현하는 핵심 기술 인프라로 평가된다.

개인건강기록(Personal Health Record, PHR)이란 개인이 스스로 자신의 건강 · 의료 데이터를 수집하고, 이를 전자적 형태로 저장 · 관리 · 공유함으로써 건강관리를 자율적으로 수행할 수 있도록 지원하는 정보시스템이다. 여기서 '개인'이란 환자에 한정되지 않고, 건강한 일반인, 만성질환자, 고령자, 혹은 질병 예방과 웰빙(Well-being)에 관심있는 모든 사람을 포함한다. PHR의 목적은 단순히 병원 기록을 열람하는 데 그치지 않고, 개인이 자신의 건강상태를 이해하고 이를 바탕으로 스스로 의사결정을 내릴 수 있도록 돕는 데 있다.

이와 같은 개인건강기록은 다음과 같은 패러다임의 변화를 배경으로 발전되고 있다.

(1) 의료 패러다임의 변화

20세기 중반까지만 해도 의료는 치료 중심이었으나, 21세기 들어 예방(prevention)과 예측(prediction), 그리고 개인화(personalization)가 강조되는 새로운 의료 패러다임이 등장하였다. 이러한 변화는 진료에 있어 환자 참여를 촉진하고, 자신의 건강정보를 능동적으로 관리할 수 있는 체계가 필요함을 의미한다.

(2) 디지털 헬스 환경의 확산

인공지능과 스마트기술, IoT(Internet of Things) 기술의 발달로 개인은 언제 어디서나 자신의 생체정보를 수집할 수 있게 되었다. 예를 들어, 스마트워치는 심박수, 수면 패턴, 활동량, 스트레스 지수 등이 자동으로 기록되며, 이러한 데이터는 개인건강기록시스템과 연동되어 지속적인 건강 모니터링이 가능해졌다.

(3) 개인정보 보호법과 관련 법령의 정비

개인정보 보호법과 의료데이터 관련 법제도의 정비는 개인이 자신의 정보에 대해 접근, 정정, 삭제, 전송을 요구할 수 있는 권리를 명시적으로 인정하였다. 특히 마이 데이터(My Data) 정책의 시행은 데이터 이동성을 제도적으로 보장하여, PHR 확산의 제도적 기반이 되었다.

PHR의 개념은 1990년대 미국에서 처음 제안되었으며, 이후 의료정보 표준화와 인터넷 기반 정보서비스의 발전에 따라 빠르게 확산되었다. 2000년대 초반 마이크로소프트(Microsoft)의 HealthVault와 구글(Google)의 Google Health는 PHR 상용화의 시초로 평가된다. 이후 2010년대 들어 스마트폰 기반 헬스 앱(Health App), 웨어러블 기기, 클라우드 기반의 데이터 저장기술이 발전하면서, 개인이 언제 어디서든 건강정보를 관리할 수 있는 환경이 마련되었다. 최근에는 HL7 FHIR(Fast Healthcare Interoperability Resources) 표준이 보편화되면서 의료기관과 개인 간의 데이터 연동이 한층 용이해졌다. 우리나라에서도 2018년 이후 정부가 주도하는 'My Healthway' 사업이 본격화되어, 국민 누구나 자신의 진료 · 검진 · 예방접종 · 약제정보를 통합 조회할 수 있는 국가형 PHR 플랫폼이 구축되고 있다.

과거 환자는 자신의 진료정보를 병원이 제공하는 범위 내에서만 확인할 수 있었지만, PHR을 통해 자신의 건강상태를 능동적으로 파악하고, 진료 의사결정에도 참여할 수 있다. 이러한 정보의 대칭성은 진료의 질을 높이고, 환자와 의사 간 신뢰를 강화하며, 또한 개인의 건강행태를 장기적으로 관찰함으로써 만성질환의 예방과 관리, 나아가 국가 의료비 절감에도 기여할 수 있다.

다만, 이러한 PHR의 가치에도 불구하고 몇 가지의 한계와 과제가 존재한다. 첫째, 의료기관 간 데이터 형식이 상이하여 상호운용성이 완전하지 않다. 둘째, 개인정보 유출에 대한 불안이 여전히 크며, 셋째, 고령층이나 디지털 취약계층의 접근성이 낮은 문제도 있다. 또한, 사용자가 지속적으로 데이터를 입력하고 관리하는 데 따르는 피로감이 서비스 이용을 저해할 수 있다. 따라서 PHR이 성공적으로 정착하기 위해서는 사용자 친화적 설계(User-Centered Design), 강력한 보안 체계(Security Framework), 그리고 지속 가능한 인센티브 구조(Incentive Model)가 함께 구축되어야 한다.

2) 개인건강기록의 기능과 특징

개인건강기록(PHR)은 단순히 데이터를 보관하는 개념을 넘어, 개인이 자신의 건강상태를 능동적으로 이해하고 관리할 수 있도록 지원하는 지능형 플랫폼으로 발전하고 있다.

이러한 PHR은 기존의 EMR과는 많은 차이점을 가지고 있다. EMR은 의료기관이 환자의 진료과정에서 생성되어 보관하는 공식 진료기록으로 법적 효력을 가지며, 의사 중심으로 운영되는 반면, PHR은 환자나 국민 개인이 주체가 되어 자신의 데이터를 관리하고, 필요시 의료기관이나 타인과 공유하는 형태이다.

표 3-11_ EMR과 PHR의 비교

구분	EMR	PHR
관리 주체	의료기관	개인
목적	진료와 법적 기록	자기주도적 건강관리
데이터 범위	임상 중심(진단, 검사, 처방)	생활습관 · 운동 · 식이 · 유전자 등 포괄적임
접근권한	제한적(의료진, 보험자 등)	개인 통제 하의 공개/비공개 선택
상호운용성	기관간 제한적	표준기반(Open API) 연계 가능

이러한 PHR은 단순히 병원정보에 국한되는 것이 아니라, 개인이 자신의 의료 및 생활정보를 통합적으로 관리할 수 있는 '평생 건강관리 플랫폼'으로서 다음과 같은 기능을 수행할 수 있어야 한다.

(1) 데이터 수집 기능

PHR의 가장 기초적인 기능은 개인건강데이터의 수집이다. 이 기능은 크게 세 가지 경로를 통해 이루어진다.

첫째, 의료기관의 임상데이터와의 연계이다. 병원정보시스템(HIS)이나 전자의무기록(EMR)에서 생성된 진단명, 처방전, 검사결과, 영상리포트, 입퇴원 기록 등이 PHR로 자동 전송된다. 이때 표준화된 데이터 교환규격, 예를 들어 HL7 FHIR이나 CDA(Clinical Document Architecture)가 사용된다.

둘째, 웨어러블 및 홈 헬스기기에 의한 데이터 수집이다. 혈압계, 혈당측정기, 체중계, 심박센서, 스마트워치 등에서 생성되는 생체데이터는 PHR 플랫폼에 실시간으로 전송되어, 개인의 일상적 건강상태를 지속적으로 모니터링할 수 있도록 한다. 이러한 데이터는 개인이 비의료환경에서 생성한 데이터라는 점에서 환자 생성 건강데이터라고 할 수 있다.

셋째, 자가입력(Self-entry) 방식이다. 사용자가 직접 식습관, 운동량, 수면시간, 통증 정도, 스트레스 수준, 복약 여부 등을 입력함으로써 개인의 주관적 건강경험이 기록된다. 이러한 데이터는 센서로 측정하기 어려운 정성적 정보를 보완하여 PHR의 가치와 해석력을 높여준다.

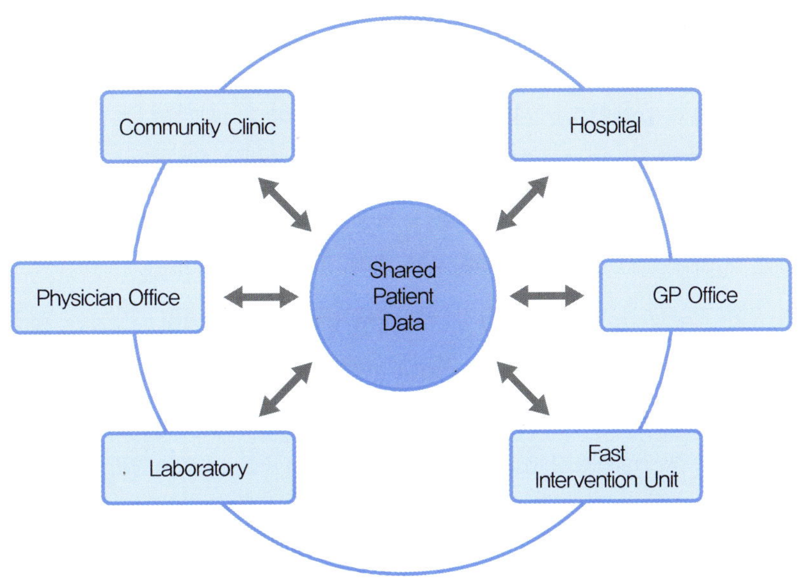

출처 : 박정훈 외, 보건의료정보기술, 수인메디컬, 2024

그림 3-10_ 개인건강정보(PHR) 데이터 수집 흐름도

(2) 데이터 저장과 관리 기능

수집된 데이터는 안전하게 저장되어야 하며, 데이터의 무결성과 정합성을 유지하는 것이 중요하다. PHR의 저장 기능은 일반적인 데이터베이스 관리와는 달리, 의료정보의 민감성과 다양성을 고려해야 한다. 우선, PHR은 구조화된 정형 데이터 뿐만 아니라 비정형 데이터도 함께 관리한다. 예를 들어, 수치화된 혈압 · 혈당 값은 구조화 데이터로 저장되지만, 의사의 소견서, 진단서 스캔본, DICOM 형식의 영상파일은 비정형 데이터로 분류된다.

또한, 데이터의 품질관리도 매우 중요하다. 중복 데이터 제거, 형식 오류 검출, 누락값 보정 등은 정확한 건강분석의 전제조건이다. 특히 여러 기관에서 수집된 데이터가 통합될 경우, 동일 항목의 단위나 코드체계가 일치하지 않을 수 있으므로, 표준코드 매핑(mapping)을 통해 일관성을 유지해야 한다. PHR 시스템은 사용자가 자신의 데이터를 언제든 수정·삭제·내보내기 할 수 있도록 설계되어야 한다. 이는 개인 데이터 주권을 실질적으로 보장하는 기능이며, 의료기관 중심의 폐쇄적 시스템과 구별되는 PHR의 핵심적 특징이다.

(3) 정보 시각화 기능

PHR은 수집된 데이터를 단순한 숫자나 표 형태로 나열하는 것이 아니라, 이해하기 쉬운 시각적 형태로 표현하여 사용자가 자신의 건강상태를 직관적으로 파악할 수 있도록 해야 한다.

대표적인 방식은 타임라인(Timeline) 형태의 시각화이다. 시간의 흐름에 따라 혈압, 혈당, 체중, 활동량 등이 변화하는 추세를 그래프로 보여주면, 사용자는 건강 패턴의 변화를 한눈에 파악할 수 있다. 또한, 건강목표(예: 체중 70kg, 수축기 혈압 120mmHg 이하)에 대한 달성률을 시각적으로 표현함으로써 동기부여 효과를 높인다.

더 나아가 인공지능(AI)을 활용한 건강 인사이트(Health Insight) 기능은 개인의 데이터 패턴을 분석하여 이상 징후를 조기에 감지하고, 생활습관 개선을 위한 피드백을 제공한다. 예를 들어, 수면시간이 지속적으로 감소하고 활동량이 줄어드는 패턴이 감지되면, "최근 피로가 누적되고 있습니다. 휴식과 수면시간을 늘리세요."와 같은 알림을 제공할 수 있다.

(4) 정보 공유와 접근통제 기능

PHR의 본질적인 가치 중 하나는 개인이 자신의 건강정보를 필요에 따라 선택적으로 공유할 수 있다는 점이다. 예를 들어, 사용자는 특정 기간의 혈압 측정 기록만을 주치의와 공유하거나, 응급상황에서만 특정 의료기관이 접근할 수 있도록 설정할 수 있다. 이러한 접근통제는 기술적으로 표준화된 인증·인가 프로토콜을 통해 구현된다.

사용자는 '누가', '언제', '어떤 데이터'에 접근했는지 확인할 수 있으며, 원치 않을 경우 즉시 접근을 차단할 수 있다. 최근에는 이러한 권한관리가 더 세밀화되어 예를 들어 "검사결과만 30일 동안 보기", "약물정보는 보험자에게만 제공"과 같은 세분화된 접근이 가능해졌다.

이와 같은 PHR은 다음과 같은 특징으로 정리할 수 있다.

① **개인의 평생기록** : 어떤 한 시점의 진료나 건강정보가 아니라, 다양한 보건의료기관에 보관되어 있는 모든 진료기록들과 PHR에 저장된 개인 건강기록들이 평생기록을 구성하게 된다.

② **통합적이고 포괄적인 관점** : 모든 보건의료기관의 진료기록을 PHR에 포괄할 수 있으며, 단순한 시간에 따른 기록의 나열이 아닌 질병별, 시기별 등 다양한 관점에서 통합적으로 기록을 조회할 수 있다.

③ **개인이 소유, 관리, 공유** : PHR의 모든 정보는 개인이 소유하고 관리할 수 있으며, 개인이 지정한 대리자가 승인을 거친 후 PHR을 열람할 수 있다.

④ **언제 어디서나 접근 가능** : 진료정보 및 건강정보에 대해 언제 어디서나 접근할 수 있다.

⑤ **PHR의 정보는 개인이 직접 입력하거나 다른 의료기관에서 제공받음**

⑥ **보안 및 개인정보보호** : PHR에 저장된 정보는 매우 민감한 건강정보이기 때문에 반드시 법률에 정한 바에 따라 최신의 보안 기술을 적용하여 보호받아야 한다.

⑦ **법적인 문서는 아님**

3) 개인건강기록의 분류

개인건강기록시스템(Personal Health Record System, PHR)은 국가 정책, 의료기관, 민간기업, 보험자 등 다양한 주체에 의해 구축되고 있으며, 그 목적과 기능은 주체에 따라 다음과 같이 분류할 수 있다.

(1) 국가형 PHR

국가형 PHR은 정부나 공공기관이 국민 전체를 대상으로 구축하는 공공보건 플랫폼이다. 이 시스템은 건강보험정보, 예방접종 기록, 건강검진 결과, 처방 · 조제 내역 등 공공 데이터 기반의 의료정보를 통합하여 제공한다. 한국의 '마이헬스웨이(My Healthway)' 사업이 대표적 사례로 국민 누구나 본인인증을 거쳐 자신의 건강정보를 조회하고 병원이나 약국 방문 시 관련 정보를 전송할 수 있다. 이러한 국가형 PHR은 국민건강보험공단, 질병관리청, 건강보험심사평가원 등 다수의 기관이 참여하는 복합형 데이터 거버넌스를 기반으로 운영된다.

국가형 PHR의 장점은 포괄성과 공공성에 있다. 국민 전체를 대상으로 하므로 사회적 형평성이 확보되며, 공공정책 수립에 필요한 근거자료를 제공할 수 있다. 그러나 개인정보보호 및 데이터 보안 측면에서는 대규모 유출 위험이 존재하므로, 기술적 · 법적 안전장치가 필수적이다.

(2) 병원형 PHR

병원형 PHR은 의료기관이 자사의 진료기록을 환자에게 직접 제공하는 형태이다. 대표적으로 대학병원이나 대형병원이 운영하는 병원 포털 또는 모바일 앱이 여기에 해당한다. 환자는 병원 포털을 통해 진료예약, 검사결과 조회, 영상 리포트 열람, 투약 정보 확인, 진단서·소견서 발급 요청 등의 서비스를 이용할 수 있다. 최근에는 의료기관 간 데이터 연동을 통해 다른 병원의 진료기록도 함께 통합 조회할 수 있는 기능이 추가되고 있다.

병원형 PHR의 장점은 데이터의 정확성과 신뢰성이다. 의료진이 생성한 데이터를 직접 제공하므로 임상적 품질이 높고, 의료현장과의 연계성이 우수하다. 그러나 병원별로 시스템이 분리되어 있어 기관 간 연속성이 부족하며, 환자가 여러 병원을 이용할 경우 정보가 분산된다는 한계가 있다.

(3) 민간형 PHR

민간형 PHR은 IT 기업, 헬스케어 스타트업, 플랫폼 사업자 등이 운영하는 서비스로 사용자 친화적 인터페이스와 다양한 부가 기능을 제공한다. 대표적인 예로는 애플社의 Apple Health, 삼성의 Samsung Health, 구글의 Google Fit 등이 있다.

민간형 PHR은 병원데이터뿐 아니라 사용자의 운동량, 식단, 수면, 스트레스 등 생활습관 데이터(Lifestyle Data)를 포괄적으로 통합한다. 이들은 주로 스마트폰이나 웨어러블 기기를 중심으로 작동하며 사용자의 건강 목표 달성을 위한 피드백, 코칭, 리마인더 기능을 제공한다.

민간형 PHR은 사용자 경험과 지속성이 장점으로, 시각적으로 세련된 디자인과 직관적 조작방식으로 접근성을 높였다. 그러나 상업적 서비스 특성상, 광고나 데이터 수익화 과정에서 개인정보 활용 논란이 발생하기도 한다.

(4) 보험자형 PHR

보험자형 PHR은 건강보험공단이나 민간 보험사가 주도하여 구축하는 형태로, 피보험자의 건강관리를 통해 보험위험을 줄이고 예방 중심의 보건서비스를 강화하기 위한 목적을 가진다. 예를 들어, 보험자는 PHR을 통해 가입자의 건강검진 결과를 분석하고 만성질환 위험군을 선별하여 건강상담, 영양관리, 운동프로그램 참여를 유도할 수 있다. 또한, 특정 건강목표를 달성하면 보험료 할인이나 포인트 적립 등의 인센티브를 제공하기도 한다.

보험자형 PHR은 공공형·병원형보다 이용자 참여를 적극적으로 유도하지만, 보험계약과 관련된 정보이용의 공정성과 개인정보 오남용 가능성에 대한 엄격한 관리체계가 필요하다.

또한, PHR은 정보 관리주체와 시스템의 독립성에 따라 연동형 PHR, 독립형 PHR, 상호연동형 PHR로 구분할 수 있다.

① **연동형 PHR** : 특정 의료기관의 전자의무기록(EMR) 시스템과 연결되어 환자 포털을 통해 의료정보를 제공받는 형태로 병원시스템에 저장된 정보로서 신뢰도가 높은 장점이 있는 반면, 특정 의료기관의 정보로만 한정된다는 단점이 있다.

② **독립형 PHR** : 특정 의료기관의 시스템에 종속되지 않고 개인이 직접 자신의 건강정보를 입력하고 관리하는 형태로, 여러 기관의 의료정보와 자가측정 정보를 통합하여 관리할 수 있는 장점과 정보의 정확성과 신뢰성은 개인이 입력한 내용에 따라 달라질 수 있다는 단점이 있다.

③ **상호연동형 PHR** : 여러 의료기관의 시스템과 연결되어 다양한 정보망 및 기관 간의 정보 교환이 가능한 형태로 이상적인 PHR 시스템의 형태라고 할 수 있다.

4) 개인건강기록의 구축 유형

개인건강기록시스템(PHR)은 단일한 형태로 존재하지 않는다. 운영 목적, 참여 기관, 기술 환경, 법 · 제도적 요건 등에 따라 다양한 방식으로 설계되고 구축될 수 있다. 따라서 PHR을 이해하기 위해서는 단순히 데이터의 흐름만이 아니라, 이를 가능하게 하는 기술적 아키텍처(Architecture)와 거버넌스 모델(Governance Model)을 함께 살펴보아야 한다.

(1) 중앙집중형 구축모델

중앙집중형 모델은 모든 데이터를 중앙 서버 또는 통합 데이터센터에 저장하는 방식이다. 이 구조는 관리가 단순하고, 데이터 분석 및 통계처리가 용이하다는 장점을 가진다. 국가형 PHR(예시 : My Healthway)이나 대형병원 포털 시스템은 대부분 이 방식으로 구축된다.

모든 개인의 건강정보가 중앙 데이터베이스에 집적되어 있으므로, 데이터 품질관리와 일관성 유지가 쉽지만 보안 위협에 취약할 수 있다. 예를 들어 해킹이나 외부의 정보 침해사고로 대량의 개인정보가 유출될 위험이 존재하며, 데이터 관리 측면에서도 개인이 자신의 정보를 완전히 통제하기 어렵다. 따라서 중앙집중형 시스템에서는 암호화, 접근통제, 침입탐지, 로그감사(Audit Log) 등 다층적인 보안대책이 필수적으로 요구된다.

(2) 허브-스포크형(Hub and Spoke) 구축모델

허브-스포크 구조는 중앙의 허브(Hub)가 데이터의 메타정보(Metadata)와 연결 인덱스만 관리하고 실제 데이터는 각 기관(병원, 보험자, 공공기관 등)의 서버에 분산 저장하는 형태이다.

이 방식은 중앙 집중형보다 보안 위험이 낮고 각 기관이 데이터에 대한 소유권을 유지할 수 있다. 예를 들어, 한 환자가 여러 병원에서 진료를 받았더라도 허브를 통해 통합 조회가 가능하며, 요청이 발생할 때마다 각 병원의 서버에서 필요한 정보만 실시간으로 가져와 표시한다.

허브-스포크형은 상호운용성과 보안성의 균형을 이루는 모델로 평가되나, 다수의 기관 간에 연결과 동기화가 필요하므로 초기 구축비용이 높고 표준화가 미흡하면 연동 오류가 발생할 수 있다.

(3) 연합형 구축모델

연합형 모델은 각 기관이 데이터를 자체적으로 관리하되, 표준화된 프로토콜을 이용해 서로 연결되어 하나의 통합 네트워크처럼 작동하도록 하는 방식이다. 이 모델은 데이터 이동이 아닌 데이터 접근(data access) 개념에 기반한다. 즉, 데이터는 기관 내에 머무르지만, 사용자가 요청하면 표준 API를 통해 실시간으로 해당 데이터를 조회할 수 있다. 대표적인 기술 기반은 HL7 FHIR(Fast Healthcare Interoperability Resources)이다.

연합형 모델의 장점은 데이터 중복을 최소화하고 기관 간 데이터 교류를 신속하게 수행할 수 있다는 점이다. 특히, 개인정보보호법이 엄격한 국가에서는 이 방식이 현실적인 대안으로 주목받고 있다. 그러나 연합형 시스템은 각 기관의 데이터 품질과 표준화 수준이 달라 정합성(consistency) 유지가 어렵고 실시간 조회 시 네트워크 부하가 커질 수 있다는 단점이 있다.

(4) 탈중앙형 구축모델

블록체인(Blockchain) 기반의 탈중앙형 모델이다. 이 모델에서는 중앙 서버 없이, 데이터의 접근 · 이용 이력을 분산원장에 기록하여 투명성을 확보한다. 데이터 자체는 개인의 기기나 클라우드 공간에 저장되고, PHR 접근 권한은 블록체인 네트워크를 통해 암호화된 방식으로 관리된다. 예를 들어, 사용자는 검증가능한 증명을 이용해 자신의 건강정보를 특정 의료기관이나 보험자에게 일시적으로만 공개할 수 있다.

그러나 탈중앙형 PHR은 기술적 복잡성이 높고 규제 및 법적 인식이 아직 확립되지 않아 실제 운영 사례는 많지 않다. 향후 데이터 주권 강화와 글로벌 데이터 이동성 확대의 흐름 속에서 이 모델의 활용 가능성은 점차 확대될 것으로 전망된다.

PHR 구축은 단기간에 완성될 수 없으며, 단계별로 점진적으로 확장해 가는 접근이 바람직하다.

① **1단계, 기초 인프라 구축 단계** : 환자 인증체계, 기본 진료기록(진단, 처방, 검사, 예방접종 등) 통합, 단순 조회 기능이 구현된다.

② **2단계, 기능 확장 단계** : 웨어러블 연동, 알림 · 목표관리, 전송요구권, 프록시 접근(Proxy Access) 등이 추가된다.

③ **3단계, 지능화 단계** : AI 기반 건강분석, 원격모니터링, 디지털 치료제 연동, 전자동의 시스템이 통합된다.

④ **4단계, 생태계 확장 단계** : 개발자 포털과 API 마켓플레이스가 개방되어 외부 기업과 연구기관이 새로운 서비스를 개발할 수 있는 개방형 생태계가 구축된다.

5) 마이헬스웨이(My Healthway)

마이헬스웨이(My Healthway)는 국민이 자신의 건강정보를 통합적으로 관리하고, 스스로 건강관리에 참여할 수 있도록 하기 위해 보건복지부가 추진 중인 국가 개인건강정보 플랫폼(Personal Health Record Platform) 사업이다. 기존의 의료정보 시스템은 의료기관 중심으로 설계되어 환자 본인이 자신의 진료기록을 직접 확인하거나 활용하기 어려웠다. 국민이 본인의 건강정보에 접근하고, 이를 다양한 건강관리 서비스 및 공공정책에 연계할 수 있도록 하는 것이 본 사업의 핵심 목표이다.

이 사업은 2020년부터 시범사업을 시작으로 본격화되었으며, 정부의 디지털 헬스케어 혁신 전략, 국가 마이데이터(MyData) 정책과 연계되어 추진되고 있다. 특히, 금융 · 통신 · 공공분야에서 이미 시행 중인 마이데이터 제도를 보건의료 분야로 확장하여, 의료정보의 '개인 주권화(Personal Data Sovereignty)'를 실현하는 국가적 인프라로서의 역할을 수행한다.

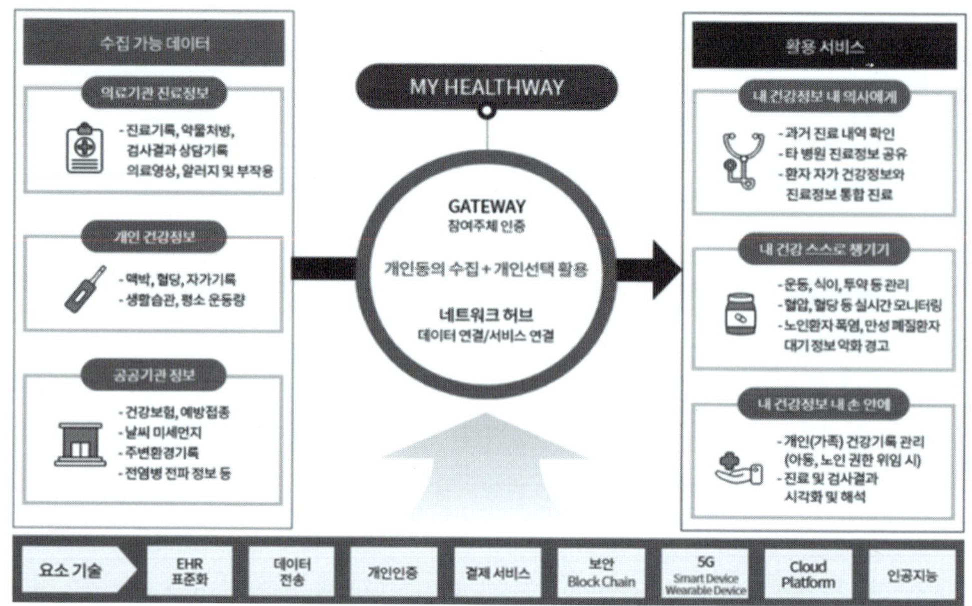

출처 : 박정훈 외, 보건의료정보기술, 수인메디컬, 2024

그림 3-11_ My Healthway의 개인건강정보 수집과 활용전략

(1) 마이헬스웨이의 구조와 기능

마이헬스웨이는 크게 공공데이터 연계망, 개인건강정보 플랫폼, 마이데이터 응용서비스(민간 앱 · 플랫폼)의 세 계층 구조로 구성된다.

① **공공데이터 연계망** : 건강보험공단, 건강보험심사평가원, 질병관리청, 보건소, 의료기관 등으로부터 데이터를 안전하게 수집 · 연계한다.

② **개인건강정보 플랫폼** : 수집된 데이터를 표준화 · 정제하여 개인별 데이터 저장소에 적재하고, 본인인증을 거쳐 열람 · 전송할 수 있도록 관리한다.

③ **응용서비스** : 개인이 동의한 범위 내에서 데이터를 활용하여 건강관리, 만성질환 모니터링, 맞춤형 건강코칭, 보험상품 개발, 연구 등 다양한 서비스를 제공한다.

(2) 주요 기능

① **건강정보 통합조회** : 진료기록, 처방내역, 건강검진 결과, 예방접종 이력, 투약내역 등 통합 제공

② **데이터 전송요구권 행사** : 개인이 원하는 민간기관이나 서비스에 데이터를 직접 전송할 수 있음
③ **건강데이터 시각화** : 시간별 · 항목별 건강지표 변화 추적 및 그래프 제공
④ **개인 맞춤형 서비스 추천** : 건강행태 분석을 기반으로 한 맞춤형 운동 · 식단 · 검진 안내
⑤ **의료기관 간 정보공유 지원** : 진료정보교류 및 EMR과 연계
⑥ **연구 · 공공보건 활용** : 보건정책, 역학연구, AI 학습데이터로 활용

(3) 참여 기관 및 역할

① **보건복지부** : 보건복지부는 사업 총괄 기관으로서, 마이헬스웨이의 정책 방향 수립, 법 · 제도적 기반 마련, 예산 지원, 표준 개발 및 관리, 민관 협력체계 조성을 담당한다.
② **한국보건의료정보원(KHIDI)** : 한국보건의료정보원은 플랫폼 구축과 기술적 운영을 총괄하는 전문기관으로, 데이터 표준화, 상호운용성 검증, 보안관리, 인증시스템 개발 등을 수행한다.
③ **국민건강보험공단 · 건강보험심사평가원** : 이들 기관은 공공의료 데이터의 주요 제공자로서, 보험청구 · 검진 · 예방접종 등의 데이터를 플랫폼으로 전송한다.
④ **민간 헬스케어 기업** : 헬스케어 스타트업과 병원정보시스템(EMR) 벤더, 보험사, AI 의료솔루션 기업 등은 개인의 동의를 전제로 데이터를 활용한 부가가치 서비스 개발을 담당한다.

(4) 마이헬스웨이의 활용사례

① **개인 맞춤형 건강관리 서비스** : 이용자는 스마트폰 앱을 통해 자신의 건강검진 결과와 생활습관 데이터를 연동하여 맞춤형 운동 · 식단 · 수면 코칭을 받을 수 있다. 예를 들어, 혈압 · 혈당 기록이 일정 기준을 초과하면 자동으로 건강관리 프로그램이나 병원 진료를 안내한다.
② **만성질환 관리** : 당뇨병, 고혈압, 심혈관질환 환자는 진료기록과 생체정보(웨어러블 기기 연동)를 실시간으로 공유하여, 의료진이 원격으로 상태를 모니터링하고 치료계획을 조정할 수 있다.
③ **공공보건 및 연구 활용** : 동의 기반으로 수집된 데이터는 익명화 · 가명처리 과정을

거쳐 공공보건 정책, 감염병 대응, 질병예측 모델 개발, AI 의료연구에 활용된다.

(5) 마이헬스웨이의 발전방향

① **전 국민 서비스로의 확대** : 현재 일부 시범지역 중심으로 운영 중인 마이헬스웨이는 향후 전국민 대상으로 확대될 예정이다. 모든 의료기관이 참여하도록 유도하여 전국 단위 데이터 연계를 목표로 하고 있다.

② **국제 표준화 및 글로벌 협력** : HL7 FHIR, ISO/TC215 등 국제표준기구와 협력하여 글로벌 상호운용성을 확보하고, 한국형 의료데이터 표준모델을 해외에 수출할 수 있는 기반을 마련한다.

③ **인공지능 및 예측모델 연계** : 마이헬스웨이에 축적된 데이터를 기반으로 AI 예측모델을 구축하여, 질병 조기경보, 예방의료, 맞춤의료 서비스를 실현할 예정이다.

④ **국민 신뢰 확보** : 데이터 활용의 투명성을 높이고, 보안 사고 대응 및 책임체계를 강화하여 국민이 안심하고 이용할 수 있는 환경을 구축한다.

6) 개인건강기록의 기대효과

개인건강기록시스템(PHR)은 단순한 의료정보 관리도구를 넘어 의료의 패러다임을 '치료 중심'에서 '예방과 참여 중심'으로 전환시키는 핵심 기술로 평가된다. PHR이 본격적으로 정착되면 의료기관, 환자, 보험자, 그리고 공공보건 당국 모두에게 긍정적인 효과가 확산되며, 결국 국가 보건의료체계의 효율성과 형평성을 향상시키는 결과를 가져온다.

(1) 임상적 효과

PHR의 가장 직접적인 효과는 의료현장에서의 임상적 효율성과 환자 안전성 향상이다.

첫째, 진료 연속성이 향상된다. 환자가 여러 의료기관을 이용하더라도, PHR을 통해 과거의 진료기록, 검사결과, 투약내역, 알레르기 정보 등을 의사가 즉시 확인할 수 있다. 이는 중복검사와 불필요한 처방을 줄이며, 환자 맞춤형 진료를 가능하게 한다.

둘째, 환자안전(Patient Safety)이 강화된다. 약물 중복 처방이나 알레르기 반응과 같은 의료오류를 예방할 수 있으며, 의료진이 실시간으로 환자의 자가측정 데이터를 확인함으로써 응급상황을 조기에 인지할 수 있다.

셋째, 임상의사결정지원(Clinical Decision Support)의 정확성이 향상된다. PHR은

EMR에서 얻을 수 없는 생활습관, 웨어러블 데이터, 환자자체 기록 등을 통합하여 의사에게 보다 종합적인 임상정보를 제공한다. 이를 기반으로 맞춤형 치료계획이 수립되고, 치료 효과를 지속적으로 평가할 수 있다.

넷째, 의료진과 환자 간의 커뮤니케이션이 개선된다. PHR을 매개로 환자는 자신의 건강 상태를 이해하고, 의사와의 상담 과정에서 보다 구체적인 정보를 공유할 수 있게 된다. 이러한 정보의 대칭성은 진료의 질을 높이고 환자의 신뢰도를 강화한다.

(2) 개인 행태적 효과

PHR은 개인의 건강관리 행태를 변화시키는 강력한 도구로 작용한다.

첫째, 자기 효능감이 향상된다. 사용자는 자신의 건강 데이터를 직접 확인하고 변화 추이를 시각적으로 인식함으로써 건강관리에 대한 자신감과 주도성을 키운다. 예를 들어, 체중 · 혈압 · 혈당 그래프를 통해 스스로 개선 효과를 확인하면 생활습관 개선에 대한 동기부여가 강화된다.

둘째, 개인의 행동 변화를 유도한다. PHR은 리마인더(Reminder), 목표설정, 피드백, 보상과 같은 행동심리학적 기법을 통합함으로써 건강행동 실천을 지속시킨다. 이러한 디지털 코칭(Digital Coaching) 기능은 특히 만성질환자나 비만, 스트레스 관리에 효과적이다.

셋째, 개인 맞춤형 건강관리가 가능해진다. PHR은 사용자의 나이, 성별, 질환이력, 생활습관 등을 분석하여 개인별로 최적화된 건강관리 가이드를 제공한다. 이러한 개인화는 단순한 의료정보 제공을 넘어, 예측 기반 건강관리(Predictive Health)로 확장된다.

넷째, 심리적 안정감과 참여의식이 증진된다. PHR을 이용하는 사람들은 자신의 건강정보에 대한 통제감을 갖게 되고, 의료과정에 능동적으로 참여함으로써 건강 불안이 감소하고 만족도가 높아진다.

(3) 경제적 효과

PHR의 도입은 의료비 절감과 보건의료 자원의 효율적 배분이라는 경제적 효과를 창출한다.

첫째, 중복검사 및 중복처방 감소로 인한 직접비용 절감이 가능하다. 여러 기관에서 동일한 검사를 반복할 필요가 줄어들며 의료진은 기존 데이터를 참조하여 진료계획을 세울 수 있다.

둘째, 만성질환 관리의 효율화로 간접비용을 절감할 수 있다. PHR은 당뇨, 고혈압, 심혈관질환 등 만성질환자의 자가관리를 강화함으로써 입원율과 응급실 방문을 감소시킨다. 이는 장기적으로 의료보험 재정 안정에도 기여한다.

셋째, 생산성 향상이 기대된다. PHR을 통해 조기 진단과 예방 중심의 관리가 가능해지면 질병으로 인한 근로손실을 줄일 수 있다. 또한 원격모니터링과 AI 분석을 활용하면 의료진의 업무 효율성도 함께 향상된다.

넷째, 데이터 경제 활성화 효과가 있다. PHR을 통해 축적된 개인 건강데이터는 헬스케어 스타트업, 보험, 제약, 연구기관 등 다양한 산업 분야에서 새로운 부가가치를 창출한다. 물론 이는 익명화와 정보 공유 동의를 전제로 한 윤리적 데이터의 활용이어야 한다.

(4) 공중보건 및 연구 효과

PHR은 개개인의 건강정보를 기반으로 공중보건 향상과 의학연구 혁신에도 큰 기여를 할 수 있다.

첫째, 질병감시 및 조기경보 체계가 강화된다. PHR 데이터를 통해 감염병의 이상 징후를 조기에 탐지하거나 지역별 질병 발생 패턴을 실시간으로 분석할 수 있다. 이는 공공보건 기관의 정책결정에 실질적인 근거를 제공한다.

둘째, 실제 근거 중심의 연구와 공중보건 활동이 가능해진다. 기존 임상시험 중심의 근거 생성은 시간과 비용이 많이 들었으나 PHR을 기반으로 한 대규모 관찰데이터는 의약품 안전성 평가, 치료효과 검증, 정책평가 등에 활용될 수 있다.

셋째, 보건격차 해소에 기여한다. PHR은 지역 · 연령 · 소득별 건강데이터를 정량적으로 비교할 수 있게 함으로써 취약계층을 위한 맞춤형 보건정책 수립을 지원한다.

넷째, 연구윤리 및 참여형 연구의 기반이 강화된다. 개인은 전자동의를 통해 연구참여 여부를 직접 결정할 수 있으며, 연구자는 안전한 방식으로 데이터를 수집 · 분석할 수 있다. 이는 의료연구의 투명성과 민주성을 높이는 결과로 이어진다.

7) 개인건강기록의 전망

PHR의 미래는 첨단 기술의 발전과 함께 진화하고 있으며, 다음과 같은 기술적 발전의 전망이 예상된다.

첫째, 인공지능(AI)의 도입으로 예측 · 분석 기능이 고도화된다. AI는 방대한 개인데이터를 분석하여 질병 위험을 사전에 탐지하고, 맞춤형 건강관리 코칭을 제공한다. 특히, 설명

가능한 인공지능의 적용은 알고리즘의 투명성과 신뢰성을 높일 것이다.

둘째, 블록체인 기술은 데이터 무결성(Integrity)과 접근투명성(Transparency)을 강화한다. 블록체인 기술을 통해 데이터 위·변조를 방지하고, 개인은 자신의 데이터 접근권한을 실시간으로 제어할 수 있다.

셋째, 클라우드 및 엣지 컴퓨팅은 데이터 저장과 처리의 효율성을 높인다. 대용량 생체데이터를 실시간으로 처리하고 AI 분석결과를 모바일 기기로 즉시 제공할 수 있게 된다.

넷째, 국제 표준화와 상호운용성 확대가 지속될 것이다. HL7 FHIR R5, SMART-on-FHIR, Bulk Data API, IHE XDS 등의 표준규격은 글로벌 PHR 네트워크의 통합을 가속화할 것으로 예상된다.

그러나, 기술의 발전만으로는 PHR의 성공이 보장되지 않으며 다음과 같은 정책적 지원과 사회적 신뢰 구축이 병행되어야 한다.

첫째, 법적 기반의 정비가 필요하다. PHR 데이터의 소유권, 이용 범위, 책임 주체 등을 명확히 규정하여 개인과 기관 간의 권리·의무를 균형 있게 설정해야 한다.

둘째, 데이터 거버넌스(Data Governance) 체계를 강화해야 한다. 국가 단위의 인증·평가 시스템을 통해 PHR 서비스의 보안성, 품질, 상호운용성 등을 검증해야 한다.

셋째, 디지털 포용(Digital Inclusion) 정책이 병행되어야 한다. 고령층, 장애인, 저소득층 등 정보취약계층이 PHR 서비스를 쉽게 이용할 수 있도록 접근성을 개선해야 한다.

넷째, 국제적 협력이 필요하다. 국가 간 데이터 이동성과 보건정보 표준화 협력이 글로벌 헬스 거버넌스의 핵심 과제가 될 것이다.

5 | 병원정보시스템의 하위 정보시스템

병원정보시스템(HIS)은 의료기관 운영과 진료 및 다양한 의료서비스를 위하여 필수적인 시스템이며, 이 중에서 처방전달시스템(OCS), 의료영상저장전달시스템(PACS), 전자의무기록시스템(EMR) 등은 주요 정보시스템이다.

이러한 주요 병원정보시스템 외에도 각종 검사와 간호업무, 투약 및 조제업무, 경영의사결정과 지원을 위한 정보시스템도 필수적인 정보시스템이라고 할 수 있다.

1) 진단검사의학정보시스템(Laboratory Information System, LIS)

진단검사의학은 환자의 질병 진단, 치료 방침 결정, 치료 효과 평가, 질병 예방을 위해 필수적인 임상검사를 수행하는 의학의 한 분야이다. 임상검사에는 혈액, 소변, 체액, 조직 등의 생물학적 검체를 분석하여 질병의 유무, 정도, 경과를 평가하는 과정이 포함된다. 현대 의료기관에서 진단검사의학은 전체 의료 의사결정의 약 70% 이상에 영향을 미치는 핵심 영역으로 평가되며, 검사 결과의 정확성과 신속성은 환자안진과 의료서비스의 질을 결정하는 중요한 요소이다.

(1) 진단검사의학정보시스템의 개요

진단검사의학정보시스템(LIS)은 임상검사실의 모든 업무 과정인 검사 의뢰, 검체 채취, 분석, 결과 보고, 품질관리 및 통계 관리를 전산화하여 효율적으로 관리하기 위한 정보시스템이다.

LIS는 단순한 데이터 저장 시스템이 아니라, 검사 프로세스의 표준화, 자동화, 실시간 모니터링 및 질 관리(QA) 기능을 통합적으로 수행하는 핵심적인 병원정보시스템(HIS)의 하위 시스템이다.

과거의 진단의학검사는 수작업 중심으로 운영되어 검사 오류, 보고 지연, 자료 누락 등의 문제가 빈번하였다. 그러나 1980년대 이후 병원정보시스템(HIS)의 확산과 함께 자동화 분석장비, 바코드 시스템, 네트워크 기술이 도입되면서 LIS가 본격적으로 발전하였다. 최근에는 클라우드 기반 LIS, 인공지능(AI) 기반 결과 해석, 인터페이스 표준화(HL7, ASTM, FHIR 등)를 통해 병원 간 정보 연계와 빅데이터 분석이 가능해지고 있다.

(2) 진단검사의학정보시스템의 역할

진단검사의학정보시스템은 병원정보시스템의 핵심 구성요소 중 하나로서 다음과 같은 역할을 수행한다.

① **검사 과정의 자동화** : 수기 입력을 줄이고, 오류 발생 가능성을 최소화한다.

② **의사결정 지원** : 검사 결과를 기반으로 의사에게 즉시 피드백을 제공하여 진단 정확도를 높인다.

③ **통계 및 연구 지원** : 검사 결과 데이터를 활용해 질병 발생 추세, 약물 반응, 감염병 확산 등을 분석할 수 있다.

④ **품질 관리 강화** : 내부 품질 관리(QC)와 외부정도관리(EQA)를 통합적으로 관리한다.

⑤ **국가 감염병 정보 연계** : 국가감염병감시체계(KDCA 등)와 실시간 데이터 연동이 가능하다.

LIS는 병원정보시스템(HIS)의 하위 모듈로서, 의사 처방전달시스템(OCS), 전자의무기록시스템(EMR), 영상저장전송시스템(PACS) 등과 상호 연계된다. OCS를 통해 검사가 의뢰되면 LIS로 전송되어 분석이 이루어지고, 결과는 LIS를 통해 EMR로 자동 반영된다.

(3) 진단검사의학 주요 분야

진단검사의학은 인체에서 얻어진 혈액, 소변, 체액, 조직 등 다양한 생체 검체를 대상으로 화학적, 물리적, 생물학적 검사를 수행하여 질병의 진단, 치료 효과의 평가, 예후의 판정, 건강상태의 유지 및 질병의 예방에 필요한 의학적 정보를 제공하는 학문이다. 이 분야는 의료의 눈이라 불릴 만큼 환자 진료의 기초가 되는 데이터를 제공하며, 의료 의사결정의 약 70% 이상이 진단검사 결과를 근거로 이루어진다.

① **진단혈액학(Hematology)** : 진단혈액학은 혈액세포의 구성, 형태, 기능, 생성 및 파괴 과정을 분석하여 혈액계 질환을 진단하는 분야이다. 이 분야에서는 적혈구(RBC), 백혈구(WBC), 혈소판의 수와 형태를 측정하고, 빈혈, 백혈병, 출혈성 질환, 감염성 질환의 진단에 중요한 정보를 제공한다. 대표적인 검사는 혈색소(Hb), 헤마토크릿(Hct), 백혈구 감별계수(WBC), 혈소판 수치 등이 있으며, 자동혈구분석기를 통해 대부분 자동화되어 있다.

② **임상화학(Clinical Chemistry)** : 임상화학은 혈액이나 체액 내의 화학적 성분을 분석하여 인체의 대사 상태를 평가하고, 간, 신장, 심장 등 주요 장기의 기능을 진단하는 분야이다. 혈당, 콜레스테롤, 전해질, 효소, 단백질, 호르몬 등의 농도를 측정하며, 당뇨병, 고지혈증, 간질환, 신장질환, 갑상선질환, 심혈관계 질환 등 다양한 질병의 진단과 모니터링에 활용된다. 대표적인 검사는 혈당 검사, 간기능 검사(AST, ALT), 신장기능 검사(BUN, Creatinine), 전해질 검사(Na, K, Cl) 등이 있다.

③ **진단면역학(Immunology and Serology)** : 진단면역학은 항원-항체 반응을 이용하여 인체의 면역상태, 감염병, 자가면역질환, 알레르기 질환 등을 진단하는 분야이다. 주요 검사에는 B형 간염 항원 · 항체 검사, HIV 검사, 류머티즘 인자 검사, 알레르기 항체 검사, 자가면역항체(ANA) 검사 등이 포함된다. 또한 코로나19, 인플루엔자, HIV

등 감염병의 신속진단키트(Rapid Test)도 이 분야의 응용 예이다.

④ **임상미생물학(Clinical Microbiology)** : 임상미생물학은 세균, 바이러스, 곰팡이, 기생충 등 병원성 미생물을 검출·동정하고, 그 감수성을 평가하여 적절한 치료법을 제시하는 분야이다. 미생물 검사는 환자의 감염병 진단뿐 아니라, 병원 내 감염관리 및 항생제 내성 추적에도 필수적이다. 전통적으로 배양 및 현미경 검사를 이용하였으나, 최근에는 분자생물학적 검사(PCR)를 이용한 신속 분자진단검사가 확대되고 있다.

⑤ **진단수혈의학(Transfusion Medicine and Blood Bank)** : 진단수혈의학은 안전하고 적절한 수혈을 위해 혈액형 검사, 교차시험(Crossmatching), 항체 스크리닝 및 적합성 검사를 수행하는 분야이다. 이 분야는 환자에게 수혈되는 혈액의 부적합 반응을 예방하는 핵심 역할을 한다. 주요 검사는 ABO 및 Rh 혈액형 검사, 항체동정검사, 혈액 적합성 시험, 신생아 용혈성 질환 검사 등이 있다.

⑥ **진단분자생물학(Molecular Diagnostics)** : 진단분자생물학은 핵산(DNA, RNA)을 직접 분석하여 질병의 원인이나 유전적 소인을 밝히는 분야이다. 이 분야는 감염병 진단, 암의 조기 발견, 약물 반응 예측, 유전질환 진단 등 광범위한 임상 응용을 가진다. 코로나19 팬데믹 이후 분자진단의 중요성이 크게 부각되었으며, 각 병원은 LIS를 통해 검사 자동보고, 국가 감염병관리 시스템(KDCA)과의 실시간 연계 기능을 강화하였다.

⑦ **진단세포학 및 조직병리학(Cytology and Histopathology)** : 세포학과 조직병리학은 인체의 세포나 조직을 현미경으로 관찰하여 암세포, 염증, 변성 등의 병리학적 변화를 평가하는 분야이다. 세포학 검사는 자궁경부세포검사(Pap smear), 체액세포검사, 흡인세포검사 등이 있으며, 조직검사는 생검, 절제조직검사, 면역조직화학검사(IHC) 등을 포함한다.

(4) 진단검사의학정보시스템의 구성요소와 내용

① 검사 의뢰 관리

㉠ 의사가 OCS를 통해 검사를 의뢰하면 LIS는 해당 데이터를 자동으로 수신한다.

㉡ 환자 인적사항, 검사코드, 검체유형, 우선순위(응급/일반)가 함께 기록된다.

㉢ 중복검사 방지 기능을 통해 불필요한 검사 비용을 절감할 수 있다.

② 검체 채취 및 접수

㉠ 환자에게 부여된 바코드 라벨을 통해 검체 식별의 오류를 방지한다.

㉡ 검체 수거 후 LIS에 자동 접수되어 검사 대기 상태로 관리된다.

㉢ 검체의 상태(용량 부족, 용기 오류 등) 이상 시 자동 경고 기능이 작동한다.

③ 검사 분석 및 결과 처리

㉠ 자동분석장비와 인터페이스를 통해 결과값을 자동 수신한다.

㉡ 비정상치 발생 시 즉시 경고 알림을 발생시켜 담당자에게 전송한다.

㉢ 장비별 교정(Calibration)과 내부 품질 관리(QC) 결과가 자동으로 기록된다.

④ 결과 검토 및 보고

㉠ 임상병리사가 1차 검토를 수행하고, 필요 시 재검사 또는 수정 입력이 가능하다.

㉡ 승인된 결과는 자동으로 EMR로 전송되어 의사에게 보고된다.

⑤ 품질 관리(Quality Control and Assurance)

㉠ 내부정도관리(Internal QC) : 표준시료를 사용하여 장비의 정확도, 정밀도 평가

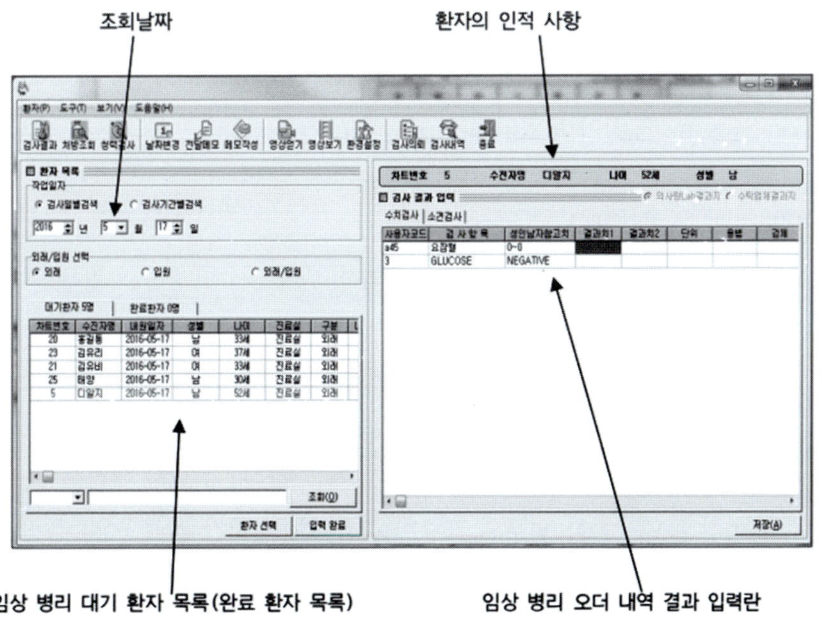

그림 3-12_ 진단검사의학정보시스템(LIS) 프로그램 예시

㉡ 외부정도관리(External QA) : 외부 기관(KSLM, CAP 등)에서 제공하는 표준 검체 분석 후 결과 제출

㉢ 결과는 시스템 내 자동 누적되어 그래프 형태로 추세분석이 가능하다.

⑥ 통계 및 경영관리(Statistics and Administration)

㉠ 검사별 수행 건수, 소요시간, 비용, 장비 가동률 등의 통계 산출

㉡ 검사실별 인력 효율성 분석 및 수익 관리

㉢ 의료기관 전체의 검사 운영 효율화를 위한 의사결정 자료로 활용된다.

2) 영상의학정보시스템(Radiology Information System, RIS)

영상의학(Radiology)은 인체 내부의 구조와 기능을 영상으로 표현하여 질병의 진단, 치료계획 수립, 경과 관찰을 가능하게 하는 의학의 한 분야이다. X-ray, 초음파(Ultrasound), 컴퓨터단층촬영(CT), 자기공명영상(MRI), 핵의학영상(Nuclear Medicine), 혈관조영술(Angiography) 등 다양한 검사 기술이 포함되며, 이러한 영상은 질병의 조기 진단과 치료효과 평가에 필수적인 정보를 제공한다.

의료기관에서 영상의학부서는 단순 촬영실 수준을 넘어, 진단영상의학센터로 발전하였으며, 하루 수백 건, 수천 건 이상의 검사와 방대한 영상 데이터를 관리해야 한다. 이에 따라 영상의학 부서의 업무 효율과 정확성을 향상시키기 위해 영상의학정보시스템(Radiology Information System, RIS)이 도입되었다.

(1) 영상의학정보시스템의 개요

영상의학정보시스템(RIS)은 의료기관의 영상의학 부서에서 발생하는 업무인 영상의학검사 의뢰, 예약, 촬영, 판독, 보고, 결과 관리, 통계 분석을 전산화하고 통합적으로 관리하는 정보시스템이다. RIS는 단순히 검사 일정과 영상을 관리하는 도구를 넘어 환자 중심의 영상 데이터 흐름을 통제하고, 의료영상저장전송시스템(PACS) 및 병원정보시스템(HIS), 전자의무기록시스템(EMR)과 상호 연동되는 핵심 플랫폼으로서 주요한 역할을 한다.

RIS의 주요 목적은 영상의학 업무의 표준화, 자동화, 실시간 정보공유, 품질관리, 업무효율성 향상에 있으며, 이를 통해 의료진은 신속하고 정확한 진단결과를 제공할 수 있다.

1980년대 이전까지 영상의학 부서는 필름 촬영과 수기 기록에 의존하였기 때문에 필름

분실, 중복 촬영, 진단 지연 등의 문제가 빈번하였다. 1990년대 이후 병원정보시스템(HIS)의 도입과 더불어 RIS가 개발되었고, 디지털 영상의료 환경으로의 전환이 가속화되면서 PACS(의료영상저장전송시스템)와의 통합이 이루어졌다. 2000년대 이후에는 DICOM 표준이 정착되면서 RIS는 단순한 관리 시스템을 넘어 병원 전체의 영상 데이터 흐름을 제어하는 정보 허브 역할을 담당하게 되었다.

최근에는 클라우드 기반 RIS, AI 판독보조 시스템, 모바일 판독 환경, HL7/FHIR 기반 표준 연계 등이 도입되면서, RIS는 디지털 헬스케어 플랫폼의 핵심 구성요소로 자리매김하고 있다.

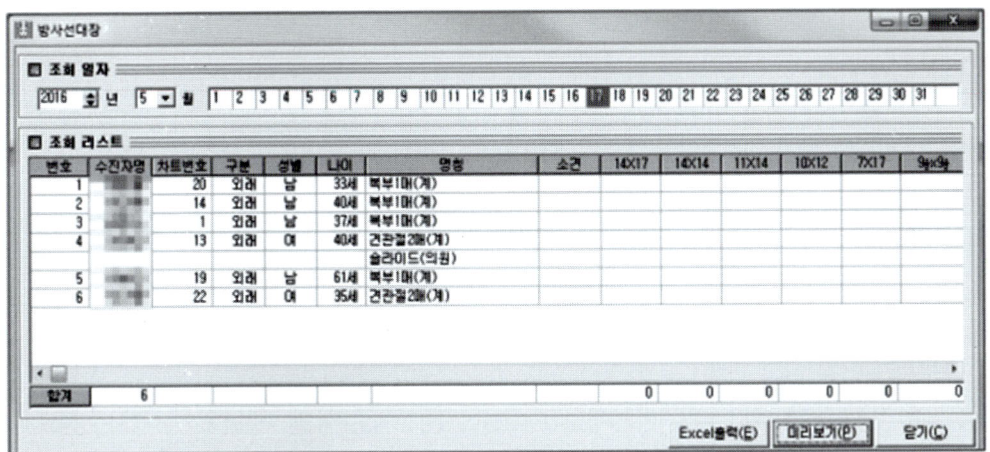

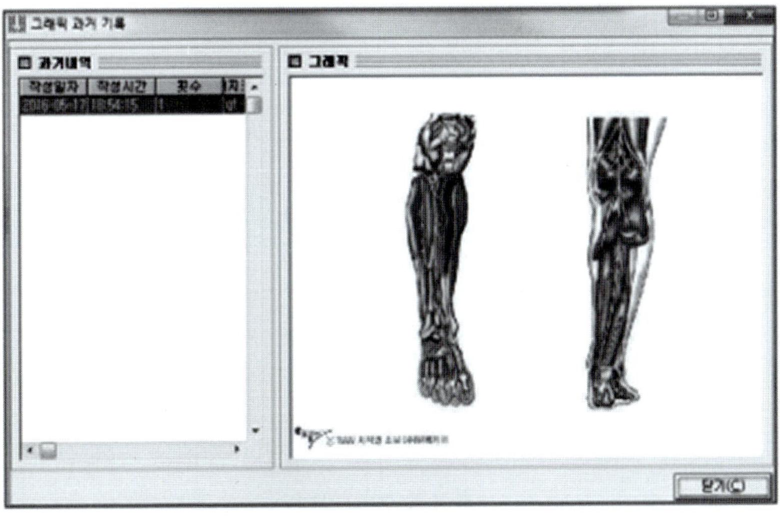

그림 3-13_ 영상의학정보시스템(RIS) 프로그램 예시

(2) 영상의학정보시스템의 구성요소와 내용

RIS는 병원 내 다양한 정보시스템과 유기적으로 연동되어 작동한다. HIS(병원정보시스템)는 환자 인적사항, 진료정보, 검사 의뢰 정보를 RIS로 전달하며, OCS(처방전달시스템)는 의사의 영상검사 처방을 RIS로 자동 전송한다. 또한 RIS는 PACS(의료영상저장전송시스템)와 연계되어 영상데이터 저장, 검색, 판독 이미지 조회를 수행하며, RIS에서 생성된 판독보고서는 EMR(전자의무기록)에 자동 반영되어 진료의 연속성을 보장한다. 이러한 시스템 간 통합은 HL7 메시지 프로토콜을 기반으로 하며, 환자 단위의 데이터 흐름을 자동화하여 병원 전체 진단 프로세스의 효율을 극대화한다.

RIS의 주요 기능은 다음과 같다.

① 검사 의뢰 및 예약 관리

㉠ 의사의 영상검사 처방이 OCS를 통해 RIS로 전달되면, 시스템은 자동으로 검사 예약을 생성하고 촬영 장비, 방사선사, 검사실 배정을 최적화한다.

㉡ 응급검사, 외래검사, 입원검사 등 검사유형별 우선순위를 관리하며, 예약 변경이나 취소도 실시간으로 처리된다.

② 환자 등록 및 정보 관리

㉠ RIS는 HIS로부터 환자 기본정보(Patient ID, 이름, 성별, 생년월일, 병동, 진료과)를 수신하여 등록한다. 이 정보는 DICOM과 연계되어 영상 데이터의 식별에 사용되며, 데이터 불일치를 방지하기 위해 자동 동기화 기능이 제공된다.

③ 검사 수행 및 장비 제어

㉠ 촬영 단계에서는 RIS가 PACS 및 영상장비와 연계되어 검사를 제어한다.

㉡ 검사 수행 내역, 촬영자, 장비명, 촬영 시간, 영상 수 등을 기록하며, DICOM을 통해 자동으로 환자 정보가 장비로 전달된다.

④ 영상 판독 및 보고서 작성

㉠ 촬영된 영상은 PACS를 통해 판독의사의 단말기로 전송되며, RIS는 판독 일정 관리, 보고서 작성, 결과 승인, 서명 등의 절차를 지원한다.

㉡ 판독 결과는 EMR로 전송되어 임상의사가 즉시 확인할 수 있으며, 결과 요약본은

환자 포털이나 모바일 앱에서도 조회 가능하다.

⑤ 품질관리 및 장비운영 통계

㉠ RIS는 검사별 소요시간, 장비 가동률, 방사선 노출량, 필름 재촬영률 등의 데이터를 자동으로 축적한다.

㉡ 방사선 피폭선량(Dose Tracking) 관리 기능이 포함되어, 환자안전을 위한 방사선량 모니터링이 가능하다.

⑥ 결과보고 및 통계분석

㉠ RIS는 진단 보고서뿐만 아니라, 환자군별 검사 빈도, 진료과별 의뢰 패턴, 장비별 생산성 통계 등을 산출한다.

㉡ 이러한 데이터는 병원 경영진에게 의사결정 정보를 제공하며, 영상검사 효율성 향상, 장비 투자계획 수립, 인력 배치 최적화 등에 활용된다.

(3) RIS와 PACS의 통합 운영

RIS와 PACS는 영상의학 분야의 양대 정보시스템으로서, 상호보완적인 관계를 가진다. RIS는 업무흐름과 정보관리 중심, PACS는 영상 저장 · 전송 중심으로 역할이 구분된다.

RIS에서 생성된 검사정보(Order, Patient, Study)는 PACS로 전송되어 영상 파일과 연결되며, 판독결과는 다시 RIS를 통해 EMR로 전달된다.

이러한 통합 구조를 통해 촬영대기시간 단축, 영상 데이터 중복 방지, 판독보고서 자동화, 병원 전체 영상 데이터의 일관성 유지가 가능해진다.

3) 약제정보시스템(Pharmacy Information System, PIS)

의료기관에서의 약제업무는 단순한 약품 조제와 공급을 넘어, 환자 진료의 마지막 단계에서 약물의 안전성, 유효성, 적정성을 보장하는 핵심 의료행위이다. 의사의 처방이 실제로 환자에게 투여되기까지의 과정에는 약사의 처방 모니터링, 조제, 투약, 복약지도, 약품관리 등 다단계의 전문적 과정이 필요하며 이 모든 과정이 정확하게 이루어져야만 환자 안전을 확보할 수 있다.

병원은 매일 수천 건의 처방이 발생하며, 각 처방에는 수많은 의약품의 조합, 용량, 투여

경로, 상호작용 가능성이 존재한다. 따라서, 이러한 복잡한 약제 업무를 효율적이고 오류 없이 수행하기 위한 핵심 기술적 기반이 바로 약제정보시스템(Pharmacy Information System, PIS)이다.

(1) 약제정보시스템의 개요

약제정보시스템(PIS)은 병원 내 약제부서에서 수행되는 업무인 처방 수신, 약품 조제, 투약, 재고 관리, 의약품 정보 관리, 약물 모니터링을 전산화하여 통합적으로 관리하는 정보시스템이다. 즉, PIS는 병원정보시스템(HIS)의 하위 모듈 중 하나로서, 처방전달시스템(OCS), 전자의무기록(EMR), 검사 및 영상정보시스템(LIS, RIS) 등과 연동되어 의약품을 전체 관리하는 핵심 역할을 담당한다.

약제정보시스템의 주요 목적은 다음과 같다.

① **약제업무의 효율화** : 처방 수신에서 조제, 투약, 약품 재고관리까지 전 과정을 자동화하여 업무 속도를 향상시킨다.

② **환자안전 확보** : 약물 상호작용, 알레르기, 중복투여, 금기사항 등을 자동 검증하여 환자에게 발생할 수 있는 약물 오류를 사전에 방지한다.

③ **정보 표준화 및 관리** : 의약품 코드, 명칭, 용량, 단위 등의 데이터 표준화를 통해 병원 내·외부 시스템과 연계성을 높인다.

④ **경영관리 및 통계 지원** : 약품 사용량, 비용, 재고, 낭비율 등의 데이터를 실시간 분석하여 병원 약제 경영 효율성을 향상시킨다.

⑤ **의사결정 지원** : 최신 약물정보와 근거기반(Evidence-based) 데이터를 제공하여, 의사 및 약사의 처방·조제 판단을 지원한다.

과거에는 의사의 처방이 종이 처방전 형태로 약국에 전달되었고, 약사는 이를 육안으로 검토하여 수기 조제를 수행하였다. 이 과정에서 필체 해석 오류, 중복처방, 용량 착오 등의 문제가 자주 발생하였다. 1990년대 이후 처방전달시스템(OCS)의 도입과 함께 PIS가 발전하기 시작하였으며, 처방 정보가 전산으로 약국에 전송되면서 약사는 즉시 처방 내용을 확인하고 자동화된 조제 장비를 통해 신속하게 약을 준비할 수 있게 되었다.

이후 2000년대에는 의약품 데이터베이스(Drug DB), 바코드 시스템, 자동조제기, 임상의사결정지원시스템(CDSS) 등이 결합되면서 PIS는 병원 약제업무의 중심 시스템으로 자리 잡았다.

(2) 약제정보시스템의 구성요소와 내용

PIS는 다음과 같은 핵심 구성요소로 이루어진다.

① **처방수신 모듈** : OCS 또는 EMR에서 입력된 처방 정보를 실시간으로 수신하며, 환자 정보, 약품명, 용량, 투여경로, 투약기간, 진료과 등의 정보가 자동으로 연동된다.

② **조제 및 투약 관리 모듈** : 조제지시서를 자동으로 생성하며, 약품별 재고 상태를 확인하고, 조제 완료 후 환자 단위 투약 정보를 기록한다.

③ **의약품정보 관리 모듈** : 모든 약품의 표준 코드, 제형, 규격, ATC코드, 성분, 금기사항, 상호작용 정보, 보험코드 등을 포함한다.

④ **재고 및 구매 관리 모듈** : 약품의 입·출고, 유효기간, 재고량, 구매요청, 낭비율 등을 실시간으로 관리한다.

⑤ **임상 의사결정지원 모듈** : 처방 시 금기약, 부작용, 상호작용, 용량 초과 여부 등을 자동으로 경고한다.

⑥ **통계 및 경영정보 관리 모듈** : 약품별 사용량, 처방패턴, 진료과별 약제비용, 재고회전율 등을 분석한다.

이러한 구성 요소를 기본으로 하여 PIS는 다음과 같은 기능을 수행한다.

① 처방수신 및 검토

㉠ 의사의 처방이 OCS를 통해 입력되면, 처방정보는 즉시 PIS로 전송된다.

㉡ 약사는 환자의 진단명, 약물 이력, 알레르기 정보, 병용약물 정보를 종합 검토하여 처방의 적정성을 평가하며, PIS는 금기약물 또는 중복약물이 존재할 경우 즉시 경고 메시지를 출력한다.

② 조제 및 바코드 검증

㉠ 승인된 처방은 조제지시서로 변환되어 자동조제기나 수동조제 과정에 전달된다.

㉡ 각 약품에는 바코드 또는 RFID 태그가 부착되어 있으며, 약사가 바코드를 스캔함으로써 조제 정확도를 확보하고 약품 오투입을 방지한다.

㉢ 조제 완료 후에는 조제 검수(QA) 단계를 거쳐, 투약대상 환자 정보와 최종 확인 절차가 이루어진다.

③ 투약 관리 및 환자 복약지도

㉠ PIS는 환자별 투약일정, 투여경로(경구, 주사 등), 용량, 횟수 등을 체계적으로 관리한다.

㉡ 간호부서와 연동되어 병동 단위의 투약기록이 자동으로 업데이트되며, 약사는 환자에게 복약방법과 주의사항을 안내하는 복약지도문을 출력한다.

④ 약품 재고 및 구매관리

㉠ 약제부서의 재고는 PIS를 통해 실시간으로 모니터링되며, 약품의 입 · 출고, 유효기간, 재고 한계치가 자동 계산되어 부족한 약품은 시스템이 자동으로 구매요청서를 생성한다.

㉡ ERP(전사적자원관리) 시스템과 연계되어 병원 전체의 자재 · 물류관리 효율을 높인다.

⑤ 약물정보 데이터베이스 관리

㉠ PIS의 핵심은 약품정보 데이터베이스로서 식품의약품안전처(KFDA), 건강보험심사평가원의 의약품안전사용서비스(Drug Utilization Review, DUR) 데이터, WHO ATC 코드 등과 연동되어 있다.

㉡ 약사는 시스템 내에서 약물의 효능, 부작용, 보험적용 여부, 대체약품 정보를 조회할 수 있다.

⑥ 의사결정지원과 DUR 연계

㉠ PIS는 임상의사결정지원시스템(CDSS)과 연동되어 약물 처방 단계에서 중복처방 및 병용금기 확인, 연령 · 질환별 투여 제한, 약물 상호작용 분석, 임산부 · 신장질환자 · 간질환자 대상 투여주의 약물 경고 등과 같은 항목을 자동 검증한다. 특히 DUR 시스템과 실시간으로 연계되어, 의약품 안전사용 기준을 지속적으로 반영한다.

⑦ 통계, 보고 및 품질관리

㉠ 병원 전체의 약품 사용 통계, 진료과별 약제비 분석, 처방패턴 분석, 의약품 낭비율 등을 자동 산출한다. 이 데이터는 약제위원회의 의사결정, 신약도입 평가, 원가분석, 보험청구자료 관리 등에 활용된다.

ⓒ 또한 의약품 불출률, 환자 만족도, 약사 업무시간 등의 지표를 활용한 품질평가가 가능하다.

(3) 의약품안전사용서비스(DUR, Drug Utilization Review)

의료기관에서 약품 처방 · 조제시 함께 복용하면 부작용이 발생할 가능성이 있거나 중복 효능 또는 약제 중복 등의 의약품 안전성과 관련된 정보를 의사와 약사에게 팝업 형식으로 실시간으로 제공하여 부적절한 약물 사용을 사전에 확인 점검하는 서비스 등을 말한다. 이는 2008년부터 의사의 처방약에 대해 도입된 이후 시행 지역이 점차 확대돼 2010년 12월부터 전국적으로 시행되고 있으며 현재 환자 정보에 대한 내용이 계속적으로 확대되어 사용하고 있는 시스템이다.

요양기관은 건강보험 심사평가원 급여 기준 DB 마스터에 있는 병용 금기 등의 점검 기준 및 업데이트된 내용이 진료실 컴퓨터로 다운로드되며, 이 프로그램을 통해 중복 및 과용 여부 등을 처방 시 사전 점검하게 된다, 사전 점검 시 점검 결과가 없는 경우에는 처방 · 조제 내역이 그대로 심사평가원으로 전송돼 환자의 처방 자료로 누적된다. 만약 중복 약제나 병용 금기 약제 등을 부득이하게 처방, 조제할 경우에는 그 사유를 반드시 기재하고 심평원에 실시간 전송해서 해당 약국이나 환자 정보에 포함되어 활용할 수 있다.[4]

4) 간호정보시스템(Nursing Information System, NIS)

간호(Nursing)는 환자 진료 과정에서 가장 넓은 시간적 · 공간적 범위에서 환자와 직접적으로 상호작용하는 핵심 의료행위이다. 간호사는 환자의 상태를 지속적으로 관찰하고, 의사의 처방에 따라 치료를 수행하며, 환자의 회복을 돕는 동시에 정서적 · 심리적 지지를 제공한다.

이 과정에서 발생하는 정보는 병원의 임상데이터 중 가장 방대하며, 다양한 형식의 데이터인 관찰기록, 활력징후, 투약정보, 간호계획, 간호진단 등으로 구성된다.

과거 간호기록은 주로 수기 문서 형태로 작성되어 보관되었지만, 업무량이 많고 교대근무가 잦은 간호환경에서는 기록의 누락, 중복, 정보 전달의 비효율성이 자주 발생하였다. 이러한 문제를 해결하고 간호의 질적 수준을 향상시키기 위해 도입된 시스템이 바로 간호정보시스템(Nursing Information System, NIS) 이다.

4 보건의료정보기술(2024), 수인메디컬, 박정훈 외

간호정보시스템(NIS)은 병원 내 간호업무 전반에 걸쳐 발생하는 다양한 데이터를 수집 · 저장 · 분석 · 공유함으로써 간호의 효율성, 표준화, 환자안전, 업무 연속성을 확보하기 위한 통합 정보시스템이다. 즉, NIS는 간호사들이 수행하는 환자평가, 간호진단, 간호계획, 수행, 기록, 평가, 교대보고 등의 모든 간호활동을 전산화하여 체계적으로 관리하는 시스템이다.

이 시스템은 단순히 문서를 전자화하는 수준을 넘어 간호과정(Nursing Process)을 기반으로 환자 중심의 통합 간호정보를 지원함으로써 임상 의사결정과 간호업무의 질 향상에 직접적으로 기여한다.

(1) 간호정보시스템의 목적

① **간호업무의 효율화** : 간호계획 수립, 간호기록, 교대보고, 환자상태 모니터링 등의 과정을 자동화하여 간호사의 업무 부담을 경감시키고 시간을 절약한다.

② **환자 안전성 강화** : 투약오류, 감염사고, 낙상 등의 위험요인을 실시간으로 관리하여 환자의 안전을 보장한다.

③ **간호정보의 표준화**: 간호용어체계에 기반한 표준 용어를 사용하여 간호기록의 일관성과 상호운용성을 확보한다.

④ **간호품질 및 평가 향상** : 간호성과지표를 정량적으로 관리하여 간호품질을 개선하고, 각종 인증평가(JCI, 의료기관평가인증원) 등에 활용한다.

⑤ **교육 및 연구 지원** : 축적된 간호데이터를 활용하여 간호교육, 근거기반 간호연구, 정책 개발에 기여한다.

(2) 간호정보시스템의 역할과 영역

간호정보시스템은 단순한 기록 시스템이 아니라 병원 내 의료정보의 흐름을 환자 중심으로 통합 관리하는 임상정보 허브(Clinical Information Hub)로 기능한다.

① **간호과정 지원** : 환자평가 → 간호진단 → 간호계획 → 수행 → 평가의 간호과정(5단계)을 체계적으로 지원한다.

② **의료진 간 협업** : 의사, 약사, 임상병리사 등과의 정보 공유를 통해 환자진료의 연속성을 강화한다.

③ **정보통합 및 표준화** : HL7, FHIR, NANDA, ICNP 등의 표준을 적용하여 데이터 호환성을 높인다.

④ **간호성과 측정** : 낙상률, 욕창률, 감염률 등의 간호지표를 자동 산출하여 간호품질을 관리한다.

표 3-12_ 간호정보시스템 영역

영 역	내 용
간호교육	학생, 간호사 및 환자 교육
간호연구	문헌검색, 연구기록관리, 자료수집과 분석, 그래픽 등
간호실무	간호계획, 간호기록, 환자모니터링, 처방전달 및 결과보고, 퇴원계획, 사례관리, 교대근무보고서
간호행정	환자중증도 분류체계, 간호인력 관리, 부서 간 의사소통, 질 관리, 환자 센서스, 재고관리

(3) 간호정보시스템의 구성요소와 내용

간호정보시스템은 병원정보시스템(HIS)의 한 구성요소로서 환자정보 관리 모듈, 간호계획 및 간호기록 모듈, 간호성과 관리 모듈, 교대근무 및 업무인계 모듈, 간호통계 및 행정관리 모듈, 간호기록 및 모니터링 모듈과 같은 핵심 구성요소로 이루어진다. 이러한 구성요소를 바탕으로 다음과 같은 기능을 수행한다.

① 간호과정 관리

㉠ 간호정보시스템의 핵심 기능은 간호과정을 체계적으로 지원하는 것이다. 간호사는 입원 초기 환자평가를 수행하고, 이를 기반으로 간호진단을 내린 뒤 간호계획을 수립한다.

㉡ 시스템은 표준 간호진단 분류체계를 적용하여 진단명, 목표, 중재, 평가항목을 데이터베이스화한다.

㉢ 간호계획 수행 단계에서는 환자의 활력징후 입력, 투약, 처치, 교육 등 모든 간호행위를 실시간으로 기록할 수 있으며, 평가단계에서는 환자상태 변화를 그래프로 시각화하여 간호성과를 추적한다.

② 환자상태 모니터링

㉠ 환자의 혈압, 체온, 맥박, 호흡수 등의 활력징후(Vital Signs)는 모니터링 장비와 연동되어 NIS에 자동으로 입력된다. 이 데이터는 시간대별 그래프로 표현되어, 이상 징후 발생 시 즉시 알람이 발생하고 간호사가 확인하도록 경고를 표시한다.

㉡ 특히 중환자실(ICU)이나 응급실에서는 중앙 모니터링 시스템과 통합되어 환자 생리신호를 실시간으로 감시한다.

③ 투약 및 처치 관리

㉠ NIS는 OCS 및 약제정보시스템(PIS)과 연계되어 의사의 처방 정보를 자동으로 수신한다. 간호사는 환자의 손목밴드 바코드와 약품 바코드를 스캔하여 환자 안전성을 검증한다.

㉡ 이 과정은 투약오류 예방의 핵심 기능이며 모바일 단말기를 통해 병상 옆에서 즉시 확인할 수 있다. 또한 처치, 주사, 드레싱 등의 간호행위도 실시간으로 기록된다.

④ 간호기록 관리

㉠ 간호기록은 NIS의 중심 기능으로 환자상태, 간호중재, 반응, 교육내용 등을 전자문서 형태로 작성하고 저장한다.

㉡ 기록 양식은 간호진단 중심, 시간 중심, 사건 중심 등으로 다양하며, 최근에는 간호진술 자동완성 기능과 음성인식 기록 기능이 도입되어 기록시간을 단축하고 정확성을 높이고 있다.

⑤ 교대 및 인계 관리

㉠ 간호업무의 연속성을 위해 교대 간 인계정보는 매우 중요하다. NIS는 교대시간에 자동으로 인계리스트를 생성하여, 각 환자의 상태, 주요 투약, 검사 일정, 변화사항을 표준화된 양식으로 정리한다.

㉡ 이를 통해 인계 누락이나 오류를 방지하고, 간호의 일관성을 유지한다.

⑥ 간호성과 및 질관리

㉠ NIS는 낙상, 욕창, 감염, 투약사고 등 환자안전지표를 실시간으로 수집하여 간호성과 지표 대시보드(Nursing Dashboard) 형태로 시각화한다.

㉡ 간호관리자는 이를 통해 부서별 성과를 비교 · 분석하고, 문제 발생 시 원인분석을 수행하여 품질개선을 추진할 수 있다.

⑦ 행정 및 인력관리

㉠ 간호인력의 근무표, 교대근무시간, 연차관리, 환자대 간호사 비율, 업무시간당 환자처치 건수 등의 데이터를 분석하여 간호 인력배치의 효율성을 평가한다.

㉡ 또한 병상점유율, 환자 회전율 등 병원 운영지표와 연계되어 경영관리적 관점에서도 중요한 역할을 수행한다.

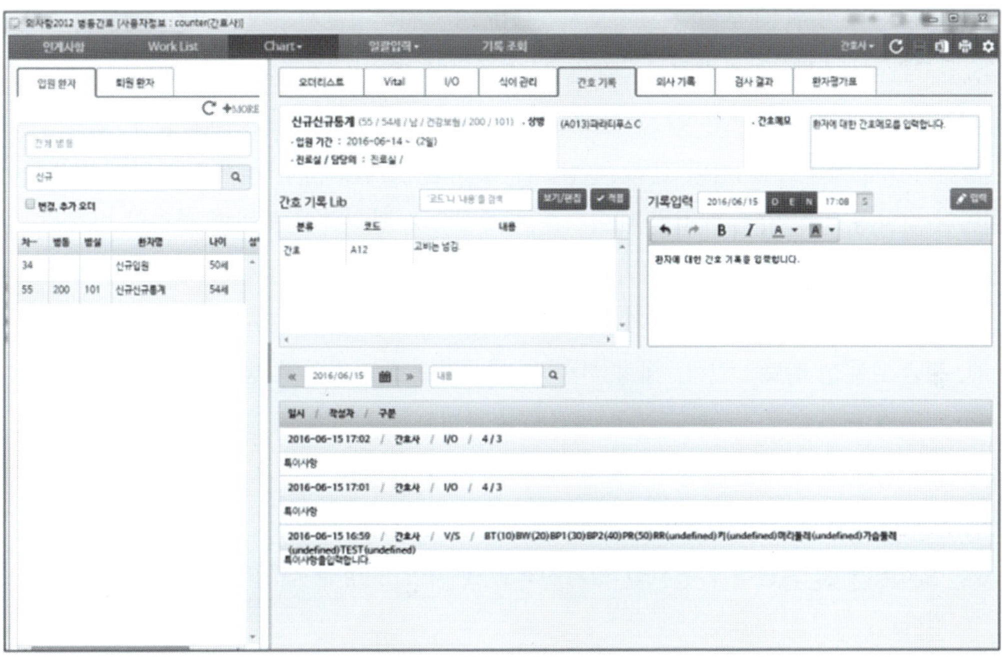

그림 3-14_ 간호정보시스템(NIS) 프로그램 예시

5) 병원경영정보시스템(Hospital Management Information System, HMIS)

병원은 단순히 진료 서비스를 제공하는 기관이 아니라, 인력 · 자본 · 정보 · 기술이 복합적으로 운영되는 복합조직체이다. 진료, 간호, 진단, 행정, 재무, 교육, 연구 등 다양한 기능이 상호 유기적으로 연결되어 있으며, 이러한 기능들이 효율적으로 운영될 때 병원은 환자 중심의 고품질 의료서비스를 안정적으로 제공할 수 있다.

그러나 병원은 일반 기업과 달리 공익성과 수익성이 공존해야 하는 특수성을 지닌다. 즉, 의료서비스의 질을 유지하면서도 재정적 지속가능성을 확보해야 하며, 이를 위해 병원은 합리적인 의사결정과 경영 효율화를 필요로 한다. 이러한 목적을 달성하기 위한 핵심 도구가 바로 병원경영정보시스템(Hospital Management Information System, HMIS)이다.

(1) 병원경영정보시스템의 개요

병원경영정보시스템(HMIS)은 병원의 행정, 재무, 인사, 자원관리, 통계 및 경영계획 등 경영과 관련된 전반적인 정보를 통합적으로 관리 · 분석하여 병원운영의 효율화, 비용절감, 생산성 향상, 전략적 의사결정 지원을 가능하게 하는 정보시스템이다.

즉, HMIS는 병원 내부의 진료정보시스템(HIS), 원무정보시스템(ADM), 재무회계시스템, 인사관리시스템, 물류관리시스템 등과 연계되어 병원의 운영 현황을 실시간으로 파악하고, 경영진에게 정확한 분석자료를 제공하는 통합 경영지원 플랫폼이라 할 수 있다.

병원은 하루에도 수천 건의 진료, 수납, 검사, 약품, 물품, 인사, 회계 데이터가 발생하는 데이터 집약형 조직이다. 이러한 데이터를 체계적으로 관리하지 못하면 경영의 비효율, 비용 낭비, 서비스 질 저하, 재정 악화를 초래할 수 있다.

HMIS는 이러한 문제를 해결하기 위해 도입되었으며, 그 필요성은 다음과 같이 요약된다.

① **경영 효율성 확보** : 인력, 재정, 자원을 체계적으로 관리하여 생산성을 극대화한다.

② **비용 통제** : 수익 · 비용 구조를 분석하여 불필요한 지출을 줄인다.

③ **의사결정 지원** : 병원 경영진에게 실시간 데이터 기반의 전략적 의사결정 정보를 제공한다.

④ **성과평가 및 질관리** : 부서별 성과지표를 관리하여 병원 전체의 운영 품질을 향상시킨다.

⑤ **정부정책 대응** : 보험청구, 보건의료 통계, 경영평가 지표 등을 신속히 보고하여 행정 효율을 높인다.

1980년대 초반까지 병원 경영은 대부분 수기 장부와 단순한 회계처리 시스템에 의존하였다. 이후 1990년대 전산화 바람과 함께 회계, 인사, 원무 등 일부 업무가 전산시스템으로 분리 관리되었으나, 시스템 간 연계성이 부족하여 정보 단절이 심각했다.

2000년대 이후, 병원정보시스템(HIS)이 급속히 발전하면서 환자 진료 데이터와 행정데이터를 통합적으로 관리할 수 있는 기반이 마련되었다. 이에 따라 HMIS는 단순한 행정 시스템이 아닌 경영의사결정지원 시스템(Decision Support System)으로 발전하였다. 최근에는 클라우드 기반 병원경영 플랫폼, 빅데이터 분석, 인공지능(AI) 예측모델 등의 도입으로 데이터 기반 의사결정 시대가 열렸다.

(2) 병원경영정보시스템의 구성요소 및 내용

병원경영정보시스템은 병원의 관리 기능별로 다음과 같은 핵심 구성요소를 가진다.

- 재무회계관리시스템(Financial Management System)
- 원가관리시스템(Cost Accounting System)
- 인사 및 근태관리시스템(Human Resource Management System)
- 물류 및 자재관리시스템(Materials Management System)
- 시설 및 장비관리시스템(Facility & Equipment Management System)
- 경영통계 및 의사결정지원시스템(Business Intelligence & DSS)
- 고객관계관리시스템(Customer Relationship Management, CRM)

각 구성요소는 병원 운영의 서로 다른 영역을 담당하면서도 하나의 통합데이터베이스를 공유하며, 다음과 같은 기능을 수행한다.

① 재무회계관리시스템

㉠ 이 모듈은 병원의 모든 재정 활동을 통합 관리한다. 수익(보험청구, 비급여 수익, 기부금 등)과 비용(인건비, 약품비, 장비구입비 등)을 실시간으로 기록하고, 재무제표를 자동으로 생성한다. 이를 통해 병원은 손익상태를 즉시 파악할 수 있으며 국가기관 보고용 재무정보(예: 의료기관회계기준, IFRS)를 자동 산출할 수 있다.

㉡ 또한 예산편성, 자금계획, 결산보고 등 병원 경영 전반의 재정적 흐름을 데이터 기반으로 관리한다.

② 원가관리시스템

㉠ 병원은 진료과, 검사실, 병동, 수술실 등 다양한 부서가 서로 다른 비용구조를 갖는다. 원가관리시스템은 각 부서의 자원 투입(인건비, 재료비, 관리운영비 등)을 추적하여 진료행위 단위별 원가(Unit Cost) 를 산출한다.

㉡ 이를 통해 병원은 진료과별 수익성 분석, 비급여 항목의 원가대비 이익률, 자원소모가 많은 진료행위 식별, 손익분기점 분석(BEP) 등의 경영적 정보를 얻을 수 있다. 결과적으로 원가관리는 병원의 전략적 의사결정인 예산조정, 의료수가 조정, 효율 개선의 기초가 된다.

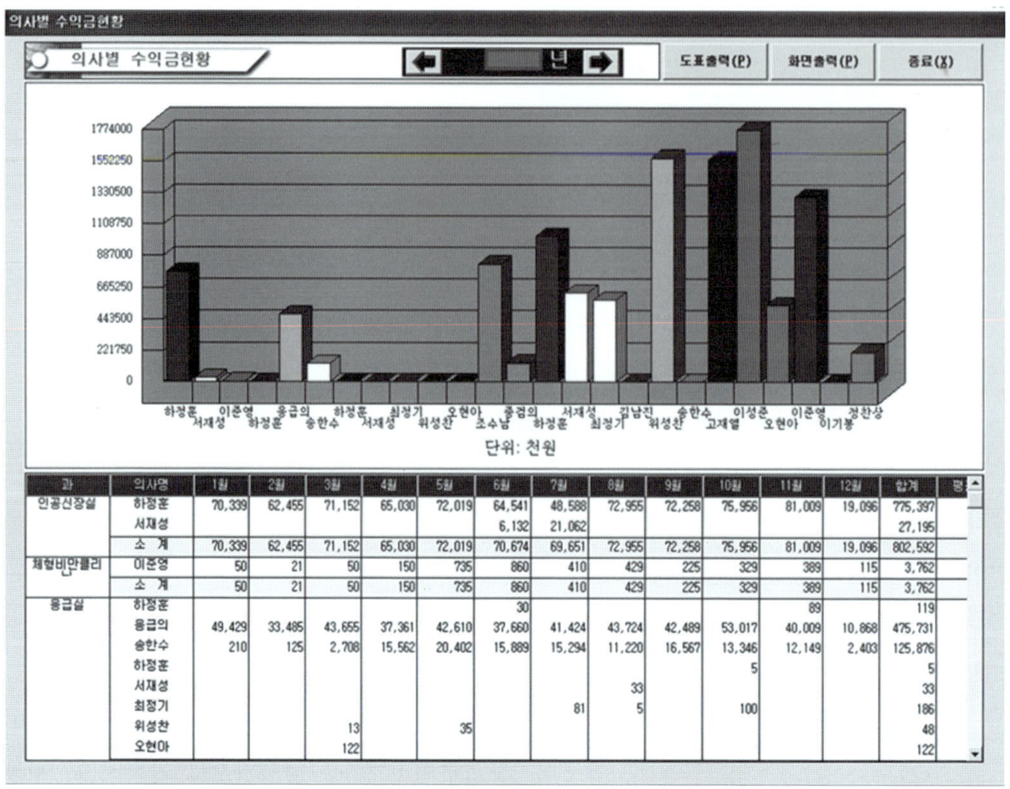

과	의사명	1월	2월	3월	4월	5월	6월	7월	8월	9월	10월	11월	12월	합계	평
인공신장실	하정훈	70,339	62,455	71,152	65,030	72,019	64,541	48,588	72,955	72,258	75,956	81,009	19,096	775,397	
	서재성						6,132	21,062						27,195	
	소 계	70,339	62,455	71,152	65,030	72,019	70,674	69,651	72,955	72,258	75,956	81,009	19,096	802,592	
체형비만클리	이준영	50	21	50	150	735	860	410	429	225	329	389	115	3,762	
	소 계	50	21	50	150	735	860	410	429	225	329	389	115	3,762	
응급실	하정훈						30					89		119	
	응급의	49,429	33,485	43,655	37,361	42,610	37,660	41,424	43,724	42,489	53,017	40,009	10,868	475,731	
	송한수	210	125	2,708	15,562	20,402	15,889	15,294	11,220	16,567	13,346	12,149	2,403	125,876	
	하정훈										5			5	
	서재성								33					33	
	최정기							81	5		100			186	
	위성찬			13		35								48	
	오현아			122										122	

그림 3-15_ 병원경영정보시스템(HMIS) 프로그램 예시

③ 인사관리시스템

㉠ 병원은 다직종 전문인력으로 구성되어 있어 인사관리가 복잡하다. 의사, 간호사, 의료기사, 행정직 등 각 직종의 근무형태, 급여체계, 자격관리, 교육이력 등을 통합적으로 관리하는 것이 HMIS의 인사관리 모듈이다.

㉡ 이 시스템은 인력배치 및 근무표 자동생성, 근태관리(출퇴근, 교대근무, 휴가, 초과근무), 급여 및 수당 산출, 교육훈련 및 면허관리 등의 기능을 포함한다. 또한 인력 효율성 분석(환자대 간호사 비율, 진료과별 생산성)을 통해 인적자원의 전략적 운영이 가능하다.

④ 물류 및 자재관리시스템

㉠ 병원의 자재는 약품, 의료소모품, 진단기기, 사무용품 등 매우 다양하다. 자재관리시스템은 구매, 입고, 재고, 불출, 폐기까지의 전 과정을 자동화하여 물품의 효율

적 흐름을 관리한다. 바코드 또는 RFID 기술을 이용해 물품을 실시간으로 추적하며, 재고 부족 시 자동으로 구매요청을 생성한다.

㉡ 이 시스템은 회계시스템과 연동되어 구매비용이 재무자료에 즉시 반영된다.

⑤ 경영통계 및 의사결정지원시스템

㉠ HMIS의 핵심은 데이터를 단순히 저장하는 것이 아니라, 이를 분석하여 경영진의 의사결정을 지원하는 것이다. 경영통계 및 의사결정지원시스템(DSS)은 병원 전체 데이터를 통합 분석하여 진료과별 손익분석, 환자유입 및 퇴원패턴, 평균재원일수, 병상회전율, 인건비 비율, 약품비 비중, 경영성과지표(KPI) 등을 시각화된 대시보드 형태로 제공한다.

㉡ 최근에는 AI 기반 예측분석 기능이 도입되어, 환자 수요 예측, 예산 최적화, 인력 배치 계획을 지원하고 있다.

⑥ 고객관계관리시스템(CRM)

㉠ CRM(Customer Relationship Management)은 환자 만족도 조사, 예약관리, 사후관리, 건강정보 제공, 민원 응대 등의 기능을 수행한다. 환자의 진료이력과 만족도를 분석하여 맞춤형 건강관리 서비스를 제공하고, 병원의 이미지와 신뢰도를 향상시킨다. 특히 장기 환자나 만성질환자의 재방문율을 높이고, 지역사회 기반의 건강관리 네트워크를 구축하는 데 중요한 역할을 한다.

CHAPTER

4

전자의무기록시스템(EMR)

학습목표

1. 전자의무기록(EMR)의 정확한 정의를 설명하고, 종이 차트와 근본적으로 어떻게 다른지 비교할 수 있다.
2. EMR이 의료 현장에 도입된 세 가지 핵심 배경(의료 질, 정보 접근성, 행정 효율)을 구체적인 사례를 들어 이해한다.
3. 의료기관 내에서 EMR이 단순한 기록 도구를 넘어 어떤 중추적인 역할을 수행하는지 파악한다.
4. EMR과 관련된 국내외 법률 및 표준의 필요성을 이해하고, 의료정보화의 역사적 흐름을 설명할 수 있다.

1 | 전자의무기록(EMR) 개념과 도입 배경

1) EMR 정의 및 의미

단순한 '디지털 문서'가 아닌 '스마트한 진료 비서'

우리는 병원에서 의사와 간호사가 컴퓨터 모니터를 보며 무언가를 기록하고 조회하는 모습을 흔히 본다. 바로 그 화면이 전자의무기록(Electronic Medical Record, EMR) 시스템이다.

EMR이란, 환자의 인적 정보부터 시작해 내원 시마다 기록되는 진단, 처방, 검사 결과, 영상(X-ray, CT), 수술 기록, 간호 기록 등 한 개인에게 발생하는 모든 의료 행위 정보를 디지털 데이터 형태로 변환하여, 이를 체계적으로 저장, 관리, 분석하고 활용하는 통합 의료정보시스템을 의미한다.

여기서 핵심은 '통합 시스템'이라는 점이다. EMR은 단순히 종이 차트를 스캔해서 컴퓨터에 저장한 '디지털 문서'가 아니다. 그것은 의사의 처방을 즉시 약제팀과 간호팀에 전달하고, 진단검사의학과에서 나온 혈액검사 결과를 자동으로 해당 환자의 기록에 업데이트하며, 특정 약물 처방 시 알레르기 반응을 일으킬 수 있다고 경고해주는, 살아있는 '스마트 진료 비서' 와 같다.

■ 무엇이 다른가?: 종이 차트 시대와의 작별

EMR의 혁신성을 이해하기 위해서는 과거 종이 차트 시대의 풍경을 떠올려보는 것이 가장 효과적이다. 수십 년간 의료 현장을 지배했던 종이 차트는 그 자체로 많은 한계를 가지고 있었다.

전통적 종이 차트 vs. 전자의무기록(EMR) 심층 비교

의료 기록 시스템의 혁신적 변화와 임상 현장의 실질적 영향

비교 항목	전통적 종이 차트	전자의무기록 (EMR)	핵심 변화와 의미
기록과 판독	의사의 수기(손글씨)로 작성 악필로 인한 판독 불가/오류 발생	키보드, 표준 서식, 음성 인식 등으로 입력 누구나 명확하게 판독 가능	**환자 안전 증대:** 처방 약물이나 용량을 잘못 읽어 발생하는 투약 사고를 원천적으로 차단합니다.
정보 접근성	한 번에 한 사람만 열람 가능 차트실에서 물리적으로 찾아와야 함	권한 내 다수의 사용자가 동시 접속 가능 네트워크가 연결된 곳이면 어디서든 즉시 조회	**진료 효율 극대화:** 외래 진료실 의사와 병동 간호사, 수술실 마취과 의사가 '동시에' 한 환자의 정보를 보며 협진할 수 있습니다.
정보의 이동	사람이 직접 들고 운반해야 함 분실, 훼손, 뒤바뀔 위험 상존	네트워크를 통해 0.1초 만에 전송 데이터는 분실되지 않고 안전하게 전달	**업무 프로세스 혁신:** 1층 영상의학과에서 찍은 CT 영상이 5층 병동에서 즉시 조회 가능해지면서 불필요한 이동과 대기 시간이 사라집니다.
데이터 검색	특정 기록을 찾으려면 수십 장의 차트를 일일이 손으로 넘겨야 함	키워드, 날짜, 검사명 등으로 수 초 내에 원하는 정보 검색	**의사결정 속도 향상:** "이 환자 3년 전에 어떤 항생제 썼지?"라는 질문에 대한 답을 즉시 찾을 수 있습니다.
의사결정 지원	의사의 기억과 경험에 전적으로 의존	자동 경고 및 정보 추천(CDSS) (예: 약물 알레르기, 금기 약물 경고)	**의료 과오 예방:** 시스템이 의사의 실수를 보완해주는 '안전망' 역할을 수행하여 진료의 질을 상향 평준화합니다.

공간과 비용

전통적 종이 차트	전자의무기록 (EMR)
차트 보관을 위한 거대한 물리적 공간(차트실) 필수 관리 인력, 유지 비용 발생	서버실 또는 클라우드에 데이터를 저장 물리적 공간 불필요, 관리 자동화

병원 경영 효율화: 차트실 공간을 진료나 환자를 위한 공간으로 재활용하고, 관리 비용을 절감할 수 있습니다.

데이터 활용

전통적 종이 차트	전자의무기록 (EMR)
통계나 연구를 위해서는 수작업으로 데이터를 재입력해야 함 (사실상 불가능)	축적된 데이터를 빅데이터로 활용하여 임상 연구, 질병 예측 등에 사용

의학 발전 기여: 수만 명의 당뇨병 환자 데이터를 분석해 가장 효과적인 치료 패턴을 찾아내는 등 데이터 기반 의학 연구의 문을 엽니다.

그림 4-1_ 수기의무기록과 전자의무기록 비교

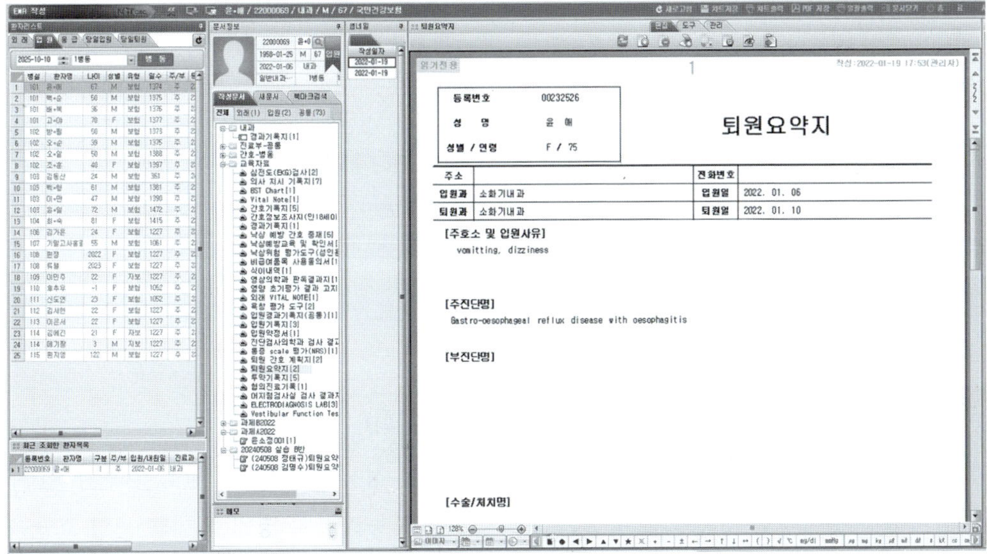

그림 4-2_ 전자의무기록시스템

2) EMR 도입 배경: 왜 EMR은 '선택'이 아닌 '필수'가 되었나?

EMR의 도입은 단순히 '더 편리해서'가 아니었습니다. 변화하는 의료 환경 속에서 더 이상 해결할 수 없었던 문제들에 대한 '필수적인 해결책'으로 등장했다.

첫째, 더 안전하고 질 높은 의료에 대한 요구(의료 질 개선)

환자의 생명을 다루는 의료 현장에서 '실수'는 치명적인 결과를 낳게 된다. EMR은 이러한 인간의 실수를 시스템적으로 보완해주는 강력한 도구이다.

> ☞ **사례 1.** 과거에는 의사가 흘려 쓴 약 용량 '10.0mg'을 간호사가 '100mg'으로 잘못 보고 10배의 약물을 투여하는 사고가 발생할 수 있었다. 하지만 EMR의 처방전달시스템(OCS)에서는 의사가 직접 약품을 선택하고 정해진 단위와 용량을 입력하며, 시스템은 성인/소아 표준 용량을 벗어날 경우 "경고: 용량이 너무 많습니다"와 같은 알림을 띄워 실수를 미연에 방지한다.

둘째, 흩어진 정보를 하나로 모아 즉시 활용해야 할 필요성(정보 접근성 향상)

현대 의료는 여러 진료과가 협력하는 '팀플레이'이다. 환자 한 명을 위해 내과, 외과, 영상의학과, 약제팀 등 수많은 전문가가 협력해야 한다. 이때 가장 중요한 것이 바로 '원활한 정보 공유'이다.

☞ **사례 2.** 심장질환이 있는 환자가 교통사고로 정형외과에 입원했다. 수술을 위해 마취를 해야 하는데, 환자가 복용 중인 심장약(항응고제)이 수술 시 과다출혈을 유발할 수 있다. 종이 차트 시대였다면 정형외과 의사가 내과에 연락해 차트를 요청하고 기다려야 했지만, EMR 환경에서는 클릭 몇 번으로 환자의 전체 투약 이력을 즉시 확인하고 마취과 의사와 공유하여 안전한 수술 계획을 세울 수 있다.

셋째, 복잡한 병원 업무를 단순화해야 할 절박함(행정 효율화)

병원은 진료뿐만 아니라 접수, 수납, 검사 예약, 보험 청구 등 수많은 행정 업무가 쉴 새 없이 일어나는 곳이다. EMR은 이 복잡한 프로세스를 자동화하여 병원 전체의 운영 효율을 높인다.

☞ **사례 3.** 환자가 진료를 마치면, 의사가 EMR에 입력한 진단명과 처방 코드는 자동으로 원무팀의 진료비 계산 시스템으로 전송된다. 환자는 수납 창구에서 기다릴 필요 없이 모바일 앱으로 바로 결제할 수 있고, 병원은 건강보험심사평가원에 보낼 청구 데이터를 자동으로 생성할 수 있다. 과거 수십 명의 직원이 수작업으로 하던 일이 시스템을 통해 순식간에 처리되는 것이다.

3) 의료기관 내 EMR의 역할: 병원의 '중추 신경망'

EMR은 병원이라는 유기체 안에서 뇌와 각 신체 부위를 연결하는 '중추 신경망' 과 같은 역할을 한다. 단순히 정보를 저장하는 창고가 아니라, 정보가 필요한 곳에 정확하고 빠르게 흐르도록 만들어 병원 전체가 하나의 유기체처럼 움직이게 한다.

(1) **임상 진료의 중심:** 의사, 간호사 등 모든 의료진의 업무 시작과 끝. 환자 상태 파악, 기록, 처방, 협진 의뢰 등 모든 의료행위가 EMR을 통해 이루지게 된다.

(2) **커뮤니케이션 허브:** 진료실의 의사, 병동의 간호사, 약제팀의 약사, 원무팀의 행정 직원이 EMR이라는 단일 플랫폼을 통해 환자 정보를 실시간으로 공유하며 소통한다.

(3) **지식 및 의사결정 지원:** 최신 치료 가이드라인, 약물 정보 데이터베이스와 연결되어 의료진에게 근거 기반의 진료를 할 수 있도록 지원한다.

(4) **데이터의 원천:** 병원에서 발생하는 모든 임상 및 행정 데이터의 출발점. 이 데이터가

모여 병원 경영 분석, 의료 연구, 국가 보건 정책 수립의 기초가 된다.

2 | 전자의무기록(EMR) 구조 및 시스템 기능

1) EMR 전체 시스템 구조: 데이터의 생명 주기

우리가 병원에서 보는 EMR 화면은 거대한 빙산의 일각에 불과하다. 그 이면에서는 수많은 데이터가 생성되고, 안전하게 보관되며, 지능적으로 가공되어 필요한 사람에게 전달되는 복잡한 과정이 실시간으로 일어난다. EMR 시스템은 마치 우리 몸의 '디지털 신진대사 시스템' 과 같다. 음식물(데이터)을 섭취(입력)하고, 영양소로 분해하여 저장(저장)하며, 몸이 필요로 하는 에너지로 변환(처리)하고, 다른 세포와 신호를 주고받으며(교환), 이 모든 과정을 바이러스로부터 보호(보안)한 뒤, 최종적으로 활동(자료 제공)하는 것과 같다.

이러한 데이터의 생명 주기는 크게 6가지 핵심 영역으로 구성된다.
(1) **입력(Input)**: 환자의 모든 정보가 시스템으로 들어오는 첫 단계
(2) **저장(Storage)**: 입력된 데이터를 안전하고 체계적으로 보관하는 '디지털 라이브러리'
(3) **처리(Processing)**: 단순 데이터를 '의미 있는 정보'로 가공하는 '두뇌'
(4) **교환(Exchange)**: 병원 안팎으로 정보를 주고받는 '소통 채널'
(5) **보안(Security)**: 모든 과정을 감싸는 '철통 같은 방어막'
(6) **자료 제공(Presentation)**: 사용자에게 최적화된 모습으로 정보를 보여주는 '얼굴'

2) 각 구성요소별 기능 심층 분석

(1) 자료 입력 (Input): EMR의 '입' - 모든 정보의 시작점
EMR에 들어가는 데이터는 크게 두 종류로 나눌 수 있다.

① 정형 데이터(Structured Data): '정해진 틀'에 맞춰 입력하는 데이터
　㉠ **예시**: 환자의 성별을 '남/여' 중 선택, 혈압 수치를 '120/80'처럼 숫자로 입력, 진단명을 국제질병분류코드(KCD) 목록에서 선택하는 것

ⓛ 장점: 컴퓨터가 이해하고 분석하기 매우 쉬움. "지난달 고혈압 환자 중 혈압이 140 이상인 남성 환자는 몇 명인가?"와 같은 통계 분석이 즉시 가능

② 비정형 데이터(Unstructured Data): '자유로운 형식'으로 입력하는 데이터

ⓖ **예시**: 의사가 진료 차트에 "환자는 일주일 전부터 간헐적으로 쥐어짜는 듯한 흉통을 호소했으며, 계단을 오를 때 증상이 심해진다고 함"과 같이 서술형으로 기록하는 것

ⓛ **장점**: 정형 데이터로 담기 어려운 미묘한 뉘앙스나 상세한 환자 상태를 풍부하게 기록할 수 있음. 최근에는 자연어 처리(NLP) 기술을 이용해 이 비정형 데이터를 분석하려는 연구가 활발함

(2) 데이터 저장 및 관리(Storage): EMR의 '디지털 라이브러리'

수많은 환자의 데이터는 어디에, 어떻게 보관될까? 바로 EMR의 저장 시스템이다. 이는 단순히 파일을 모아두는 폴더가 아니라, 원하는 책(데이터)을 1초 만에 찾아주는 거대한 첨단 도서관과 같다.

① 데이터베이스(Database): EMR의 핵심 저장소로, 데이터를 체계적으로 분류하고 색인(Index)을 만들어 놓은 '스마트 파일링 캐비닛', 덕분에 "김OO 환자의 2023년 5월 10일 혈액검사 결과"를 순식간에 찾아낼 수 있음

② 서버(Server): 이 데이터베이스를 담고 있는 고성능 컴퓨터

③ 자체 구축형(On-premise): 병원이 직접 서버 컴퓨터를 구매해 병원 내 전산실에 설치하고 운영하는 방식(비유: 우리 집 지하에 개인 서재를 만드는 것). 장점은 데이터 통제권이 확실하다는 것이고, 단점은 초기 구축 비용과 유지보수 인력이 필요하다는 점

④ 클라우드 기반(Cloud-based): 아마존(AWS), 구글(GCP) 같은 전문 업체가 운영하는 거대한 데이터 센터의 공간을 빌려 쓰는 방식(비유: 국립중앙도서관의 전문 서고를 임대하는 것). 장점은 저렴한 초기 비용과 뛰어난 확장성, 강력한 보안이며, 최근 중소병원을 중심으로 빠르게 확산되고 있음

(3) 정보 처리 및 임상 지원(Processing): EMR의 '두뇌'

이 부분이 바로 EMR을 '스마트한 진료 비서'로 만드는 핵심이다. 저장된 데이터를 지식으로 바꾸어 의료진의 판단을 돕는다.

① 데이터에서 정보로, 정보에서 지식으로

㉠ **데이터(Data)**: "A 환자, 크레아티닌 수치 2.5mg/dL" (단순 사실)

㉡ **정보(Information)**: "A 환자의 크레아티닌 수치가 정상 범위를 초과함(신기능 저하 의심)" (데이터에 의미 부여)

㉢ **지식/의사결정 지원(Knowledge/Decision Support)**: "경고: 신기능 저하가 의심되는 A 환자에게 신독성 부작용이 있는 B 항생제를 처방하려 합니다. 대체 약물을 고려하십시오." (정보를 바탕으로 구체적인 행동 제안)

이러한 지능적인 역할을 하는 시스템을 임상의사결정지원시스템(Clinical Decision Support System, CDSS)이라 부르며, 다음과 같은 일을 한다.

㉠ **약물 상호작용 및 알러지 경고**: 두 가지 약을 함께 처방했을 때 생길 수 있는 부작용을 미리 알려준다.

㉡ **표준 진료 가이드라인 제공**: 특정 질병 진단 시, 표준화된 치료 절차나 최신 지견을 보여준다.

㉢ **예방 접종 및 검진 알림**: 환자의 나이와 성별에 맞춰 "만 50세 이상, 대장내시경 검진 대상입니다"와 같은 알림을 띄운다.

(4) 정보 교환 및 공유(Exchange): EMR의 '언어와 소통 능력'

병원은 수많은 부서가 협력하는 곳이다. EMR은 이 부서들이 서로 다른 '언어'를 쓰지 않고 원할히 소통하도록 돕는 '통역사' 역할을 한다.

① 병원 내부 통신(하위 시스템 연동)

㉠ **OCS(처방전달시스템)**: 의사가 내린 처방(진료실)을 주사실, 약제실, 검사실로 전달하는 '메신저'

㉡ **PACS(의료영상저장전송시스템)**: CT, MRI 같은 영상(영상의학과)을 진료실과 병동으로 전송하는 '디지털 앨범'

㉢ **LIS(검사실정보시스템)**: 혈액검사 장비(진단검사의학과)와 EMR을 연결해 결과를 자동으로 입력하는 '성적표 자동 전송 시스템'

② 병원 외부 통신(상호운용성)

A병원에서 진료받던 환자가 B병원으로 갈 때, 진료기록을 CD에 복사해가는 이유는 두 병원의 EMR이 서로 '말이 통하지 않기' 때문이다. 이를 해결하기 위한 '공통 언어'가 바로 표준이다.

㉠ HL7(Health Level Seven): 진단명, 처방, 검사 결과 등 텍스트 기반 의료 정보를 교환할 때 사용하는 국제 표준 통신 규약. '의료계의 공용어'와 같다.

㉡ DICOM(Digital Imaging and Communications in Medicine): CT, MRI 등 의료 영상을 교환할 때 사용하는 국제 표준. '의료 영상계의 표준어'이다.

(5) 보안 기능(Security): EMR의 '디지털 요새'

환자의 의료 정보는 가장 민감한 개인정보이다. 신용카드 정보보다 해커들에게 더 비싼 값에 팔리기도 한다. 따라서 EMR 보안은 여러 겹의 방어막으로 이루어진 '디지털 요새'와 같다.

① 접근 통제(Access Control): '신분증과 출입 카드'. 의사, 간호사, 원무과 직원 등 역할에 따라 EMR에서 접근할 수 있는 정보의 범위와 권한을 다르게 부여한다(RBAC, 역할 기반 접근 제어).

② 암호화(Encryption): '비밀 편지'. 중요한 데이터는 컴퓨터만 아는 암호로 변환하여 저장하고 전송한다. 만약 데이터가 유출되더라도 암호를 풀지 못하면 내용을 알 수 없다.

③ 감사 추적(Audit Trail): '24시간 작동하는 CCTV'. 누가, 언제, 어떤 컴퓨터에서 어떤 환자의 정보에 접근했는지 모든 기록을 자동으로 남겨, 문제 발생 시 원인을 추적하고 책임을 물을 수 있다.

④ 전자서명(Digital Signature): '인감도장'. 의료법에 따라 의사는 자신의 진료 기록에 공인인증서 등 전자서명 기반의 전자서명을 해야 한다. 이는 기록의 작성자가 본인임을 증명하고, 기록이 위 · 변조되지 않았음을 보장하는 법적 장치이다.

3 | IoM 8대 전자의무기록 핵심 기능

1) '좋은 EMR'의 기준: IoM의 8가지 약속

세상에는 수많은 종류의 EMR 소프트웨어가 있다. 그렇다면 어떤 EMR이 '좋은 EMR'일까요? 단순히 디자인이 예쁘거나, 기록하기 편한 시스템일까요? 자동차를 살 때, 우리는 디자인뿐만 아니라 에어백, 브레이크 성능, 안전벨트와 같은 핵심 안전 기능이 제대로 갖추어져 있는지 반드시 확인한다. EMR도 마찬가지이다. 환자의 생명을 다루는 도구이기에, 반드시 갖춰야 할 핵심 기능 '표준'이 필요하다.

이러한 국제적 표준을 제시한 곳이 바로 미국의 최고 의료 정책 자문기관인 미국 의학연구원(Institute of Medicine, IoM)이다. IoM은 "이 8가지 기능만큼은 어떤 EMR이든 반드시 갖춰야 환자에게 안전하고, 효율적인 의료를 제공할 수 있다"는 일종의 '8가지 약속'을 발표했다. 이 약속은 오늘날 전 세계 EMR 개발과 인증의 가장 중요한 기준으로 사용되고 있다.

2) 8대 핵심 기능 심층 분석: 시나리오로 이해하기

(1) 건강 및 진료정보 제공 기능(Health Information and Data)

① **개념**: 환자의 과거 병력, 현재 복용 약물, 알레르기, 검사 결과 등 흩어져 있는 모든 정보를 한곳에 모아, 의료진이 필요할 때 즉시 볼 수 있게 제공하는 기능이다. EMR의 가장 기본이 되는 '통합 정보 창고' 기능이다.

② **핵심 의의**: 의료진의 기억력에 의존하던 진료를 데이터 기반의 정확한 진료로 바꾸어 준다.

☞ **사례 1.** 의식불명 상태의 한 남성이 119 구급대에 의해 응급실로 실려 왔다. 환자의 신원을 겨우 확인한 응급의학과 의사는 즉시 EMR에 접속해 환자의 과거 기록을 조회한다. 조회 결과, 이 환자가 '페니실린' 항생제에 치명적인 알레르기(아나필락시스 쇼크) 병력이 있고, 현재 심장질환으로 항응고제를 복용 중임을 30초 만에 확인한다. 의사는 즉시 페니실린 계열 항생제를 제외하고, 출혈 위험이 큰 시술을 피하는 응급 처치 계획을 세운다. EMR의 신속한 정보 조회가 환자의 생명을 구한 것이다.

(2) 처방 및 진료결과 관리 기능(Result Management)

① **개념**: 혈액검사, CT, MRI 등 각종 검사 결과를 의료진에게 정확히 전달하고, 과거 결과와 비교하여 그 변화 추이를 시각적으로 보여주는 기능이다. 또한, 정상 범위를 벗어난 '위험 수치'를 자동으로 알려준다.

② **핵심 의의**: 수많은 검사 결과 속에 숨어있는 의미 있는 변화와 위험 신호를 놓치지 않도록 돕는다.

> ☞ **사례 2.** 당뇨병으로 정기적인 진료를 받는 박OO 환자. 내과 의사는 EMR 화면에 지난 3년간의 당화혈색소(HbA1c) 수치 변화를 그래프로 확인한다. 그래프를 통해 최근 6개월간 수치가 계속 오르고 있음을 환자와 함께 확인하고, 생활 습관 개선과 약물 변경의 필요성을 설득력 있게 설명한다. 바로 그때, 오늘 시행한 혈액검사 결과 중 '칼륨(K) 수치'가 위험 수준으로 높다는 경고 알림이 화면에 뜬다. 의사는 즉시 심장 기능에 이상이 생길 수 있음을 인지하고 응급 투석을 위한 조치를 시작한다.

(3) 처방입력 및 관리 기능(Order Entry Management)

① **개념**: 의사가 손글씨가 아닌 컴퓨터를 통해 직접 약, 검사, 주사 등을 처방하는 CPOE (Computerized Provider Order Entry) 기능이다.

② **핵심 의의**: '읽기 어려움(illegibility)'과 '계산 착오(miscalculation)'라는 두 가지 치명적인 처방 오류를 시스템적으로 예방한다.

> ☞ **사례 3.** 소아과 의사가 5살, 체중 18kg인 아이에게 항생제를 처방하려 한다. EMR의 CPOE 화면에서 약품을 선택하자, 시스템이 아이의 체중 정보를 자동으로 불러와 소아 표준 용량인 '1회 3.6cc, 1일 3회'를 자동 계산하여 추천한다. 또한, 의사가 실수로 성인 용량을 입력하자 "경고: 소아 표준 용량을 초과했습니다"라는 팝업창을 띄워 의사의 실수를 바로잡아 준다.

(4) 임상의사결정지원 기능(Decision Support)

① **개념**: EMR의 '두뇌' 역할. 환자 데이터와 의학 지식 데이터베이스를 실시간으로 분석하여, 진료 과정에서 발생할 수 있는 위험을 경고하고 더 나은 선택을 추천해주는 모든 지능형 기능(CDSS)을 말한다.

② **핵심 의의**: 의사의 지식과 경험을 보완하여, 더욱 안전하고 표준화된 진료를 가능하게 하는 '스마트한 동료' 역할을 한다.

☞ **사례 4.** 고혈압 약을 처방받던 환자가 무좀이 생겨 피부과 진료를 본다. 피부과 의사가 EMR에 먹는 무좀약(항진균제)을 처방하자, 화면에 빨간색 경고창이 나타난다. "주의! 이 무좀약은 환자가 복용 중인 고혈압약과 상호작용하여 심각한 부정맥을 유발할 수 있습니다. 바르는 연고 또는 다른 계열의 약물 사용을 권장합니다." CDSS가 서로 다른 과에서 처방한 약물 간의 위험한 상호작용을 미리 발견해준 것이다.

(5) 전자의료정보 공유 및 연결성 기능(Electronic Communication and Connectivity)

① **개념**: 병원 내 의사, 간호사, 약사 간의 소통은 물론, 다른 병원과의 진료 정보를 표준화된 방식(HL7 등)으로 안전하게 주고받는 기능이다.

② **핵심 의의**: 환자가 어느 병원에 가든, 진료가 단절되지 않고 연속적으로 이어지도록 만들어 준다.

☞ **사례 5.** 지방 소도시에 사는 최OO 환자가 동네 의원에서 뇌졸중 의심 진단을 받았다. 의원 원장은 환자의 동의를 얻어, 정부의 '진료정보교류 시스템' 을 통해 환자의 기본 진료기록, 혈액검사 결과, 뇌 CT 영상 파일을 클릭 한 번으로 서울의 상급종합병원 신경과 교수에게 전송한다. 서울의 교수는 환자가 도착하기 전에 미리 상태를 파악하고 최적의 치료 계획을 준비할 수 있었다.

(6) 환자 지원 기능(Patient Support)

① **개념**: 환자가 '환자 포털'이나 모바일 앱을 통해 자신의 의료 정보에 직접 접근하고, 진료 과정에 능동적으로 참여하도록 돕는 기능이다.

② **핵심 의의**: 정보의 주도권을 환자에게 부여하여, 수동적인 치료 대상에서 능동적인 건강 관리의 주체로 변화시킨다.

☞ **사례 6.** 이OO 씨는 스마트폰의 병원 앱을 통해 3일 전 받았던 건강검진 결과를 확인한다. 어려운 의학 용어 옆에는 이해를 돕는 설명이 붙어있다. 결과를 보던 중 궁금한 점이 생겨, 앱의 '의료진 문의' 기능을 통해 담당 간호사에게 메시지를 보낸다. 또한, 다음 외래 진료 일정을 앱으로 직접 예약하고 진료비를 미리 결제한다. 더 이상 결과를 받기 위해 병원에 방문하거나, 전화로 예약하느라 시간을 낭비하지 않는다.

(7) 환자 관련 행정지원 기능(Administrative Processes)

① **개념**: 진료 예약, 보험 자격 조회, 진료비 수납, 보험 청구 등 복잡한 병원 행정 업무를 자동화하고 능률적으로 만드는 기능이다.

② **핵심 의의**: 의료신과 행정 직원이 반복적인 서류 작업에서 벗어나, 환자를 돌보는 본연의 업무에 더 집중할 수 있게 한다.

☞ **사례 7.** 환자가 진료를 마치고 의사가 EMR에 '급성 충수염'이라는 진단명과 '복강경 충수절제술'이라는 수술명을 입력하고 저장하는 순간, 이 정보는 자동으로 원무팀으로 전송된다. 원무팀 시스템은 해당 코드에 맞는 보험 수가를 자동으로 계산하여 진료비를 산출하고, 건강보험심사평가원에 보낼 청구 자료 초안을 생성한다.

(8) 통계 및 국민건강자료 관리 기능(Reporting and Population Health)

① **개념**: 개별 환자 진료를 넘어, EMR에 축적된 수많은 환자의 익명화된 빅데이터를 분석하여 질병의 유행을 감시하고, 공중 보건 정책을 수립하며, 임상 연구에 활용하는 기능이다.

② **핵심 의의**: 개인 치료를 넘어 사회 전체의 건강 수준을 향상시키는 데 기여하는, EMR의 사회적 가치를 실현하는 기능이다.

☞ **사례 8.** 매년 겨울, 질병관리청은 전국 주요 병원의 EMR로부터 실시간으로 독감 의심 환자 발생 현황 데이터를 (개인정보는 제거된 채) 전송받는다. 이 데이터를 통해 올해 유행하는 바이러스의 종류, 지역별 확산 속도, 특정 연령대의 감염률 등을 지도에 시각화하여 파악하고, 이를 바탕으로 '독감 유행 주의보'를 발령하는 등 국가적 방역 정책을 결정한다.

4 | 전자의무기록 발전 단계 및 역사

1) 의무기록의 진화

오늘날 우리가 사용하는 EMR은 하늘에서 뚝 떨어진 발명품이 아니다. 마치 전화기가 벽돌만 한 무선전화기에서 스마트폰으로 진화했듯, 의료기록 역시 수십 년에 걸쳐 기술의 발전과 시대의 요구에 따라 모습이 바뀌어 왔다.

이 과정을 대표하는 세 가지 핵심 용어가 바로 CMR, EMR, EHR이다.

(1) 1단계: CMR(Computerized Medical Record)

① 개념

1970~80년대, 컴퓨터가 병원에 처음 도입되던 시기의 초기 형태다. 기존의 종이 차트를 그대로 컴퓨터 파일로 옮겨놓은 수준으로, '영상 의무 기록'으로 불린다.

② 시대적 배경과 기술

당시는 거대한 메인프레임 컴퓨터를 소수의 전문가만 다루던 시대였다. 데이터베이스 기술이 초기 단계였고, 시스템 간 네트워크 연결이라는 개념 자체가 희박했다.

③ 핵심 목적과 기능

주된 목적은 기록의 '보관'과 '검색'이었다. 쌓여만 가는 종이 차트를 보관할 공간을 줄이고, 특정 기록을 조금 더 빨리 찾아보는 것이 목표였다. 진료과, 약제과, 원무과 등 각 부서가 자신들의 업무 편의를 위해 개별적인 전산 프로그램을 도입했다(예: 진료비 계산 프로그램, 약품 재고 관리 프로그램).

④ 명확한 한계

'정보의 섬(Silo)' 현상으로 진료과의 컴퓨터에 저장된 환자 기록을 원무과 컴퓨터에서는 볼 수 없었다. 각 시스템은 서로 말을 할 줄 모르는 외딴 섬과 같았다. 진료 지원기능이 전무하여 의사의 의사결정을 돕는 지능적인 기능(CDSS)은 상상할 수 없었고, 종이 차트의 불편함을 일부 해소하는 보조 도구에 머물렀다.

(2) 2단계: EMR(Electronic Medical Record)

① 개념

1990년대 후반~2000년대에 본격화된, '단일 의료기관 내에서' 발생하는 모든 의료 정보를 하나의 시스템으로 통합하여 관리하는 형태다. 현재 우리가 가장 보편적으로 'EMR'

이라고 부르는 개념이다.

② 시대적 배경과 기술

클라이언트-서버(C/S) 시스템과 관계형 데이터베이스(RDB) 기술이 보편화되었으며 병원 내부에 근거리 통신망(LAN)이 구축되면서 부서 간 컴퓨터 연결이 가능해졌다.

③ 핵심 목적과 기능

주된 목적은 '병원 내 업무 효율성 극대화'였다. 흩어져 있던 정보의 섬들을 다리로 연결하여 하나의 왕국으로 만드는 것이 목표였다. OCS, PACS, LIS 등 하위 시스템들이 유기적으로 연동되어, 의사가 처방을 내리면 그 정보가 실시간으로 약제팀, 간호팀, 검사실로 전달되었다.

④ 명확한 한계

'기관 중심(Institution-centric)'의 한계로 해당 병원 내에서는 매우 효율적이었지만, 성벽으로 둘러싸인 왕국처럼 다른 병원과의 소통은 여전히 단절되었다. 환자가 A병원에서 B병원으로 옮기면, A병원의 EMR 정보는 아무 소용이 없었다.

(3) 3단계: EHR(Electronic Health Record)

① 개념

EMR의 최종 진화형으로, 여러 의료기관과 장소에 흩어져 있는 개인의 건강정보를 표준화된 방식으로 연결하고 통합하여, 환자와 의료진이 언제 어디서든 포괄적인 건강 기록을 조회할 수 있는 광의의 개념이다.

② 시대적 배경과 기술

인터넷과 클라우드 컴퓨팅 기술의 발전이 핵심 기반이 되었다. HL7, DICOM 등 국제 '표준'의 중요성이 부각되며 시스템 간 상호운용성(Interoperability) 확보가 기술적 목표가 되었다.

③ 핵심 목적과 기능

궁극적인 목적은 '환자 중심의 연속성 있는 평생 건강 관리'다. 환자가 태어나서 사망할 때까지 발생하는 모든 건강 기록을 하나의 거대한 흐름으로 관리하는 것이다.

이를 통해 중복 검사와 중복 처방을 방지하고, 환자가 병원을 옮기더라도 진료가 단절되지 않도록 보장한다.

④ 현재와 미래

EHR은 아직 완전히 구현되지 않은, 현재진행형의 목표이다. 각국 정부가 추진하는 '진료정보교류 사업'이 바로 EHR로 나아가는 과정이다.

2) 타임라인으로 보는 국내외 EMR 발전 역사

(1) 대한민국: 압축 성장의 역사

① ~1980년대(태동기): 일부 대형병원을 중심으로 원무/보험 청구 업무를 전산화하는 초기 HIS(병원정보시스템) 도입

② 1994년(전환점): 삼성서울병원이 개원과 동시에 OCS를 전면적으로 가동. 국내 병원들의 OCS 도입 경쟁을 촉발하는 계기가 됨

③ 2002년(법제화): 의료법 개정으로 '전자의무기록'의 법적 지위가 공식 인정됨. EMR 도입의 가장 큰 법적 걸림돌이 해소됨

④ 2000년대(EMR 확산기): 분당서울대병원의 '100% 디지털 병원' 선언 등 상급종합병원을 중심으로 본격적인 EMR 구축 붐 발생

⑤ 2010년대(EHR 시도기): 정부 주도의 '진료정보교류 사업'이 시작되어, 병원 간 정보교류를 통한 EHR 개념 실현 시도

⑥ 2020년(표준화/성숙기): 'EMR 시스템 인증제' 의무화. 국가가 EMR의 품질과 표준, 보안을 관리하는 시대로 진입. '마이 헬스웨이' 플랫폼 사업을 통해 개인 중심의 데이터 활용 시대를 준비

(2) 미국: 강력한 정책 드라이브

① ~2000년대 초반(자유 시장기): 정부 개입 없이 민간 시장 중심으로 EMR이 개발/보급되었으나, 높은 비용과 표준 부재로 도입률이 매우 저조했음

② 2004년(정책 기반 마련): 부시 행정부, ONC(국가보건IT조정실)를 설립하여 국가적 의료정보화 전략 수립 시작

③ 2009년(게임 체인저): 오바마 행정부, HITECH 법안 제정. 인증된 EMR을 도입하고 '의미 있는 활용(Meaningful Use)' 목표를 달성하는 병원에 막대한 인센티브(보조금)를 지급. 이는 미국 EMR 도입률을 폭발적으로 증가시킨 결정적 계기가 됨

④ 2016년(상호운용성 강화): '21세기 치유법'을 통해 EMR 회사들이 데이터를 독점하지 못하도록 데이터 개방을 의무화하고, 환자의 정보 접근권을 강화

5 | 국내 EMR 도입 현황과 정책 발전

1) 대한민국 EMR 현주소: '가장 빠르고, 가장 넓게'

우리나라는 전국적인 초고속 인터넷망과 높은 IT 활용도를 바탕으로, 세계에서 가장 빠르고 넓게 EMR을 보급한 국가로 평가받는다. 2025년 현재, '종이 차트를 쓰는 병원'을 찾아보기 힘들 정도로 EMR은 의료 현장의 표준이 되었다.

(1) 기관 종별 도입 현황 심층 분석

① 상급종합병원 및 종합병원(도입률 99% 이상)

㉠ **특징**: 2000년대 초반부터 막대한 자본을 투자하여 자체적으로 EMR 시스템을 개발하거나, 대규모 맞춤형으로 구축했다. 이들 병원의 EMR은 단순히 진료 기록을 넘어, 병원 전체의 운영을 통제하는 거대한 '병원정보시스템(HIS)'의 일부로 작동한다.

㉡ **고도화**: 최근에는 축적된 임상 데이터를 연구에 활용하기 위한 '임상데이터웨어하우스(Clinical Data Warehouse, CDW)'를 구축하고, AI 영상 판독 솔루션이나 신약 개발 플랫폼과 연동하는 등 데이터 활용 단계로 나아가고 있다.

② 의원급 의료기관(도입률 약 95% 이상):

㉠ **특징**: 의원급 시장은 소수의 전문 EMR 솔루션 업체(예: 유비케어 '의사랑', 비트

컴퓨터 '비트U차트' 등)가 공급하는 기성품(패키지) 소프트웨어를 사용하는 것이 일반적이다.

㉡ **클라우드 EMR의 부상**: 과거에는 의원 내에 직접 서버를 설치해야 했지만, 최근에는 월 구독료를 내고 인터넷을 통해 접속하는 클라우드 방식 EMR이 대세가 되고 있다. 이는 초기 설치 비용이 저렴하고, 법 · 제도 변경 시 자동 업데이트되며, 원장이 집이나 다른 장소에서도 접속할 수 있다는 장점 때문에 빠르게 확산되고 있다.

(2) 왜 한국은 EMR 도입이 빨랐을까?

① **높은 ICT 인프라**: 전국 어디서나 가능한 초고속 인터넷 환경

② **건강보험 청구 제도**: 모든 의료행위를 건강보험심사평가원에 전산으로 청구해야 하는 제도가 병원의 전산화 도입을 촉진했다.

③ **치열한 병원 간 경쟁**: 환자들에게 더 빠르고 편리한 서비스를 제공하려는 병원들의 경쟁이 EMR 도입의 동력이 되었다.

2) EMR을 움직이는 두 개의 기둥: 핵심 법·제도

EMR 시스템은 의료와 IT 기술의 결합체이므로, 두 영역을 관장하는 핵심 법률의 규제를 동시에 받는다. 이 법들은 EMR이 반드시 지켜야 할 '최소한의 규칙'이다.

(1) 의료법: EMR의 법적 지위와 의무 부여

제23조(전자의무기록):

"누구든지 정당한 사유 없이 전자의무기록에 저장된 개인정보를 탐지하거나 누출 · 변조 또는 훼손하여서는 아니 된다."

이는 EMR 정보의 보안 의무를 명시하며 전자의무기록을 안전하게 관리 · 보존하는 데 필요한 시설과 장비를 갖추도록 규정한다. (백업 시스템, 보안 장비 등) 기록의 신뢰성을 위해 전자서명이 기재되어야 함을 명시하여 법적 효력을 부여한다.

(2) 개인정보 보호법: 환자의 민감정보를 지키는 방패

환자의 진료 기록은 이름, 주민등록번호 같은 일반 개인정보보다 훨씬 더 민감하게 다뤄져야 할 '민감정보'로 분류된다.

① **기술적 · 관리적 보호조치 의무:** 개인정보 보호법은 EMR 시스템이 반드시 갖춰야 할 구체적인 보안 조치를 요구한다.
② **접근 통제:** 허가된 사람만 ID와 비밀번호, 생체인증 등을 통해 접근해야 한다.
③ **암호화:** 주민등록번호, 건강 정보 등은 저장 및 전송 시 반드시 암호화해야 한다.
④ **접속기록 보관:** 누가, 언제, 어디서, 어떤 정보를 봤는지 최소 1년 이상 기록을 남겨야 한다.

3) '좋은 EMR'을 가려내는 국가 자격증: EMR 인증제

과거에는 EMR의 기능이나 보안 수준이 천차만별이었다. 이로 인해 환자안전에 위협이 되거나, 병원 간 정보 교류가 어려운 문제가 발생했다. 이에 정부는 2020년부터 '전자의무기록시스템 인증제'를 도입하여, EMR이 국가가 정한 최소한의 품질 기준을 통과했음을 공식적으로 증명해주기 시작했다. 마치 가전제품에 붙어있는 'KC 안전인증 마크'와 같다.

(1) 무엇을 인증하는가?(3대 인증 기준)

① **기능성(Functionality):** IoM 8대 핵심 기능 등 환자안전과 진료 연속성을 위한 필수 기능들을 제대로 갖추었는가? (예: 처방 시 약물 알레르기 정보가 연동되는가?)
② **상호운용성(Interoperability):** 다른 병원과 진료 기록을 주고받을 때, 국가 표준(HL7 CDA)을 준수하여 데이터가 깨지지 않고 전달되는가?
③ **보안성(Security):** 의료법과 개인정보 보호법에서 요구하는 보안 요구사항을 충실히 이행하고 있는가? (예: 암호화, 접근 통제 등)

인증제는 EMR 솔루션의 품질을 상향 평준화하고, 병원들이 믿고 선택할 수 있는 기준을 제시하며, 향후 국가적 EHR 생태계의 기술적 토대를 마련하는 중요한 역할을 한다.

4) 미래를 향한 정부의 로드맵: 연결과 참여

정부는 단순히 EMR 보급에 만족하지 않고, 축적된 데이터를 '연결'하고 그 활용의 주도권을 '국민'에게 돌려주는 방향으로 정책을 추진하고 있다.

(1) 진료정보교류(HI-FIVE) 사업: 병원 간의 벽을 허물다

① **개념**: 환자가 동의할 경우, 거점 병원과 협력 관계에 있는 병 · 의원 간에 표준화된 서식의 '교류 서식'(진료의뢰서, 회송서, 진료기록요약지 등)을 EMR을 통해 전자적으로 주고받는 사업이다.

② **목표**: 환자가 병원을 옮길 때마다 CD나 종이 서류를 발급받는 불편을 없애고, 의사가 환자의 이전 진료 기록을 참조하여 중복 검사를 줄이고 진료의 연속성을 높이는 것이며 EHR로 나아가는 현실적인 첫걸음이라 할 수 있다.

(2) 마이헬스웨이(나의건강기록) 플랫폼: 건강 정보의 주인이 '나'에게로

① **개념**: 여러 병원과 공공기관(건강보험공단, 심평원 등)에 흩어져 있는 나의 모든 건강 정보를, 내가 원할 때 스마트폰 앱 등에서 한눈에 조회하고, 내가 원하는 곳(예: 다른 병원, 건강관리 서비스 회사)에 전송하여 활용할 수 있도록 지원하는 국가 주도의 '디지털 건강 정보 고속도로'이다.

② 패러다임의 전환

㉠ **(과거)** 내 정보지만, 병원이 데이터를 소유하고 관리

㉡ **(미래, 마이헬스웨이)** 데이터는 병원에 저장되어 있더라도, 그 데이터에 대한 통제권과 활용권(열람, 전송 요구 등)은 정보의 주인인 '나(개인)'에게 돌아옴

③ **기대효과**: 국민 개개인이 자신의 건강 정보를 활용한 맞춤형 건강 관리의 주체가 되고, 이를 기반으로 혁신적인 디지털 헬스케어 산업 생태계가 조성될 것으로 기대

6 | 해외 EMR 도입 현황 및 국제 비교

1) 다른 길, 같은 목표: 세계의 EMR 정책

'디지털 기술을 통해 국민을 더 건강하게 만든다'는 목표는 전 세계 모든 국가가 공유한다. 하지만 그 목표에 도달하는 방법은 나라마다 천차만별이다. 이는 각국이 가진 의료 시스템의 DNA(공공 주도 vs 민간 중심), 사회 · 문화적 배경, 정치적 리더십이 모두 다르기 때문이다. 마치 같은 '정상'을 향해 등반하더라도, 어떤 나라는 정부가 앞장서서 안전한 길을 닦는 방식을 택하고, 어떤 나라는 등반가(병원)들이 각자 최고의 장비(EMR)를 사도록

경쟁을 유도하는 방식을 택하는 것과 같다.

2) 미국: '당근과 채찍'으로 시장을 움직이다

미국은 세계에서 가장 거대한 민간 의료 시장을 가진 나라이다. 정부가 병원을 직접 소유하는 대신, 수많은 민간 병원과 의원들이 보험회사를 통해 의료서비스를 제공하는 파편화된 구조이며 이러한 환경에서 정부는 어떻게 EMR 도입을 이끌었을까? 바로 '강력한 경제적 유인책' 이었다.

(1) HITECH 법안과 '의미 있는 활용(Meaningful Use)' 프로그램

2009년 이전, 미국의 EMR 도입률은 30%대에 머물렀다. EMR 도입이 의무가 아니었고, 수만 달러에 달하는 시스템 구축 비용을 개별 병원들이 감당하기 어려웠기 때문이다. 이에 오바마 행정부는 HITECH 법안이라는 극약 처방을 내놓게 되었다.

① **인센티브(Incentive)**: "정부가 인증한(Certified) EMR을 도입하고, 그것을 '의미 있게 활용'하는 의사에게 1인당 최대 44,000달러(약 5천만 원)의 보조금을 주겠다!"
'의미 있는 활용'이란? 단순히 EMR을 설치하는 것을 넘어, 3단계에 걸쳐 EMR을 잘 활용하고 있음을 증명해야 함

㉠ **1단계(2011~)**: 데이터 수집 및 공유(예: 환자 정보를 EMR에 입력하고, 환자에게 진료기록 사본 제공)

㉡ **2단계(2014~)**: 진료 프로세스 개선(예: EMR을 통한 환자와의 온라인 소통, 처방전 전자적 전송)

㉢ **3단계(2016~)**: 임상 결과 향상(예: CDSS 기능 활용, 환자 건강 데이터 분석)

② **패널티(Penalty)**: "만약 2015년까지 EMR을 도입하지 않는다면, 메디케어(Medicare) 수가를 매년 1%씩 삭감하겠다!"
이 '당근과 채찍' 전략은 엄청난 성공을 거두어, 미국의 EMR 도입률을 수년 만에 90% 이상으로 끌어올리는 기폭제가 되었다.

(2) 21세기 치유법: '연결'과 '환자 주권'으로의 전환

EMR이 널리 보급되자, 미국 정부의 정책 초점은 '도입'에서 '활용'으로 옮겨갔다. 2016년 제정된 '21세기 치유법(21st Century Cures Act)'은 두 가지를 강조한다.

① **상호운용성 강화**: EMR 업체들이 자사의 데이터 포맷을 독점하여 병원 간 정보 교류를 막는 행위, 즉 '정보 차단(Information Blocking)'을 법으로 금지했다.

② **환자의 데이터 접근권 강화**: 환자가 원할 경우, 스마트폰 앱 개발사 같은 제3자(Third-party)에게 자신의 의료 데이터를 표준화된 API(응용 프로그래밍 인터페이스) 형태로 쉽게 전송할 수 있도록 EMR 개방을 의무화했다.

3) 유럽: '국가'가 설계하는 디지털 건강 인프라

미국과 달리, 영국(NHS), 덴마크, 핀란드 등 대부분의 유럽 국가는 정부가 의료 시스템의 중심 역할을 하는 공공의료(National Health Service) 체계를 갖추고 있다. 따라서 EMR 정책 역시 개별 병원의 선택에 맡기기보다, 국가가 직접 나서서 거대한 '디지털 건강 인프라'를 구축하는 '톱다운(Top-down)' 방식으로 진행되었다.

(1) 성공 사례: 북유럽의 국가 EHR 플랫폼

① 덴마크(Sundhed.dk)

전 국민의 진료 기록, 처방전, 검사 결과를 하나의 국가 포털에서 관리한다. 환자는 자신의 모든 기록을 조회할 수 있고, 의사는 환자의 동의하에 다른 병원의 기록을 참조하여 진료한다. '전자 처방전'은 100% 정착되어, 환자는 병원에서 처방을 받으면 신분증만 가지고 전국 어느 약국에서든 약을 받을 수 있다.

② 핀란드(Kanta)

덴마크와 유사한 국가 EHR 서비스. 특히, 핀란드는 이렇게 축적된 익명화된 국가 보건 데이터를 2차적으로 활용하는 법(Act on the Secondary Use of Health and Social Data)을 제정하여, 신약 개발 및 공중 보건 연구를 국가적으로 장려하고 있다.

(2) 거대한 도전: 국경을 넘어서

유럽연합(EU)은 한발 더 나아가, 27개 회원국 국민이 EU 내 어느 나라를 여행하든 자신의 핵심 건강 정보(Patient Summary)와 전자 처방전을 활용할 수 있도록 하는 '유럽 건강 데이터 공간(European Health Data Space, EHDS)' 구축을 추진하고 있다. 이는 서로 다른 언어와 법률, 기술 시스템을 연결해야 하는 거대한 도전이지만, 성공한다면 진정한 의미의 대륙 단위 EHR이 실현될 것이다.

4) 일본: 신중하고 점진적인 디지털 전환

일본은 우리나라와 같이 전국민 건강보험을 운영하지만, EMR 보급은 상대적으로 신중하고 점진적으로 이루어졌다.

① 현황

대형 병원의 도입률은 높지만, 의원급 기관의 EMR 보급률은 우리나라나 미국에 비해 낮은 편으로 종이 차트와 영수증 컴퓨터(Receipt computer)를 병행 사용하는 곳이 여전히 많이 존재한다.

② 배경

- ㉠ **보수적인 의료 문화**: 변화에 신중한 의사 사회의 문화와 높은 자율성
- ㉡ **표준화 부재**: 정부의 강력한 표준화 정책이 부재하여 EMR 업체들이 각기 다른 규격으로 시스템을 개발, 상호운용성 확보가 어려움
- ㉢ **정책 동력 부족**: 미국과 같은 강력한 인센티브 정책 부족
- ㉣ **최근의 변화**: 코로나19 팬데믹을 계기로 디지털 전환의 필요성을 절감한 일본 정부는 최근 '의료 DX(Digital Transformation)'를 국가 핵심 과제로 선정하고, EMR 데이터 표준화 및 온라인 진료 확산을 위한 정책을 강력하게 추진하며 변화를 꾀하고 있다.

7 | EMR 도입 효과 및 미래 발전 과제

1) EMR이 만든 변화: 네 가지 측면의 혁신

EMR은 지난 20여 년간 단순히 종이를 대체하는 것을 넘어, 의료 현장의 패러다임 자체를 바꾸어 놓았다. 그 혁신적인 효과는 크게 네 가지 영역에서 뚜렷하게 나타난다.

(1) 의료의 질과 환자안전: '기억'에서 '기록'으로, '감'에서 '근거'로

환자안선의 비약적 향상: EMR 도입의 가장 위대한 성과는 '예방 가능한 의료 과오(Preventable Medical Errors)'를 극적으로 줄였다는 점이다.

① **투약 오류 감소**: CPOE와 CDSS는 마치 숙련된 약사가 의사의 어깨너머에서 처방을 검토해주는 것과 같다. 약물 간 상호작용, 환자의 알레르기, 연령/체중 금기 등을 시스템이 24시간 감시하여, 인간의 부주의나 지식 부족으로 발생할 수 있는 치명적인 실수를 막아준다.

② **진료의 표준화**: 의사의 개인적인 경험과 선호에 따라 달라질 수 있었던 진료가, EMR에 탑재된 최신 임상진료지침(Clinical Practice Guideline, CPG)을 통해 객관적 근거에 기반한 표준화된 방식으로 이루어진다. 이는 어느 의사에게 진료를 받더라도 환자가 기대할 수 있는 의료서비스의 최소한의 질을 보장해주는 역할을 한다.

(2) 병원 경영 및 행정: '비효율'을 걷어내고 '지능'을 더하다

비용 절감과 효율성 증대: 눈에 보이지 않는 비용을 줄이고, 병원 운영의 효율성을 높였다.

① **물리적 비용 절감**: 더 이상 축구장만 한 차트실과 수십 명의 차트 관리 인력이 필요 없어졌으며 그 공간과 인력은 환자를 위한 진료 공간과 서비스 인력으로 전환될 수 있다.

② **행정 업무의 자동화**: 진료비 청구, 증명서 발급, 각종 통계 산출 등 끝없이 반복되던 수작업이 자동화되면서, 행정 직원들은 보다 생산적인 업무에 집중할 수 있게 되었으며, 이는 병원 전체의 생산성 향상으로 이어지게 된다.

③ **데이터 기반 경영**: 병원 경영진은 더 이상 '감'에 의존해 의사결정을 하지 않고 EMR 데이터를 분석하여 "어떤 진료과에서 수익이 많이 나는가?", "병상 가동률을 높일 방법은 무엇인가?" 등과 같은 질문에 데이터에 기반한 합리적이고 정교한 경영 전략을 수립할 수 있게 된다.

(3) 의료 연구와 빅데이터: '가설'을 '증거'로 바꾸는 힘

① **과거**: 특정 약물의 효과를 연구하려면, 수년에 걸쳐 수백 명의 환자를 모집하고 일일이 종이 차트를 뒤져 데이터를 수집해야 했다.

② **현재**: 병원의 임상데이터웨어하우스(CDW)에서 익명화된 수만 명의 환자 데이터를 단 몇 시간 만에 추출하고 분석할 수 있으며 이는 연구 기간을 획기적으로 단축시키

고, 훨씬 더 신뢰도 높은 대규모 연구를 가능하게 한다.

③ **새로운 가능성의 발견:** EMR 빅데이터는 우리가 미처 몰랐던 질병의 패턴이나 약물의 새로운 효과를 발견하는 '보물창고' 역할을 한다. AI 기술과 결합하여, 특정 질병의 발병을 미리 예측하거나 환자 개개인에게 최적화된 맞춤형 치료법을 찾아내는 '정밀 의료(Precision Medicine)' 시대의 핵심 기반이 된다.

(4) 환자 경험: '수동적 객체'에서 '능동적 주체'로

정보 투명성과 편의성 증대: 환자는 더 이상 자신의 몸에 대한 정보로부터 소외되지 않게 된다. '환자 포털'과 모바일 앱을 통해 자신의 검사 결과를 직접 확인하고, 진료 이력을 관리하며, 의료진과 소통하고 병원 예약과 수납을 위해 길게 줄을 서던 불편함도 사라지게 된다.

① **환자 참여(Patient Engagement) 강화:** 자신의 건강 정보를 쉽게 이해하고 관리할 수 있게 되면서, 환자들은 치료 과정에 더욱 능동적으로 참여하게 된다. 이는 치료 순응도를 높이고, 궁극적으로 더 나은 치료 결과로 이어지는 선순환을 만들게 된다.

2) 여전히 남은 과제: 더 나은 미래를 위한 숙제

EMR이 가져온 눈부신 발전 이면에는, 우리가 반드시 해결하고 넘어가야 할 현실적인 도전 과제들이 존재한다.

(1) 상호운용성: '말이 통하지 않는' EMR들

① **문제의 본질:** A병원 EMR과 B병원 EMR이 서로 다른 '방언'을 쓰는 것과 같다. 환자가 병원을 옮기면, 데이터의 '형식'과 '의미'가 호환되지 않아 여전히 CD를 굽거나 종이를 출력해야 한다.

② **해결 방향:** 정부 주도의 강력한 데이터 표준화 정책(국제 표준인 HL7 FHIR 등)을 적용하고, 병원과 EMR 업체들의 참여를 유도할 인센티브가 필요하다.

(2) 보안성: '편리함'의 그림자, 사이버 위협

① **문제의 본질:** 모든 정보가 디지털로 연결되면서, 해킹이나 랜섬웨어 공격 한 번에 병원 전체가 마비될 수 있는 위험에 노출된다. 환자의 민감 정보 유출은 금전적 피해를 넘어 사회적 신뢰의 붕괴로 이어질 수 있다.

② **해결 방향:** 최신 보안 기술 도입과 더불어, 병원 직원들의 보안 의식을 높이는 지속적인 교육과 훈련, 그리고 침해 사고 발생 시 신속하게 대응할 수 있는 모의 훈련이 필수적이다.

(3) 비용 문제: 디지털 격차의 원인

① **문제의 본질:** 수억 원에 달하는 EMR 초기 구축 비용과 매년 발생하는 유지보수 비용은 자본력이 부족한 중소 병원에 큰 부담이 된다. 이는 대형병원과 중소병원 간의 의료 정보화 수준 격차를 심화시키는 원인이 되기도 한다.

② **해결 방향:** 정부의 클라우드 EMR 도입 지원 사업 확대, 표준화된 EMR 모듈 개발 및 보급 등 중소 병원의 부담을 덜어줄 수 있는 정책적 지원이 필요하다.

(4) 사용자 경험과 번아웃: '진료'보다 '입력'이 힘든 의사들

① **문제의 본질:** 기능은 많아졌지만, 오히려 너무 복잡하고 비효율적인 입력 방식으로 인해 의료진이 환자를 보는 시간보다 컴퓨터 화면을 보는 시간이 더 길어지는 현상이 발생하게 된다. 이는 의료진의 극심한 피로와 직무 소진(번아웃)으로 이어져, 결국 의료의 질 저하를 초래할 수 있다.

② **해결 방향:** EMR 개발 단계부터 실제 사용자인 의사, 간호사의 업무 흐름을 심층적으로 분석하고, 음성인식 입력(Voice Recognition), AI 기반 입력 추천 등 사용자 편의성을 극대화하는 기술 개발에 집중해야 한다.

3) EMR의 미래: 기술과의 융합, 경계의 소멸

미래의 EMR은 현재와는 완전히 다른 모습일 것이다. 인공지능, 클라우드, 모바일 기술과 완벽하게 융합되어, 병원이라는 물리적 공간의 경계를 허물고 개인의 삶 속으로 들어올 것이다.

(1) AI + EMR = 지능형 진료 파트너

EMR은 의사의 지능적인 '부조종사' 역할을 하게 된다. AI가 환자의 EMR 데이터를 실시간으로 분석하여 CT 영상의 미세한 암 병변을 찾아내고, 복잡한 유전체 정보에 기반한 최적의 항암제를 추천하며, 반복적인 기록 업무는 자동으로 처리해 줄 것이다.

(2) Cloud + EMR = 경계 없는 병원

클라우드 EMR이 보편화되면, 의사는 병원 밖에서도 안전하게 EMR에 접속하여 환자를 돌볼 수 있게 될 것이다. 환자는 지역의 작은 의원에서 진료를 받더라도, 클라우드를 통해 서울 대형병원의 전문의에게 원격으로 협진을 받을 수 있게 될 것이다.

(3) Mobile Health + EMR = 삶과 진료의 통합

환자가 차고 있는 스마트워치의 심전도 데이터, 스마트폰으로 기록한 혈당과 식단 정보(PHR)가 실시간으로 병원 EMR과 연동될 것이다. 의사는 더이상 병원에 왔을 때의 단편적인 정보가 아닌, 환자의 24시간 전체 삶의 데이터를 보며 훨씬 더 정밀한 맞춤형 건강 관리를 제공할 수 있게 된다.

궁극적으로 EMR(병원 기록), EHR(병원 간 기록), PHR(개인 기록)의 경계는 허물어지고, '개인'을 중심으로 모든 건강 데이터가 하나로 통합되는 '평생 건강 동반자 플랫폼'으로 진화할 것이다. 이것이 우리가 EMR을 배우고 발전시켜야 하는 궁극적인 이유이다.

CHAPTER
5 환자개인정보 보호 및 정보보안

학습목표

1. 개인정보 및 의료정보의 개념과 종류를 이해하고, 의료정보가 일반 개인정보보다 엄격한 보호가 필요한 이유를 설명할 수 있다.
2. 개인정보 보호법을 중심으로 의료기관에서 준수해야 할 개인정보 보호 원칙과 정보주체의 권리를 이해할 수 있다.
3. 의료기관에서 발생할 수 있는 개인정보 침해 사례와 정보보안 위협 유형을 구분하고 설명할 수 있다.
4. 의료정보 보호를 위한 기술적 · 관리적 · 물리적 보호조치의 내용을 이해하고, 의료정보시스템(EMR 등)에 적용할 수 있다.

1 | 개인정보 개념

1) 개인정보 개요

개인정보는 살아있는 특정 개인을 알아볼 수 있는 정보여야 하므로 특정 개인을 알아보기 어려운 정보는 개인정보라 할 수 없다. 본 교재에서는 개인정보를 관리 수준에 따라 1~3등급으로 구분한다. 1등급 개인정보는 고유식별 정보, 민감정보, 인증정보, 신용정보 및 금융정보, 의료정보, 위치정보 등이 있고 2등급 개인정보는 개인 식별정보(이름, 주소, 전화번호, 핸드폰번호, 이메일주소, 생년월일, 성별 등)와 개인 관련정보(학력, 직업, 키, 몸무게, 혼인여부, 가족상황, 취미 등)이 있다. 3등급 개인정보는 자동생성 정보와 가공정보가 있다. 단, 개인정보는 살아있는 개인만 해당하며 사망자의 개인정보는 해당되지 않는다.

표 5-1_ 개인정보의 등급 및 정의

구분	개인정보의 종류
1등급 개인정보	• 그 자체로 개인 식별이 가능하거나 매우 민감한 개인정보 또는 관련 법령에 따라 처리가 엄격하게 제한된 개인정보 • 고유식별 정보, 민감정보, 인증정보, 신용정보 · 금융정보, 의료정보, 위치정보 등
2등급 개인정보	• 하나의 정보만으로는 개인을 식별할 수 없고, 다른 정보와 조합되면 명확히 개인의 식별이 가능한 개인정보 • 개인 식별정보, 개인 관련정보
3등급 개인정보	• 개인식별정보와 조합되면 부가적인 정보를 제공하는 간접 개인정보 • 자동생성 정보, 가공정보

출처: 보건의료 빅데이터 및 가명 · 익명정보의 기술현황

2) 개인정보의 세부 종류

개인정보는 개인의 신원, 사회적 관계, 경제적 · 건강상태, 생활양식 등 매우 다양한 영역에서 수집 · 이용될 수 있으므로 각 정보의 특성과 보호수준을 명확히 이해하고 관리하는 것이 중요하다. 개인정보의 세부종류는 「개인정보 보호법 제2조(정의)」 및 행정안전부의 개인정보 보호지침을 근거로 각 정보의 의미와 구체적 예시는 다음 표와 같다.

표 5-2_ 개인정보의 세부 종류

구분	개인정보의 종류
일반정보	• 이름, 주민등록번호, 운전면허번호, 주소, 전화번호, 생년월일, 출생지, 본적지, 성별, 국적
가족정보	• 가족구성원들의 이름, 출생지, 생년월일, 주민등록번호, 직업, 전화번호
교육 및 훈련정보	• 학교출석사항, 최종학력, 학교성적, 기술 자격증 및 전문 면허증, 이수한 훈련 프로그램, 동아리활동, 상벌사항
병역정보	• 군번 및 계급, 제대유형, 주특기, 근무부대
부동산정보	• 소유주택, 토지, 자동차, 기타소유차량, 상점 및 건물 등
소득정보	• 현재 봉급액, 봉급경력, 보너스 및 수수료, 기타소득의 원천, 이자소득, 사업소득
기타 수익정보	• 보험 (건강, 생명 등) 가입현황, 회사의 판공비, 투자프로그램, 퇴직프로그램, 휴가, 병가
신용정보	• 대부잔액 및 지불상황, 저당, 신용카드, 지불연기 및 미납의 수, 임금압류 통보에 대한 기록
고용정보	• 현재의 고용주, 회사주소, 상급자의 이름, 직무수행평가기록, 훈련기록, 출석기록, 상벌기록, 성격 테스트결과 직무태도
법적정보	• 전과기록, 자동차 교통 위반기록, 파산 및 담보기록, 구속기록, 이혼기록, 납세기록

의료정보	• 가족병력기록, 과거의 의료기록, 정신질환기록, 신체장애, 혈액형, IQ, 약물테스트 등 각종 신체테스트 정보
조직정보	• 노조가입, 종교단체가입, 정당가입, 클럽회원
통신정보	• 전자우편(E-mail), 전화통화내용, 로그파일(Log file), 쿠키(Cookies)
위치정보	• GPS나 휴대폰에 의한 개인의 위치정보
신체정보	• 지문, 홍채, DNA, 신장, 가슴둘레 등
습관 및 취미정보	• 흡연, 음주량, 선호하는 스포츠 및 오락, 여가활동, 비디오 대여기록, 도박성향

출처: 개인정보분쟁조정위원회–분쟁조정 제도안내–개인정보 의미

2 | 개인정보보호 배경

1) 개인정보 보호 필요성 ★ : 핵심 개념(시험 및 실무 중요)

개인정보의 가치가 높아지면서 개인정보를 영리 및 범죄 등을 위한 목적으로 이용하려는 개인정보 유출 사례가 발생하고 있다. 이와 같은 개인정보는 개인의 신체, 재산, 사회적 지위, 신분 등을 포함하고 있어 유출 및 범죄에 오남용될 경우, 사생활 침해뿐만 아니라 경제적 피해를 입을 수 있다. 의료정보는 개인의 질병 이력, 유전 정보, 생활 습관 등 민감한 내용을 포함하므로 일반 개인정보보다 훨씬 높은 수준의 보호가 요구된다. 의료정보 유출은 개인의 사생활 침해를 넘어 사회적 낙인과 차별로 이어질 수 있다.

의료기관은 환자의 주민등록번호나 의료정보와 같은 민감한 정보를 수집 · 보유하고 있는데 최근 의료정보가 외부로 유출된 사건들이 언론을 통해 보도되었다. 한 보도에 따르면 2021년 유명 대학병원 10곳에서 대량의 환자 정보가 유출되었다. 환자의 집 주소, 전화번호, 주민등록번호가 포함된 개인정보 및 진료정보, 환자 얼굴과 치료받은 환부 사진 등이 포함된 개인정보가 영리 기업으로 팔렸고 외부로 유출되었다. 유출된 환자 정보는 20만 명분으로 추정하였고 환자 정보의 유출 범위는 환자 이름과 주민등록번호, 처방 내역 등이 포함된 민감정보로 1등급 개인정보이었다. 아울러 디지털 사회가 가속화됨에 따라 디지털 및 AI 기반의 의료서비스 이용이 증가하기 때문에 환자의 개인정보 등의 유출로 잠재적 피해가 발생할 수 있다. 그러므로 이익을 기본으로 한 기업과 의료기관과 같은 비영리 기업은 개인정보 보호법에 따라 최소한의 개인정보만을 적법하고 정당하게 수집해야 하며 처리 목적에 필요한 최소한의 범위에서 적합하게 개인정보를 처리해야 한다.

2) 개인정보 범위와 보호 대상

개인정보는 살아있는 개인에 관한 정보로 성명, 주민등록번호, 영상 등을 통하여 개인을 알아볼 수 있는 정보이다. 개인정보에서 전화번호는 특정한 개인을 알아볼 수 없지만 전화번호와 이름이 결합한 사례, 직장명 또는 학교명과 이름이 결합한 사례로 특정한 개인을 확인할 수 있을 때 개인정보의 법적인 범위에 해당한다. 또한 연령과 주소 등 개인에 대한 객관적 정보, 개인에 대한 사실, 판단, 평가 등 제3자 생성에 대한 주관적 정보, 특정 개인과 관련성 있는 정보도 개인정보로 볼 수 있다. 개인정보의 종류는 일반정보, 신체적 정보, 정신적 정보, 재산적 정보, 사회적 정보가 있다.

표 5-3_ 개인정보의 범위 및 보호 대상

정보 범위	보호 대상
일반 정보	• 이름, 주민등록번호, 주소, 전화번호, 생년월일, 가족관계, 가족구성원 등을 포함한다.
신체적 정보	• 신체나 의료건강에 관한 정보로 얼굴, 지문, 홍채, 음성, 유전자 정보, 키, 몸무게, 건강상태, 진료기록, 신체장애, 장애등급 등을 포함한다.
정신적 정보	• 성향을 나타내는 도서 미디어의 대여 기록, 신문잡지 등 구독정보, 여행 등의 활동 내역, 인터넷 검색 내역, 신념 및 사상을 나타내는 종교, 정당 또는 노조의 가입 여부 및 활동 내역 등을 포함한다.
재산적 정보	• 금융신용 정보로 소득 정보, 신용카드 번호 및 비밀번호, 통장계좌번호 및 비밀번호, 저축내역, 동산 또는 부동산의 보유 내역, 신용평가 정보, 대출 담보 설정 내역, 신용카드 사용 내역 등을 포함한다.
사회적 정보	• 교육 및 근로 등에 관한 정보로 학력, 성적, 출석 상황, 자격증 보유 내역, 상벌 기록, 학교 생활기록부, 재판기록, 과태료 납부 내역, 직장 근무처, 직무평가 기록 등을 포함한다.

3 | 개인정보 보호법

1) 개인정보 보호법 개요

개인정보 보호법은 개인정보의 수집 · 이용 · 제공 등 모든 처리과정에서 개인의 권리와 이익을 보호하고 개인정보를 안전하게 관리함으로써 정보주체의 자유와 권리를 보장하는 것을 목적으로 한다. 개인정보 보호법은 공공기관뿐만 아니라 의료기관, 학교, 기업, 단체 등 모든 개인정보처리자에게 적용된다. 특히, 보건의료정보기술로부터 생성된 의료정보는 개인의 민감정보이므로 「개인정보 보호법」 제23조 및 「의료법」 제19조에 따라 엄격한 보호

표 5-4_ 보건의료정보기술의 핵심기능

기능	주요내용	예시
정보 수집	• 진료 및 검사 과정에서 발생하는 의료 관련 데이터 수집	• 진료기록, 검사결과, 영상정보, 유전자 정보, 웨어러블 데이터 등
정보 저장 · 관리	• 수집된 의료정보를 전자시스템에 안전하게 저장 · 관리	• EMR, EHR, PHR, 클라우드 기반 저장소
정보 연계 및 교환	• 기관 간 정보 공유 및 연계, 상호운용성 확보	• 기관 간 의료정보 공유(HIE, interoperability)
분석 및 활용	• 수집된 데이터를 분석하여 진료 · 연구 · 정책에 활용	• AI 기반 진단 지원, 예측 모델, 질병 위험도 평가
보안 및 개인정보 보호	• 의료정보의 기밀성 · 무결성 · 가용성을 보호하기 위한 기술 및 관리적 조치	• 암호화, 접근제어, 블록체인 등 보안기술 적용

조치가 필요하다. 의료정보의 수집 · 이용 · 제공 모든 단계에서 보안성, 정확성, 투명성, 최소수집의 원칙이 반드시 준수되어야 한다.

지식정보사회의 이동에 따라 개인정보의 수집과 활용이 증가하는 반면 개인정보의 유출, 훼손, 오 · 남용과 같은 침해와 분쟁이 증가하고 있으며 그 피해 또한 확대되고 있다. 특히, 대규모 개인정보 유출 사고나 무분별한 개인정보 수집 및 이용으로 2차 피해가 발생한다. 이에 따라 정보 주체의 권익은 약화되었고 개인정보에 대한 범죄는 더 진화하였다. 따라서 보다 근본적인 대책 마련이 필요하였다. 과거에 개인정보 피해로 인한 분쟁은 증가하는 반면에 그 문제를 해결할 수 있는 기본적인 요건인 법률은 제정 목적, 제정 시기, 적용 범위 등이 서로 달라 일원화된 개인정보 보호법의 등장이 요구되었다.

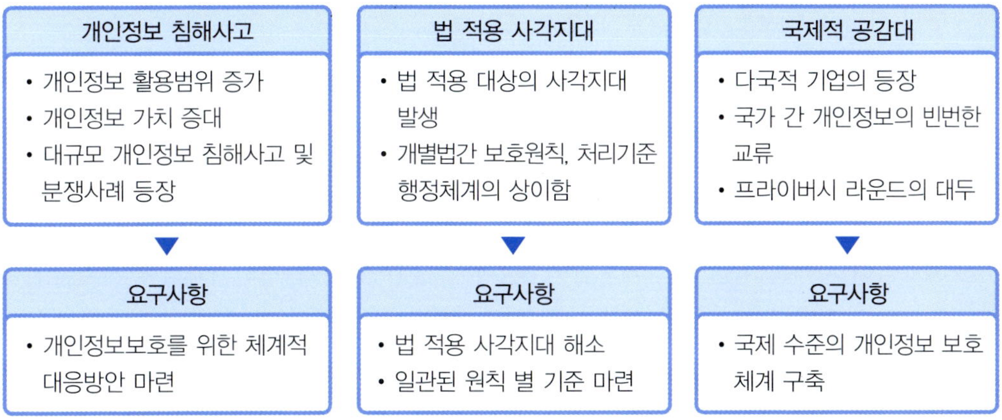

개인정보 침해사고	법 적용 사각지대	국제적 공감대
• 개인정보 활용범위 증가 • 개인정보 가치 증대 • 대규모 개인정보 침해사고 및 분쟁사례 등장	• 법 적용 대상의 사각지대 발생 • 개별법간 보호원칙, 처리기준 행정체계의 상이함	• 다국적 기업의 등장 • 국가 간 개인정보의 빈번한 교류 • 프라이버시 라운드의 대두
▼	▼	▼
요구사항	**요구사항**	**요구사항**
• 개인정보보호를 위한 체계적 대응방안 마련	• 법 적용 사각지대 해소 • 일관된 원칙 별 기준 마련	• 국제 수준의 개인정보 보호 체계 구축

그림 5-1_ 개인정보 보호법 제정 배경

국제적 환경에서 개인정보 피해는 국경이 없어짐에 따라 국제적 수준에 부합하는 법률이 필요로 하게 되었다. 결과적으로 개인정보 침해와 사고에서 법 적용의 사각지대, 국제 수준의 개인정보 보호 요구 등과 같은 문제를 해결하기 위해 2011년 3월 개인정보 보호법이 제정되었다.

2) 의료기관의 개인정보 보호법

대다수 국내 병원의 경우 업무 편의 및 대량의 정보를 관리하기 위해 전자무의기록시스템(EMR) 도입이 이루어지고, 의료영상저장전송시스템(OCS), 영상정보관리시스템(PACS) 등과 같은 의료정보시스템의 활용이 증가하고 있다. 또한 의료기관 간 연결시스템도 상당 부분 진행되어 상급병원 간 진료정보 교류가 가능해지고 있기 때문에 개인정보 보호와 관련된 업무의 중요성이 강조되고 있다. 예를 들면 실무에서 접수 · 수납 창구에서 주민등록번호 처리 시 주의사항, EMR 접근 권한 설정 시 필수 준수 항목, 외부 업체(PACS, 클라우드) 위탁 시 관리 책임 등이 있다.

(1) 개인정보의 처리 목적·보유기간 및 개인정보 항목

의료기관은「개인정보 보호법」제32조에 따라 등록 · 공개하는 개인정보파일의 처리목적, 보유기간, 처리하는 개인정보 항목을 숙지해야 한다.

① **환자명부** :「의료법」제22조 및 시행규칙 제15조에 근거하여 진료서비스 제공을 위해 운영된다.

② **홈페이지 회원정보** : 홈페이지 회원가입 약관 및 개인정보처리방침에 따라 수집되며, 병원 서비스 제공을 목적으로 한다.

③ **의료영상정보시스템 환자정보** :「의료법」제22조 및 시행규칙 제15조에 근거하여 영상기록을 통한 진료서비스 제공을 위해 수집된다.

④ **보험청구신청자 정보** :「국민건강보험법」제96조에 따라 보험청구 업무 수행을 위해 운영된다.

⑤ **의료급여 자격확인 정보** :「의료급여법」제32조의2에 근거하여 의료급여 자격확인을 목적으로 수집된다.

⑥ **의무기록사본 발급 정보** :「의료법」제21조 제2항 및 시행규칙 제13조의3에 따라 의무기록사본 발급 시 수집된다.

표 5-5_ 의료기관의 개인정보보호 내용

개인정보파일	운영근거	운영목적	개인정보 항목	보유기간
환자명부	의료법 제22조 및 동법 시행규칙 제15조	진료 서비스 제공	성명, 집주소, E-mail, 집연락처, 직장연락처, 핸드폰, 생년월일, 주민번호, 의무기록, 영상물	의료법 시행규칙 제15조에 명시된 보존기간
홈페이지 회원정보	홈페이지 회원가입 이용약관 및 개인정보처리방침	홈페이지 서비스 제공	아이디, 성명, 국적, 생년월일, 주소, 핸드폰, 법정대리인 성명, 법정대리인 생년월일, 집연락처, E-mail	회원 탈퇴 시
의료영상정보 시스템 환자 정보	의료법 제22조 및 동법 시행규칙 제15조	진료 서비스 제공	성명, 생년월일,성별, 영상정보	의료법 시행규칙 제15조에 명시된 보존기간
보험청구신청자 정보	국민건강보험법 제96조	보험청구	성명, 주민번호, 보험청구정보	준영구적
의료급여 자격확인 정보	의료급여법 제32조의2	의료급여 자격확인	성명, 집주소, 집연락처, 핸드폰, 성별	준영구적
의무기록사본 발급 정보	의료법 제21조 제2항 및 동법 시행규칙 제13조의3	의무기록사본 발급	성명, 주민번호	준영구적
헌혈자 정보	혈액관리법 시행규칙 제6조, 제12조, 제14조	혈액관리	성명, 집주소, E-mail, 집연락처, 핸드폰, 주민번호	10년
민원신청자 정보	개인정보 보호법 제15조 제1항 제1호	민원 처리	성명, 집주소, E-mail, 핸드폰	10년
후원인 및 후원인 가족 정보	소득세법 제160조의3	후원인 관리	성명, 집주소, E-mail, 핸드폰, 주민번호	준영구적
자원봉사자 정보	사회복지사업법 시행령 제25조의2	자원봉사자 관리	성명, 집주소, 집연락처, 핸드폰, 주민번호	봉사활동 중단 후 5년
협력병원 의사 정보	의료법 시행규칙 제40조	협력병원과 진료협력	성명, 면허번호, 협력병원 정보	준영구적

출처: 분당서울대학교병원 홈페이지

⑦ **헌혈자 정보** : 「혈액관리법 시행규칙」 제6조, 제12조, 제14조에 따라 혈액관리 업무를 위해 운영된다.

⑧ **민원신청자 정보** : 「개인정보 보호법」 제15조 제1항 제1호에 따라 민원처리를 목적으로 수집된다.

⑨ **후원인 및 가족 정보** : 「소득세법」 제160조의3에 근거하여 후원금 관리 및 기부금 영

수증 발급 등을 위해 운영된다.

⑩ **자원봉사자 정보** : 「사회복지사업법 시행령」 제25조의2에 근거하여 자원봉사자 관리 목적으로 수집된다.

⑪ **협력병원 의사 정보** : 「의료법 시행규칙」 제40조에 따라 협력병원 간 진료협력을 위해 수집된다.

(2) 개인정보의 제공 제한

의료기관은 정보주체의 수집 · 이용 목적으로 명시한 범위 내에서 처리하며, 「개인정보 보호법 제15조 제1항」에 따른 범위를 초과하여 이용하거나 「제17조 제1항」 및 「제3항」에 따른 범위를 초과하여 제공하지 않는다. 다음의 경우를 제공하고는 정보주체는 사전 동의 없이 본래의 목적을 초과하여 처리하거나 제3자에게 제공하지 않는다. 「개인정보 보호법 제18조(개인정보의 목적 외 이용 · 제공 제한)」는 다음과 같다.

① 정보주체로부터 별도의 동의를 받는 경우

② 다른 법률에 특별한 규정이 있는 경우

③ 명백히 정보 주체 또는 제3자의 급박한 생명, 재산의 이익을 위하여 필요하다고 인정되는 경우

④ 개인정보를 목적 외의 용도로 이용하거나 이를 제3자에게 제공하지 아니하면 다른 법률에서 정하는 소관 업무를 수행할 수 없는 경우로서 보호위원회의 심의 · 의결을 거친 경우

⑤ 조약, 그 밖의 국제협정의 이행을 위하여 외국정부 또는 국제기구에 제공하기 위하여 필요한 경우

⑥ 범죄의 수사와 공소의 제기 및 유지를 위하여 필요한 경우

⑦ 법원의 재판업무 수행을 위하여 필요한 경우

⑧ 형(刑) 및 감호, 보호처분의 집행을 위하여 필요한 경우

⑨ 공중위생 등 공공의 안전과 안녕을 위하여 긴급히 필요한 경우

(3) 의료기관의 개인정보 제3자 제공 금지행위 대상

의료기관에서 개인정보 수집 및 이용할 수 있는 범위는 진료 신청, 진단, 검사, 치료, 수납 등 업무, 진료신청 문자발송 및 검사결과 통보 등 업무, 일반적 접종 안내를 제외한 진료와 연결된 예방접종 등이 진료목적의 개인정보 범위에 포함한다. 법률적 근거는 「개인정

보 보호법」 제17조(개인정보의 제3자 제공) 진료나 보험청구 등 정당한 목적을 위해 수집한 개인정보를 정보주체의 동의 없이 외부로 넘기거나 공유하는 행위는 금지된다. 또한「의료법」 제21조(기록 열람 등)는 의료인은 환자의 동의 없이 진료기록을 제3자에게 열람시키거나 내주어서는 아니 된다고 명시되어 있다. 따라서 각 법률에서는 각 업무 종사자들이 업무 중 알게 된 개인정보를 외부에 누설하거나 유출해서는 안 된다고 명시하고 있으며 이 의무는 업무를 그만둔 이후(종사하였던 자)에도 계속 유지된다.

표 5-6_ 개인정보 제3자 제공 금지행위

법령	대상자
감염병의 예방 및 관리에 관한 법률	감염병 관련 업무 종사자 또는 종사하였던 자
건강검진기본법	국가건강검진 업무 종사자 또는 종사하였던 자
모자보건법	모자보건사업과 가족계획사업 업무 종사자 또는 종사하였던 자
암관리법	국립암센터 임직원 또는 그 직에 있었던 자
응급의료에 관한 법률	응급구조사
의료법	의료인 또는 의료지도원 또는 공무원
정신보건법	정신질환자 관련 업무 종사자 또는 종사하였던 자
후천성면역결핍증 예방법	예방, 관리, 사무, 진단, 검안, 진료, 간호 기록업무 종사자

4 | 정보보안

1) 개인정보보호 원칙 ★ : 핵심 개념(시험 및 실무 중요)

OECD(경제협력개발기구)는 1980년 개인정보보호 가이드라인을 처음 제시하였고 우리나라는「개인정보 보호법」 제3조와 의료기관의 개인정보 보호 가이드라인을 근거로 일곱 가지의 개인정보보호 원칙을 반영하고 있다. 개인정보보호 원칙은 수집 제한의 원칙, 정보 정확성의 원칙, 목적 명확화의 원칙, 이용 제한의 원칙, 안전 보호의 원칙, 공개의 원칙, 개인 참여의 원칙, 책임의 원칙이 있다.

(1) 수집 제한의 원칙

수집제한의 원칙이란 개인정보는 정당하고 공정한 방법으로 업무 목적 달성에 필요한 최소한의 범위 내에서만 수집해야 한다는 원칙을 말한다. 이는 정보주체의 사생활 침해를 최소화하고 개인정보의 남용이나 불필요한 축적을 방지하기 위한 기본적인 보호조치이다. 법적 근거는 「개인정보 보호법」 제3조(개인정보 보호 원칙), 「개인정보 보호법」 제15조(개인정보의 수집 · 이용)로 개인정보는 명시된 목적 달성에 필요한 최소한의 범위에서 적법하고 공정한 방법으로만 수집해야 한다. 또한 수집 시에는 정보주체에게 수집 목적, 항목, 보유기간 등을 명확히 알리고 동의를 받아야 한다.

(2) 정보 정확성의 원칙

정보 정확성의 원칙이란 개인정보는 사실에 근거하여 정확하고 최신의 상태로 유지되어야 한다는 원칙이다. 개인정보처리자는 수집한 개인정보가 부정확하거나 오래된 정보로 인해 정보주체에게 불이익이 발생하지 않도록 관리해야 하며, 정보주체가 정정이나 삭제를 요구할 경우 이를 신속히 처리해야 한다. 법적 근거는 「개인정보 보호법」 제3조 제3항 개인정보는 정확하고 최신의 상태로 유지되어야 하며 이를 위하여 개인정보처리자는 필요한 조치를 하여야 한다. 「개인정보 보호법」 제36조(개인정보의 정정 · 삭제)로 정보주체는 개인정보가 사실과 다르다고 판단되는 경우 정정 또는 삭제를 요구할 수 있다. 의료기관에서는 환자의 개인정보 정확성이 진료의 안전성과도 직접 연결되기 때문에 매우 중요하게 다루어진다.

(3) 목적 명확화의 원칙

목적 명확화의 원칙이란 개인정보보호의 가장 핵심적인 원칙 중 하나이다. 개인정보를 수집할 때 그 수집 목적을 구체적이고 명확하게 정하고 그 목적의 범위 내에서만 개인정보를 이용 · 제공해야 한다는 원칙이다. 이는 정보주체의 권리를 보장하고, 개인정보 오 · 남용을 예방하기 위한 핵심 기준이다. 법적 근거는 「개인정보 보호법」 제3조(개인정보 보호원칙) 제1항 개인정보를 처리하는 경우에는 그 처리 목적을 명확하게 하여야 한다. 「개인정보 보호법」 제15조 제1항 제1호 정보주체의 동의를 받을 때에는 수집 목적을 알리고 그 목적을 달성하기 위해 필요한 최소한의 개인정보만을 수집해야 한다. 즉, 법률적으로 무엇을 위해 수집하는지를 반드시 명시해야 하며 그 목적이 불분명하거나 포괄적이면 법 위반이 될 수 있다.

(4) 이용 제한의 원칙

이용 제한의 원칙이란 개인정보는 수집 목적의 범위 내에서만 이용되어야 하며, 그 목적을 벗어나 제3자에게 제공하거나 다른 용도로 활용해서는 안 된다는 원칙이다. 즉, 개인정보처리자는 처음 개인정보를 수집할 때 명확히 밝힌 목적 외의 용도로 사용해서는 안 되며 다른 용도로 사용하려면 반드시 정보주체의 동의를 다시 받아야 한다. 법적 근거는「개인정보 보호법」제18조(개인정보의 목적 외 이용 · 제공 제한) 개인정보처리자는 수집 목적의 범위를 초과하여 이용하거나 제3자에게 제공해서는 안 된다. 단, 법률 규정, 공공기관의 업무 수행, 생명 · 재산 보호 등 경우는 예외로 한다.「의료법」제19조(비밀누설 금지) 의료인, 의료기관 종사자 또는 행정직원은 업무상 알게 된 환자의 비밀을 누설하거나 발표해서는 안 된다. 위반 시 3년 이하의 징역 또는 3천만 원 이하의 벌금에 처한다.

(5) 안전 보호의 원칙

안전 보호의 원칙이란 개인정보가 분실 · 도난 · 유출 · 위조 · 변조 · 훼손되지 않도록 안전하게 관리해야 한다는 원칙이다. 즉, 개인정보를 처리하는 자는 개인정보의 기밀성 · 무결성 · 가용성을 유지하기 위해 기술적 · 관리적 · 물리적 보호조치를 강구해야 한다. 법적 근거는「개인정보 보호법」제3조 제4항 개인정보처리자는 개인정보의 처리 방법 및 종류 등에 따라 정보주체의 권리가 침해받을 가능성과 그 위험 정도를 고려하여 개인정보를 안전하게 관리하여야 한다.「개인정보 보호법」제29조 개인정보처리자는 개인정보의 안전성 확보를 위하여 대통령령으로 정하는 기준에 따라 기술적 · 관리적 · 물리적 조치를 하여야 한다.「개인정보의 안전성 확보조치 기준(행정안전부 고시) 세부적으로 서버 접근통제, 암호화, 접속기록 관리, 내부관리계획 수립 등을 규정하고 있다. 이는 의료기관의 정보보호 수준을 높이고, 환자의 개인정보를 철저히 보호하기 위한 법적 · 윤리적 의무이자 정보보안의 핵심 기반이다.

(6) 공개의 원칙

공개의 원칙이란 개인정보를 수집 · 이용 · 제공 · 보관하는 기관이나 사업자가 개인정보 처리방침, 수집 목적, 이용 방법, 보유 기간, 제3자 제공 여부 등 개인정보 처리에 관한 주요 사항을 명확히 공개해야 한다는 원칙을 말한다. 즉, 정보주체가 자신의 개인정보가 어떻게, 누구에 의해, 어떤 목적으로 처리되는지 알 수 있도록 투명하게 공개해야 한다는 것이다. 법적 근거는「개인정보 보호법」제30조(개인정보 처리방침의 수립 및 공개) 개인정보처리자는 개인정보 처리방침을 수립하여 공개해야 하며 처리방침에는 개인정보 처리 목적, 항목, 보유 및 이용 기간, 제3자 제공, 위탁 처리 등에 관한 사항을 명시해야 한다.

(7) 개인참여의 원칙

개인참여의 원칙은 개인정보보호의 핵심 원칙 중 하나로서 정보주체가 자신의 개인정보 처리 과정에 직접 참여하고 통제할 수 있는 권리를 의미한다. 즉, 단순히 정보가 보호되는 수준을 넘어 본인이 자신의 정보에 대해 알고 열람하고, 정정 · 삭제를 요구할 수 있는 권리를 가지는 것을 말한다. 법적 근거는 「개인정보 보호법」 제35조(개인정보의 열람), 제36조(개인정보의 정정 · 삭제), 제37조(개인정보의 처리정지 등) 정보주체는 언제든지 자신의 개인정보 처리에 대해 개인정보의 열람, 개인정보의 정정 및 삭제, 개인정보의 처리 · 정지를 요구할 수 있다. 의료기관에서는 환자가 자신의 진료기록을 확인 · 정정 · 삭제를 요청할 수 있으며 이를 통해 개인정보 처리의 투명성과 신뢰성을 확보한다.

(8) 책임의 원칙

책임의 원칙은 개인정보보호의 마지막이자 가장 핵심적인 관리 원칙으로 개인정보를 처리하는 기관이나 담당자가 법과 원칙에 따라 개인정보를 적법하고 안전하게 처리할 책임을 진다는 것을 의미한다. 법적 근거는 「개인정보 보호법」 제29조(안전조치의무) 개인정보처

표 5-7_ 개인정보 보호 원칙

개인정보보호법	OECD 가이드라인
목적에 필요한 최소한 범위 내에서 적법하고 정당하게 수집	수집 제한의 원칙
처리목적 범위안에서 정확성, 완전성, 최신성 보장	정보 정확성의 원칙
처리목적의 명확화	목적 명확화의 원칙
필요 목적 범위안에서 적법하게 처리, 목적 외 활용 금지	이용 제한의 원칙
정보주체의 권리침해 위험성을 고려, 안전성 확보	안전 보호의 원칙
개인정보 처리사항 공개	공개의 원칙
열람청구권 등 정보주체의 권리보장	개인 참여의 원칙
개인정보처리자의 책임준수 · 실천, 신뢰성 확보 노력	책임의 원칙
익명 · 가명으로 수집 목적을 달성할 수 있는 경우, 익명 · 가명에 의하여 처리될 수 있도록 보장	

출처 : 의료기관 개인정보 보호 가이드라인, 개인정보보호위원회, 보건복지부

리자는 개인정보가 분실 · 도난 · 유출 · 위조 · 변조 또는 훼손되지 않도록 안전성 확보에 필요한 기술적 · 관리적 · 물리적 조치를 해야 한다. 「개인정보 보호법」 제30조(개인정보 처리방침의 수립 및 공개) 개인정보 처리자는 개인정보 보호를 위한 내부 정책(처리방침)을 수립하고 이를 공개해야 한다. 「개인정보 보호법」 제31조(책임자 지정 등) 개인정보보호책임자를 지정하고, 개인정보 보호 관련 업무를 총괄 · 관리해야 한다. 의료기관에서는 원장과 개인정보보호책임자가 환자정보의 수집부터 보관, 폐기까지의 전 과정을 안전하게 관리하고 침해사고 발생 시 즉시 대응함으로써 법적 책임을 다해야 한다.

2) 정보보안의 3요소 ★ : 핵심 개념(시험 및 실무 중요)

정보보안의 3요소는 기밀성, 무결성, 가용성이다. 의료기관에서는 환자 진료정보의 보안성과 신뢰성을 유지하기 위해 이 세 가지 요소를 동시에 확보해야 한다.

(1) 기밀성

허가받지 않은 사람은 정보에 접근할 수 없도록 하는 원칙이다. 정보에 접근할 수 있는 자를 제한하여 비인가자에게 노출되지 않도록 하는 것이다(예: 환자 진료기록은 담당의사, 간호사, 의무기록사 등 권한이 있는 자만 접근 가능해야 함).

(2) 무결성

정보가 정확하고 신뢰할 수 있으며 인가되지 않은 방법으로 변경 · 훼손되지 않도록 보장하는 원칙이다. 정보가 생성된 이후에도 변조나 손상 없이 원래의 상태를 유지해야 한다는 것을 의미한다(예: 진료기록이나 검사결과를 무단으로 수정하거나 삭제하는 행위를 방지).

(3) 가용성

표 5-8_ 의료기관의 정보보안 3요소

구분	내용	적용사례
기밀성	비인가자 접근 제한	환자 진료기록 접근권한 관리, 데이터 암호화
무결성	데이터의 정확성 유지	진료기록 변경기록(Log) 관리, 전자서명 적용
가용성	필요 시 정보 접근 보장	EMR 이중화, 정전 대비 전원장치, 주기적 백업

출처 : 의료기관 개인정보 보호 가이드라인

필요한 사람이 필요할 때 정보에 접근하고 사용할 수 있도록 보장하는 원칙이다. 시스템이나 데이터가 중단되지 않고 지속적으로 이용 가능해야 한다(예: 응급상황에서도 환자 정보에 신속하게 접근할 수 있도록 이중 서버, 백업 시스템 운영).

5 | 정보보호 위협과 보안관리

1) 개인정보 안정성 확보 ★ : 핵심 개념(시험 및 실무 중요)

개인정보의 안정성 확보로 가명정보와 익명정보가 있다. 가명정보와 익명정보의 차이점은 정보주체와 대응관계가 남아있는지에 대한 기준을 토대로 가명정보는 다른 정보와 결합했을 때 다시 개인을 알아볼 수 있는 반면, 익명정보는 대응관계도 사라지고 다른 정보와 결합하여도 더 이상 개인을 특정할 수 없다.

(1) 가명정보

개인정보를 보호하기 위해 특정인을 식별할 수 있는 정보의 상당 부분을 가림으로써 개인식별가능 정보보다는 식별가능성이 낮으나 추가정보의 사용 및 결합이라는 가명정보의 내재적 특징으로 인해 여전히 식별가능성이 낮다.

(2) 익명정보

개인식별이 불가능하도록 개인식별정보는 삭제하고 개인식별 기능정보는 원칙적으로 삭제하되 데이터 이용 목적상 꼭 필요한 경우에는 안전한 방식으로 익명처리함으로써 이를 분석 등에 활용한다.

(3) 고유식별정보

주민등록번호, 운전면허번호, 여권번호, 외국인등록번호가 있다.

(4) 민감정보

사상 신념, 노동조합, 정당의 가입 및 탈퇴, 정치적 견해, 유전자 정보, 범죄 정보 등이 있다.

2) 기술적·관리적·물리적 보호 조치

의료기관에서의 개인정보 안전 보호조치는 기술적 · 관리적 · 물리적 측면이 유기적으로 결합되어야 실질적인 보호효과를 발휘할 수 있다. 이러한 다층적 보호체계는 환자의 신뢰를 확보하고, 의료서비스의 질적 향상을 뒷받침하는 핵심 기반이 된다.

(1) 기술적 보호조치

정보시스템과 네트워크 환경에서 개인정보가 유출되거나 위조 · 변조되지 않도록 하는 기술적 수단을 말한다. 의료기관은 개인정보 접근권한을 부여할 때 직무상 필요한 최소한의 범위로 제한하고 이를 체계적으로 관리해야 한다. 또한 주민등록번호, 계좌번호, 진료정보 등 중요 개인정보는 암호화하여 저장하고, 네트워크 전송 시에도 암호화 통신을 사용해야 한다. 백신프로그램, 방화벽, 침입차단시스템 등의 보안프로그램을 설치 · 운영하여 외부 해킹 및 악성코드 감염을 방지하고, 개인정보 접근기록과 로그를 최소 1년 이상 보관 · 감사함으로써 사후 추적이 가능하도록 해야 한다. 아울러 개인정보가 보유기간이 경과한 경우에는 자동으로 삭제되는 시스템을 운영함으로써 불필요한 개인정보의 장기보관을 예방해야 한다. 더불어 기술적 보안 조치만으로는 완전한 보호가 어려우며, 사용자 교육과 내부관리 체계가 함께 구축되어야 한다.

(2) 관리적 보호조치

조직 차원에서 개인정보보호를 위한 정책, 절차, 인력운영 등을 체계적으로 관리하는 활동을 의미한다. 병원은 개인정보 보호책임자를 지정하고, 내부관리계획을 수립하여 이를 전 직원에게 주지시켜야 한다. 또한 주기적인 개인정보보호 및 정보보안 교육을 통해 종사자들의 인식 수준을 높이고, 개인정보 처리기록을 정기적으로 점검해야 한다. 위탁업체를 통해 개인정보를 처리하는 경우에는 위탁계약서에 보안의무와 책임범위를 명확히 규정하여 관리 · 감독을 철저히 해야 한다. 이러한 관리적 조치는 기술적 보호조치와 달리 사람과 조직의 관리 역량에 의해 보안 수준이 결정되므로, 인사관리 및 내부통제 강화가 매우 중요하다.

(3) 물리적 보호조치

개인정보가 저장되거나 보관된 물리적 공간의 접근을 제한하고 보호하는 것을 의미한다.

의료기관에서는 전산실, 서버실, 의무기록보관실 등 개인정보가 집중된 장소에 출입통제 시스템을 설치하여 인가된 인원만 접근할 수 있도록 해야 한다. 개인정보가 포함된 문서나 저장매체는 잠금장치가 있는 캐비닛 등에 안전하게 보관해야 하며, CCTV 등의 영상정보처리기기를 운영하는 경우에는 그 영상이 외부로 유출되지 않도록 저장장치의 보안을 강화해야 한다.

PART 3

03

보건의료정보 표준

CHAPTER

6

용어표준과 분류체계

학습목표

1. 보건의료용어표준의 개념과 정의를 이해한다.
2. 다양한 용어표준의 종류와 특징을 설명할 수 있다.
3. 국내외 주용 용어체계와 국제, 국내 표준기구의 역할을 설명할 수 있다.
4. 글로벌 표준과 국내 표준의 차이와 연계성을 이해한다.

1 | 보건의료용어표준의 개요

1) 보건의료용어표준의 개념

(1) 보건의료용어표준이란?

보건의료 분야에서 사용하는 다양한 용어와 표현을 일정한 규칙과 기준에 맞게 체계적으로 정립한 것을 말한다. 이는 진단명, 약물명, 검사명, 치료법 등 의료행위와 관련된 용어를 의미하며, 이러한 용어들이 정해진 규칙에 따라 일관되게 사용되도록 만들어졌다.

(2) 왜 필요할까?

의료현장에서는 동일한 진단이나 치료법이라도 기관이나 담당자에 따라 서로 다른 표현을 사용하는 일이 흔하다. 예를 들어, '고혈압'은 일부에서는 'Hypertension', '고혈압증' 등으로 불릴 수 있다. 이렇게 서로 다르게 사용될 경우, 정보를 제대로 교류하거나 분석하는데 어려움이 생긴다.

즉, 보건의료용어표준은 서로 다른 곳에서도 동일한 의미를 전달할 수 있게 하여, 의료정보의 일관성을 높이고 데이터 상호 운용성을 확보하는 역할을 한다.

표준화된 용어는 의료기관 간 의사소통을 원활하게 하고, 의료 데이터의 품질과 활용성을 높입니다.

2) 보건의료용어표준의 정의

정의

"보건의료용어표준이란, 의료활동과 관련된 용어를 일관성 있고 체계적으로 정리하여, 국내외 의료기관, 연구, 정책 등에 활용될 수 있도록 표준화된 규범이나 규칙을 의미한다."

이 정의를 좀 더 풀어서 설명하면, 각 의료기관이나 연구자가 사용하는 용어들이 다르면 정보를 이해하거나 교환하는 데 장애가 될 수 있기 때문에, 국제 또는 국내에서 공통으로 승인된 기준에 따라 용어를 정리하고 규칙을 만들어 놓음으로써, 의료 데이터의 의미 전달이 명확해지고, 정보 교환이 원활하며, 데이터의 품질이 향상될 수 있다는 의미이다.

(1) 용어표현의 표준화 과정

다양한 비표준 용어 → [표준화 프로세스] → 일관된 표준 용어, 코드 적용

예시: "심근경색", "심근경색증", "Myocardial Infarction" → "Myocardial Infarction (I21)"

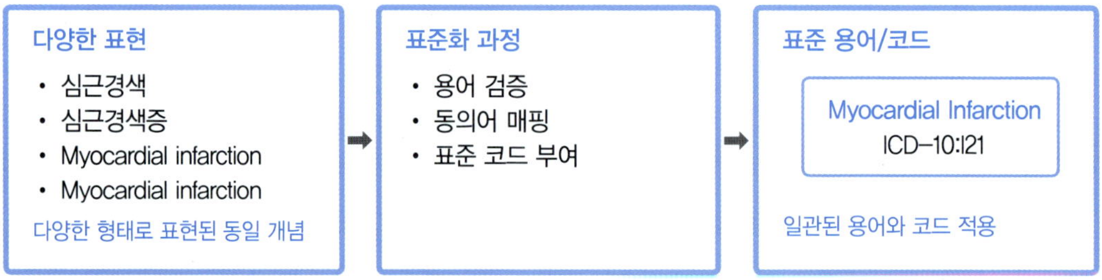

다양한 표현

- 심근경색
- 심근경색증
- Myocardial infarction
- Myocardial infarction

다양한 형태로 표현된 동일 개념

➡

표준화 과정

- 용어 검증
- 동의어 매핑
- 표준 코드 부여

➡

표준 용어/코드

Myocardial Infarction
ICD-10:I21

일관된 용어와 코드 적용

(2) 보건의료용어표준화 전체 프로세스

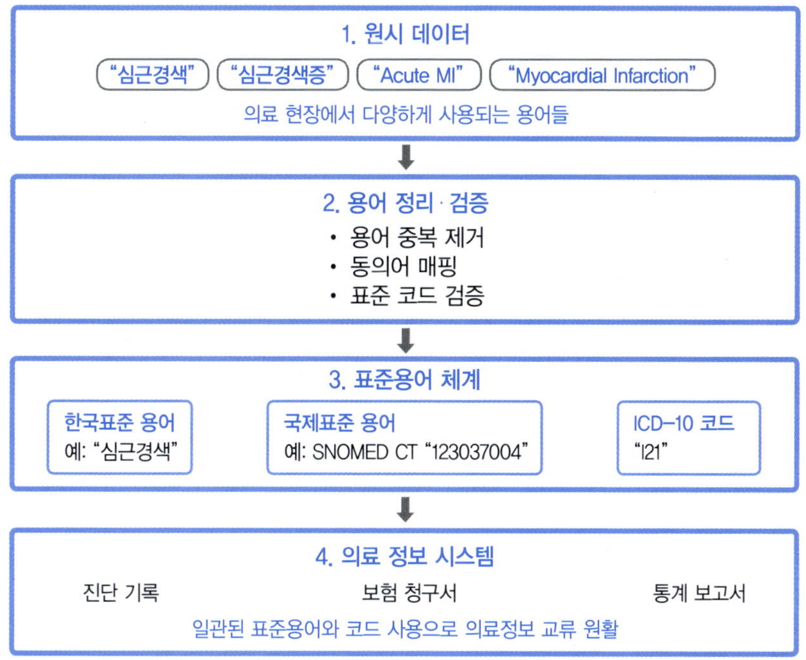

표준화된 용어와 코드는 의료기관 간 의사소통을 원활하게 하고 의료 데이터의 품질을 향상시킵니다.

2 | 보건의료용어표준의 필요성

1) 데이터 일관성 확보

지금의 의료시스템은 병원, 클리닉, 검진센터, 보험기관 등 다양한 기관에서 환자의 건강 정보를 수집, 저장, 공유한다. 그러나 각 기관이 사용하는 진단명, 용어, 기록 방식이 서로 다를 경우, 동일한 환자 데이터라도 의미가 다르게 해석될 가능성이 높아진다.

(1) 구체적 문제 사례

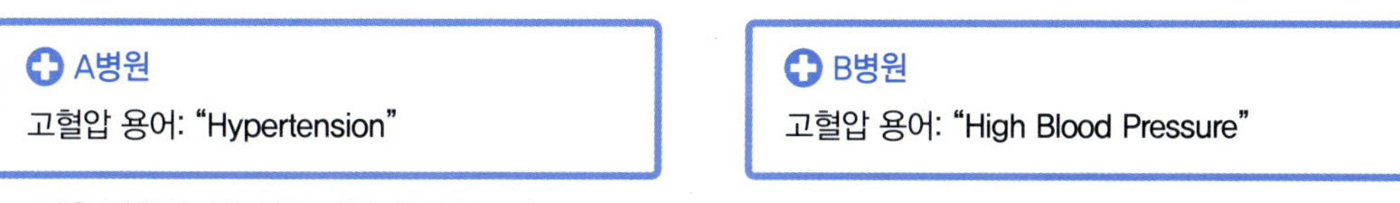

※ 같은 질환이지만 서로 다른 용어로 표기

(2) 발생하는 문제점

① 데이터 통합 시 용어가 달라 혼선 발생 및 오류 생성

② 전국적 유병률 조사 시 중복 집계 위험

③ 통합 데이터 기반 분석 결과의 신뢰도 저하

표준화된 의료용어를 사용하면 이러한 문제를 해결하고, 의료 데이터의 품질과 활용가치를 높일 수 있습니다.

보건의료정보표준용어는 이러한 문제를 해결하기 위해 전세계적으로 인정받는 용어와 코드로 통일한다. 즉, '고혈압'이라는 진단을 'I10(ICD-10 코드)이나 Hypertension과 같이 규격화된 표준표기법으로 기재한다면 데이터의 의미가 명확해지고, 여러기관이 축적한 데이터를 신뢰할 수 있다.

데이터의 일관성을 보장함으로써, 질병통계, 환자진료기록, 연구데이터의 신뢰도가 높아지고 의료정보의 빅데이터 분석이 가능해진다.

2) 정보 교환 및 상호 운용성 향상

오늘날 글로벌 의료시스템은 다양한 정보시스템 간에 환자 정보를 공유해야 할 필요가 커지고 있다. 의료기관, 보험회사, 정부기관, 국제기구 등이 서로 데이터를 주고받을 때, 표준화된 용어와 코드가 없으면 데이터 해석에 오류가 발생할 수 있다.

국제 표준인 SNOMED CT, UMLS, LOINC 등은 전세계적으로 공통 규격으로 인정받아서 데이터 교환 시 오차와 혼란을 줄이고 빠른 의사소통과 협력에 도움을 준다. 예를 들어, 환자 진단이나 검사 결과를 국제적 형식으로 보내면 세계 어느 나라든 그 의미를 정확히 이해할 수 있다. 이에 따라 업무의 효율화와 글로벌 연구 협력이 강화되고 환자의 이동, 해외 의료서비스 이용, 글로벌 연구 목표 달성에 핵심적인 역할을 하는 효과를 기대할 수 있다.

3) 안전성 및 의료 질 증진

잘못된 진단명 또는 표기 오류는 의료사고 및 환자안전사고로 이어질 수 있다. 이로 인한 부적절한 치료나 약물 처방은 심각한 부작용 및 환자 피해를 일으키는 요인이다.

(1) 국제적 의료정보 교환 사례

① **문제점**: 미국, 유럽, 아시아 국가 간 '심근경색' 진단 정보 교환 시 서로 다른 용어 사용으로 정보 교환 장애 발생

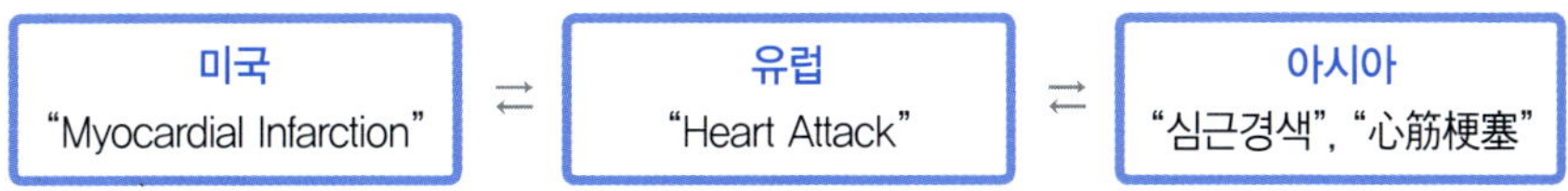

② **해결책**: 표준화된 코드를 활용하면 국제적으로 동일한 의미로 해석되는 데이터 교환 가능

표준화된 코드
ICD-10: I21
SNOMED CT: 123037004

표준화된 코드는 언어와 지역적 차이를 극복하여 전 세계 의료기관 간 원활한 정보 교환과 협력을 가능하게 합니다.

(2) 의료진 혼동으로 인한 치료 오류 사례

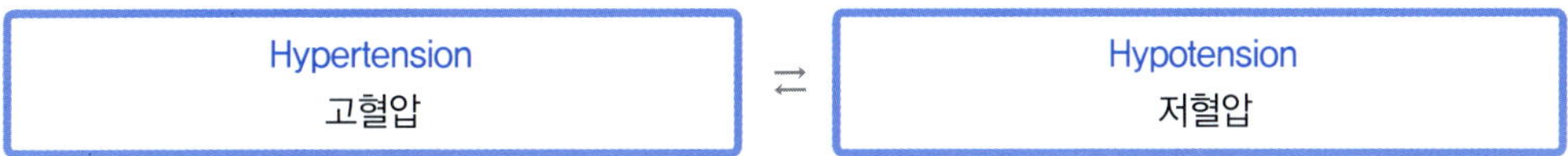

① **위험성**: 유사한 표기로 인해 'Hypertension'과 'Hypotension'을 혼동하여 잘못된 치료를 제공할 수 있음

② **결과**: 환자에게 부적절한 약물투여로 혈압 조절에 역효과를 가져올 수 있으며 심각한 건강 위험 초래

③ **해결책**: 표준화된 표기(ICD-10코드: I10, I95)와 코드 활용으로 의료진에게 명확한 정보 전달

표준화된 용어와 코드 체계를 활용하면 유사 용어로 인한 혼동을 줄이고, 정확한 의사결정과 안전한 의료서비스를 제공할 수 있습니다.

환자의 질병 상태, 검사 결과, 의료 절차를 일관된 표준용어로 기록함으로써 오진 가능성을 낮추고 치료의 적절성을 높인다. 또한 의료기기, 약물처방시스템에도 표준용어를 활용하여 보다 정확한 의료서비스를 제공할 수 있다.

4) 연구와 정책 지원

보건의료 분야에서 연구의 신뢰성과 효율성, 그리고 정책 수립의 과학적 기반은 매우 중요한 요소이다. 표준화된 의료데이터와 용어는 연구자, 정책입안자, 공공기관 등이 일관되고 비교 가능한 데이터를 활용하여 효과적인 의사결정을 내릴 수 있게 한다. 표준화된 정보를 바탕으로 만들어진 데이터는 "거짓 또는 부정확한 정보"의 위험을 줄이고 국제적 수준의 협력과 데이터 교류를 지원한다.

(1) 연구의 신뢰성 향상과 정책 수립 사례

① 연구의 신뢰성 향상

국가 차원의 유병률 연구나 치료 성과 분석 시, 표준화된 용어와 코드로 데이터 일관성 확보

예시: 각 병원의 '당뇨병' 진단이 다르게 기록되어도, ICD 코드로 통합 분석 가능

② 정책 수립의 객관적 자료 제공

건강보험, 예방접종, 만성질환 관리 정책 등 다양한 공공 정책 수립의 근거 자료

예시: 전국민 흡연률 조사 시 표준 용어로 수집하면 연령, 성별, 지역별 정책 효과 분석 용이

③ 국제적 협력과 글로벌 연구

WHO, OECD 등 글로벌 기구들은 표준화된 데이터 기준으로 국제적 보건 정책 수립

예시: 국가 간 감염병 통제, 만성질환 관리 전략 수립 시 표준화된 데이터 필수

표준화된 용어와 코드 체계는 연구의 과학적 근거를 강화하고, 데이터 기반 정책 수립을 가능하게 하며, 국제 사회의 공동 대응과 협력을 촉진합니다.

표준데이터기반 분석은 연구의 재현성(reproducibility)를 높이고 연구결과의 객관성을 향상시킨다. 또는 공공기관 및 정부는 표준 데이터를 활용하여 건강 문제의 핵심 원인을 파악하고, 실효성 있는 정책을 신속하게 설계할 수 있다. 나아가 서로 다른 국가 간 의료데이

터 표준이 통합되면 인구 건강 조사를 비롯한 국제 연구와 정책 협력도 원활하게 이루어지고 팬데믹이나 글로벌 건강 위기 대응이 한층 강화된다.

표준화된 보건의료데이터와 용어는 연구의 신뢰성 확보와 정책 수립의 객관성을 담보하는 중요한 역할을 하고 이를 통해 국민 건강 증진과 지속가능한 의료시스템 구축에 중요한 토대가 된다. 앞으로도 글로벌 표준과 국내 정책이 조화를 이루어, 의료 현장뿐만 아니라 연구, 정책, 글로벌 협력까지 폭넓게 지원하는 핵심 기반이 될 것이다.

3 | 보건의료정보표준 체계

전자의무기록(EMR)의 확산으로 의료 현장에서는 매일 엄청난 양의 데이터가 생성되고 있다. 하지만 이 데이터가 진정한 가치를 갖기 위해서는 서로 다른 시스템과 기관 사이를 자유롭게 흐르며, 그 의미가 정확하게 전달될 수 있어야 한다. A병원에서 'MI'로 기록된 진단이 B병원에서는 'Heart Attack'으로, C병원에서는 '심근경색증'으로 표현된다면, 컴퓨터는 이들을 동일한 질병으로 인식하지 못한다. 이처럼 의미가 통하지 않는 데이터는 '정보의 섬(Information Island)'에 갇히게 되고, 이는 진료의 단절, 중복 검사, 의료 오류의 원인이 된다.

보건의료정보표준(Health Information Standard)은 이러한 문제를 해결하기 위한 '사회적 약속'이다. 이는 의료 데이터의 내용(용어), 구조, 전송 방식 등에 대해 모두가 따르기로 합의한 규칙과 명세의 집합이다. 표준을 통해 우리는 데이터에 일관성과 재현성을 부여하고, 사람의 개입 없이도 시스템이 데이터의 의미를 정확하게 해석하는 시맨틱 상호운용성(Semantic Interoperability)을 실현할 수 있다.

보건의료정보표준은 그 목적과 형태에 따라 크게 세 가지로 나눌 수 있다.

- **표준용어(Standard Terminology)**: 임상 현장의 상세한 개념을 표현하기 위한 '어휘집'
- **표준분류체계(Standard Classification)**: 통계나 청구 등 특정 목적을 위해 데이터를 분류하는 '범주화 규칙'
- **국제표준(Data Exchange Standard)**: 용어와 분류가 담긴 데이터를 주고받는 '문법 및 통신 규약'

본 챕터에서는 이 세 가지 유형의 표준 체계를 중심으로, 국내외 주요 표준들의 특징과 역할을 학습하고, 이들이 어떻게 유기적으로 연계되어 보건의료정보 생태계를 구성하는지 살펴본다.

1) 표준용어(국외, 국내)

(1) 국외 표준용어

① SNOMED CT(Systematized Nomenclature of Medicine – Clinical Terms)

㉠ SNOMED CT의 개념과 목적

SNOMED CT(Systematized Nomenclature of Medicine – Clinical Terms)는 보건의료 분야에서 사용되는 임상 용어를 포괄적으로 담고 있는, 현존하는 세계에서 가장 정교하고 포괄적인 다국어 임상 참조용어체계이다. 이는 SNOMED International이라는 국제 비영리 기구에 의해 개발 및 관리되며, 우리나라도 회원국으로 참여하고 있다.

SNOMED CT의 핵심 목적은 EMR과 같은 정보 시스템에 임상 정보를 사람과 컴퓨터가 모두 이해할 수 있는 일관된 방식으로 기록, 저장, 검색, 공유할 수 있도록 지원하는 것이다. 이를 통해 데이터의 의미적 상호운용성을 확보하고, 궁극적으로 진료의 질을 향상시키는 것을 목표로 한다.

㉡ SNOMED CT의 3가지 핵심 구성요소

SNOMED CT는 개념(Concepts), 용어(Descriptions), 관계(Relationships)라는 세 가지 핵심 요소의 논리적 결합으로 구성된다. 이 세 요소가 유기적으로 작동하여 SNOMED CT의 강력한 기능을 구현한다.

ⓐ 개념(Concepts): '심근경색증', '아스피린', '왼쪽 무릎' 등 고유한 임상적 의미를 나타내는 기본 단위이다. 각 개념에는 전 세계적으로 유일한 숫자 식별자(Concept ID)가 부여된다. 예를 들어, '심근경색증'이라는 개념은 22298006이라는 고유 ID를 갖는다.

ⓑ 용어(Descriptions): 각 개념에 부여된 사람이 읽을 수 있는 용어(단어 또는 구)이

다. 하나의 개념은 여러 개의 설명을 가질 수 있는데, 이는 임상 현장에서 동의어나 약어가 다양하게 사용되는 현실을 반영한다.

- FSN(FSN, Fully Specified Name): 개념의 의미를 명확하게 정의하는 공식 명칭이다(예: Myocardial infarction (disorder)).
- 대표 용어(PT, Preferred Term): 각 언어권에서 가장 일반적으로 사용되는 대표 용어이다(예: Myocardial infarction).
- 동의어(Synonym): FSN 또는 PT와 동일한 의미를 갖는 다른 용어들이다(예: Heart attack, 심장마비, MI).

© **관계(Relationships)**: 개념과 개념 사이의 연관성을 정의하는 논리적 연결 고리이다. 이 관계 정의는 SNOMED CT를 단순한 코드 목록이 아닌, 지식 베이스(Knowledge Base)로 만드는 핵심 요소이다.

- Is a(…은 …의 한 종류이다): 상위-하위 개념을 정의하는 가장 기본적인 관계이다(예: (심근경색증) – Is a → (허혈성 심장질환)).
- Finding site(발생 부위): 질병이나 증상이 발생하는 해부학적 위치를 정의한다(예: (바이러스성 폐렴) – Finding site → (폐 구조)).
- Causative agent(원인 인자): 질병의 원인이 되는 물질이나 미생물을 정의한다(예: (바이러스성 폐렴) – Causative agent → (바이러스)).

SNOMED CT의 3가지 핵심 구성요소

1. 개념(Concepts)
고유한 임상적 의미의 숫자 ID
예: 심근경색증(22298006)

2. 설명(Descriptions)
사람이 읽을 수 있는 다양한 표현:
FSN: Myocardial infarction(disorder)
PT: Myocardial infarction
동의어: Heart attack, 심장마비

3. 관계(Relationships)
개념 간 논리적 연결:
Is a: 심근경색증 → 허혈성 심장질환
Finding site: 심근경색증 → 심근 구조

그림 6-1_ SNOMED CT의 구성요소 관계도

ⓒ SNOMED CT의 구조적 특징: 다축 계층구조

SNOMED CT의 개념들은 'Is a' 관계를 통해 나무와 같은 계층 구조를 이룬다. 이때 하나의 하위 개념이 여러 개의 다른 상위 개념을 동시에 가질 수 있는데, 이를 다축 계층구조(Polyhierarchy)라고 한다. 예를 들어, '세균성 수막염'은 '세균성 감염 질환'의 한 종류이면서, 동시에 '중추신경계 감염'의 한 종류로 정의될 수 있다. 이러한 다축 계층구조는 복잡한 의학적 개념을 다양한 관점에서 분류하고 검색할 수 있게 해준다. EMR 시스템에서 '모든 중추신경계 감염 환자'를 검색하면, 시스템은 이 구조를 이해하여 '세균성 수막염' 환자도 결과에 포함시킬 수 있다. 이는 단순한 키워드 검색으로는 불가능한, 의미 기반의 정교한 데이터 활용을 가능하게 한다.

② UMLS

서로 다른 용어체계 간의 장벽을 허물고, 기계와 사람이 모두 이해할 수 있는 통합된 프레임워크를 제공하기 위해 1986년부터 미국 국립의학도서관(National Library of Medicine, NLM)이 개발해 온 방대한 지식 소스의 집합이 바로 UMLS(Unified Medical Language System, 통합의학언어시스템)이다.

UMLS는 또 하나의 경쟁적인 표준용어체계가 아니다. 오히려 기존의 수많은 표준들을 아우르고 연결하는 '시스템들의 시스템(system of systems)'이자, 용어들의 의미를 통합하는 '메타시소러스(Metathesaurus)'이다. 그 궁극적인 목적은 컴퓨터 시스템이 보건의료 및 생명과학 분야의 정보를 더 '지능적으로' 이해하고 처리할 수 있도록 지원하는 데 있다.

㉠ UMLS의 3가지 핵심 지식 소스(Knowledge Sources)

UMLS는 그 방대한 목적을 달성하기 위해 크게 세 가지의 핵심적인 지식 소스(Knowledge Sources), 즉 컴포넌트로 구성된다. 이 세 가지는 각각 '어휘(Vocabulary)', '문법(Grammar)', '언어 처리 도구(Linguistic Tools)'의 역할을 수행하며 유기적으로 작동한다.

ⓐ 메타시소러스(Metathesaurus): 거대한 통합 의학 어휘집

메타시소러스는 UMLS의 가장 크고 핵심적인 부분으로, 전 세계 200개 이상의 다양한 보건의료용어체계(Source Vocabularies)를 통합한 거대하고 다국어적인 의학 용어 데이터베이스이다.

- **포함된 소스**: 여기에는 SNOMED CT, ICD, LOINC와 같은 국제 표준뿐만 아니라, 의약품 용어(RxNorm), 의학 주제명 표목(MeSH), 유전자 온톨로지(GO) 등 특정 분야의 전문 용어체계와 각국에서 사용하는 로컬 코드까지 방대한 범위의 '소스'가 포함된다.
- **핵심 구조 – CUI(Concept Unique Identifier)**: 메타시소러스의 가장 중요한 원리는 '의미'를 중심으로 용어들을 통합하는 것이다. 이를 위해 동일한 의미를 갖는 용어들을 하나의 '개념(Concept)'으로 묶고, 여기에 고유 개념 식별자(CUI)를 부여한다.

  〈예시〉

  SNOMED CT의 'Myocardial Infarction', ICD-10의 'Acute myocardial infarction', 그리고 MeSH의 'Myocardial Infarction' 등은 표현은 다르지만 모두 '심근경색증'이라는 동일한 임상적 의미를 갖는다. 따라서 메타시소러스는 이들을 모두 C0027051 이라는 단 하나의 CUI로 연결한다.

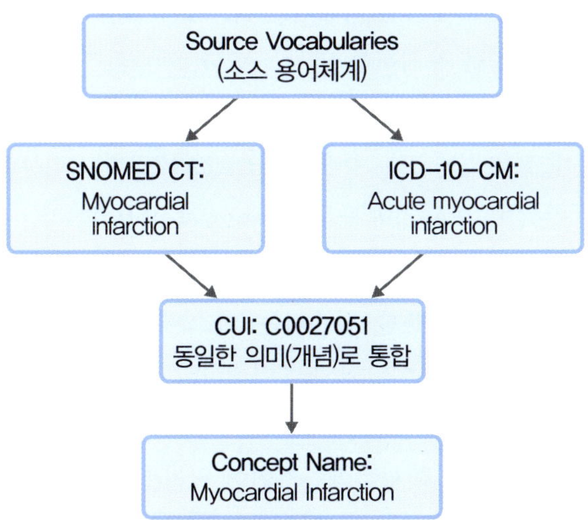

그림 6-1_ 메타시소러스의 CUI 기반 개념 통합 예시

이 CUI 구조 덕분에 메타시소러스는 서로 다른 용어체계 간의 '번역기' 또는 '사전' 역할을 수행할 수 있다. 즉, EMR 시스템에서 특정 SNOMED CT 코드로 기록된 환자 정보를, ICD 코드를 사용하는 보험 청구 시스템으로 변환해야 할 때

CUI를 통해 두 코드를 정확하게 매핑할 수 있다.

ⓑ 시맨틱 네트워크(Semantic Network): 의료 정보의 '문법'

메타시소러스가 수백만 개의 '단어'를 모아놓은 거대한 사전이라면, 시맨틱 네트워크는 이 단어들을 어떻게 조합하고 이해해야 하는지에 대한 상위 수준의 '문법(Grammar)' 규칙을 제공한다.

- **의미 유형**(Semantic Types): 시맨틱 네트워크는 메타시소러스에 있는 모든 개념(CUI)들을 약 130여 개의 광범위하고 상호 배타적인 '의미 유형'으로 분류한다.
  〈예시〉
  C0027051(심근경색증) → 질병 또는 증후군(Disease or Syndrome)
  C0004057(아스피린) → 약리학적 물질(Pharmacologic Substance)
  C0018787(심장) → 신체 부위, 기관 또는 기관 구성요소(Body Part, Organ, or Organ Component)
- **의미 관계**(Semantic Relationships): 의미 유형 간에 발생할 수 있는 54가지의 유용한 '의미 관계'를 정의한다. 이는 논리적으로 타당한 연결만을 허용하여 데이터의 일관성을 유지하는 역할을 한다.
  〈예시〉
  약리학적 물질은 질병 또는 증후군을 treats(치료한다)라는 관계를 가질 수 있다.
  진단 절차는 질병 또는 증후군을 diagnoses(진단한다)라는 관계를 가질 수 있다.
  하지만 '약리학적 물질'이 '진단 절차'를 '치료한다'는 관계는 허용되지 않는다.

이 시맨틱 네트워크를 통해 컴퓨터는 '아스피린이 치료하는 질병은 무엇인가?'와 같은 복잡한 의미 기반의 질의를 이해하고 추론할 수 있게 된다.

ⓒ SPECIALIST 렉시콘 및 렉시컬 툴: 자연어 처리(NLP) 엔진

이는 UMLS의 세 번째 구성요소로, 의학 텍스트의 자연어 처리(NLP)를 지원하기 위한 '언어학적 사전 및 소프트웨어 도구'이다.

- SPECIALIST 렉시콘(Lexicon): 수많은 의학 용어와 일반 영어 단어에 대한 방대한 언어학적 정보를 담고 있는 사전이다. 각 단어의 품사, 철자 변이형(예: tumor, tumour), 명사의 복수형, 동사의 시제 변화 등 상세한 정보를 포함한다.
- **렉시컬 툴**(Lexical Tools): 이 렉시콘을 기반으로 작동하는 소프트웨어 프로그

램들이다. 의사의 경과기록과 같은 비정형 텍스트를 입력받았을 때, 다음과 같은 작업을 수행한다.

1. 문장을 단어로 분리한다.
2. 각 단어의 기본형(예: "patients" → "patient")을 찾는다(정규화).
3. 정규화된 용어를 메타시소러스의 개념(CUI)에 매핑한다.

이 도구들을 통해 개발자들은 비정형적인 의료 문서에서 '환자 OOO이 OO 질환을 진단받고 OO 약물을 처방받았다'와 같은 핵심 정보를 자동으로 추출하여 구조화된 데이터로 변환하는 강력한 애플리케이션을 구축할 수 있다.

③ LOINC

㉠ 개념과 개발 배경

LOINC(Logical Observation Identifiers Names and Codes)는 진단검사 및 임상 관찰 항목을 식별하기 위한 데이터베이스이자 보편적 표준 코드체계이다. 1994년 미국 리젠스트리프 연구소(Regenstrief Institute)에서 개발하였으며, 전 세계적으로 검사 결과 및 임상 문서의 전자적 교환을 위한 표준으로 널리 사용되고 있다 .

LOINC가 개발된 배경에는 병원마다, 검사실마다 동일한 검사를 지칭하는 명칭과 코드가 제각각이라는 문제가 있었다. 예를 들어, A병원에서는 '혈중 포도당 검사'를 'Glucose'로, B병원에서는 'GLU'로, C병원에서는 'Blood Sugar'로 부른다. 이처럼 용어가 다르기 때문에, A병원에서 측정한 환자의 혈당 수치를 B병원으로 전송해도 B병원 시스템은 이를 자동으로 인식하고 통합할 수 없었다. LOINC는 이러한 문제를 해결하기 위해 모든 검사 및 관찰 항목에 전 세계적으로 통용되는 고유한 이름과 코드를 부여하고자 만들어졌다.

㉡ 목적과 필요성

LOINC의 핵심 목적은 서로 다른 기관에서 생성된 검사 결과 및 임상관찰 데이터를 의미적으로 통합하고 비교할 수 있도록 하는 것이다. 기존의 내부(Local) 코드를 LOINC 코드로 매핑함으로써, 데이터의 공유와 호환성을 확보할 수 있다. 이를 통해 다음과 같은 효과를 기대할 수 있다.

- **진료의 연속성 향상**: 환자가 다른 병원으로 옮기더라도 과거 검사 결과를 새로운

병원의 시스템에서 정확하게 조회하고 시간 경과에 따른 변화를 추적할 수 있다.

- **중복 검사 방지:** 타 병원에서 이미 시행한 검사 결과를 신뢰하고 활용할 수 있어 불필요한 중복 검사를 줄이고 의료비를 절감할 수 있다.
- **공중보건 감시 및 연구:** 여러 기관의 검사 데이터를 통합하여 특정 질병의 유행을 감시하거나, 대규모 임상 연구를 위한 데이터셋을 구축하는 데 필수적이다.

㉢ LOINC 코드의 6개 축 구조

LOINC는 각각의 검사 또는 관찰 항목을 고유하게 정의하기 위해 6개의 주요 속성(축, Axis)을 조합하여 이름을 구성한다. 이 6개 축이 결합되어 하나의 고유한 LOINC 코드에 대한 완전 명시 명칭(Fully Specified Name)을 형성한다.

- LOINC(Logical Observation Identifiers Names and Codes)
  검사 및 관찰 결과를 표준화하기 위한 국제적 코드 체계
  – 6축 구성요소
    Component(검사대상): 측정 대상 물질/개체
    Property(속성): 측정하는 대상의 특성
    Time(검사시점): 측정 시점의 특성
    System(검체): 검사가 이루어지는 대상
    Scale(척도): 결과값의 종류
    Method(검사방법): 검사 수행 방법

위 6개 축이 조합되어 Glucose:MCnc:Pt:Ser/Plas:Qn 이라는 완전한 이름이 만들어지고, 여기에 고유한 코드인 2345-7 이 부여된다. 이를 통해 전 세계 어디서든 이 코드는 동일한 의미의 검사로 해석된다.

(2) 국내 표준용어

우리나라는 국제 표준을 적극적으로 수용하면서 국내 의료 환경에 맞는 표준용어체계를 구축하기 위해 노력하고 있다.

① 건강보험 EDI 코드와 KOSTOM의 역사

과거 국내 의료 현장에서는 주로 건강보험심사평가원의 진료비 청구(EDI)를 위해 만들어진 코드체계가 행정적 목적으로 널리 사용되었다. 이 코드는 수가 산정을 기준으로 묶여 있어 임상적 세분성이 부족했다. 이러한 문제를 해결하고 국내 용어 표준체계를 마련하기 위해 KOSTOM(Korea Standard Terminology of Medicine)이 개발되었으나, 로컬 용어 중심이라는 한계와 국제 표준과의 연계성 부족으로 널리 확산되지는 못했다.

② 국제 표준 기반의 새로운 접근: KR CDI

이러한 한계를 극복하기 위해 정부는 국제 표준 기술을 중심으로 표준화 전략을 전환했다. 그 핵심 결과물이 KR CDI(Korea Core Data for Interoperability, 한국 핵심 교류 데이터)이다.

KR CDI는 국내 의료기관 간 진료정보 교류를 위해 공통적으로 사용해야 할 필수 데이터 항목과 각 항목에 적용할 표준용어를 국가 단위로 정의한 것이다. 이는 특정 소프트웨어나 시스템에 종속되지 않는 국가적 약속이다. 예를 들어, '진단' 항목에는 KCD 코드를, '검사명' 항목에는 LOINC 코드를, '수술명' 항목에는 SNOMED CT 코드를 사용하도록 명시하는 방식이다.

KR CDI는 크게 기본 정보, 진료 정보, 검사 정보, 건강 정보 분야로 구분되어 있으며, 2024년 말 현재 14개의 분류(Class), 79개의 항목(Element) 및 항목값(Value set)으로 구성되어 있다.

③ 기술적 구현 상세규격: KR Core

KR CDI가 교환할 데이터의 '내용'을 정의했다면, KR Core(한국 핵심 교류 데이터 전송 표준)는 그 내용을 '어떻게' 기술적으로 교환할지에 대한 상세규격(Implementation Guide)이다.

KR Core는 KR CDI의 요구사항을 기반으로, 국내 보건의료 데이터를 국제 표준인 FHIR 서버를 통해 정보를 주고받을 수 있도록 구현한 한국형 FHIR 상세규격이다. 이는 국제 표준인 FHIR의 기본 사양을 따르면서도, 주민등록번호와 같은 국내 실정에 맞는 필드를 추가하거나, 국내법에 따른 데이터 표현 방식을 정의하는 등 한국 환경에 맞게 최적화되었다.

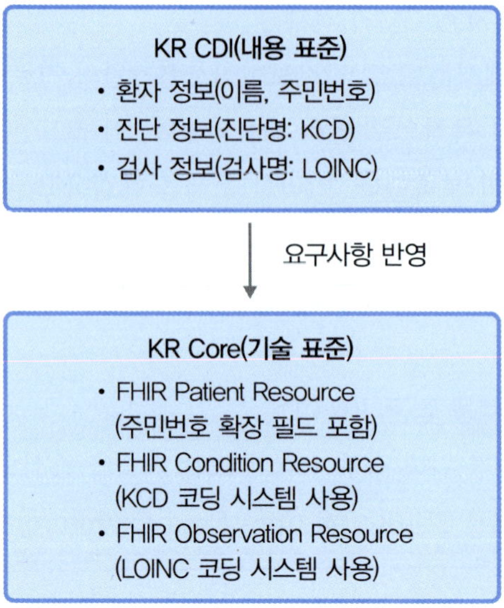

KR CDI(내용 표준)
- 환자 정보(이름, 주민번호)
- 진단 정보(진단명: KCD)
- 검사 정보(검사명: LOINC)

↓ 요구사항 반영

KR Core(기술 표준)
- FHIR Patient Resource (주민번호 확장 필드 포함)
- FHIR Condition Resource (KCD 코딩 시스템 사용)
- FHIR Observation Resource (LOINC 코딩 시스템 사용)

그림 6-2_ KR CDI와 KR Core의 관계

결론적으로, KR CDI와 KR Core는 우리나라가 국제 표준의 흐름에 동참하면서도 국내 실정을 반영한 국가적 상호운용성 체계를 구축하기 위한 핵심적인 두 축이다. 이 표준들은 '건강정보고속도로'와 같은 국가적 데이터 교류 사업의 기술적 기반으로 활용되고 있다.

(3) 표준분류체계

표준분류체계(Standard Classification System)는 표준용어와는 다른 목적을 갖는다. 표준용어가 임상 현장의 개념 하나하나를 상세하고 정확하게 '표현'하는 데 중점을 둔다면, 표준분류체계는 데이터를 통계, 청구, 관리 등 특정 목적에 맞게 상호 배타적이고 포괄적인 범주(Category)로 그룹화하는 규칙이다.

즉, 분류체계의 핵심 원칙은 다음과 같다.

- **상호 배타성(Mutually Exclusive)**: 하나의 항목은 오직 하나의 분류에만 속해야 한다.
- **포괄성(Exhaustive)**: 모든 항목이 분류될 수 있어야 한다.

이러한 특징 때문에 분류체계는 국가 단위의 보건 통계를 산출하거나, 진단 기반으로 진료비를 지불하는 포괄수가제(DRG)를 운영하는 데 필수적인 도구로 사용된다.

① ICD

㉠ **ICD의 역사와 WHO의 역할**

ICD(International Classification of Diseases)는 세계보건기구(WHO)가 관리하는 가장 대표적인 표준분류체계이다. 1893년 '국제 사인 목록'에서 시작되어 초기에는 사망 원인 통계에 중점을 두었으나, 점차 질병(이환) 통계까지 포괄하는 방향으로 발전했다. WHO는 1948년부터 ICD의 개발 및 관리를 주관하며, 약 10년을 주기로 개정판을 발표하여 의학의 발전을 반영해왔다.

㉡ **ICD-10의 구조**

현재 많은 국가에서 사용 중인 ICD-10은 1990년에 승인된 버전으로, 총 21개의 장(Chapter)으로 구성되어 있다. 각 장은 특정 질병군(예: 제1장 감염성 질환, 제2장 신생물)이나 신체 계통(예: 제9장 순환계통의 질환)을 기준으로 분류된다. 코드는 알파벳 1개와 숫자 2개로 구성된 3단위 분류를 기본으로 하며, 소수점 이하 네 번째 자리를 추가하여 세부 분류를 표현한다(예: I21.0 급성 전벽 심근경색증).

㉢ **차세대 분류체계**: ICD-11의 혁신

2022년 1월부터 공식 발효된 ICD-11은 디지털 시대에 맞춰 대대적으로 개편되었다. 이는 단순한 개정을 넘어 분류체계의 패러다임을 바꾸는 혁신적인 변화를 담고 있다.

- **완전한 디지털 기반**: ICD-11은 더 이상 두꺼운 책이 아니다. 웹 기반의 온라인 플랫폼을 통해 제공되며, API를 통해 EMR 시스템과 직접 연동될 수 있다. 이를 통해 코드 검색, 적용, 업데이트가 매우 용이해졌다.
- **내용의 현대화**: 항생제 내성, 게임 중독 등 현대 사회의 새로운 보건 이슈를 반영한 분류가 대거 추가되었으며, 성 건강(Sexual health)과 같은 새로운 장이 신설되었다.
- **유연한 코드 구조와 상세성**: ICD-11의 가장 큰 혁신은 코드 조합(Clustering) 기능이다. 이는 두 개 이상의 코드를 조합하여 하나의 복합적인 임상 상태를 상세하게 표현할 수 있게 한다.
  〈예시〉 당뇨병 + 만성 신장질환 = 당뇨병을 동반한 만성 신장질환 또한, 확장 코드(Extension Code)를 사용하여 중증도(심각함), 해부학적 위치(왼쪽), 병인(외상성) 등 부가 정보를 명시할 수 있어, 통계적 분류체계임에도 불구하고 임상적 상세성을 크게 높였다.

- SNOMED CT와의 공식 연계: ICD-11은 개발 단계부터 SNOMED CT와의 연계를 고려하여 설계되었다. 이를 통해 EMR에 SNOMED CT로 상세하게 기록된 임상 데이터를 통계 및 행정 목적의 ICD-11 코드로 원활하게 변환할 수 있는 기반이 마련되었다.

표 1-1_ ICD-10과 ICD-11의 핵심 변화(ICD-10 vs ICD-11 비교)

구분	ICD-10	ICD-11
개발/승인	1990년 승인 WHO	2019년 승인, 2022년 1월 공식 발효
기본 형태	서책 기반, 제한적 디지털	완전한 디지털 기반 Web-based, API 연동
코드 구조	3-5자리 엉숫자 J45.9	4-7자리 엉숫자 CA23.Z, 1A00.0
개념 표현 방식	사전 조합 Pre-coordination	사후 조합 Post-coordination
상세성/구체성	제한적	확장 코드 Extension Codes
타 표준 연제	비공식적 매핑	SNOMED CT 공식 연계
주요 신규 내용	-	게임 장애, 항성제 내성 등
사용 편의성	복잡	다국어 지원, 온라인 도구

② KCD(Korean Standard Classification of Diseases)

KCD(한국표준질병 · 사인분류)는 ICD를 기반으로 국내 실정을 반영하여 통계청에서 고시하는 국가 통계분류이다. ICD의 기본 골격을 따르면서, 한의학적 진단명과 같이 우리나라의 고유한 항목들이 추가된 것이 특징이다. 국내 모든 의료기관은 진단서 및 통계 보고 시 KCD를 의무적으로 사용해야 한다. 현재 KCD-8차 개정판(ICD-10 기반)이 사용되고 있으며, 향후 ICD-11을 기반으로 한 차기 개정 작업이 진행될 예정이다.

③ 건강보험 EDI 행위분류 코드

국내 의료 현장에서 진료비 청구를 위해 가장 중요한 분류체계는 건강보험심사평가원에서 관리하는 EDI(Electronic Data Interchange) 의료행위분류 코드이다. 이 코드는 진료비를 청구하고 심사하는 목적을 위해 개발되었으며, 각종 검사, 시술, 수술, 처치 등을 수가 산정 단위로 묶어 분류한다.

예를 들어, '상부위장관 내시경검사'라는 하나의 EDI 행위 코드에는 실제 임상에서 사용된 내시경의 종류, 생검(biopsy) 여부 등 세부적인 내용이 모두 포함되어 있지 않다. 이는 진료비 청구에는 효율적이지만, 임상 연구나 질 관리 등 세밀한 데이터 분석을 위해서는 추가적인 정보가 필요하다는 한계를 가진다. 따라서 EMR에는 SNOMED CT나 LOINC와 같은 표준용어로 상세히 기록하고, 청구 시점에 이를 EDI 코드로 변환하는 과정이 이상적이다.

(4) 국제표준

지금까지 다룬 표준용어와 표준분류체계가 데이터의 '내용(어휘)'을 정의한다면, 지금부터 다룰 국제표준은 그 내용을 담아 시스템 간에 주고받기 위한 '구조와 전송 방식(문법과 통신 규약)'을 정의한다. 아무리 어휘를 잘 표준화해도, 문장을 만드는 규칙과 편지를 보내는 방식이 다르면 의사소통이 불가능한 것과 같은 이치이다.

① HL7 International

HL7 International(Health Level Seven International)은 보건의료정보의 교환, 통합, 공유, 검색을 위한 표준 프레임워크와 메시징 표준을 개발하는 가장 대표적인 국제표준개발기구(Standards Development Organization, SDO)이다. 'Level Seven'은 통신 프로토콜의 7계층 중 최상위인 '응용 계층(Application Layer)'을 의미하며, 이는 HL7이 데이터의 내용과 구조에 초점을 맞추는 표준임을 시사한다.

HL7은 특정 기업이나 정부에 소속되지 않은 비영리 기구로, 전 세계 의료기관, IT 기업, 정부기관, 컨설턴트 등 다양한 이해관계자들의 자발적인 참여를 통해 표준을 개발하고 발전시킨다.

② 데이터 교환 표준의 진화

HL7은 1987년 설립 이후, IT 기술의 발전에 발맞춰 데이터 교환 표준을 지속적으로 발전시켜 왔다.

㉠ HL7 Version 2(V2): 메시지 기반 표준의 시대

1980년대 후반에 개발된 HL7 V2는 현재까지도 전 세계 병원 내부 시스템 간 데이터 연동에 가장 널리 사용되는 사실상의 표준(de facto standard)이다. V2는 환자의 입원 · 퇴원 · 전원(ADT), 처방(ORM), 검사 결과(ORU) 등 특정 이벤트가 발생할 때마다 관련 정보를 담은 '메시지'를 생성하여 교환하는 방식이다.

- **구조**: |(파이프)와 ^(캐럿) 같은 구분자(delimiter)를 사용하여 데이터를 세그먼트(Segment)와 필드(Field)로 나누는 간단한 텍스트 형식이 특징이다.
- **장점**: 구조가 단순하고 처리 속도가 빨라 병원 내의 다양한 시스템(EMR, LIS, PACS 등)을 효율적으로 연동하는 데 적합하다.
- **단점**: 표준의 유연성이 높아 병원마다, 시스템마다 세부적인 구현 방식이 달라 상호운용성에 한계가 있다. 또한, 데이터의 의미를 명확히 정의하는 시맨틱 표준이 아니므로 데이터 해석에 모호함이 발생할 수 있다.

㉡ CDA(Clinical Document Architecture): 문서 기반 표준으로의 전환

2000년대에 들어서면서, 개별 메시지 교환을 넘어 환자의 진료 정보를 하나의 완성된 '문서' 단위로 교환할 필요성이 커졌다. 이에 HL7은 XML(eXtensible Markup Language)을 기반으로 한 임상 문서 교환 표준인 CDA를 개발했다.

- **구조**: CDA 문서는 크게 두 부분으로 나뉜다.
- **헤더(Header)**: 문서 자체에 대한 정보(작성자, 작성일, 환자 정보, 문서 종류 등)를 담는 메타데이터 영역
- **바디(Body)**: 실제 임상 내용을 담는 영역. 바디는 사람이 읽을 수 있는 서술적 내용과 컴퓨터가 처리할 수 있는 구조화된 데이터(SNOMED CT, LOINC 코드 등 사용)를 모두 포함할 수 있다.
- **특징**: '인간 가독성(Human Readability)'을 핵심 원칙으로 하여, 어떤 시스템에서든 문서의 내용을 사람이 읽고 이해할 수 있도록 보장한다.
- **활용**: 퇴원요약지, 진료의뢰서, 진료기록요약지, 영상판독소견서 등 하나의 의미 있는 단위로 구성된 임상 문서를 교환하는 데 사용된다. 우리나라의 진료정보교류사업에서 교류되는 4개의 표준서식 역시 CDA를 기반으로 개발되었다.

③ FHIR: 차세대 상호운용성 표준

㉠ FHIR의 개념: 웹 기술과 보건의료의 만남

FHIR(Fast Healthcare Interoperability Resources)는 최신 웹 기술을 기반으로

개발된 HL7의 차세대 데이터 교환 표준이다. 과거의 V2나 CDA가 병원 내부 시스템이나 기관 간 문서 교환에 초점을 맞췄다면, FHIR는 모바일 앱, 클라우드 서비스, 웨어러블 기기 등 새로운 디지털 헬스 생태계 전반의 상호운용성을 목표로 한다.
FHIR의 핵심 패러다임은 보건의료 데이터를 '리소스(Resource)'라는 작은 단위로 나누고, 이를 인터넷 웹 서비스에서 사용하는 표준 통신 방식인 RESTful API를 통해 주고받는 것이다.

- **리소스(Resource)**: 모든 보건의료 데이터는 '환자(Patient)', '관찰(Observation)', '진단(Condition)', '처방(MedicationRequest)' 등과 같이 명확하게 정의된 작은 정보 단위인 리소스로 표현된다. 각 리소스는 고유한 URL 주소를 갖는다.
- **API(Application Programming Interface)**: 스마트폰의 날씨 앱이 기상청 서버에 특정 지역의 날씨 정보(리소스)를 요청하고 응답받는 것처럼, 의료 앱이나 EMR 시스템은 FHIR API를 통해 병원 서버에 특정 환자의 특정 정보(예: 환자 ID '123'의 최근 혈당 수치)만을 요청하고 JSON이나 XML 형태의 표준화된 데이터로 응답받을 수 있다.

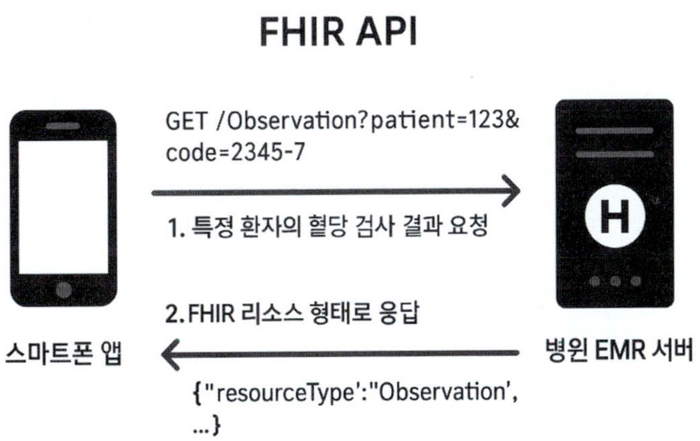

그림 6-3_ FHIR의 API 기반 데이터 요청/응답 방식

㉡ FHIR의 장점과 파급 효과

FHIR는 기존 표준에 비해 다음과 같은 혁신적인 장점을 가진다.

- **구현의 용이성**: 현대 웹 개발자들에게 매우 익숙한 RESTful API와 JSON/XML 형식을 사용하므로, 개발자들이 쉽고 빠르게 의료서비스를 개발하고 시스템을 연

동할 수 있다.

- **데이터 접근의 유연성**: 문서 전체나 복잡한 메시지가 아닌, '알레르기 정보'나 '최근 처방약 목록'과 같이 필요한 데이터만 리소스 단위로 골라서 요청할 수 있어 매우 효율적이다.
- **강력한 확장성**: 기본 리소스 외에 각국의 실정에 맞는 정보(예: 주민등록번호)를 추가하거나, 특정 진료과에 필요한 데이터 셋을 정의하는 확장(Profile)이 매우 용이하다.
- **모바일 및 클라우드 친화성**: 경량화된 데이터 구조와 표준 API는 스마트폰, 웨어러블 기기, 클라우드 기반 서비스와 데이터를 연동하는 데 최적화되어 있다.

이러한 장점 덕분에 FHIR는 전 세계적으로 차세대 국가 표준으로 빠르게 채택되고 있다. OECD 보고서에 따르면, 응답 국가의 거의 90%가 상호운용성 표준을 요구하는 법률을 도입했으며, 66%는 HL7-FHIR을 채택하고 있다. 호주, 벨기에, 핀란드, 한국, 네덜란드 등은 EHR 상호운용성 전략을 추진하며 HL7-FHIR 표준을 채택한 대표적인 국가들이다.

우리나라의 '건강정보고속도로(마이헬스웨이)' 역시 FHIR 방식을 핵심 기술로 적용하여, 개인이 자신의 의료 데이터를 다양한 기관에서 조회하고 스마트폰 앱으로 활용할 수 있는 기반을 마련하고 있다. 이처럼 FHIR는 단순한 기술 표준을 넘어, 환자 중심의 개방형 디지털 헬스 생태계를 구현하는 핵심 동력으로 자리매김하고 있다.

4 | 표준 체계의 상호작용과 미래 전망

1) 표준 체계의 상호작용과 생태계

지금까지 살펴본 표준용어, 표준분류체계, 데이터 교환 표준은 독립적으로 기능하는 것이 아니라, 하나의 유기적인 보건의료정보 표준 생태계를 구성하며 상호 작용한다. 각 표준은 서로 다른 역할을 수행하며, 이들이 함께 사용될 때 비로소 원활한 데이터 흐름이 완성된다.

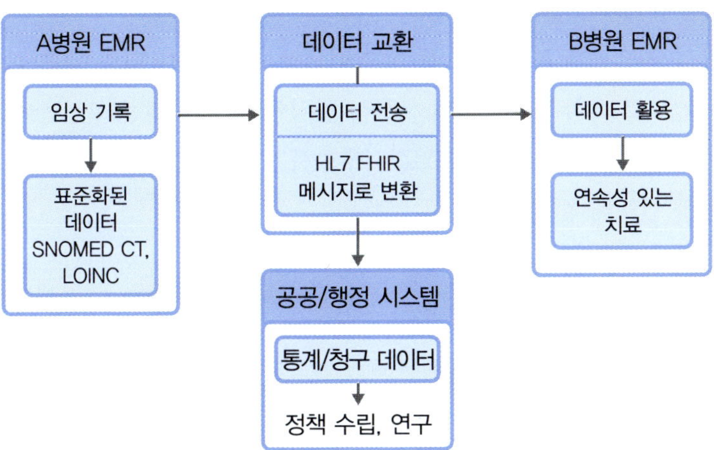

그림 6-4_ 보건의료정보 표준 생태계의 작동 원리

위 그림처럼, 임상 현장에서는 SNOMED CT와 LOINC를 사용해 상세하고 정확한 데이터를 기록한다. 이 데이터는 HL7 FHIR라는 표준화된 '문법'과 '통신 방식'을 통해 다른 병원이나 시스템으로 안전하게 전송된다. 전송된 데이터는 다른 병원에서 연속성 있는 진료에 활용되거나, 공공기관에서 ICD라는 '분류 규칙'에 따라 변환되어 국가 보건 통계 작성 및 건강보험 재정 관리에 사용된다.

이처럼 각기 다른 목적을 가진 표준들이 조화롭게 작동할 때, 비로소 데이터는 단순한 기록을 넘어 진료의 질을 높이고, 보건의료 시스템을 발전시키는 핵심 자원이 될 수 있다.

2) 정책적 과제와 미래 전망

우리나라는 세계 최고 수준의 EMR 보급률과 IT 인프라를 갖추고 있음에도 불구하고, 표준의 파편화와 낮은 현장 적용률로 인해 데이터 활용에 어려움을 겪고 있다. OECD 보고서에 따르면, 한국은 EMR 인증제도와 기술표준 고시가 각각 존재하나 제도 간 연계가 부족하며, 도입 자체가 의료기관 자율에 맡겨져 있어 실효성 확보가 시급한 과제이다.

성공적인 표준 생태계를 구축하고 보건의료 데이터의 가치를 극대화하기 위해서는 다음과 같은 정책적 노력이 병행되어야 한다.

(1) 제도적 연계 및 강제성 강화

EMR 인증제와 기술표준(KR Core)을 유기적으로 통합하고, 인증 기준 내에 국제 표준 준수를 핵심 요건으로 포함시켜야 한다. 또한, 일정 규모 이상의 의료기관이나 공공의료기관에 대해 표준 시스템 도입을 단계적으로 의무화하거나, 미준수 시 불이익을 주는 등 실질적인 정책 수단을 검토해야 한다.

(2) 지속 가능한 거버넌스 확립

국가 표준을 지속적으로 개발, 개정, 보급하고, 현장의 기술적 문의와 요구에 신속하게 대응할 수 있는 일원화된 국가 거버넌스 체계를 정비해야 한다. 여기에는 표준 개발 및 관리, 교육 및 확산, 품질 관리 등을 총괄하는 전담 기구의 역할 강화가 포함된다.

(3) 성과 기반의 실효적 인센티브 설계

단순히 표준 시스템을 '도입'하는 것을 넘어, 표준 기반 데이터를 실제로 '생성하고 공유'하는 실적에 따라 보상하는 체계를 마련해야 한다. 예를 들어, 진료정보교류나 건강정보고속도로를 통해 표준화된 데이터를 활발히 교환하는 기관에 대해 수가 가산, 의료질 평가 가점 등 실질적인 인센티브를 제공하여 자발적인 참여와 활용을 유도해야 한다.

보건의료정보표준은 미래 의료 패러다임을 바꾸는 핵심적인 기반 기술이다. 표준화의 궁극적인 목표인 시맨틱 상호운용성이 높은 수준으로 구현되면, 다음과 같은 혁신적인 변화가 가능해진다.

① 정밀의료(Precision Medicine)의 실현

여러 기관에 흩어져 있는 환자의 진료기록, 검사 결과, 유전체 데이터, 생활습관 데이터(PGHD) 등이 표준화된 형태로 통합된다. 이를 통해 특정 환자에게 가장 효과적인 치료법을 예측하고, 부작용을 최소화하는 개인 맞춤형 의료서비스가 가능해진다.

② 인공지능(AI) 기반 임상 의사결정 지원

잘 정제되고 표준화된 대규모 데이터는 인공지능 모델을 학습시키기 위한 필수적인 '연료'이다. AI는 표준화된 데이터를 기반으로 영상 판독을 보조하고, 질병을 조기에 예측하며, 새로운 신약 후보 물질을 발굴하는 등 의료의 모든 영역에서 혁신을 주도할 것이다.

③ 환자 중심의 데이터 주권 강화

FHIR와 같은 개방형 표준은 환자가 자신의 의료 데이터에 쉽게 접근하고, 이를 직접 관리하며, 원하는 의료 서비스나 연구에 능동적으로 제공할 수 있는 환경을 만든다. 이는 의료 서비스의 중심이 기관에서 환자 개인으로 이동하는 중요한 변화를 이끌 것이다.

결론적으로, 보건의료정보표준은 단순한 기술적 과제를 넘어, 미래 의료의 질과 국가 경쟁력을 좌우하는 핵심 인프라이다. 보건의료행정가는 이러한 표준의 중요성을 깊이 이해하고, 이를 의료기관에 성공적으로 도입하여 데이터의 가치를 극대화하는 전략을 수립하는 데 핵심적인 역할을 수행해야 할 것이다.

CHAPTER

7 보건의료정보 표준화

학습목표

1. 보건의료정보 표준화의 개념을 정의하고 그 중요성을 설명할 수 있다.
2. 보건의료정보 표준화를 용어, 서식, 기술의 세 가지 영역으로 구분하여 이해한다.
3. 각 표준화 영역에 해당하는 주요 국제 표준(SNOMED CT, ICD, LOINC, HL7, DICOM 등)의 특징과 용도를 설명할 수 있다.
4. 보건의료정보 표준화를 주도하는 주요 국제 표준 기구의 역할과 기능을 이해한다.
5. 국제 표준이 제정되는 일반적인 절차와 단계를 설명할 수 있다.
6. 보건의료정보 표준화 분야의 최신 동향과 미래 전망에 대해 논의할 수 있다.

왜 보건의료정보를 표준화해야 하는가?

21세기 보건의료 환경은 '정보'를 기반으로 움직인다. 환자의 진료 기록, 검사 결과, 처방 내역, 영상 자료 등은 더 이상 종이 차트에 머무르지 않고 디지털화되어 다양한 시스템을 통해 생성, 저장, 교환된다. A병원에서 치료받던 환자가 B병원으로 옮겨갈 때, 그의 과거 진료 기록이 아무런 문제 없이 B병원의 시스템에서 즉시 조회될 수 있다면 어떨까? 이는 환자의 안전을 보장하고, 중복 검사를 줄이며, 치료의 연속성을 확보하는 데 결정적이다.

하지만 현실은 복잡하다. 병원마다 사용하는 전자의무기록(Electronic Medical Record, EMR) 시스템이 다르고, 같은 질병이나 검사를 지칭하는 용어나 코드가 다르기 때문이다. 마치 각기 다른 언어를 사용하는 사람들처럼, 병원의 정보 시스템들이 서로 '소통'하지 못하는 문제가 발생한다. 이러한 문제를 해결하기 위한 핵심 열쇠가 바로 '보건의료정보 표준화'이다.

본 장에서는 보건의료정보 표준화의 기본 개념과 필요성을 시작으로, 표준화가 이루어지는 핵심 영역인 용어, 서식, 기술 표준에 대해 심도 있게 다룰 것이다. 또한, 이러한 표준을 만들고 관리하는 국제 표준화 기구들의 활동과 최신 동향을 살펴봄으로써, 미래의 보건의료행정 전문가로서 갖춰야 할 필수 지식과 통찰력을 제공하고자 한다.

사례로 시작하기: 응급 상황에서의 상호운용성 부재

지방 소도시에서 휴가를 보내던 김철수 씨(65세)가 갑작스러운 흉통을 호소하며 지역 응급실로 이송되었다. 그는 서울의 C대학병원에서 심장 스텐트 시술을 받고 항응고제를 복용 중인 환자였다. 응급실 의료진은 즉시 심근경색을 의심하고 혈전용해제 투여를 고려했지만, 환자가 복용 중인 항응고제의 정확한 종류와 용량, 마지막 복용 시간, 그리고 최근 심장 기능 검사 결과를 알 수 없었다.

C대학병원에 연락했지만, 야간이라 의무기록을 신속하게 전송받기 어려웠고, 겨우 팩스로 받은 몇 장의 기록은 해독이 어려웠다. 결국 의료진은 정확한 정보 없이 제한적인 응급처치를 할 수밖에 없었고, 이는 환자에게 잠재적 위험을 초래했다. 만약 김철수 씨의 진료정보가 표준화된 형식(예: HL7 CDA)과 용어(예: SNOMED CT, LOINC)로 작성되어, 표준화된 기술(예: HL7 FHIR)을 통해 지역 응급실 EMR에서 즉시 조회가 가능했다면 어땠을까? 의료진은 훨씬 더 빠르고 정확하며 안전한 결정을 내릴 수 있었을 것이다. 이 사례는 표준화가 단순한 기술적 과제가 아니라 환자의 생명과 직결된 문제임을 명확히 보여준다.

1 | 보건의료정보 표준화 개념

1) 보건의료정보 표준화의 정의

보건의료정보 표준화(Standardization of Health and Medical Information)란, 다양한 보건의료 기관 및 정보 시스템 간에 데이터의 원활한 교환, 공유, 통합을 가능하게 하기 위해 정보의 내용, 구조, 표현 방식 등에 대해 미리 정해진 약속(규약, Protocol)을 수립하고 이를 준수하도록 하는 모든 과정과 활동을 의미한다.

이는 단순히 용어를 통일하는 것을 넘어, 데이터가 생성(Creation)되고, 교환(Exchange)되며, 해석(Interpretation)되고, 활용(Use)되는 전 과정에 걸쳐 일관성과 예측 가능성을 부여하는 작업이다. 표준화의 궁극적인 목표는 '상호운용성(Interoperability)'을 확보하는 것이다.

2) 상호운용성(Interoperability)

서로 다른 정보 시스템이나 조직이 별도의 특수한 노력 없이 정보를 교환하고, 교환된 정보를 즉시 활용할 수 있는 능력을 말한다. 표준화는 상호운용성을 달성하기 위한 가장 중요한 전제 조건이다. 상호운용성은 다음과 같은 계층으로 구분할 수 있다.

- 기본적 상호운용성(Foundational Interoperability): 한 시스템에서 다른 시스템으로 데이터를 전달할 수 있는 능력. 데이터의 해석은 보장되지 않음(예: 팩스 전송)
- 구문적 상호운용성(Syntactic Interoperability): 데이터의 구조나 형식을 맞춰 교환하는 능력. 데이터 필드를 식별할 수는 있지만, 그 의미를 완전히 이해하지는 못함(예: HL7 V2 메시지)
- 의미적 상호운용성(Semantic Interoperability): 교환되는 정보의 의미를 송수신 시스템이 동일하게 해석하고 활용할 수 있는 최고 수준의 상호운용성. 표준 용어(SNOMED CT 등)의 사용이 필수적이다.

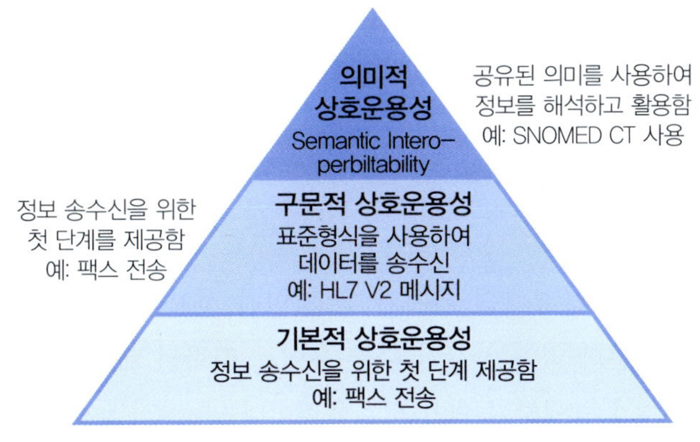

그림 7-1_ 보건의료 상호운용성 계층 구조

(1) 보건의료정보 표준화의 필요성

보건의료정보 표준화의 여러 영역 중에서도 용어 표준(Terminology Standard)은 가장 근본이 되는 초석이다 아무리 뛰어난 전송 기술(기술 표준)과 잘 짜인 문서 구조(서식 표준)를 갖추고 있더라도, 그 안에 담기는 내용, 즉 '용어'가 제각각이라면 정보는 의미를 잃게 된다. 이는 마치 최신 스마트폰으로 의미를 알 수 없는 외국어로 대화하는 것과 같다. 보건의료 용어 표준은 의료 현장의 모든 구성원(사람과 시스템)이 동일한 개념을 동일한 방식으로 이해하고 소통하게 만드는 '공통의 언어' 역할을 수행하며, 그 필요성은 다음과 같이 요약할 수 있다.

① 데이터 일관성 확보

의료 현장에서는 같은 개념을 지칭하는 여러 표현이 혼재되어 사용된다. 예를 들어, '심근경색증'은 'MI(Myocardial Infarction)', '심장마비(Heart Attack)', '심장 발작' 등 다양한 용어로 불릴 수 있다. 사람이 문맥을 통해 이를 이해할 수는 있지만, 컴퓨터 시스템은 이들을 모두 다른 데이터로 인식한다.

용어 표준은 이러한 모호성을 제거한다. '심근경색증'이라는 임상적 개념에 22298006이라는 고유한 SNOMED CT 코드를 부여함으로써, 의사가 어떤 동의어를 사용해 입력하더라도 시스템 내에는 동일한 코드로 저장되게 한다. 이는 다음과 같은 효과를 가져온다.

㉠ 의미의 명확성

당뇨 라고만 기록된 경우, 이것이 1형 당뇨인지, 2형 당뇨인지, 임신성 당뇨인지 명확하지 않다. 표준 용어 체계는 각기 다른 개념에 고유 코드를 부여하여 의미를 명확히 구분하게 된다.

㉡ 데이터 집계의 정확성

한 병원 내에서 '심근경색증' 환자가 몇 명인지 정확히 집계하고 통계를 내는 것이 가능해진다. 표준화 없이는 각기 다른 용어로 기록된 데이터를 수작업으로 찾아내야 하므로 오류가 발생하기 쉽고 비효율적이다.

결론적으로, 용어 표준은 데이터의 일관성(Consistency)과 무결성(Integrity)을 보장하는 첫걸음이며, 이는 모든 데이터 활용의 전제 조건이 된다.

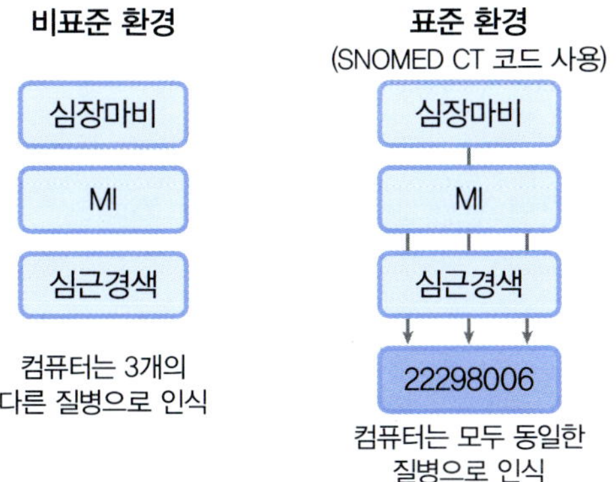

(2) 정보 교환 및 상호 운용성 향상

데이터 일관성이 확보되면, 비로소 기관 간 정보 교환과 상호 운용성의 길이 열린다. 앞서 언급했듯, 상호 운용성의 최고 수준은 의미적 상호 운용성(Semantic Interoperability), 즉 교환된 정보의 '의미'를 수신 측 시스템이 정확하게 이해하고 활용하는 것이다. 용어 표준은 바로 이 의미적 상호 운용성을 달성하는 핵심 열쇠이다.

※ 예시: 표준 용어를 통한 원활한 전원(Transfer)

① **A병원**: 환자의 진단명 '급성 충수염(Acute appendicitis)'을 SNOMED CT 코드(83618005)와 함께 EMR에 기록

② **정보 교환**: 환자가 수술을 위해 B병원으로 전원되면서, A병원은 표준 기술(HL7 FHIR)과 서식(HL7 CDA)에 이 코드 정보를 담아 B병원으로 전송

③ **B병원**: B병원의 EMR 시스템은 전송받은 메시지에서 83618005 코드를 즉시 인식하고시스템은 이를 '급성 충수염'으로 정확히 해석하여, 즉시 수술 준비 프로토콜을 가동하거나 관련 임상 지침(Clinical Pathway)을 화면에 표시

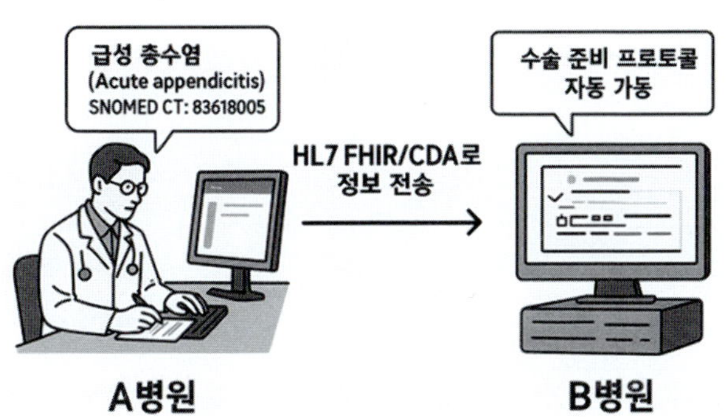

만약 용어 표준이 없었다면, B병원 시스템은 '급성 충수염'이라는 텍스트만 수신하게 된다. 이 경우, 직원이 직접 읽고 시스템에 다시 입력해야 하며, 이 과정에서 오타가 발생하거나 다른 질병 코드로 잘못 입력할 위험이 존재한다. 용어 표준은 이러한 위험을 원천적으로 차단하고, 안전하고 효율적인 정보 교환을 가능하게 한다.

(3) 안전성 및 의료 질 증진

표준화된 용어는 컴퓨터 시스템이 임상적 맥락을 이해하게 만들어, 이전에는 불가능했던 정교한 환자 안전 시스템을 구축하는 기반이 된다. 이는 임상의사결정지원시스템(Clinical Decision Support System, CDSS)을 통해 구체화 된다.

① 약물 알레르기 및 부작용 예방

환자의 알레르기 정보가 '페니실린 계열 약물'이라는 표준 코드로 기록되어 있다면, 의사가 같은 계열의 다른 약물인 '아목시실린'을 처방하려고 할 때 시스템이 자동으로 위험 경고를 보낼 수 있다. 이는 용어 체계 내에 '아목시실린'이 '페니실린'의 하위 약물이라는 관계가 정의되어 있기 때문에 가능하다.

② 진단-처방의 적절성 검토

'신부전(Renal failure)' 진단 코드가 있는 환자에게 신독성(nephrotoxic)이 있는 약물이 처방될 경우, 시스템이 주의를 환기시킬 수 있다.

③ 진료 지침 제공

특정 진단 코드가 입력되었을 때, 해당 질병에 대한 최신 표준 치료 가이드라인이나 프로토콜을 의사에게 자동으로 제시하여 근거 중심의 진료를 지원하고 의료의 질을 높일 수 있다.

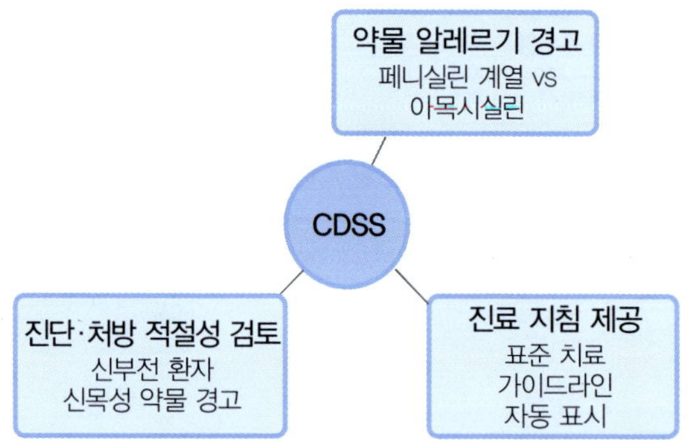

이처럼 용어 표준은 진료 과정에 지능적인 안전망을 구축하여, 인간의 실수를 예방하고 최적의 진료를 유도함으로써 환자 안전과 의료의 질을 직접적으로 향상시킨다.

(4) 연구와 정책 지원

표준화된 용어는 개별 환자 진료의 수준을 넘어, 보건의료 연구와 국가 정책 수립을 위한 귀중한 자원이 된다.

① 임상 및 빅데이터 연구 활성화

여러 병원에 흩어져 있는 수백만 명의 EMR 데이터를 표준 용어 코드를 기준으로 통합하면, 거대한 임상 데이터 웨어하우스(CDW)를 구축할 수 있다. 연구자들은 이 데이터를 분석하여 특정 질병의 새로운 위험인자를 발견하거나, 약물의 장기적인 효과와 부작용을 추적하고, 새로운 치료법의 효능을 검증하는 등 고차원적인 연구를 수행할 수 있다.

② 국가 보건 통계의 정확성 확보

모든 의료기관이 질병을 ICD나 KCD 같은 표준 코드로 보고하면, 정부는 국가 전체의 질병 발생률, 유병률, 사망 원인 등을 정확하게 파악할 수 있다. 이는 한정된 보건의료 자원을 어디에 우선적으로 배분해야 할지 결정하는 데 중요한 근거가 된다.

③ 감염병 감시 및 대응

코로나19 팬데믹 당시, WHO가 부여한 U07.1이라는 표준 코드는 전 세계가 동일한 기준으로 확진자 수를 집계하고 감염병 확산 추세를 모니터링하는 데 결정적인 역할을 했다. 이처럼 용어 표준은 신종 감염병의 출현과 같은 공중보건 위기 상황에서 신속하고 체계적인 대응을 가능하게 하는 필수 인프라이다.

결론적으로, 용어 표준은 개별 환자의 안전에서부터 국가 전체의 건강증진에 이르기까지, 현대 보건의료시스템이 효과적으로 작동하기 위해 반드시 갖추어야 할 핵심 요소라고 할 수 있다.

2 | 보건의료정보 표준화 영역

보건의료정보 표준화는 크게 세 가지 계층 또는 영역으로 나누어 볼 수 있다. 이는 정보가 '무엇을(용어)', '어떤 틀에 담아(서식)', '어떻게 전달할지(기술)'에 대한 약속이다.

1) 용어 표준(Terminology Standards)

용어 표준은 임상 현장에서 사용되는 개념(질병, 증상, 수술, 검사, 약품 등)을 명확하게 정의하고, 각각에 고유한 코드(Code)를 부여하여 컴퓨터가 이해할 수 있도록 하는 것이다. 이는 표준화의 가장 기본이 되는 영역으로, 데이터의 의미적 상호운용성(Semantic Interoperability)을 보장하는 데 필수적이다.

(1) SNOMED CT(Systematized Nomenclature of Medicine – Clinical Terms)

① **개요**: 현재까지 개발된 가장 포괄적이고 정밀한 임상 용어 체계. 질병, 증상, 소견, 시술, 약물, 미생물 등 임상 현장에서 사용되는 거의 모든 용어를 포함한다.

② **특징**: 다축(Multi-axial) 구조와 개념 간의 관계(Relationship) 정의를 통해 매우 상세하고 풍부한 표현이 가능하다. 예를 들어, '바이러스성 폐렴'이라는 개념은 '폐렴'의 하위 개념(Is-a)이면서, 원인 인자(Causative agent)가 '바이러스'라는 관계를 가진다. 이러한 관계성을 이용해 복잡한 임상 상황을 구조적으로 표현하는 '후향적 조합(Post-coordination)'이 가능하다는 것이 가장 큰 장점이다.

③ **주요 용도**: 전자의무기록(EMR) 내 임상 정보의 상세하고 구조화된 입력, 임상의사결정지원시스템(CDSS)의 지식 기반 구축 등에 활용된다.

④ **적용 사례**: 상세한 알레르기 정보 기록

환자의 EMR에 단순히 "페니실린 알레르기"라고 텍스트로만 기록하는 대신, SNOMED CT를 사용하면 다음과 같이 구조적으로 기록할 수 있다.

알레르기 물질(Substance): 373270006 |Product containing penicillin (substance)|

알레르기 반응(Manifestation): 271807003 |Skin rash (finding)|

이렇게 기록된 데이터는 컴퓨터가 "이 환자는 페니실린 계열 약물에 대해 피부 발진 반응을 보이는 알레르기가 있다"고 정확히 이해하게 만든다. 따라서 의사가 페니실린 계열의 다른 약물(예: 아목시실린)을 처방하려고 할 때, 시스템이 자동으로 위험 경고를 띄워주는 정교한 CDSS 구현이 가능해진다.

⑤ **국내 도입 현황**

우리나라는 2020년 SNOMED International에 정식 가입하여 국가 라이선스를 확보했다. 이로써 국내 모든 기관과 기업은 무료로 SNOMED CT를 사용할 수 있게 되었다. 한국보건의료정보원(KHIS)이 국가배포센터(NRC) 역할을 맡아 한글화, 국내 실정에 맞는 참조세트(Reference Set) 개발 및 교육 등을 담당하고 있다. 하지만 방대한 용어 체계의 복잡성, 기존 시스템과의 연동 문제, 전문인력 부족 등으로 아직 의료 현장에의 전면적인 확산은 더딘 편이며, 현재는 진료정보교류 사업, 암 데이터 표준화 등 특정 영역에서부터 점진적으로 적용이 확대되고 있다.

(2) ICD(International Classification of Diseases)

① **개요**: 세계보건기구(WHO)가 개발 및 관리하는 국제 질병 및 관련 보건 문제 분류 체계. 모든 회원국이 사망 및 이환(질병 발생) 통계 보고에 사용하도록 권고된다.

② **특징**: 주로 통계적 목적을 위해 설계되었으며, 각 질병 및 상태에 고유한 분류 코드를 부여한다. 가장 널리 알려진 것은 ICD-10이며, 최근에는 웹 기반의 ICD-11이 발표되어 전환이 이루어지고 있다. ICD-11은 SNOMED CT와 연계성이 강화되어 임상적 상세성과 통계적 분류의 간극을 줄이려는 노력이 반영되었다.

③ **주요 용도**: 건강보험 청구, 질병 부담 연구, 사망 원인 통계, 국가 보건의료 정책 수립 등 통계 및 행정적 목적에 주로 사용된다.

④ **적용 사례**: 국가 감염병 통계 작성

코로나19 팬데믹 상황에서 WHO는 신속하게 U07.1 |COVID-19, virus identified|라는 ICD-10 코드를 부여했다. 전 세계 모든 국가가 이 코드를 사용하여 확진자를 집계함으로써, 국가 간 감염 현황을 일관성 있게 비교하고 글로벌 공중보건 위기에 공동으로 대응하는 것이 가능했다. 이처럼 ICD는 전 세계적인 보건 위기 상황에서 공통의 언어 역할을 수행한다.

⑤ **국내 도입 현황**

국내에서는 ICD-10을 기반으로 통계청이 개발한 한국표준질병·사인분류(KCD)가 모든 의료기관에서 질병 진단 및 건강보험 청구의 기본 코드로 사용되고 있다. KCD는 ICD-10의 기본 골격에 국내의 특수한 질병 및 의료 환경을 반영한 세분류를 추가한 것이다. 현재 정부는 WHO의 ICD-11 도입 권고에 따라 KCD를 ICD-11 기반으로 전환하기 위한 준비 작업을 진행 중이다.

(3) LOINC(Logical Observation Identifiers Names and Codes)

① **개요**: 검사 및 임상 관찰 결과를 식별하고 교환하기 위한 표준. '어떤 검사를 했는가'에 대한 질문에 답하는 표준 코드 체계이다.

② **특징**: 혈액검사, 소변검사, 병리검사, 심전도, 혈압, 신체 계측 등 각종 검사 항목과 임상 측정 항목을 고유 코드로 정의한다. 예를 들어 '혈청 나트륨 농도 검사'와 같은 항목에 대해 전 세계적으로 동일한 LOINC 코드를 사용한다.

③ **주요 용도**: 서로 다른 병원 간의 검사 결과를 교환하거나, 여러 기관의 데이터를 통합하여 연구할 때 필수적으로 사용된다.

④ **적용 사례**: 만성질환 환자의 검사 결과 통합 관리

당뇨병 환자가 A내과에서는 공복혈당 검사를, B종합병원에서는 당화혈색소(HbA1c) 검사를 받았다고 가정하자. 두 병원이 각각 다른 로컬 코드를 사용하더라도, LOINC 코드로 변환하여 전송하면 환자의 개인건강기록(PHR) 앱에서는 이를 정확히 식별하여 시간 경과에 따른 혈당 변화 추이를 통합된 그래프로 보여줄 수 있다. 예를 들어, 2339-0 |Glucose [Mass/volume] in Blood|(공복혈당)와 4548-4 |Hemoglobin A1c/Hemoglobin.total in Blood|(당화혈색소) 코드를 통해 어떤 검사인지 명확히 알 수 있다.

⑤ 국내 도입 현황

국내 진료정보교류 사업에서 진단검사결과 교류 시 표준 코드로 LOINC이 채택되어 사용되고 있다. 대형 병원들을 중심으로 자체 검사 코드를 LOINC으로 매핑하는 작업이 이루어지고 있으며, 보건복지부 고시에서도 진단검사 분야의 표준으로 지정되어 있다. 하지만 아직 모든 의료기관에 보편적으로 적용되지는 않아, 매핑 정확도 관리와 중소병원 확산이 과제로 남아있다.

2) 서식 및 콘텐츠 표준(Content & Document Standards)

서식 및 콘텐츠 표준은 진료기록요약지, 퇴원요약지, 의뢰서, 검사결과보고서 등과 같은 임상 문서의 구조와 내용을 표준화하는 것이다. 어떤 항목(예: 주소견, 현병력, 과거력, 약

물 정보)이 어떤 순서와 형식으로 구성되어야 하는지를 정의한다.

(1) HL7 CDA(Clinical Document Architecture)

① **개요**: 임상 문서의 교환을 위한 표준 규격. XML(eXtensible Markup Language)을 기반으로 한다.

② **특징**: CDA 문서는 두 부분으로 구성된다. 하나는 사람이 웹 브라우저 등을 통해 쉽게 읽을 수 있는 인간 가독형(Human-readable) 부분이고, 다른 하나는 컴퓨터가 자동으로 처리하고 분석할 수 있는 기계 가독형(Machine-readable) 부분이다. 이 이중성 덕분에 임상적 활용과 정보 처리 모두에 유용하다.

※**예시**: C-CDA(Consolidated-CDA)는 미국에서 CDA를 기반으로 진료요약, 퇴원요약 등 10여 종의 주요 임상문서 서식을 구체적으로 정의한 구현 가이드로, 전 세계적으로 널리 참조된다.

③ **적용 사례**: 병원 간 환자 의뢰-회송

1차 의원에서 진료받던 환자를 상급종합병원으로 의뢰(Referral)할 때, 의사는 표준화된 '진료의뢰서' CDA 문서를 생성한다. 이 문서에는 환자의 인적사항, 진단의뢰 사유, 주요 병력, 복용 약물, 최근 검사 결과 등이 구조화된 형태로 담겨 있다. 상급종합병원에서는 이 CDA 문서를 EMR 시스템에 자동으로 로딩하여, 환자 정보를 수동으로 재입력할 필요 없이 즉시 진료에 활용할 수 있다. 진료 후 다시 1차 의원으로 환자를 회송(Reply)할 때도, 상급병원에서의 진료 결과가 담긴 '진료회송서' CDA 문서를 전달하여 진료의 연속성을 보장한다.

④ **국내 도입 현황**

국내 진료정보교류 사업의 핵심 표준으로 '교류서식 8종'이 HL7 CDA에 기반하여 개발되었다. 여기에는 진료의뢰서, 진료회송서, 진료기록요약지, 영상판독소견서 등이 포함된다. 정부의 진료정보교류 사업에 참여하는 의료기관들은 이 표준 서식에 따라 문서를 생성하고 교환해야 한다. 이는 국내에서 CDA가 가장 성공적으로 적용된 사례로 평가받는다.

(2) openEHR

① **개요**: 평생 건강 기록을 지원하기 위한 개방형 표준 사양으로 CDA와는 다른 접근 방식을 취한다.

② **특징**: '아키타입(Archetype)'과 '템플릿(Template)'이라는 이중 모델을 사용한다. '아키타입'은 '혈압', '알레르기 반응'과 같이 재사용 가능한 최소 단위의 임상 개념 데이터 모델이며, 임상 전문가가 IT 기술 없이 정의할 수 있다. '템플릿'은 이러한 아키타입들을 조합하여 '입원기록지'와 같은 특정 문서나 화면을 구성하는 방식이다. 유연성과 재사용성이 매우 높고, 데이터의 일관성을 유지하는 데 강력하다.

③ **적용 사례**: 다기관 임상 연구 플랫폼 구축

여러 병원이 참여하는 암 환자 코호트 연구를 진행할 때, openEHR을 기반으로 데이터 플랫폼을 구축할 수 있다. 연구자들은 '종양 크기', '전이 여부', '항암제 투여' 등 연구에 필요한 데이터 항목들을 표준 '아키타입'으로 정의한다. 각 병원은 자체 EMR 시스템의 데이터를 이 아키타입 형식에 맞게 변환하여 중앙 플랫폼으로 전송한다. 이렇게 하면 모든 병원에서 수집된 데이터가 동일한 구조와 의미를 가지게 되므로, 데이터 정제나 변환에 드는 노력을 최소화하고 고품질의 통합 데이터베이스를 구축하여 연구의 신뢰도를 높일 수 있다.

④ **국내 도입 현황**

openEHR은 전 세계적으로 그 개념의 우수성을 인정받고 있으나, HL7 표준에 비해 상대적으로 지배적인 표준은 아니다. 국내에서도 일부 연구기관이나 차세대 EMR 개발을 시도하는 기업들을 중심으로 관심과 연구가 이루어지고 있지만, 아직 주류 병원 시스템에 광범위하게 도입된 사례는 드물다. 개념의 복잡성과 기존 시스템과의 마이그레이션 문제 등이 확산의 장벽으로 작용하고 있다.

3) 기술 표준(Technical Standards)

기술 표준은 표준화된 용어와 서식에 담긴 정보를 시스템 간에 어떻게 주고받을 것인가에 대한 통신 방식과 절차를 정의한다. 메시지 포맷, 통신 프로토콜, 보안 규약 등이 여기에 속한다.

(1) HL7 V2.x(Version 2.x)

① **개요**: 전 세계 병원에서 가장 널리 사용되고 있는 사실상의 표준(de facto standard). 1980년대 후반에 개발되어 지금까지도 병원 내 다양한 시스템(EMR, LIS-검사실정보시스템, PACS-의료영상저장전송시스템 등) 간의 정보 교환에 활발히 사용된다.

② **특징**: 파이프(|) 문자로 각 데이터 필드를 구분하는 세그먼트(Segment) 기반의 텍스트 메시지 형식. 환자 입원/퇴원/전원(ADT), 처방(ORM), 결과(ORU) 등 특정 이벤트가 발생할 때마다 관련 정보를 교환하는 메시지 중심 방식이다.

③ **한계**: 유연성이 부족하고, 배우기 어려우며, 웹 환경에 적합하지 않은 오래된 기술이라는 비판이 있다.

④ **적용 사례**: 처방 전달 및 검사 결과 수신 자동화

의사가 EMR에서 환자에게 혈액 검사를 처방(Order)하면, EMR 시스템은 ORM^O01 (Order Message)이라는 HL7 V2 메시지를 생성하여 검사실정보시스템(LIS)으로 전송한다. 이 메시지에는 환자 정보, 처방 의사, 검사 항목 등이 담겨 있다. LIS는 이 메시지를 받아 자동으로 접수 처리한다. 검사가 완료되면, LIS는 검사 결과값이 담긴 ORU^R01(Observation Result Unsolicited) 메시지를 생성하여 EMR로 다시 전송하고, EMR은 이 결과를 해당 환자의 차트에 자동으로 기록한다. 이 모든 과정이 HL7 V2 메시지를 통해 자동화되어 수작업 오류를 줄이고 업무 효율을 크게 높인다.

⑤ **국내 도입 현황**

국내 거의 모든 종합병원급 이상 의료기관의 내부 시스템 연동은 HL7 V2.x를 기반으로 이루어져 있다고 해도 과언이 아니다. 이는 병원 정보 시스템의 '혈관'과 같은 역할을 하며, 수십 년간 안정적으로 사용되어 왔다. 하지만 기관마다 메시지 규격을 조금씩 다르게 적용하는 '방언(Dialect)' 문제가 있어, 병원 간 교류에는 한계가 명확하다.

(2) HL7 FHIR(Fast Healthcare Interoperability Resources)

① **개요**: HL7 V2와 V3의 장점을 결합하고 최신 웹 기술을 채택한 차세대 표준. '파이어'라고 읽는다. 현재 가장 주목받고 있는 표준이다.

② **특징**: 리소스(Resource) 기반: '환자(Patient)', '의사(Practitioner)', '진단(Condition)', '관찰결과(Observation)' 등 모든 데이터를 독립적인 '리소스' 단위로 정의한다. 각 리소스는 고유한 URL을 가진다.

최신 웹 기술 사용: HTTP 기반의 RESTful API를 사용하여 데이터를 요청하고 응답받는다. 데이터 형식으로 JSON과 XML을 모두 지원하여 개발자들이 쉽고 빠르게 적용할 수 있다.

높은 유연성 및 확장성: 모바일 앱, 클라우드 기반 서비스 등 최신 IT 환경과 쉽게 연동할 수 있다.

③ **주요 용도:** 모바일 헬스 앱에서 개인건강기록(PHR) 조회, 병원 간 정보 교류, 클라우드 EMR 플랫폼 등 광범위한 영역에서 빠르게 채택되고 있다.

④ **적용 사례:** 환자용 진료 기록 조회 모바일 앱

C대학병원은 환자들이 자신의 진료 기록을 스마트폰으로 쉽게 확인할 수 있는 모바일 앱을 개발하고자 한다. 병원의 EMR 시스템은 HL7 FHIR 서버를 구축한다. 환자가 앱에 로그인하여 '최근 검사결과' 메뉴를 누르면, 앱은 병원 FHIR 서버에 GET /Observation?patient=[환자ID]&category=laboratory 와 같은 API 요청을 보낸다. 서버는 해당 환자의 검사 결과(Observation 리소스) 목록을 표준 JSON 형식으로 앱에 전송해주고, 앱은 이 데이터를 사용자에게 보기 좋게 표시해준다. 이 방식은 기존의 복잡한 연동 방식에 비해 훨씬 개발이 간단하고 빠르다.

⑤ **국내 도입 현황**

FHIR는 국내 보건의료정보 표준화의 '게임 체인저'로 부상하고 있다. 정부는 마이헬스웨이 플랫폼의 핵심 기술 표준으로 FHIR를 채택했으며, 진료정보교류 사업에도 차세대 전송 표준으로 도입하고 있다. 주요 대형 병원들도 앞다투어 FHIR 기반의 개방형 API 플랫폼을 구축하고 있으며, 이를 통해 다양한 헬스케어 스타트업과의 협업 생태계를 만들어가고 있다. 한국보건의료정보원은 한국 실정에 맞는 FHIR 구현 가이드(Profile) 개발 및 보급에 힘쓰고 있다.

(3) DICOM(Digital Imaging and Communications in Medicine)

① **개요:** CT, MRI, 초음파, X-ray 등 의료 영상 장비에서 생성된 의학 영상을 저장하고 전송하기 위한 국제 표준

② **특징:** 영상 데이터 자체(픽셀 정보)뿐만 아니라, 환자 정보, 검사 정보, 촬영 조건 등 관련된 메타데이터(헤더 정보)를 하나의 파일에 통합하여 관리한다. 또한, 영상 장비, 판독 시스템, 저장 시스템(Picture Archiving and Communication System, PACS) 간의 통신 프로토콜(네트워크 서비스)도 정의한다.

③ **역할:** DICOM이 없었다면, A사 CT 장비에서 촬영한 영상을 B사의 판독 시스템에서 보는 것은 거의 불가능했을 것이다. 의료 영상 분야의 상호운용성을 보장하는 핵심 표준이다.

④ **적용 사례:** 영상의학과 워크플로우

환자가 CT 촬영을 위해 검사실에 도착하면, 병원정보시스템(HIS)의 정보가 DICOM

Modality Worklist 서비스를 통해 CT 장비로 전송된다.

방사선사는 워크리스트에서 환자를 선택하여 촬영을 시작하며, 이로써 환자 정보 오입력의 위험이 사라진다.

촬영이 끝나면 CT 장비는 DICOM Storage 서비스를 이용해 생성된 영상 파일을 중앙 저장 서버인 PACS로 전송한다.

영상의학과 의사는 자신의 판독용 컴퓨터에서 DICOM Query/Retrieve 서비스를 통해 PACS에 저장된 환자의 과거 및 현재 영상을 조회하여 판독을 진행한다.

판독이 완료되면 그 결과는 다시 HIS/EMR로 전송된다. 이 모든 과정이 DICOM 표준 프로토콜 위에서 매끄럽게 이루어진다.

⑤ 국내 도입 현황

DICOM은 전 세계적으로와 마찬가지로 국내에서도 의료 영상 분야의 절대적인 표준으로 자리 잡고 있다. 모든 병원의 PACS와 의료 영상 장비는 DICOM 표준을 준수하고 있어, 병원 내에서의 영상 교환은 완벽하게 이루어진다. 진료정보교류 사업을 통해 병원 간에 CD나 이메일로 영상을 교환할 때도 DICOM 파일 형식을 사용한다.

3 | 보건의료정보 표준화 기구 및 동향

보건의료정보 표준은 어느 한 개인이 아닌, 전 세계 전문가들이 모여 합의를 통해 개발하고 유지하는 공공재에 가깝다. 이러한 활동을 주도하는 주요 기구들과 최신 동향을 이해하는 것은 미래를 예측하는 데 중요하다.

1) 국제 표준 기구(그림 7-1)

2) 국제 표준 개발 단계 (ISO 기준 예시)

국제 표준은 투명하고 합의에 기반한 절차를 통해 개발된다. ISO의 경우, 일반적으로 다음과 같은 단계를 거친다.

로고	기구명	약어	주요 역할 및 관련 표준
	국제표준화기구 International Organization for Standardization	ISO	· 모든 산업 분야의 국제 표준을 제정하는 대표적인 기구 · ISO/TC 215 (Health Informatics) 기술위원회를 통해 보건의료정보 표준을 다룸 · 아키텍처, 용어, 보안 등 광범위한 영역의 표준을 제정
	국제전기기술위원회 International Electrotechnical Commission	IEC	· 전기, 전자, 관련 기술 분야의 국제 표준을 담당 · 의료 '기기' 및 장비의 안전성, 성능, 상호운용성에 관한 표준 제정 · IEC 60601 시리즈 등 의료정보 표준과 밀접하게 연관된 표준 개발
	국제전기통신연합 International Telecommunication Union	ITU	· UN 산하의 정보통신기술 전문 기구 · 원격의료(Telehealth), 모바일 헬스(mHealth) 등 보건의료 서비스 관련 통신 표준 개발 · 정보통신기술을 활용한 보건의료 서비스 통신 프로토콜, 네트워크 표준 제정
	HL7 International	HL7	· 보건의료정보의 교환, 통합, 공유, 검색을 위한 표준을 개발하는 비영리 표준개발기구(SDO) · HL7 V2, V3, CDA, FHIR 등 가장 널리 사용되는 메시징 및 서식 표준을 개발
	SNOMED International	-	· 임상 용어 표준인 SNOMED CT를 소유, 유지, 배포하는 국제 비영리 단체 · 회원국 제도를 통해 운영되며 임상용어 표준화의 핵심 기구
	Regenstrief Institute	-	· 미국 인디애나 대학 소속의 비영리 의료 연구 기관 · 검사 및 임상관찰 결과 표준인 LOINC를 개발하고 무료로 배포
	미국 전기전자제품제조업자협회 National Electrical Manufacturers Association	NEMA	· 미국 전기전자제품제조업자협회 · 미국영상의학회(ACR)와 공동으로 DICOM 표준을 개발하고 관리 · 의료영상 저장 및 교환을 위한 국제 표준 제공

그림 7-1_ 국제 표준화 기구 및 거버넌스

(1) 제안 단계(Proposal Stage – NP): 회원국 또는 연락 기구가 새로운 표준의 필요성을 제기하며 신규업무항목제안서(New Work Item Proposal, NWIP)를 제출한다.

(2) 준비 단계(Preparatory Stage – WD): 제안이 승인되면, 프로젝트 리더를 중심으로 전문가들로 구성된 작업반(Working Group)이 표준안의 초안(Working Draft, WD)을 작성한다.

(3) 위원회 단계(Committee Stage – CD): 작업반이 작성한 초안을 기술위원회(TC) 또는 분과위원회(SC) 전체 회원들에게 회람하여 의견을 수렴하고 합의를 형성한다. 이 과정에서 CD(Committee Draft)가 여러 번 수정될 수 있다.

(4) 질의 단계(Enquiry Stage – DIS): 위원회 단계에서 합의된 문서는 국제표준안초안(Draft International Standard, DIS)으로 모든 ISO 회원국에 배포되어 투표 및 의견 수렴을 거친다.

(5) 승인 단계(Approval Stage – FDIS): DIS 투표에서 기술적 내용에 대한 이견이 있었을 경우, 이를 수정한 최종국제표준안초안(Final Draft International Standard, FDIS)을 만들어 최종 가부 투표를 실시한다.

(6) 발간 단계(Publication Stage – ISO): 최종 승인된 표준은 ISO 국제 표준으로 공식 발

간된다.

표준은 한 번 제정되면 끝나는 것이 아니라, 기술과 환경의 변화에 맞춰 주기적으로(보통 5년마다) 검토되어 개정(Revise), 확인(Confirm), 또는 폐지(Withdraw)된다.

3) 표준화 활동 및 최신 동향

보건의료정보 표준화 분야는 기술 발전과 사회적 요구에 따라 매우 역동적으로 변화하고 있다.

API 경제와 FHIR의 부상: 과거의 문서나 메시지 교환 방식에서 벗어나, 특정 데이터 조각을 실시간으로 호출하고 활용하는 API(Application Programming Interface) 기반의 상호운용성이 대세가 되고 있다. HL7 FHIR는 이러한 트렌드를 이끄는 핵심 표준으로, 모바일, 클라우드, 인공지능 등 다양한 신기술과의 접목을 가속화하고 있다(국내 동향: '마이 헬스웨이' 플랫폼이 FHIR 기반 API를 통해 국민에게 건강정보를 제공하는 것이 대표적 사례).

(1) 유전체 및 정밀의료 데이터 표준화

개인의 유전체 정보를 진료에 활용하는 정밀의료가 부상함에 따라, 방대한 양의 유전체 데이터를 표준화된 방식으로 저장하고 교환하기 위한 노력(예: FHIR Genomics, GA4GH)이 활발히 진행되고 있다.

(2) 인공지능(AI)과 표준 데이터

의료 AI 모델을 개발하고 검증하기 위해서는 대규모의 고품질 표준화 데이터가 필수적이다. 또한, AI의 분석 결과를 임상 현장의 EMR에 다시 통합하기 위해서도 표준 인터페이스가 요구된다. 표준화는 신뢰할 수 있는 AI 개발과 확산의 기반이 된다.

(3) 환자 생성 건강 데이터(PGHD)의 통합

스마트워치, 모바일 앱 등 환자가 직접 생성하는 라이프로그 및 건강 데이터(Patient-Generated Health Data, PGHD)를 병원 시스템과 연동하여 진료에 활용하려는 시도가 늘고 있다. IEEE 11073, FHIR 등 관련 표준의 중요성이 커지고 있다.

(4) 국제 표준의 국내 도입 가속화

과거에는 국내 실정에 맞는 별도 표준(예: KCD)을 개발하는 경향이 있었으나, 최근에는 글로벌 상호운용성 확보를 위해 SNOMED CT, ICD-11, HL7 FHIR 등 국제 표준을 최대한 그대로 수용하고, 필요한 부분만 현지화(Localization)하는 방향으로 정책이 전환되고 있다.

4) 국내 현황 및 정책 방향

우리나라는 세계 최고 수준의 IT 인프라와 높은 EMR 보급률(2020년 기준 상급종합병원 100%, 종합병원 99.3%)을 자랑하지만, 기관별로 시스템과 데이터 형식이 달라 '정보의 섬(Information Island)' 현상이 심각한 문제로 지적되어 왔다. 즉, 병원 내 정보화는 잘 되어 있지만 병원 간 정보 교류는 매우 미흡한 실정이었다.

이러한 문제를 해결하기 위해 정부는 다음과 같은 노력을 기울이고 있다.

(1) 진료정보교류(HIE) 사업

2009년부터 시작된 정부 주도 사업으로, 환자의 동의를 받아 협력 관계에 있는 의료기관 간에 진료기록을 전자적으로 안전하게 교환할 수 있도록 지원한다. 초기에는 지역 거점 병원 중심으로 진행되었으나, 현재는 전국적으로 확대되고 있다.

(2) 보건복지부 고시 개정

보건복지부는 「보건의료 용어표준」 및 「진료기록전송시스템의 기능 및 규격 등 기준」 고시를 통해 국내에서 사용해야 할 표준 용어와 기술을 지정하고 있다. 2023년 9월 개정된 고시에서는 국제 표준인 SNOMED CT를 질병 · 수술 등 8개 분야의 표준 용어로, HL7 FHIR를 차세대 전송 기술 표준으로 명시하여 국제적 흐름에 발맞추고 있다.

(3) 한국보건의료정보원(Korea Health Information Service, KHIS)의 역할

2019년에 설립된 KHIS는 보건의료정보 표준화의 핵심 기관이다. EMR 시스템 인증, 진료정보교류 사업 지원, 국가 보건의료 용어 및 기술 표준의 개발 · 보급 · 관리, SNOMED CT 국가라이선스 관리 및 교육 등 국내 보건의료정보 표준화 정책을 실질적으로 수행하고 있다.

(4) 마이 헬스웨이(My Healthway) 플랫폼 구축

"내 건강정보는 내가 주도적으로 관리한다"는 개념의 개인 주도형 건강정보 활용 플랫폼이다. 공공기관(건보공단, 심평원 등)과 의료기관에 흩어져 있는 개인의 건강정보를 표준(HL7 FHIR 등)에 따라 개인에게 제공하여, 본인이 원하는 건강관리 서비스나 다른 병원에서 활용할 수 있도록 지원하는 것을 목표로 한다. 이는 표준화의 궁극적인 지향점 중 하나인 환자 중심성을 실현하는 대표적인 국가 프로젝트이다.

CHAPTER

8

진료정보교류 표준화

학습목표

1. 전자의무기록(EMR) 인증제의 목적과 관련 법령을 설명할 수 있다.
2. 전자의무기록(EMR) 인증을 위한 인증기준 및 항목별 기준에 대해 설명할 수 있다.
3. 의료기관인증제의 개요와 발전과정을 설명할 수 있다.
4. 의료기관인증제의 인증기준과 인증절차에 대해 설명할 수 있다.
5. 진료정보교류의 개요와 표준(국제 및 국내)을 설명할 수 있다.
6. 진료정보교류사업의 구조와 기대효과에 대해 설명할 수 있다.

1 | 전자의무기록 인증제도

1) 전자의무기록 인증제도의 개요

전자의무기록(Electronic Medical Record, EMR)은 의료기관에서 생성되는 환자 임상정보를 전자적 형태로 기록 · 보관 · 활용하는 정보시스템이자 데이터 저장체계이다. EMR은 문서의 디지털 전환을 넘어, 임상 의사결정을 지원하고, 진료 프로세스의 안전성과 효율성을 확보하는 핵심 인프라로 기능한다. 이에 따라 데이터 표준화, 상호운용성, 보안 · 프라이버시, 환자안전(patient safety) 요구가 고도화되면서 EMR로의 전환은 선택이 아닌 필수가 되었다.

EMR의 보급이 확대되면서 시스템 품질의 편차와 기능 · 보안 · 표준 준수 수준의 불균형이 의료서비스의 신뢰와 환자안전에 미치는 영향이 커졌다. 인증제도는 이러한 편차를 제도적으로 완화하고, 일정 기준 이상의 안전성 · 상호운용성 · 보안성 · 기능성을 충족하는

EMR을 공적으로 확인함으로써 의료기관과 환자, 규제기관, 산업 공급자 간 신뢰를 매개한다. 또한 인증은 데이터 거버넌스의 실천수단이자, 국가적 보건의료데이터 전략의 기초 인프라로서 의미를 갖는다.

전자의무기록 인증제도는 첫째, 환자안전과 진료의 질 향상, 둘째, 데이터 표준화와 기관 간 상호운용성 촉진, 셋째, 개인정보보호 및 보안성 강화, 넷째, 법적 효력과 기록관리 체계의 확립, 다섯째, 보건의료기관 간 의료데이터 연계 및 2차 활용의 신뢰 기반 조성이라는 목표를 지향한다.

인증제도는 다층적 이해관계자를 포함한다. 정책당국은 기준 제정과 운영 · 감독을 담당하고, 평가기관은 심사와 검증, 사후관리를 수행한다. 의료기관은 인증 대상 시스템의 구축과 운영 책임을 지고, 공급자(업체)는 제품의 기준 적합성과 유지보수를 제공한다. 전문가 집단(의사, 간호사, 약사, 보건의료정보관리사, 임상검사/영상 전문가, 정보보안 · 개발자 등)은 요건 정의와 현장적합성 평가에 참여하며, 환자와 의료이용자는 안전성과 프라이버시를 점검하는 사회적 감시자로서 의미가 있다.

또한 인증제는 국제적으로도 여러 국가가 상호운용성과 안전성 확보를 위해 인증 또는 적합성 평가의 의미를 둔다고 할 수 있다. 미국은 ONC Health IT Certification을 통해 상호운용 표준(API, USCDI, FHIR 등)과 보안 · 프라이버시 요건을 검증한다. 유럽연합은 EHRxF(Electronic Health Record Exchange Format)와 국가별 적합성 프레임워크를 정비하고 있고, 호주 · 영국 · 일본 등도 국가표준과 가이드라인을 마련해 병원 · 1차의료 전반에 적용하고 있다. 우리나라의 인증제도는 이러한 국제 프레임과 정합성을 유지하면서 국내 법제 · 현장 특성에 맞게 세부기준을 설계해 왔다.

2) 전자의무기록 인증제의 목적

전자의무기록시스템 인증제는 환자안전과 진료연속성 지원을 목적으로 국내 전자의무기록시스템에 대한 국가적 표준과 적합성 검증을 통해 업체의 표준제품 개발을 유도하여 시스템의 상호호환성 확보 등 품질 향상으로 의료소비자에게 양질의 의료서비스가 제공될 수 있도록 하기 위한 제도로서 다음과 같은 추진 목적을 가진다.[1]

1 보건복지부, EMR 전자의무기록시스템 인증(https://emrcert.mohw.go.kr/index), 2025

(1) 국민 관점

① 표준화된 전자의무기록 기반으로 의료진과의 의사소통 향상
② 환자 진료기록의 변경이력 관리 등이 강화되어 진료기록에 대한 신뢰성 향상
③ 의료정보의 정보보안 수준을 높여 개인정보 유출 및 보안사고 방지

(2) 의료기관 관점

① 안전하고 체계적인 정보관리를 통한 환자 진료의 연속성 확보
② 투약 경고 등 임상의사결정지원 강화, 의료정보의 이력 관리 등으로 안전하고 질 높은 의료서비스 가능

(3) 산업계 관점

① 각 의료기관의 다양한 요구사항에 대한 중복 개발 및 인력 투입 방지를 통한 비용절감과 품질 향상
② 전자의무기록시스템의 품질 기준에 국가가 인정함에 따라, 시장의 품질 요구 대응

3) 전자의무기록 인증 관련 법령

보건복지부는 '전자의무기록시스템 인증제'를 2018년 8월부터 2019년 7월까지 1년 간 서울대병원, 전북대병원, ㈜평화이즈, ㈜비트컴퓨터 등 7개 기관의 제품을 대상으로 시범사업을 실시하였으며, 이 결과를 반영하여 '의료법 제23조의2(전자의무기록의 표준화 등)' 및 '의료법 시행령 제10조의9(전자의무기록시스템의 인증)' 등이 개정되었다

2019년 9월에 설립된 한국보건의료정보원은 관련 법률에 따라 2020년 6월부터 본격적으로 전자의무기록 인증제를 실시하였으며 2024년 12월 31일까지 1주기 인증제가 종료되었고, 2025년 1월 1일부터 2주기 인증제를 실시하였다. 인증제와 관련된 법령은 다음과 같다.

(1) 전자의무기록 표준화(의료법 제23조의2)

제23조의2(전자의무기록의 표준화 등) ① 보건복지부장관은 전자의무기록이 효율적이고 통일적으로 관리 · 활용될 수 있도록 기록의 작성, 관리 및 보존에 필요한 전산정보처리시스템(이하 이 조에서 "전자의무기록시스템"이라 한다), 시설, 장비 및 기록 서식 등에 관한 표준을 정하여 고시하고 전자의무기록시스템을 제조 · 공급하는 자, 의료인 또는 의료기관 개설자에게 그 준수를 권고할 수 있다.

② 보건복지부장관은 전자의무기록시스템이 제1항에 따른 표준, 전자의무기록시스템 간 호환성, 정보 보안 등 대통령령으로 정하는 인증 기준에 적합한 경우에는 인증을 할 수 있다.
③ 제2항에 따라 인증을 받은 자는 대통령령으로 정하는 바에 따라 인증의 내용을 표시할 수 있다. 이 경우 인증을 받지 아니한 자는 인증의 표시 또는 이와 유사한 표시를 하여서는 아니 된다.
④ 보건복지부장관은 다음 각 호의 어느 하나에 해당하는 경우에는 제2항에 따른 인증을 취소할 수 있다. 다만, 제1호에 해당하는 경우에는 인증을 취소하여야 한다.
1. 거짓이나 그 밖의 부정한 방법으로 인증을 받은 경우
2. 제2항에 따른 인증 기준에 미달하게 된 경우
⑤ 보건복지부장관은 전자의무기록시스템의 기술 개발 및 활용을 촉진하기 위한 사업을 할 수 있다.
⑥ 제1항에 따른 표준의 대상, 제2항에 따른 인증의 방법 · 절차 등에 필요한 사항은 대통령령으로 정한다.

(2) 전자의무기록시스템의 인증 및 인증 표시(의료법 시행령 제10조의8, 9, 10)

제10조의8(전자의무기록의 표준화) 법 제23조의2제1항에 따라 보건복지부장관이 정하여 고시하는 표준의 대상은 다음 각 호와 같다.
1. 법 제23조제1항에 따른 전자의무기록(電子醫務記錄)(이하 "전자의무기록"이라 한다)의 서식 · 용어 및 내용 등에 관한 사항
2. 법 제23조제2항에 따라 전자의무기록의 안전한 관리 · 보존에 필요한 시설 및 장비에 관한 사항
3. 법 제23조의2제1항에 따른 전자의무기록시스템(이하 "전자의무기록시스템"이라 한다)의 구조 · 형태 및 기능 등에 관한 사항
4. 그 밖에 제1호부터 제3호까지의 규정에 준하는 대상으로서 전자의무기록의 효율적 · 통일적 관리 · 활용을 위하여 보건복지부장관이 특히 필요하다고 인정하는 대상

제10조의9(전자의무기록시스템의 인증) 전자의무기록시스템의 인증 기준은 다음 각 호와 같다
1. 법 제23조의2제1항에 따라 보건복지부장관이 정하여 고시하는 표준에 적합할 것
2. 전자의무기록시스템 간 전자적 전송에 필요한 호환성이 확보될 것
3. 전자의무기록시스템에 대한 관리적 · 기술적 · 물리적 정보 보안이 확보될 것
4. 그 밖에 제1호부터 제3호까지의 규정에 준하는 기준으로서 전자의무기록시스템의 기능 · 구조 및 형태 등을 고려하여 보건복지부장관이 특히 필요하다고 인정하는 기준

② 법 제23조의2제2항에 따라 전자의무기록시스템의 인증을 받으려는 자는 전자의무기록시스템 인증 신청서(전자문서로 된 신청서를 포함한다)에 다음 각 호의 서류(전자문서로 된 서류를 포함한다)를 첨부하여 보건복지부장관에게 제출하여야 한다.
1. 제1항에 따른 인증 기준에 적합함을 증명하는 서류
2. 전자의무기록시스템 설계서
3. 전자의무기록시스템 설명서 및 성능진단 결과서
4. 그 밖에 제1호부터 제3호까지의 규정에 준하는 서류로서 전자의무기록시스템의 인증을 위하여 보건복지부장관이 특히 필요하다고 인정하여 고시하는 서류

③ 보건복지부장관은 제2항에 따른 인증 신청의 전문적 검토를 위하여 필요하다고 인정하는 경우에는 보건의료 또는 정보통신 관련 기관 · 법인 · 단체 또는 전문가 등에게 자료 또는 의견의 제출을 요청할 수 있다.

④ 보건복지부장관은 제2항에 따른 인증 신청에 대하여 그 인증 여부를 결정한 경우에는 신청인에게 서면으로 그 결과를 알려야 한다.
⑤ 보건복지부장관은 법 제23조의2제2항에 따라 전자의무기록시스템의 인증을 한 경우에는 신청인에게 인증서를 발급하고, 그 인증 내용을 보건복지부의 인터넷 홈페이지 등에 게재하여야 한다.
⑥ 제1항부터 제5항까지에서 규정한 사항 외에 전자의무기록시스템의 인증 기준, 인증 절차, 인증 방법 및 변경 인증 등에 필요한 세부 사항은 보건복지부장관이 정하여 고시한다.

제10조의10(전자의무기록시스템의 인증 표시) ① 법 제23조의2제2항에 따라 전자의무기록시스템의 인증을 받은 자는 같은 조 제3항 전단에 따라 인증의 내용을 표시하려는 경우에는 그 표시 내용, 표시 크기, 표시 색상 및 표시 도안 등에 관하여 보건복지부장관이 정하여 고시하는 기준에 따라 표시하여야 한다.
② 보건복지부장관은 법 제23조의2제3항 전단에 따른 인증 내용의 표시 사항에 대하여 그 보완이나 개선이 필요하다고 인정하는 경우에는 전자의무기록시스템의 인증을 받은 자에 대하여 그 보완이나 개선에 필요한 사항을 권고할 수 있다.

4) 전자의무기록시스템의 인증기준과 유형

전자의무기록시스템 인증기준은 기능성, 상호운용성, 보안성 3개 부문, 6개 대분류(진료정보관리, 의료기관 정보공유, 환자 정보제공, 공공기관 정보공유, 표준관리, 보안관리), 59개의 인증기준으로 구성된다.

(1) 기능성(Functionality) : 27개 항목

① **정의** : 진료정보를 생성하고 관리하기 위해 전자의무기록시스템이 갖추어야 할 성능

② **주요 내용** : 전자의무기록시스템에 대한 진료기록 생성 · 저장 · 관리 등의 필수기능 적용 여부와 임상의사결정 등과 같은 고도의 의료서비스와 연관된 선택기능을 심사

(2) 상호운용성(Interoperability) : 20개 항목

① **정의** : 두 개 이상의 전자의무기록시스템 혹은 전자의무기록시스템 컴포넌트 간에 정보를 교환하고 교환한 정보를 활용하는 성능

② **주요내용** : 의료기관 간 진료정보교류가 가능하도록 보건복지부 진료정보교류표준에서 요구하는 기능의 적용 여부를 심사

(3) 보안성(Safety & Security) : 12개 항목

① **정의** : 전자의무기록시스템 자체적인 관리적, 물리적, 기술적인 보안 및 개인정보보호 성능

② **주요내용** : 전자의무기록시스템에 대한 기술적 보안, 외부보관제품에 대한 기술적 · 관리적 · 물리적 보안여부와 개인정보 보호법 등의 준용여부를 심사

(4) 인증 유형

전자의무기록시스템 인증 유형은 의료기관 종별 및 규모별로 구분되어 총 3개의 유형으로 구분된다.

① **유형1** : 주로 의원급 의료기관에서 사용하는 시스템 적용 등급

② **유형2** : 병원급 및 300병상 미만의 종합병원에서 사용하는 시스템 적용 등급

③ **유형3** : 300병상 이상의 종합병원에서 사용하는 시스템 적용 등급

(5) 항목별 세부 인증기준

구분	대분류	중분류	인증기준
기능성	진료정보 관리	환자정보관리	• 등록번호 및 인적사항 기록 · 수정 · 조회 • 다중 등록번호 의무기록 통합 동명이인 구분 관리
		처방정보관리	• 약물 처방 기록 · 수정 · 조회 • 검사 처방 기록 · 수정 · 조회 • 처치 · 수술 · 기타 처방 기록 · 수정 · 조회
		임상정보관리	• 진단(문제) 목록 기록 · 수정 · 조회 • 약물 목록 관리 • 약물알레르기 및 과민반응 목록 기록 · 수정 · 조회 • 검사결과 조회 • 영상 검사결과 영상 이미지 연결 • 활력징후 기록 · 수정 · 조회 • 신체계측 기록 · 수정 · 조회 • 의무기록 기록 · 수정 · 조회 • 사회력 기록 · 수정 · 조회 • 가족력 기록 · 수정 · 조회
		임상의사 결정지원	• 약물 상호작용 및 약물알레르기 점검 · 경고 • 약물명 오입력 방지 관리 • 부적절한 투여경로 관리 • 안전한 약물 투여량 처방 관리 • 바코드 또는 RFID를 이용한 안전한 투약

구분	대분류	중분류	인증기준
			• 의약품 정보 제공 • 중요 검사결과 알림 • 항생제 처방 관리 • 세트(약속) 처방 관리
		외부정보관리	• 외부 의료기관 문서 등록 · 조회 • 외부 검사결과 등록 · 조회
상호 운용성	의료기관 정보공유	환자동의	• 진료정보교류 환자동의(철회)서 생성 · 등록 • 진료정보교류 환자 동의 상태 확인
		진료정보	• 진료의뢰 정보 생성 · 등록 • 진료회송 정보 생성 · 등록 • 진료기록요약 정보 생성 · 등록 • 영상 · 판독소견정보 등록 • 전자교류서식 및 영상정보 조회
		전송 및 확인	• 교류시스템 등록 / 교류 서식 상태정보 조회 · 변경
		전송 보안	• 보안 통신 환경 구축
	환자 정보제공	건강정보 고속도로 진료정보 제공 및 전송 보안	• 환자정보 확인 • 동의정보 확인 • 정보 적재 • 보안 연결
		환자포털 등 정보 제공	• 의무기록 제공 • 법정서식 제공
	공공정보 공유	공공정보 보고	• 예방접종 정보 전송 • 법정 감염병 신고 정보 전송
		공공정보 연계	• 감염병 의심정보 표시 • 연명의료결정 정보 표시 • 마약류 투약이력 조회
	표준관리	구조표준	• 보건의료데이터 용어 및 전송 표준 • 건강정보고속도로 데이터 종류 • 건강정보고속도로 표준연계항목 • 진료정보교류 표준 서식(진료의뢰서, 진료회송서, 진료기록요약지, 영상의학판독소견서) • 교류구조
		용어표준	• 진단(문제) 용어 / 검사명 용어 • 의료행위(처치,수술) 용어 / 의약품 용어 / 단위 표준
		전송표준	• 건강정보 고속도로 API • 진료정보교류 전송기술
		보안표준	• 암호화 / 시각 동기화 / 감사

구분	대분류	중분류	인증기준
보안성	보안관리	접근관리	• 계정 및 비밀번호 관리 • 권한 및 이력 관리 • 인증(로그인) 실패 관리 • 미사용 시 접속 차단
		암호화 및 정보보호 관리	• 고유식별정보 암호화 • 고유식별정보 마스킹 • 비밀번호 암호화
		감사 및 접속 기록 관리	• 접속기록 생성 • 의무기록 추가기재 · 수정 이력 관리 • 전자서명
		백업 및 외부 보관	• 백업 • 외부보관 및 클라우드 컴퓨팅 서비스(의료기관 외부 집적정보 통신 시설 이용 서비스

5) 전자의무기록 인증 신청 주체 및 인증 종류

전자의무기록인증제의 신청 주체 및 종류는 다음과 같이 구분할 수 있다.

(1) **제품인증** : 의료정보업체 또는 의료기관에서 개발한 전자의무기록시스템이 인증기준에 부합함을 인증하는 것이다.

① **신청주체**: 의료정보업체

② **인증대상**: 의료정보업체가 개발, 제조, 판매하는 '전자의무기록시스템'을 인증한다.

(2) **사용인증** : 의료기관이 제품인증을 받은 전자의무기록시스템을 인증기준과 관련된 기능의 변경 없이 사용하고 있음을 인증하는 것이다.

① **신청주체** : 의료기관

② **인증대상** : 제품인증을 받은 전자의무기록시스템을 기능의 변경 없이 사용하는 '의료기관'을 인증하는 것이다.

(3) **제품인증과 사용인증 동시신청(의료기관)**

① **신청주체** : 의료기관

② **인증대상** : 의료기관이 자체 개발(상용제품 재개발 또는 별도 형상관리를 하는 경우 포함)한 전자의무기록시스템과 의료기관(의료기관은 제품인증과 사용인증을 동시에 신청하고 인증 심사도 함께 진행)을 동시에 인증하는 것이다.

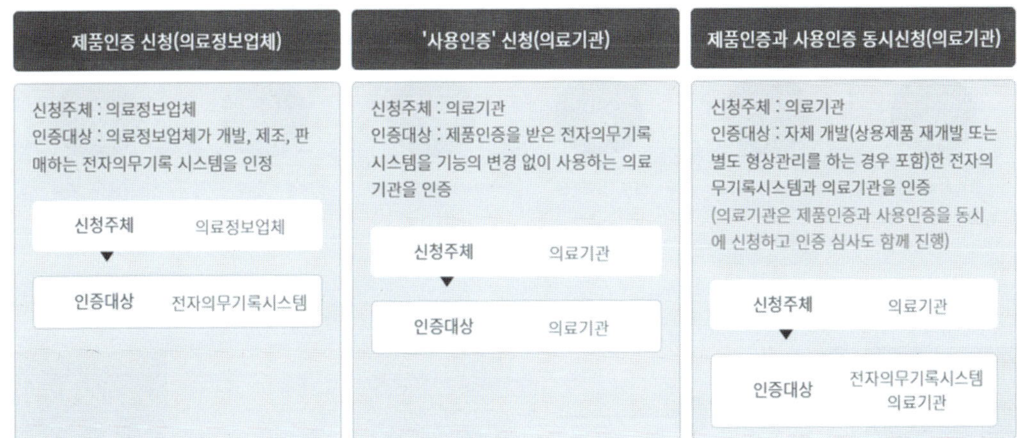

출처 : 보건복지부 전자의무기록시스템 인증(https://emrcert.mohw.go.kr/menu.es?mid=a10309000000)

그림 8-1_ 전자의무기록 인증 신청 주체 및 인증 종류

2025년 10월 기준으로 총 인증건수는 4,209건이며, 제품인증 150건, 사용인증 4,059건이다.

6) 전자의무기록 인증 절차

전자의무기록시스템 인증심사 절차는 다음과 같으며, 인증심사 신청부터 인증서 발급까지는 약 3개월 정도가 소요된다. 자가점검 및 신청, 접수에 1~2개월 정도 소요되며, 인증심사 1~2개월, 보완조치에 필요시 최대 3개월, 심의 · 의결에 1개월 정도 소요된다.

7) 인증마크

인증마크는 전자의무기록시스템을 상징하는 대표적인 디자인 요소로 아이덴티티를 구축하며 통합적인 이미지를 형성하는데 가장 중요한 역할을 한다. 전자의무기록시스템 인증제의 인증마크는 각각의 '개체'를 연결된 형상으로, 개인의 '의무기록'과 '첨단기술'의 융합을 통해 안전하고 체계적으로 관리되고 있는 시스템을 인증해주는 '의료서비스 인증제도'를 상징한다. 녹색 계열의 두가지 색상은 국민과 의료진에게는 진료기록에 대한 '신뢰'를, 청색은 개인정보의 보안을 통한 '안전'을 의미한다. 또한, 엠블럼은 심벌마크를 기본으로 개발된 디자인 요소로, 전자의무기록시스템의 권위와 품격이 요구되는 응용항목이나 장식성이 요구되는 매체에 적용된다.

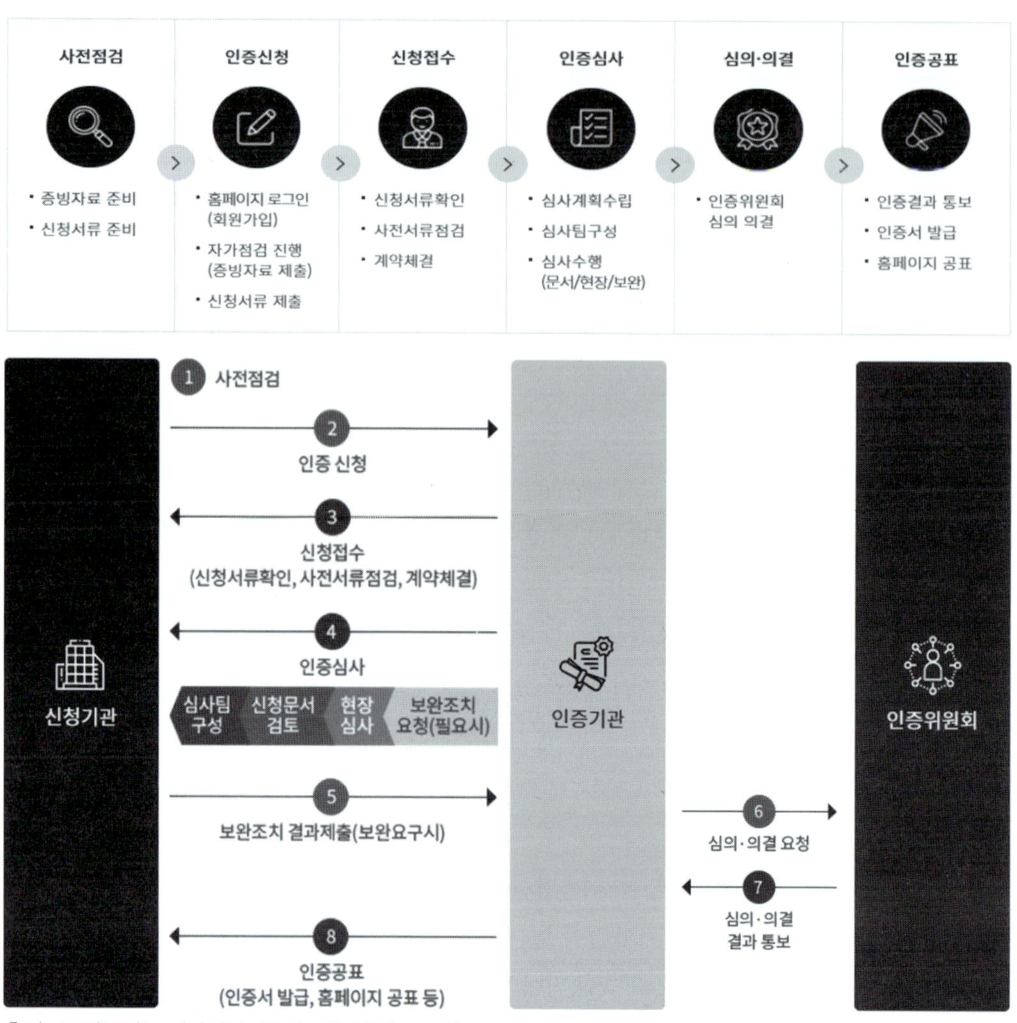

출처 : 보건복지부 전자의무기록시스템 인증(https://emrcert.mohw.go.kr/menu.es?mid=a10309000000)

그림 8-2_ 전자의무기록시스템 인증제 인증 절차

이러한 인증마크와 엠블럼 등 인증을 표시하는 것은 '전자의무기록시스템 인증제도 운영에 관한 고시'에 따라 다음의 사항을 유의하며 표시하여야 한다.

(1) 인증 취득 사실의 홍보는 인증서를 발급받은 날부터 효력이 유지되는 동안에만 사용이 가능하며, 인증이 취소된 경우에는 인증에 대한 홍보, 인증서 사용을 중지하여야 한다.

(2) 인증 표시를 사용하는 경우 유효기간, 인증유형을 함께 표시하여야 한다.

(3) 인증을 취득한 자는 인증의 사실을 과장되거나 불명확한 표현을 사용하여 광고할 수 없다.

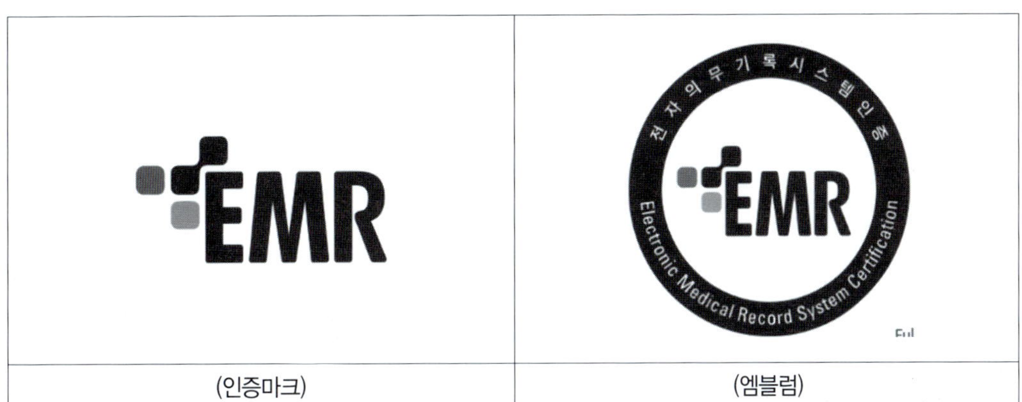

출처 : 보건복지부 전자의무기록시스템 인증(https://emrcert.mohw.go.kr/menu.es?mid=a10103000000)

그림 8-3_ 전자의무기록시스템 인증마크 및 엠블럼

8) 전자의무기록 표준프레임워크

프레임워크(Framework)란 소프트웨어 어플리케이션이나 솔루션의 개발을 수월하게 하기 위해 소프트웨어의 구체적 기능들에 해당하는 부분의 설계와 구현을 재사용 가능하도록 협업화된 형태로 제공하는 소프트웨어 환경을 말한다.

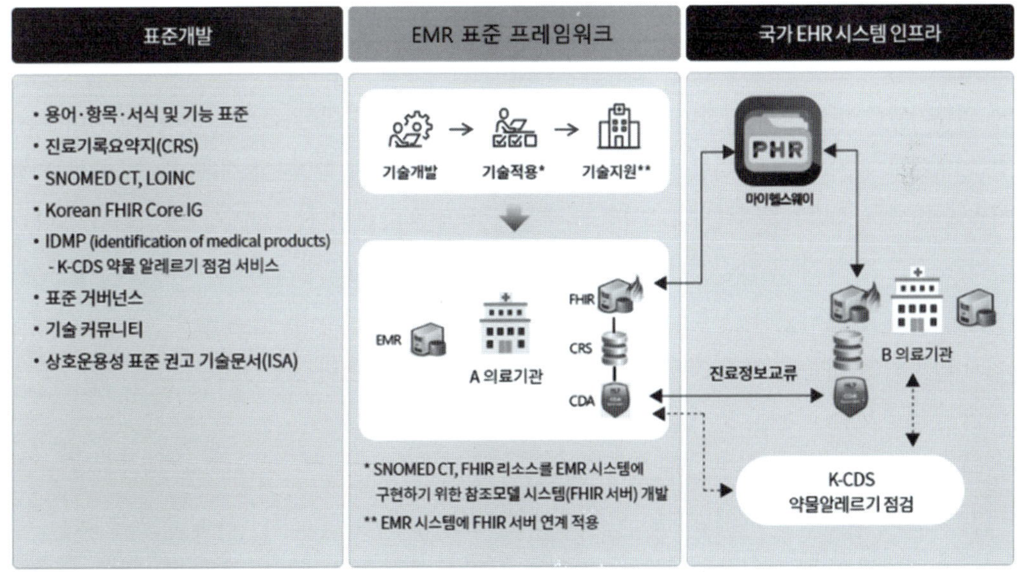

출처 : 보건복지부 전자의무기록시스템 인증(https://emrcert.mohw.go.kr/menu.es?mid=a11201000000)

그림 8-4_ 전자의무기록 표준프레임워크 사업 및 EHR 시스템 구축 연계

전자의무기록시스템(EMR) 개발 업체 및 의료기관이 국가에서 제시한 표준기술가이드를 활용하여 환자의 안전과 진료 연속성 지원이 가능한 EMR을 구축할 수 있도록 표준프레임워크를 개발하여 확산 및 보급하는 것이 목적이며, 표준프레임워크는 EMR 인증에 적용할 표준 용어 · 서식(항목) · 기능을 시스템으로 구현하여 G-Cloud(국가정보자원관리원) 플랫폼을 통해 서비스된다.

2 | 의료기관 인증제

1) 의료기관 인증제의 개요

의료기관 인증제는 의료기관으로 하여금 환자안전과 의료의 질 향상을 위한 자발적이고 지속적인 노력을 유도하여 의료소비자에게 양질의 의료서비스를 제공하기 위한 제도로서, 의료기관의 순위를 정하는 상대평가와는 달리 의료기관의 인증기준 충족 여부를 조사하는 절대평가의 성격을 가진 제도로 공표된 인증조사 기준의 일정수준을 달성한 의료기관에 대하여 4년간 유효한 인증을 부여하는 제도이다.

의료기관 인증제도의 가장 큰 장점은 공급자 중심의 의료문화에서 의료소비자(환자 및 보호자) 중심의 의료문화로 전환시킨 혁신적인 제도라는 것이다. 의료서비스에 대한 소비자의 인식이 높아짐에 따라 의료의 질을 확보하여 양질의 서비스를 제공하는 것이 중요하다는 인식하에 의료기관들이 환자의 입장에서 의료서비스의 제공 과정에 대한 규정을 만들고, 이러한 규정을 토대로 환자 안전과 의료의 지속적 질 향상 내용에 대해 확인 · 점검하고 인증하는 의료기관 인증제는 소비자를 위한 의료서비스 제공의 계기를 마련했다는 점에서 큰 의의가 있다.

이와 같은 의료기관 인증제는 높은 신뢰와 국제적으로 인증받기 위하여 다음과 같은 특성을 가지고 설계되었다.

(1) 환자안전 기준을 포함한 국제 수준(ISQua)의 인증기준 마련
(2) 추적조사를 이용한 조사방법의 신뢰성 확보
(3) 조사인력의 전문성 및 객관성의 강화
(4) 맞춤형 결과활용을 제공하여 인증정보의 활용도 제고
(5) 의료기관의 질 향상을 지원하는 컨설팅 서비스 제공으로 파트너십 확보
(6) 인증유효기간 중 의료기관 자체평가를 통해 자발적 · 지속적 의료서비스 질 향상

의료기관 인증제는 병원급 의료기관과 외국인환자 유치 의료기관 및 호스피스 전문기관을 대상으로 하고 있으며, 국내 병원급 이상 의료기관은 자율적으로 인증을 신청할 수 있다. 다만, 요양병원은 의료서비스의 특성 및 환자의 권익 보호 등을 고려하여 2013년부터 의무적으로 인증신청을 하도록 의료법에 명시되어 있다.[2]

2) 의료기관 인증제의 발전 과정과 해외의 인증제[3]

의료기관 인증의 역사는 상당히 오래되었는데, 시작은 의료 질의 평가와 의료행위의 표준화에서부터 되었다. 인증제는 1950년 미국 외과학회가 내과학회, 병원협회, 미국 의사회 및 캐나다 의사회 등이 운영하던 유사 프로그램을 통합하여 병원인증기구인 JCAH(Joint Commission on Accreditation of Hospitals)의 구성을 제안하고 1951년 새로운 조직이 출범하면서 시작되었다.

그 후 1953년, 캐나다는 국가의료체계(Canadian National Health System)의 도입과 함께 미국과 별개로 Canadian Council on Health Facility Accreditation을 설립하였고, 캐나다 의사협회가 인증기구 설립의 중심 역할을 하였다. 이 조직은 캐나다 전역에 걸쳐 유일한 인증기구로 거의 모든 병원을 대상으로 하고 있으면서 다른 종류의 의료시설에 대해서도 인증을 담당하고 있다.

오스트레일리아는 1926년에 New South Wales 주와 Victoria 주 정부가 미국형의 인증제 도입을 연구하였으나 그로부터 50년 후인 1977년, New South Wales에서 인증제가 시작되었다. 현재의 인증제는 1977년 이후 New South Wales 모형이 다른 지역으로 확산되면서 확립되었고, 의사협회로부터 전폭적인 지원을 받고 있다.

유럽지역은 상대적으로 인증제 도입이 늦었는데 영국은 미국의 JCAHO와 같이 병원 전체를 대상으로 하는 단일의 인증시스템이 없고, 소규모의 인증제가 많이 등장하였다. 인증제가 널리 확산되기 시작한 것은 1990년대 유럽에서 일어난 의료개혁과 연관이 있다. 의료개혁이 이루어지기 이전에는 의료의 소비자 시장이 없어진 것도 제대로 인식하지 못하여 소비자의 만족도나 의료사고와 같은 문제가 시장에서 해결될 것으로 생각하였기 때문에 소비자 문제에 대하여 정책적인 인식이 거의 없었다(이규식, 2021).

1990년대 의료개혁이 일어나면서 의료서비스의 구매자가 환자가 아니라 보험자(혹은 정

---

2 의료기관평가인증원, https://www.koiha.or.kr/web/kr/assessment/accditation.do

3 의료기관 인증제도 성과분석 및 결과 활용 방안 마련, 의료기관평가인증원, 2023

부)로 인식하게 됨에 따라 시장이 아니라 정부나 보험자가 환자에 대한 권리나 환자안전과 같은 문제에 대한 정책적 관심을 갖게 되었으며, 이에 의료보장제도의 운영을 시장에 준하도록 하는 것이 효율성도 높이고 소비자의 편익도 증대될 것이라는 기대 속에 환자권리와 같은 문제가 주요한 개혁과제로 등장하게 되었고, 소비자에 관한 편익 또는 환자권리 차원에서 인증제가 등장하게 되었다(이규식, 2021).

우리나라는 유럽 국가들에 비해서는 늦었지만 아시아 지역에서는 일본에 비하여 빠르게 의료기관 인증제도를 도입하였다. 그러나 인증제도가 지니는 의미나 중요성에 대한 인식이 낮아 인증제에 대한 참여율이 저조한 실정에 있다. 2022년 기준으로 의무적으로 인증을 받아야만 지정을 얻을 수 있는 상급종합병원은 100%가 인증에 참여하고 있으나, 종합병원의 인증률은 61.3%에 불과하다.

3) 인증기준

의료기관 인증기준은 '환자안전'과 '지속적인 의료의 질 향상'을 의료기관이 갖추어야 할 기본적인 가치로 설정함으로써 개별 의료기관들이 환자에게 안전하고 질적으로 수준 높은 의료서비스를 제공할 수 있도록 한다.

인증기준은 의료법 제58조의3 제1항에 명시된 사항으로서 다음과 같은 주요내용을 포함하고 있다.

- 환자의 권리와 안전
- 의료기관의 의료서비스 질 향상 활동
- 의료서비스의 제공과정 및 성과
- 의료기관의 조직 · 인력관리 및 운영
- 환자 만족도

(1) 인증기준의 틀

인증기준은 기본가치체계, 환자진료체계, 조직관리체계, 성과관리체계의 4개 영역(Domain)으로 구성되어 있으며, 이러한 4개의 체계가 유기적으로 상호교류하면서 환자안전과 의료 질을 지속적으로 향상시켜 의료기관의 좋은 성과를 도출할 수 있도록 유도하는 것을 목표로 하고 있다.

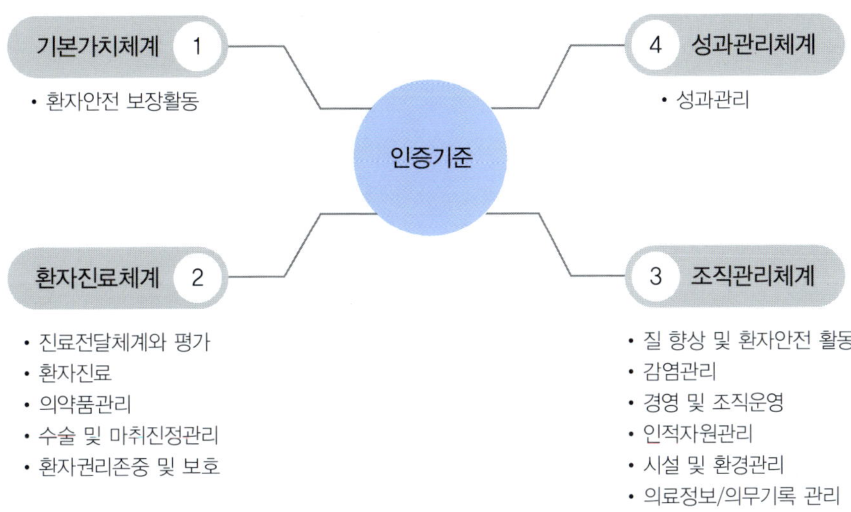

출처 : 의료기관평가인증원(https://www.koiha.or.kr/web/kr/assessment/accStandard.do)

그림 8-5_ 의료기관 인증기준의 틀

(2) 인증기준의 구성

인증기준은 영역(Domain) > 장(Chapter) > 기준(Standard) > 조사항목(Measurable Element)의 순으로 구성되어 있으며, 의료기관 종별에 따라 그 내용을 달리하고 있다. 의료기관 종별 중 상급종합병원과 종합병원, 병원은 현재 4주기 인증기준을 준용하고 있으며, 4개 영역, 13개 장, 92개 기준, 512개(병원은 507개)의 조사항목으로 구성되어 있다.

의무인증으로 되어있는 요양병원은 3개 영역, 11개 장, 55개 기준, 273개의 조사항목으로 구성되어 있으며 정신병원은 4개 영역, 12개 장, 59개 기준, 282개 조사항목, 치과병원은 4개 영역, 13개 장, 53개 기준, 248개 조사항목(입원 가능 치과병원은 61개 기준 305개 조사항목)으로 구성되어 있다. 또한, 한방병원은 3개 영역, 11개 장, 60개 기준, 266개 조사항목, 재활의료기관은 4개 영역, 12개 장, 60개 기준, 317개 조사항목으로 구성되어 있다.

표 8-1_ 급성기 의료기관(상급종합병원 및 종합병원) 4주기 인증기준의 틀

영역	장	기준	조사항목 갯수
Ⅰ. 기본가치 체계	환자안전 보장활동	1.1 정확한 환자 확인	5
		1.2 의료진간 정확한 의사소통	5
		1.3 수술 · 시술의 정확한 수행	5
		1.4 낙상 예방활동	5
		1.5 손위생 수행	3

영역	장	기준	조사항목 갯수
II. 환자진료체계	2. 진료전달체계와 평가	2.1.1 외래 및 응급환자 등록 절차	4
		2.1.2 입원수속 절차	4
		2.1.3 중환자실/특수치료실 입실 절차	6
		2.1.4 환자진료의 일관성 및 연속성 유지	6
		2.1.5 퇴원 및 전원 절차	6
		2.2.1 외래환자 초기평가	4
		2.2.2 입원환자 초기평가/재평가	8
		2.2.3 응급환자 초기평가	5
		2.3.1 검체검사 검사과정 관리	8
		2.3.2 검체검사 결과 보고 처리	5
		2.3.3 검체검사실 안전관리 절차	5
		2.3.4 혈액제제 관리	6
		2.3.5 영상검사 검사과정 관리	8
		2.3.6 영상검사 결과 보고 절차	4
		2.3.7 방사선 안전관리 절차	6
	3. 환자진료	3.1.1 입원환자 치료계획	7
		3.1.2 협의진료체계	3
		3.1.3 통증관리	5
		3.1.4 영양관리	5
		3.1.5 영양집중지원서비스	5
		3.1.6 욕창관리	5
		3.1.7 호스피스 및 완화치료	4
		3.2.1 중증응급환자 진료체계	6
		3.2.2 심폐소생술 관리	4
		3.2.3 수혈환자 관리	4
		3.2.4 항암화학요법	8
		3.2.5 신체보호대 및 격리, 강박	4
	4. 의약품 관리	4.1 의약품 관리체계	3
		4.2 의약품 구매선정	4
		4.3 의약품 보관	8
		4.4 처방 및 조제	10
		4.5 투약 및 모니터링	7
		4.6 의약품 부작용 모니터링	4
	5. 수술 및 마취진정관리	5.1 수술계획	5
		5.2 수술 중 환자안전보장	5
		5.3 시술계획, 시술 중 안전보장	8
		5.4 진정치료	4
		5.5 마취진료	5
		5.6 환자상태 모니터링	3
		5.7 수술장 안전관리	5

영역	장	기준	조사항목 갯수
	6. 환자권리존중 및 보호	6.1 환자권리 존중 및 안전보장	7
		6.2 취약환자 권리보호	5
		6.3 불만 및 고충처리	5
		6.4 의료사회복지체계	4
		6.5 동의서	6
		6.6 임상연구관리	8
		6.7 장기이식관리	5
Ⅲ. 조직관리체계	7. 질 향상 및 환자안전 활동	7.1 질 향상 및 환자안전 운영체계	5
		7.2 위헌관리체계	6
		7.3 환자안전사건 관리	7
		7.4 질 향상 활동	5
		7.5 진료지침 개발 및 관리	4
	8. 감염관리	8.1 감염예방 및 관리체계	6
		8.2 감염감시 및 개선활동	5
		8.3 감염예방 및 관리 교육	4
		8.4 의료기구 감염관리	4
		8.5 세척, 소독, 멸균 및 세탁물 관리	7
		8.6 환자치료영역 환경관리	3
		8.7 급식서비스 관리	5
		8.8 감염성질환 및 면역저하 환자관리	7
	9. 경영 및 조직운영	9.1 합리적인 의사결정	9
		9.2 의료기관 운영방침	4
		9.3 부서운영	4
		9.4 윤리위원회 운영	2
	10. 인적자원 관리	10.1 인사관리체계	6
		10.2 의사 진료권한 승인과 평가	5
		10.3 전문의 이외 직원 직무 확인과 평가	5
		10.4 인사정보 관리	4
		10.5 직원교육	6
		10.6 의료인력 법적 기준	6
		10.7 직원 안전 관리 활동	6
		10.8 폭력 예방 및 관리	3
	11. 시설 및 환경관리	11.1 시설 및 환경 안전관리	9
		11.2 설비시스템 관리	5
		11.3 위험물질 관리	4
		11.4 보안관리	4
		11.5 의료기기 관리	9
		11.6 화재안전 관리활동	8
		11.7 재난관리 체계	3
		11.8 유행성 감염병 대응체계	5

영역	장	기준	조사항목 갯수
	12. 의료정보/의무기록 관리	12.1 의료정보/의무기록 관리	9
		12.2 퇴원환자 의무기록 완결도 관리	11
		12.3 의료정보수집 및 활용	5
		12.4 개인정보보호 및 보안	6
Ⅳ. 성과관리체계	13. 성과관리	13.1 환자안전 지표 관리	6
		13.2 진료영역 지표 관리	15
		13.3 관리영역 지표 관리	6

출처 : 의료기관인증평가원, 4주기 급성기병원 인증기준(2021.10월)

4) 인증절차

의료기관 인증은 요양병원을 제외한 의료기관의 자율 신청에 의해 이루어지며, 다음 그림과 같은 절차로 진행된다.

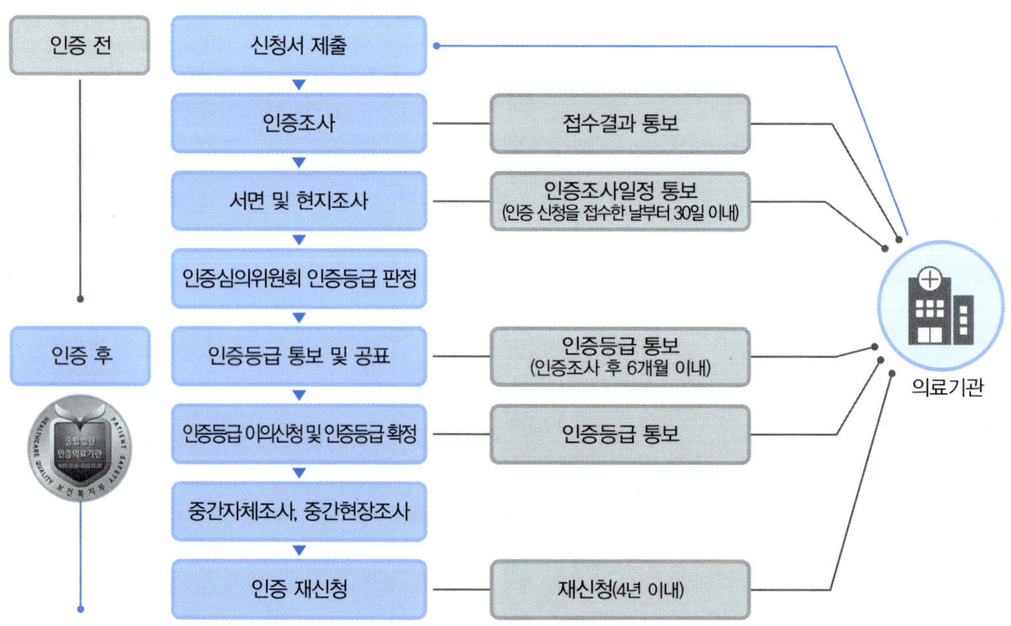

출처 : 의료기관인증평가원, 인증절차(https://www.koiha.or.kr/web/kr/assessment/accStep.do)

그림 8-6_ 의료기관 인증 절차

(1) 인증 신청

의료기관은 인증원 홈페이지(www.koiha.or.kr)에서 온라인으로 인증조사를 신청한다. 병원급 의료기관은 인증을 받고자 하는 시기를 정하여 자율적으로 인증조사를 신청할 수 있으며, 인증조사 시작 최소 2개월 전에 신청을 하여야 한다.

다음의 의료기관은 관련 법령에 의거 의무적으로 인증을 받아야 한다.

① 상급종합병원 지정 의료기관(의료법 제3조의4, 상급종합병원의 지정 및 평가에 관한 규칙 제2조)

② 전문병원 지정 병원급 의료기관(의료법 제3조의5, 전문병원의 지정 및 평가 등에 관한 규칙 제2조)

③ 수련병원 지정 병원급 의료기관(전공의의 수련환경 개선 및 지위 향상을 위한 법률 제13조 및 동법 시행령 제4조)

④ 연구중심병원 지정 병원급 의료기관(보건의료기술진흥법 제15조 및 동법 시행규칙 제12조)

⑤ 외국인환자 유치 지정 병원급 의료기관(의료 해외진출 및 외국인환자 유치 지원에 관한 법률 제14조, 보건복지부 고시 제2017-4호)

요양병원은 의료서비스의 특성 및 권익 보호 등을 고려하여 2013년부터 의무적으로 인증신청을 하도록 의료법에 명시(의료법 제58조의4제2항)되어 있으며, 재활의료기관으로 지정받고자 하는 의료기관은 '장애인 건강권 및 의료접근성 보장에 관한 법률 시행규칙 제10조제1항'에 의거하여 인증을 받아야 한다.

의료기관평가인증원은 의료기관에서 신청한 인증 희망 조사일정과 신청 순서를 고려하여 조사일정을 의료기관과 조정한 후 인증신청서 접수일로부터 30일 이내에 신청 의료기관에게 최종 통보한다.

(2) 인증조사

의료기관평가인증원은 인증신청서 접수일로부터 30일 이내에 신청 의료기관에게 조사일정을 통보하며, 조사일정은 인증조사 희망일을 기준으로 해당 의료기관과 인증원의 협의를 통하여 정한다. 조사일정 확정과 동시에 조사위원의 선정 및 조사계획을 수립하게 되므로 이후 인증조사일정은 변경할 수 없다.

인증조사는 의료기관 종별 및 병상 규모에 따라 다르다.

표 8-2_ 의료기관 종별 인증 조사기간 및 조사위원

구분	상급종합병원		종합병원		병원	
병상규모	1000병상 이상	1000병상 미만	300병상 이상	300병상 미만	100병상 이상	100병상 미만
조사일정	4일					
조사위원	7인	6인	5인	4인	4인	3인

구분	요양병원		
병상규모	100병상 미만	100~199병상 미만	200병상 이상
조사일정	2일	2일	2.5일
조사위원	2인	3인	3인

출처 : 의료기관인증평가원, 인증절차(https://www.koiha.or.kr/web/kr/assessment/accStep.do)

인증조사는 정기 조사와 비정기 조사로 구분된다. 정기 조사에는 본조사와 중간자체조사, 중간현장조사가 있으며, 비정기 조사에는 추가조사와 수시조사가 포함되어 있다.

① 정기 조사

㉠ **본조사** : 의료기관이 인증을 받기 위해 현장에서 조사위원에 의해 인증 기준 전체 항목에 대해 조사를 받는 것이다.

㉡ **중간자체조사** : 환자안전과 질 향상을 지속적으로 유지, 관리하도록 하기 위해 인증을 받은 의료기관이 인증기간 동안 자체적으로 조사하는 정규조사로서, 인증 의료기관은 시행한 자체조사 결과와 기획주제관리 결과, 최우선 관리기준 개선결과를 인증원에 제출하여야 '인증'이 유지된다.

㉢ **중간현장조사** : 인증의료기관이 환자안전과 질 향상을 지속적으로 유지, 관리하도록 하기 위해 인증 기간 중 의료기관 현장에서 시행하는 정규조사로서, 중간현장조사는 인증 후 24~36개월 사이에 인증원에서 조사팀을 구성하여 시행한다.

② 비정기 조사

㉠ **추가조사** : 인증등급 결정을 위해 시행하는 보완적인 조사로서 서면 또는 현장 조사방법으로 시행한다. 추가조사는 본조사결과가 '인증 또는 조건부인증'이라 하더라도 필수 조사항목 중 '중'이 1개 이상일 경우 의료기관 선택에 의해 시행된다.

㉡ **수시조사** : 인증받은 의료기관에 대해 인증기간 중에 특정 요건이 발생하였을 경우 시행할 수 있는 조사로서, 서비스 영역 변화, 물리적 구조 변화, 경영상의 변화

등에 대하여 조사한다.

(3) 인증 판정과 이의신청 및 최종 판정

인증등급은 평가결과를 토대로 인증심의위원회에서 심의하며, 인증심의위원회에서 판정된 인증등급은 해당 기관에 서면으로 통보한다.

인증등급은 인증, 조건부인증 및 불인증 3가지로 구분되며, 인증은 "의료기관이 모든 의료 서비스 제공 과정에서 환자의 안전보장과 적정 수준의 질을 달성하였음"을 의미하고 인증 유효기간은 4년이다. 조건부 인증은 "의료기관이 환자안전 및 질 향상을 위하여 노력하였으나 일부 영역에서 인증 수준에는 미치지 못하여 향후 노력을 통해 인증을 획득할 수 있는 가능성이 있음"을 의미하고 인증 유효기간은 1년으로 유효기간 이후 재인증을 받아야 한다.

인증등급에 이의가 있는 의료기관은 이를 통보받은 날로부터 30일 이내에 인증등급 이의신청을 할 수 있으며, 이의신청 기관은 인증등급 이의신청서를 작성하여 30일 이내에 근거서류와 함께 인증원에 제출하여야 한다. 인증원은 해당기관의 인증등급 이의신청내용의 타당성을 검토하기 위해 이의신청소위원회를 개최하며, 해당기관의 이의신청 내용 또는 이의신청소위원회의 검토 내용을 토대로 그 적합성 여부를 심의하고 최종 인증등급을 결정한다.

(4) 인증결과 통보 및 공표

의료기관평가인증원은 심의 결정된 인증 등급(인증, 조건부인증, 불인증)을 의료기관에 통보하고, 보건복지부장관에게 보고 후 인증원 홈페이지를 통해 해당 기관의 인증 등급을 공표한다.

인증을 받은 의료기관은 인증서와 인증마크를 교부받으며, 이를 사용할 수 있고 인증유효기간이 만료된 이후에는 인증서와 인증마크를 계속 사용할 수 없다. 유효기간 만료 이후 의료기관이 인증마크를 사용하게 되면 의료법 제89조에 의거하여 1년 이하의 징역이나 1천만원 이하의 벌금을 부과받게 된다.

인증 의료기관은 인증기간 동안 자체조사를 시행하여 그 결과를 인증원에 의무적으로 제출하여야 인증이 유지된다. 중간자체조사 결과는 다음 인증조사(인증신청, 조사시행, 조사결과 등)에 영향을 미치지 않으나 참고 자료로 이용될 수 있다.

5) 의료기관평가인증원

의료기관평가인증원은 의료기관 인증제도 및 의료기관을 대상으로 실시하는 각종 평가 업무를 통합 · 수행하여 의료의 질과 환자안전 수준을 제고함으로써 국민 건강의 유지 · 증진에 기여하기 위해 2010년 10월에 설립되었다.

인증원장과 이사회를 중심으로 2개 본부(경영지원본부, 사업총괄본부), 3개 센터(사업혁신센터, 인증평가센터, 중앙환자안전센터), 12개 팀과 감사실로 조직되어 있다.

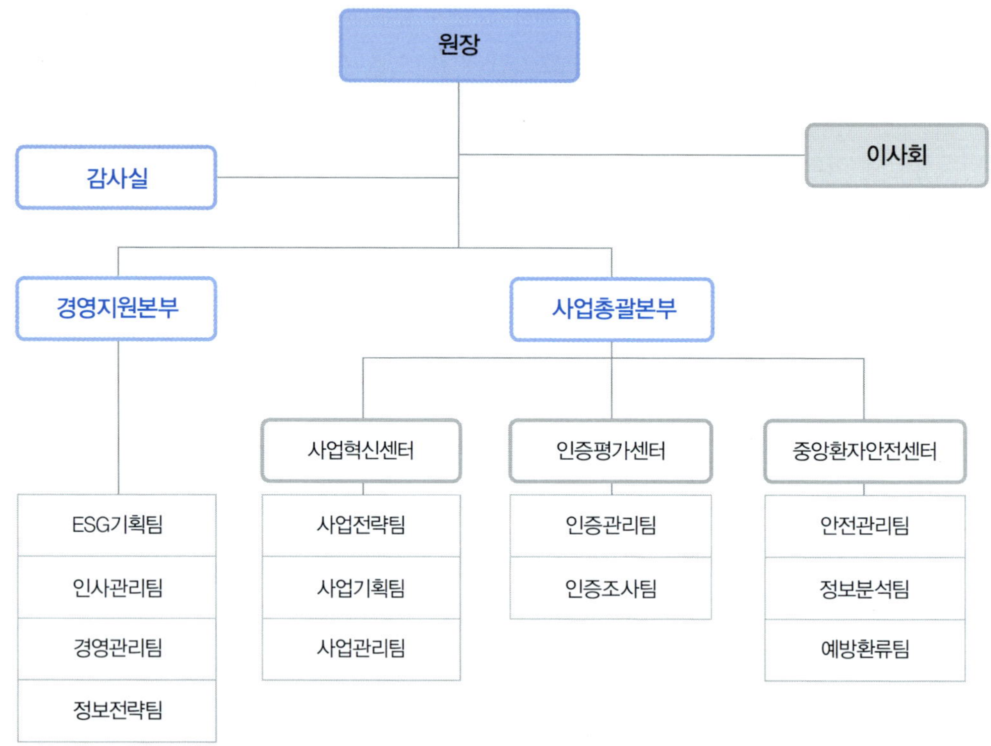

출처 : 의료기관인증평가원, 조직도(https://www.koiha.or.kr/web/kr/about/organization.do)

그림 8-7_ 의료기관평가인증원 조직도

3 | 진료정보교류

1) 진료정보교류의 개요

진료정보교류(Health Information Exchange, HIE)는 의료기관, 보건기관, 약국, 환자 등 의료정보의 생산자와 이용자 간에 환자의 진료 및 건강정보를 안전하고 효율적으로 전자적으로 공유·활용하는 체계를 말한다. 이는 환자가 여러 기관을 이용하더라도 진료의 연속성을 유지하고, 중복검사·처방을 줄이며, 환자안전과 진료효율성을 높이는 것을 목적으로 한다.

HIE는 의료데이터의 상호운용성을 기반으로 하며, 임상적 데이터(진단, 검사, 영상, 약물, 처치 등)뿐 아니라 행정적 정보(보험, 청구, 인구통계학적 정보)까지 포함한다. 전자의무기록(EMR), 전자건강기록(EHR), 개인건강기록(PHR)과 밀접히 연관되어 있으며, 국가 차원의 디지털 헬스 인프라로 자리매김하고 있다.

우리나라의 HIE는 2011년 시범사업으로 시작되어, 2017년 이후 전국 확대사업으로 발전하였다. 초기에는 대학병원 중심으로 구축되었으나, 이후 의원급·지방 중소병원까지 참여가 확대되고 있다. 최근에는 공공보건의료기관과 민간병원 간 교류, 요양병원·약국까지 포함하는 진료연계 체계로 진화하고 있다.

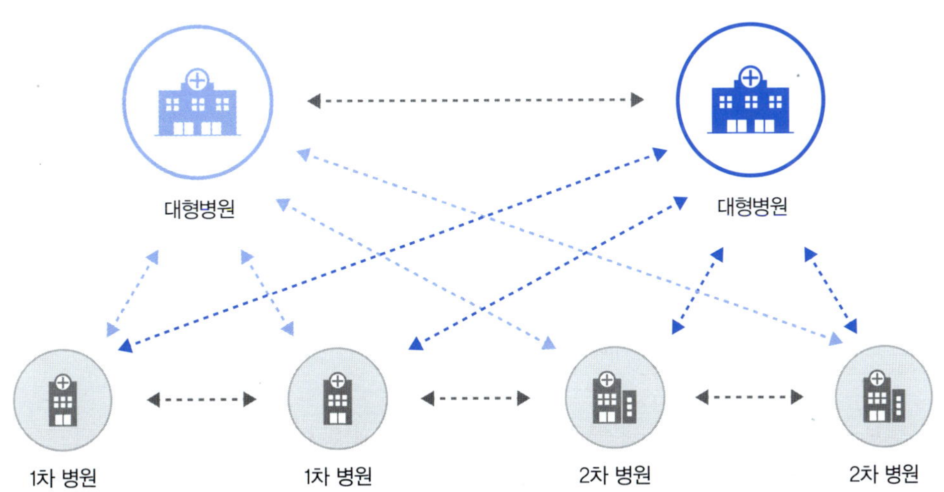

출처 : 보건복지부 마이차트(https://www.mychart.kr/M/about/intro.do)

그림 8-8_ 진료정보교류 사업 개념도

우리나라의 의료제도는 의료기관 간 정보의 단절이 심각한 구조적 문제로 지적되어 왔다. 환자가 병원 간 이동할 때, 과거 진료기록이나 검사결과를 종이서류 또는 CD로 전달해야 하는 비효율이 존재했다. 이로 인해 중복검사, 약물 상호작용, 진료지연, 환자안전 위협 등의 문제가 발생하였다. HIE를 추진하는 목적은 다음과 같다.

(1) 국민(환자) 대상

① 진료이력을 참조해 신속하고 빠른 진료대응으로 환자 안정성 강화

② 중복 진료 · 처방 최소화로 의료비 절감

③ 의료서비스의 접근성과 편리성 향상

(2) 의료기관 대상

① 진료이력을 참조하여 진료 연속성 강화

② 진료정보교류체계 구축으로 신속한 진료지원과 협진 네트워크 강화

③ 연속성 있는 처방 · 검사결과 영상정보 등 진료정보제공을 통한 의사결정지원 및 의료서비스 품질 향상

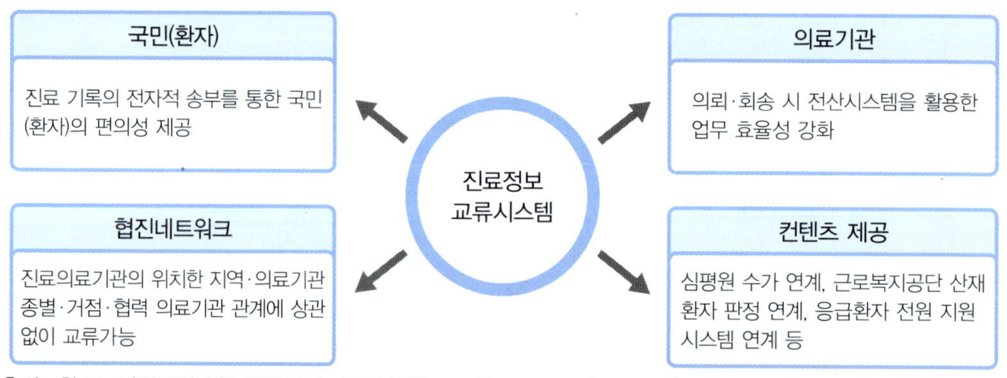

출처 : 한국보건의료정보원, 진료정보교류시스템(https://k-his.or.kr/menu.es?mid=a10207000000)

그림 8-9_ 진료정보교류시스템의 영역별 장점

진료정보교류는 구축 방식과 운영 형태에 따라 세 가지 유형으로 구분된다.

- **중앙집중형(Centralized Model)** : 모든 기관의 데이터를 중앙 서버에 집적 관리. 관리 효율은 높으나 보안과 프라이버시 부담이 크다.
- **분산형(Federated Model)** : 각 기관이 데이터를 자체 보유하며, 필요시 조회 · 연계, 데

이터 관리가 유지되나 실시간성은 다소 낮다.

• 혼합형(Hybrid Model) : 핵심 인덱스 · 메타데이터는 중앙에, 원본 데이터는 각 기관에 분산 보관. 최근 다수 국가에서 채택하는 형태이다.

2) 진료정보교류의 표준

(1) 진료정보교류 국제 표준

국제 표준은 진료정보가 국가 간, 기관 간, 시스템 간 상호교류될 수 있도록 보장한다. 동일한 의료데이터라도 코드 · 용어 · 형식이 다르면 상호이해가 불가능하므로, 국제표준을 기반으로 표준화가 이루어진다.

① IHE(Intergrating the Healthcare Enterprise)

1988년 HIMSS, RSNA, ACC에 의해 설립된 비영리 기관으로서, 헬스케어 IT 시스템 간 상호운용성을 증진시키기 위한 목적으로 설립된 기관으로 상호교환을 위한 시스템의 기본 요건을 수립하고, 가능한 표준을 규정하며 기술적인 가이드라인을 제공하고 있다.

㉠ **IHE IT Infrastructure** : IHE에서 제시하는 상호운용성이 적용되어야 하는 도메인의 상세 구현 지침으로서, 기술 구현을 위한 Framework 문서를 제공한다.

㉡ **IHE XDS(Cross-Enterprise Document Sharing) Profile** : IHE의 13개 도메인 중 문서(임상정보) 교환을 위한 기술 프레임워크를 담당하고 있는 프로 파일로 SOAP 기반 웹 서비스를 통하여, 플랫폼에 관계없이 호환 가능한 시스템 연결을 지향한다. 문서의 등록소/저장소를 통한 상호 연동성을 지원하는 ebXML 표준이 적용된다.

② HL7(Health Level 7)

1987년 설립된 국제기관으로 의료와 관리, 건강서비스의 제공 및 평가를 지원하는 건강 전자정보의 교환, 통합, 공유 추출을 위해 의료정보 교환을 위한 표준을 제시하고 있으며, 메시지 기반 통신과 문서 기반(CDA), 최신 API 기반 표준(FHIR)을 포함한다.

③ FHIR(Fast Healthcare Interoperability Resources) : HL7이 제정한 차세대 상호운용성 표준으로, 웹 기반 REST API를 통해 진료정보를 JSON/XML 형태로 교환한다.

④ DICOM(Digital Imaging and Communications in Medicine) : 영상정보 저장 · 전송 표준으로 PACS, RIS 간 통신에 사용된다.

⑤ SNOMED CT(Systematized Nomenclature of Medicine–Clinical Terms) : 임상개념을

체계적으로 표현한 국제표준 용어체계

⑥ LOINC(Logical Observation Identifiers Names and Codes) : 검사 · 관찰값 표준코드 체계

(2) 진료정보교류 국내 표준

의료기관 간 전자적인 진료기록의 송수신이 용이하도록 표준서식, 교환방식 등 세부기준을 마련하고 이를 고시하고 있다. 의료인 간 진료기록의 내용 및 진료경과 확인에 필요한 교류서식 및 구성항목, 코드의 정의를 정하고 교류서식을 전자문서로 생성하는 방식, 전자문서 교환에 필요한 기능, 보호 보안조치 사항 등에 대한 세부 기준을 정하고 있다.[4]

① **진료정보교류 환자 동의(철회)서 생성**
IHE의 BPPC(Basic Patient Privacy Consents) 표준을 준수하여 구현해야 한다.
BPPC · IHE에서 제정한 환자 개인정보 동의에 관련된 표준 적용

② **환자 식별체계:** IHE Patient Identifier Cross-Referencing(PIX) 표준 적용

③ **교류서식문서:** HL7 Consolidate CDA Release 2.1 표준문서 가이드라인 규격을 적용하고 있으며 XML 기반의 구조화된 문서로 임상 문서를 생성한다.

④ **진료정보 문서교류 표준:** 교류문서의 교류표준은 IHE XDS.b 표준을 준수하여 송수신한다.

⑤ **진료정보교류 감사로그:** IHE의 ATNA(Audit Trail Node Authentication) Profile 표준을 준수한다. TCP/IP 프로토콜, SSL인증을 통한 로깅 트랜잭션, 표준연계모듈을 통한 자동 생성 및 등록한다.

3) 진료정보교류 사업

진료정보교류 사업이란 의료의 연속성을 보장하기 위해, 개인정보 제공에 동의한 국민에 대하여 본인의 진료기록을 원하는 의료기관에 전자적으로 안전하게 송수신하여 의사가 환자 진료에 참조할 수 있도록 교류하는 서비스를 말한다.

진료정보교류 사업은 의뢰서, 회송서 등 교류문서 정보, CT, MRI 등 영상정보 및 환자기록을 전자적으로 교류하여 환자 진료 안전성 강화를 목적으로 추진되었다. 진료정보교류 사업의 주요 서비스는 진료의뢰, 환자회송, 진료기록 요약지 조회, 영상정보교류 조회, 응

4 박정훈 외, 보건의료정보기술, 수인메디컬, 2024.

급환자 전원 지원 등이 있다. 본 사업의 목적은 다음과 같다.

- 환자안전사고 및 중복진료 방지 필요
- 고령화 사회의 만성질환 관리 강화 요구
- ICT 기반 의료서비스의 국가경쟁력 강화
- 코로나19 이후 감염병 대응 및 공공보건 데이터 연계 필요

(1) 사업 구조와 참여기관

진료정보교류 사업은 거점의료기관, 참여의료기관, 중개서버, 환자, 운영기관으로 구성된다.

① **거점의료기관** : 종합병원급 이상으로, 교류 중개 역할 수행
② **참여의료기관** : 의원급 병원 등 진료정보 제공 및 활용 주체
③ **중개서버(HIE Gateway)** : 환자 식별, 인증, 데이터 송수신 관리
④ **운영기관** : 한국보건의료정보원이 기술지원 · 평가 담당

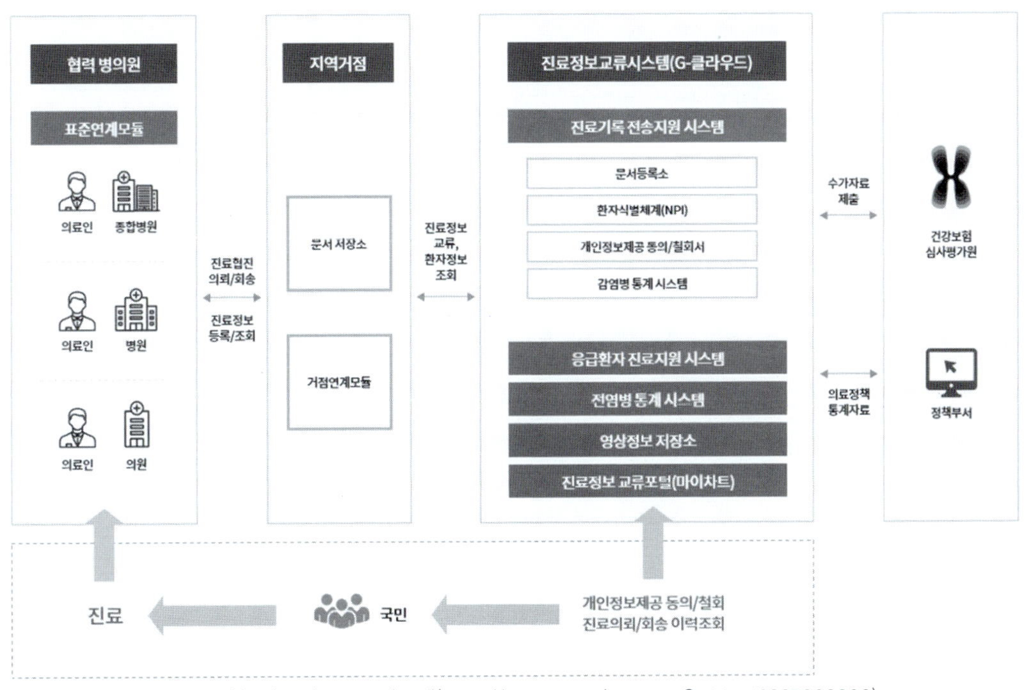

출처 : 한국보건의료정보원, 진료정보교류시스템(https://k-his.or.kr/menu.es?mid=a10207000000)

그림 8-10_ 진료정보교류 사업의 구성도

(2) 교류 데이터 항목

공유되는 데이터는 환자기본정보, 알레르기, 약물, 진단, 검사, 영상, 처치, 수술, 요약문서 등이다. 최근에는 임상요약(CDA 기반 Clinical Summary), 퇴원요약서, 진단서 등으로 확장되고 있다.

모든 데이터는 암호화 전송, 접근권한 통제, 로그기록, 환자 동의 기반 제공을 원칙으로 하며, 환자 식별은 가명처리 또는 암호화 ID 매핑을 통해 보호된다.

(3) 주요 성과

① 2024년 12월 기준 전국 권역별 5개의 문서 저장소와 65개소 거점의료기관, 9,560개소 참여 의료기관 구축

② 환자 중심 통합의료서비스 기반 마련

③ 공공 보건의료기관와 민간 의료기관 간 연계 확대

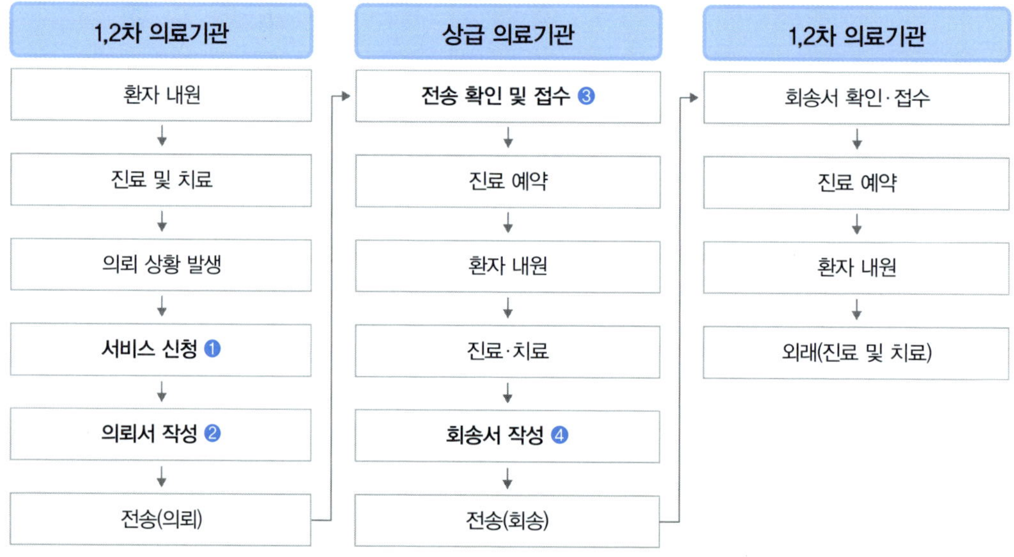

❶ 진료정보교류 서비스 신청(개인정보 수집·이용 제공 동의)
❷ 의뢰서 작성(의뢰 대상 병원, 대상과 등 선택)
❸ 타기관 의뢰서 전송 확인 및 접수
❹ 회송서 작성(회송 대상 병원 선택)

출처 : 한국보건의료정보원, 진료정보교류시스템(https://k-his.or.kr/menu.es?mid=a10207000000)

그림 8-11_ 의료기관간 진료정보교류 사업 서비스 절차

4) 진료정보교류 기대 효과[5]

진료정보교류는 진료기록의 전자적 송부를 통한 국민(환자)의 편의성 제공과 함께 의료기관 간 협진 체계로 환자의 진료 안전성을 강화하고 진료 연속성을 보장, 의료기관의 의료서비스 품질 향상의 효과를 기대할 수 있다.

(1) 환자입장

① 진료의뢰서, 진료기록 등을 환자가 직접 전달하는 불편해소 및 분실위험 사전 방지
② 병원방문 시 진료이력을 참조해 신속하고 빠른 진료대응으로 환자 안정성 강화
③ 중복진료 · 처방 최소화로 의료비 절감
④ 의료서비스 접근성과 편리성 향상
⑤ 지속가능한 개인주도형 건강관리 기반 마련

(2) 의료기관 입장

① 환자 진료이력을 참조하여 진료 연속성 강화
② 진료정보교류체계 구축으로 신속한 진료지원과 협진 네트워크 강화
③ 연속성 있는 처방 · 검사결과 등 진료정보제공을 통한 의사결정지원 및 의료서비스 품질 향상

5 박정훈 외, 보건의료정보기술, 수인메디컬, 2024.

PART 4

04

보건의료정보 기술 활용

CHAPTER

9

의료데이터분석

학습목표

1. 데이터베이스의 개념과 필요성을 설명할 수 있다.
2. 데이터웨어하우스의 개념을 이해하고 설명할 수 있다.
3. 데이터마이닝의 개념을 이해하고 설명할 수 있다.
4. 보건의료 빅데이터를 이해하고 설명할 수 있다.

1 | 데이터베이스(Database)

1) 데이터베이스의 개념과 필요성

데이터베이스(Database)는 조직이나 개인이 사용하는 자료를 체계적으로 저장하고 관리하는 시스템을 의미한다. 단순한 저장소를 넘어, 자료의 중복을 최소화하고 여러 사용자가 동시에 안전하게 데이터를 활용할 수 있도록 지원하는 통합 관리 체계라고 할 수 있다(이석호, 2020). 오늘날과 같이 정보의 양이 폭발적으로 증가하는 시대에 데이터베이스는 모든 산업 분야에서 핵심 기반이 되며, 특히 보건의료 분야에서는 환자의 생명과 직접 관련된 정보를 다룬다는 점에서 중요성이 더욱 커지고 있다(김기영 · 김재원, 2018).

데이터베이스의 가장 큰 특징은 자료를 구조적으로 관리한다는 점이다. 개별 파일 단위로 흩어진 정보를 통합하여 하나의 시스템 안에서 관리함으로써 중복과 불일치를 줄이고, 필요한 순간에 빠르게 접근할 수 있다(Elmasri & Navathe, 2016). 예를 들어, 병원에서 환자의 인적 사항, 진단명, 검사 결과, 약물 처방, 영상 자료가 따로따로 보관된다면 정확한 진료를 제공하기 어렵다. 그러나 데이터베이스가 구축되어 있으면 환자의 이름만 검색

해도 관련된 모든 자료를 신속하고 정확하게 확인할 수 있다(강정원 · 김현철, 2019).

또한 데이터베이스는 데이터 무결성을 보장한다. 이는 데이터의 정확성과 일관성을 의미하는데, 의료 환경에서는 한 환자의 정보가 여러 부서에서 동시에 사용되므로 반드시 필요하다. 예컨대 진료부서에서 환자의 주소를 변경하면 원무과나 보험 청구 부서에서도 동일하게 반영되어야 한다. 데이터베이스는 이러한 일관성을 자동으로 유지해줌으로써 업무 효율성을 높인다(Date, 2004).

이와 더불어 데이터베이스는 동시성 제어 기능을 제공한다. 병원에서는 여러 명의 의사, 간호사, 행정 직원이 동시에 환자의 기록을 열람하고 수정한다. 만약 이러한 과정에서 충돌이나 오류가 발생한다면 환자 기록이 왜곡되거나 소실될 수 있다. 데이터베이스는 트랜잭션 관리 기능을 통해 이를 방지한다(Elmasri & Navathe, 2016).

보건의료 분야에서 데이터베이스의 필요성은 매우 크다. 현대 의료는 데이터 기반으로 운영된다. 환자의 병력, 과거 진료 기록, 검사 결과, 알레르기 정보 등은 환자안전과 직결되며, 이를 효율적으로 관리하지 못하면 의료사고로 이어질 수 있다. 나아가 데이터베이스는 병원의 경영 관리와 국가 보건정책 수립에도 활용된다. 예를 들어 특정 지역의 질병 발생 현황을 데이터베이스에서 추출하면, 예방접종 계획이나 의료자원 배분 정책을 세우는 근거가 될 수 있다(김기영 · 김재원, 2018).

마지막으로 데이터베이스는 정보보호와 보안 측면에서도 핵심적인 역할을 한다. 환자 정보는 민감한 개인정보에 해당하므로 접근 권한 설정, 암호화, 접근 기록 관리 등이 필요하다. 이러한 기능은 데이터베이스 관리 시스템(DBMS)을 통해 구현된다(이석호, 2020).

결론적으로 데이터베이스는 단순한 기술적 도구가 아니라, 의료기관의 안전성과 효율성을 보장하는 핵심 인프라이다. 환자 진료의 질 향상, 병원 운영의 효율성, 국가 보건정책의 합리적 수립 등은 모두 신뢰할 수 있는 데이터베이스를 기반으로 이루어진다. 따라서 보건행정을 공부하는 학생들은 데이터베이스의 개념과 필요성을 명확히 이해해야 하며, 이는 미래의 보건행정 전문가로서 반드시 갖추어야 할 기본 역량이라 할 수 있다(강정원 · 김현철, 2019).

2) 데이터베이스의 발전 단계

데이터베이스는 정보 관리의 필요성이 커짐에 따라 지속적으로 발전해 왔다. 초기에는 단순히 자료를 파일 형태로 보관하던 시기에서 출발하여, 점차 계층형과 망형 구조를 거쳐 관계형 데이터베이스가 등장하였고, 최근에는 비정형 데이터를 다루는 NoSQL과 클라우드 기반 데이터베이스까지 발전하였다. 이러한 발전 단계는 각 시대의 정보 기술 환경과 사용자 요구를 반영하며 변화해 온 결과라 할 수 있다(이석호, 2020).

가장 초기 단계는 파일 시스템(File System) 이다. 이 시기에는 데이터를 개별 파일 단위로 저장하였으며, 운영체제를 통해 파일을 열고 닫으며 자료를 관리하였다. 그러나 파일마다 중복된 정보가 저장되거나, 파일 구조가 달라 자료를 공유하기 어렵다는 한계가 있었다. 예를 들어 병원에서 환자 이름이 여러 파일에 중복 기록될 경우, 어느 한 곳에서 수정하더라도 다른 파일에는 반영되지 않아 오류가 발생할 수 있었다(강정원 · 김현철, 2019).

이러한 문제를 보완하기 위해 등장한 것이 계층형(Hierarchical) 데이터베이스이다. 이는 데이터를 마치 나무 구조(tree structure)처럼 계층적으로 연결하여 관리하는 방식이다. 예를 들어 환자라는 상위 개체 아래에 진료 기록이나 처방 정보가 하위 개체로 연결되는 구조를 가질 수 있다. 계층형 데이터베이스는 검색 속도가 빠르고 구조가 명확하다는 장점이 있었으나, 구조가 지나치게 경직되어 새로운 데이터 구조를 추가하거나 변경하기가 어려웠다(Date, 2004).

비슷한 시기에 망형(Network) 데이터베이스도 등장하였다. 이는 데이터 간의 관계를 보다 유연하게 표현할 수 있도록 고안된 방식으로, 여러 개의 상위 항목이 하나의 하위 항목과 연결될 수 있게 하였다. 예컨대 한 명의 환자가 여러 명의 의사에게 진료를 받을 수 있고, 한 의사가 여러 환자를 동시에 진료할 수 있는 복잡한 관계를 표현할 수 있었다. 그러나 망형 데이터베이스는 구조가 지나치게 복잡해 사용자 입장에서 활용하기 어려웠다는 한계가 있었다(Elmasri & Navathe, 2016).

이후 등장한 것이 오늘날 가장 널리 사용되는 관계형(Relational) 데이터베이스이다. 이는 데이터를 표(table) 형태로 저장하고, 각 표 간의 관계를 키(key)를 통해 정의하는 방식이다. 관계형 데이터베이스는 구조가 단순하고 직관적이며, 무엇보다 SQL(Structured Query Language)이라는 표준 언어를 통해 데이터를 쉽게 조회 · 수정할 수 있다는 장점이 있다. 병원에서 환자, 진단, 처방, 검사와 같은 데이터를 각각의 표로 나누어 관리하되, 환자번호 같은 키를 이용해 서로 연결할 수 있다. 이러한 방식은 데이터 중복을 최소화하고, 일관성을 유지하는 데 매우 효과적이었다(이석호, 2020).

최근에는 의료 데이터를 포함한 사회 전반의 데이터 환경이 더욱 복잡해짐에 따라, 관계형 데이터베이스만으로는 처리하기 어려운 경우가 늘어나고 있다. 이를 해결하기 위해 등장한 것이 NoSQL 데이터베이스와 클라우드 데이터베이스이다. NoSQL은 비정형 데이터,

예를 들어 임상 기록 텍스트나 의료 영상 데이터와 같이 일정한 구조로 표현하기 어려운 자료를 효율적으로 저장하고 분석할 수 있도록 지원한다. 클라우드 데이터베이스는 인터넷을 기반으로 제공되며, 사용자가 별도의 물리적 장비 없이도 확장성과 유연성을 가지고 대용량 데이터를 관리할 수 있도록 한다(김기영 · 김재원, 2018).

결국 데이터베이스의 발전 단계는 정보의 양과 다양성이 증가함에 따라 이를 관리하고 분석하기 위한 기술적 진화의 과정이라 할 수 있다. 파일시스템에서 출발하여 계층형 · 망형 구조를 거쳐 관계형 데이터베이스로 발전했으며, 현재는 빅데이터와 인공지능 시대에 맞추어 NoSQL과 클라우드 기반의 새로운 데이터베이스로 확장되고 있다. 이는 보건의료 데이터 관리에서도 그대로 적용되어, 환자 진료의 정확성과 효율성을 보장하는 핵심 기반이 되고 있다.

3) 데이터베이스의 종류

데이터베이스는 저장 방식, 구조, 활용 목적에 따라 다양한 형태로 발전해 왔다. 전통적인 관계형 데이터베이스에서부터 객체지향 데이터베이스, 최근의 NoSQL 및 클라우드 기반 데이터베이스까지 각각의 특징과 장단점이 존재한다. 이러한 데이터베이스의 종류를 이해하는 것은 보건의료 데이터를 포함한 복잡한 자료를 관리하는 데 있어 매우 중요하다(이석호, 2020).

가장 널리 사용되는 형태는 **관계형(Relational) 데이터베이스**이다. 관계형 데이터베이스는 데이터를 행(row)과 열(column)로 이루어진 표(table)의 형태로 저장한다. 각 표는 특정한 개체(entity)를 나타내며, 기본키(primary key)를 통해 서로 다른 표를 연결할 수 있다. 예를 들어 병원에서는 환자 정보 표, 진료 기록 표, 처방 정보 표를 각각 만들고, 환자 번호와 같은 키를 통해 서로 관계를 맺을 수 있다. 관계형 데이터베이스는 구조가 단순하고 표준화된 SQL(Structured Query Language)을 통해 데이터를 쉽게 조회 · 수정할 수 있다는 장점 때문에 오늘날 대부분의 병원정보시스템에서 활용된다(Elmasri & Navathe, 2016).

그러나 관계형 데이터베이스는 멀티미디어 자료나 복잡한 데이터 구조를 다루는 데에는 한계가 있다. 이를 보완하기 위해 등장한 것이 **객체지향(Object-Oriented) 데이터베이스**이다. 객체지향 데이터베이스는 데이터와 그 데이터를 처리하는 메서드를 하나의 객체(object)로 묶어 관리한다. 의료 환경에서는 환자의 CT 영상, 초음파 동영상과 같은 멀티미디어 자료를 저장·관리하는 데 효과적이다. 하지만 관계형 데이터베이스만큼 보편화되지는 못하였으며, 특정 분야에서 제한적으로 활용되고 있다(Date, 2004).

최근 빅데이터 시대에 들이서는 **NoSQL(Not Only SQL) 데이터베이스**가 널리 사용되고 있다. NoSQL은 고정된 스키마(schema) 없이 유연하게 데이터를 저장할 수 있으며, 비정형 데이터 처리에 강점을 가진다. 대표적으로 문서형(Document-oriented), 키-값(Key-Value), 컬럼 패밀리(Column-Family), 그래프(Graph) 데이터베이스 등이 있다. 예를 들어, 환자의 진료 노트와 같이 구조가 일정하지 않은 데이터나, 전염병 확산 경로처럼 복잡한 관계를 가진 데이터는 NoSQL 데이터베이스로 관리하는 것이 더 효율적이다(강정원·김현철, 2019).

이와 더불어 최근 의료기관에서 주목받는 형태는 **클라우드 기반 데이터베이스**이다. 클라우드 데이터베이스는 물리적 서버를 직접 운영할 필요 없이 인터넷을 통해 서비스 형태로 제공된다. 이를 통해 병원은 초기 구축 비용을 줄이고, 필요에 따라 용량을 손쉽게 확장할 수 있다. 예컨대 코로나19와 같이 갑작스럽게 환자 수가 폭증하는 상황에서는 클라우드 데이터베이스를 활용하여 안정적으로 데이터를 처리할 수 있다(김기영·김재원, 2018).

정리하면, 데이터베이스의 종류는 관계형 데이터베이스를 중심으로 객체지향 데이터베이스, NoSQL 데이터베이스, 클라우드 데이터베이스 등으로 발전해 왔다. 각 유형은 다루는 데이터의 특성과 목적에 따라 선택적으로 활용된다. 보건의료 분야에서는 여전히 관계형 데이터베이스가 기본 구조를 이루지만, 영상 자료, 비정형 데이터, 대규모 분석 수요가 늘어나면서 다른 형태의 데이터베이스와 혼합해 사용하는 사례가 증가하고 있다.

4) 데이터모델링(Database Modeling)

데이터모델링은 현실 세계의 데이터를 데이터베이스 안에서 체계적으로 표현하기 위해 수행하는 과정이다. 다시 말해, 우리가 관리하고자 하는 객체, 그 객체 간의 관계, 그리고 데이터의 속성을 분석하고 설계하여 데이터베이스의 구조를 정의하는 작업이라 할 수 있다(이석호, 2020). 데이터모델링은 데이터베이스 구축의 출발점이자 핵심 단계로, 모델링을 얼마나 정확히 하느냐에 따라 데이터베이스의 효율성과 안정성이 좌우된다.

데이터모델링은 크게 개념적 모델링, 논리적 모델링, 물리적 모델링의 세 단계로 이루어진다.

(1) 개념적 모델링(Conceptual Modeling)

개념적 모델링은 사용자가 필요로 하는 데이터를 큰 틀에서 정의하는 과정이다. 즉, 현실 세계의 주요 개체(entity)와 그 관계를 단순화하여 표현한다. 이때 가장 많이 활용되는 도구가 ER(Entity-Relationship) 다이어그램이다(Elmasri & Navathe, 2016).

예를 들어 병원에서 관리해야 할 데이터를 생각해보자. 환자(Patient), 진료(Encounter), 의사(Doctor), 처방(Medication)과 같은 개체가 존재한다. 환자는 여러 번 진료를 받을 수 있고, 한 번의 진료는 여러 처방을 포함할 수 있다. 이러한 관계를 그림으로 표현하면 다음과 같다.

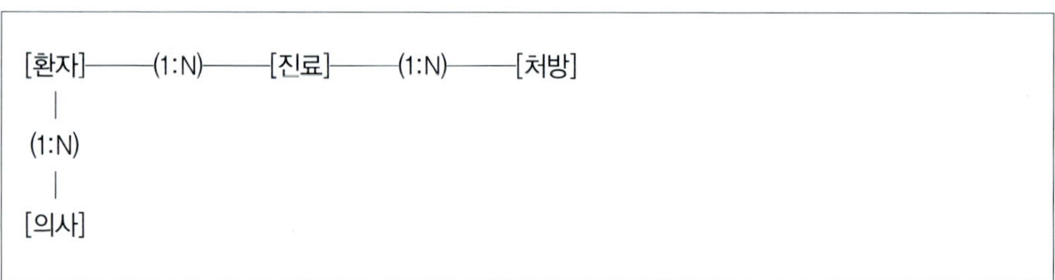

위 다이어그램에서 [ ]는 개체를, (1:N)은 관계의 다대일 또는 일대다 속성을 나타낸다. 즉, 한 명의 환자는 여러 번 진료를 받을 수 있으며, 한 명의 의사는 여러 환자를 진료할 수 있다.

(2) 논리적 모델링(Logical Modeling)

논리적 모델링은 개념적 모델링에서 도출된 개체와 관계를 실제 데이터베이스에 맞도록 구체화하는 과정이다. 이 단계에서는 각 개체의 속성을 정의하고, 키(key)를 설정하며, 데이터의 정규화를 수행한다(강정원 · 김현철, 2019).

예를 들어, 환자 개체는 환자ID, 이름, 주민등록번호, 주소, 연락처와 같은 속성을 가질 수 있다. 이때 환자ID를 기본키로 설정하면, 데이터의 중복을 방지하고 다른 표와의 관계를 명확히 할 수 있다. 진료 개체는 진료ID, 진료일자, 진료과목 등의 속성을 가지며, 환자ID와 의사ID를 외래키로 포함하여 환자와 의사 개체와 연결된다.

논리적 모델링의 중요한 작업은 정규화(Normalization)이다. 이는 데이터 중복을 줄이고 무결성을 보장하기 위해 데이터를 작은 단위로 나누어 구조화하는 방법이다. 예를 들어 환자 표에 진료 내역을 반복해서 저장하면 불필요한 중복이 발생한다. 이를 방지하기 위해 환자 표와 진료 표를 분리하고, 키를 통해 연결하는 방식으로 구조를 개선한다(Date, 2004).

(3) 물리적 모델링(Physical Modeling)

물리적 모델링은 논리적 모델을 실제 데이터베이스 관리시스템(DBMS)에서 구현하는 과정이다. 이 단계에서는 저장 방식, 인덱스 설계, 파티셔닝 전략, 접근 권한 설정 등 실제 운영 환경에서 성능과 보안을 고려한 세부 설계를 수행한다(김기영 · 김재원, 2018).

예를 들어 환자 표는 환자ID를 기준으로 인덱스를 생성하여 검색 속도를 높일 수 있으며, 진료 기록은 날짜별 파티셔닝을 통해 대용량 데이터에서도 효율적으로 관리할 수 있다. 또한 의료정보는 민감한 개인정보에 해당하기 때문에, 물리적 모델링 단계에서 암호화나 접근권한 제어와 같은 보안 설계가 반드시 포함되어야 한다.

(4) 데이터모델링의 중요성

데이터모델링은 단순히 데이터 구조를 설계하는 기술적 작업이 아니라, 조직의 업무 흐름과 요구사항을 데이터베이스에 반영하는 과정이다. 잘못된 모델링은 데이터 중복, 검색 성능 저하, 무결성 훼손 등 심각한 문제를 야기할 수 있다. 반면에 정확하고 체계적인 모델링은 데이터의 품질을 보장하고, 병원 운영과 보건정책 수립에 신뢰할 수 있는 정보를 제공한다(Elmasri & Navathe, 2016).

특히 보건의료 분야에서 데이터모델링은 환자안전과 직결된다. 환자, 진료, 처방 간의 관계가 잘못 정의되면 의료사고로 이어질 수 있기 때문이다. 따라서 데이터모델링은 의료정보시스템 구축의 핵심 과정으로, 보건행정을 공부하는 학생들이 반드시 이해해야 할 중요한 개념이라 할 수 있다.

5) 데이터베이스 개발 단계

데이터베이스를 구축하는 과정은 단순히 자료를 저장하는 저장소를 만드는 수준이 아니라, 조직의 업무를 체계적으로 지원하고 장기적으로 효율적으로 운영할 수 있도록 하는 종합적 과정이다. 따라서 데이터베이스 개발은 체계적인 단계적 접근을 필요로 하며, 일반적으로 요구사항 분석, 설계, 구현, 시험, 운영 및 유지보수의 단계를 거쳐 이루어진다(이석호, 2020).

(1) 요구사항 분석 단계

개발의 첫 단계는 요구사항 분석이다. 이는 데이터베이스가 어떤 데이터를 저장해야 하고, 어떤 방식으로 활용되어야 하는지를 정의하는 과정이다. 병원에서는 환자 관리, 진료 기록, 검사 및 영상 자료, 보험 청구 등의 다양한 요구사항이 존재한다. 이 단계에서 업무 담당자와 긴밀히 협력하여 필요한 데이터 항목과 기능을 구체적으로 도출해야 한다(강정원 · 김현철, 2019).

예를 들어, 원무과에서는 환자 등록과 보험 청구 기능을, 진료과에서는 처방과 검사 기록을, 경영진은 병원의 수익 구조 분석 기능을 요구할 수 있다. 이러한 요구를 반영하지 못하면 데이터베이스는 현장에서 제대로 활용되지 못할 것이다.

(2) 설계 단계

요구사항을 토대로 데이터베이스의 구조를 설계하는 단계이다. 설계는 다시 개념적 설계, 논리적 설계, 물리적 설계로 나뉜다(Elmasri & Navathe, 2016).

개념적 설계에서는 환자, 의사, 진료, 처방과 같은 개체(entity)와 그 관계를 ER 다이어그램으로 표현한다. 논리적 설계에서는 개체의 속성을 정의하고, 기본키(primary key)와 외래키(foreign key)를 설정하며, 데이터의 정규화를 수행한다. 물리적 설계에서는 실제 데이터베이스 관리시스템(DBMS)의 특성에 맞게 저장구조, 인덱스, 파티션 등을 결정한다. 이 단계에서 중요한 것은 데이터의 중복을 최소화하면서도, 실제 운영에 적합한 구조를 만드는 것이다(Date, 2004).

(3) 구현 단계

설계가 완료되면 이를 실제 시스템에 반영하는 구현 단계로 넘어간다. 이 단계에서는 데이터 정의 언어(DDL)를 사용하여 데이터베이스의 테이블과 관계를 생성하고, 데이터 조작 언어(DML)를 통해 데이터를 입력 · 수정 · 조회 · 삭제할 수 있도록 한다. 또한 초기 데이터를 로딩하고, 사용자 인터페이스나 응용 프로그램과의 연동을 통해 실제 사용이 가능하게 만든다(김기영 · 김재원, 2018).

예를 들어, 병원정보시스템(EMR, OCS, PACS 등)과 데이터베이스를 연결하여 의사가 입력한 처방이 자동으로 데이터베이스에 기록되고, 간호사나 약사가 이를 바로 확인할 수 있도록 하는 것이다.

(4) 시험 단계

데이터베이스가 구현된 후에는 시험 단계를 거친다. 시험 단계에서는 데이터베이스가 요구사항을 충족하는지, 오류가 없는지, 성능이 적절한지 확인한다. 실제 업무 시나리오를 적용하여 데이터가 정확히 입력 · 조회되는지, 동시에 다수 사용자가 접속해도 성능 저하가 없는지 검증한다(Elmasri & Navathe, 2016).

또한 보안 시험도 중요하다. 의료 데이터는 민감한 개인정보이므로 접근 권한이 적절히 설정되어 있는지, 외부 공격으로부터 안전한지 검증하는 과정이 반드시 필요하다.

(5) 운영 및 유지보수 단계

시험을 마친 후 데이터베이스는 실제 운영에 들어가며, 이 시점부터 유지보수 과정이 시작된다. 운영 단계에서는 사용자 지원, 오류 수정, 데이터 백업과 복구, 성능 모니터링 등을 지속적으로 수행해야 한다. 의료기관에서는 진료 정보의 누락이나 손실이 심각한 결과를 초래할 수 있으므로 정기적인 백업과 보안 점검이 필수적이다(강정원 · 김현철, 2019).

또한 병원의 업무 환경은 끊임없이 변화하므로 데이터베이스도 새로운 요구사항에 맞게 수정 · 보완되어야 한다. 예를 들어, 새로운 보험 제도가 도입되거나 새로운 진료과가 생기면, 데이터베이스 구조도 이에 맞게 업데이트되어야 한다.

(6) 단계적 접근의 의의

데이터베이스 개발 단계를 체계적으로 밟아 나가는 것은 단순히 개발 편의를 위한 것이 아니라, 데이터의 품질과 시스템의 안정성을 확보하기 위한 필수 조건이다. 특히 보건의료 분야에서는 데이터 오류가 곧 환자안전에 직결되므로, 각 단계마다 철저한 검증이 이루어져야 한다. 따라서 데이터베이스 개발 과정은 기술적 작업을 넘어 조직의 업무 품질과 안전성을 보장하는 과정이라 할 수 있다(이석호, 2020).

6) SQL(Structured Query Language)의 기본 활용

데이터베이스를 실제로 활용하기 위해서는 데이터를 저장 · 검색 · 수정 · 삭제할 수 있는 도구가 필요하다. 이러한 역할을 수행하는 언어가 바로 SQL(Structured Query Language) 이다. SQL은 관계형 데이터베이스에서 표준적으로 사용되는 언어로, 사용자가 복잡한 프로그램을 작성하지 않아도 간단한 명령문을 통해 데이터를 다룰 수 있도록 한다(이석호, 2020). SQL은 크게 데이터 정의 언어(DDL), 데이터 조작 언어(DML), 데이터 제어 언어(DCL)로 나눌 수 있다(Elmasri & Navathe, 2016).

(1) 데이터 정의 언어(DDL)

DDL은 데이터베이스의 구조를 정의하는 데 사용된다. 즉, 새로운 테이블을 생성하거나 수정하고, 삭제하는 명령문이다.

예를 들어, 병원에서 환자 정보를 저장하는 테이블을 만들려면 다음과 같이 작성한다.

```
CREATE TABLE Patient (
    PatientID INT PRIMARY KEY,
    Name VARCHAR(50),
    BirthDate DATE,
    Address VARCHAR(100),
    Phone VARCHAR(20)
);
```

위의 SQL 문은 환자(Patient)라는 테이블을 만들고, 환자번호(PatientID)를 기본키로 설정하며 이름, 생년월일, 주소, 전화번호와 같은 속성을 정의한다. 이처럼 DDL은 데이터베이스의 기본 구조를 설계하고 정의하는 단계에서 사용된다(Date, 2004).

(2) 데이터 조작 언어(DML)

데이터 조작 언어는 실제 데이터의 입력, 수정, 삭제, 조회에 사용된다. 즉, 사용자가 가장 많이 활용하는 SQL 구문이라 할 수 있다.

① 데이터 입력(INSERT)

```
INSERT INTO Patient (PatientID, Name, BirthDate, Address, Phone)
VALUES (1001, '홍길동', '1985-03-15', '서울시 강남구', '010-1234-5678');
```

→ 새로운 환자 정보를 테이블에 추가하는 명령이다.

② 데이터 조회(SELECT)

```
SELECT Name, BirthDate
FROM Patient
WHERE Address LIKE '서울%';
```

→ 주소가 서울로 시작하는 환자의 이름과 생년월일을 검색한다. SELECT 문은 SQL에서 가장 많이 사용되는 구문으로, 원하는 조건에 맞는 데이터를 손쉽게 조회할 수 있다(강정원 · 김현철, 2019).

③ 데이터 수정(UPDATE)

```
UPDATE Patient
SET Phone = '010-9999-8888'
WHERE PatientID = 1001;
```

→ 특정 환자의 전화번호를 변경하는 명령이다.

④ 데이터 삭제(DELETE)

```
DELETE FROM Patient
WHERE PatientID = 1001;
```

→ 환자번호가 1001인 환자의 데이터를 삭제한다.

이처럼 데이터 조작 언어(DML)는 데이터베이스의 내용을 실제로 조작하는 데 사용되며, 의료기관에서는 환자 등록, 진료 기록 갱신, 처방 삭제 등 다양한 업무에 직접 활용된다.

(3) 데이터 제어 언어(DCL)

데이터 제어 언어는 데이터베이스에 대한 접근 권한을 부여하거나 회수하는 데 사용된다. 의료 데이터는 민감한 개인정보를 포함하기 때문에, 접근 권한 관리가 매우 중요하다(김기영 · 김재원, 2018).

예를 들어, 특정 사용자에게 환자 테이블을 조회할 수 있는 권한을 부여하려면 다음과 같이 작성한다.

```
GRANT SELECT ON Patient TO NurseUser;
```

반대로 권한을 회수하려면 REVOKE 명령어를 사용한다.

```
REVOKE SELECT ON Patient FROM NurseUser;
```

이처럼 데이터 제어 언어는 데이터 보안과 개인정보 보호를 위한 핵심적인 도구로 활용된다.

SQL은 단순한 기술적 도구를 넘어, 데이터베이스를 실제로 활용할 수 있게 하는 표준 언어이다. 보건의료 현장에서는 환자 관리, 검사 결과 조회, 진료비 청구 분석 등 다양한 업무가 SQL을 통해 이루어진다. 따라서 SQL은 보건행정을 공부하는 학생들에게도 반드시 익혀야 할 기초 역량이라 할 수 있다(Elmasri & Navathe, 2016).

7) 보건의료 데이터베이스 사례

보건의료 분야에서는 환자 진료와 행정 업무 전반에서 방대한 데이터가 생성된다. 이러한 데이터를 효과적으로 저장하고 관리하기 위해 다양한 데이터베이스 기반 정보시스템이 활용되고 있다. 대표적인 사례로는 전자의무기록(EMR), 처방전달시스템(OCS), 의료영상저장전송시스템(PACS), 그리고 원무 · 보험 청구 데이터베이스가 있다(김기영 · 김재원, 2018).

(1) 전자의무기록(EMR: Electronic Medical Record)

EMR은 환자의 진료기록을 종합적으로 전산화하여 관리하는 시스템이다. 과거에는 환자의 진료 내역을 종이 차트에 기록했으나, 오늘날에는 대부분 전자의무기록을 사용하고 있다. EMR에는 환자의 인적 사항, 진단명, 검사 결과, 처방 내역, 수술 기록 등이 모두 저장된다. 이를 통해 의료진은 환자의 과거 진료 기록을 신속히 조회할 수 있고, 진단과 치료의 연속성을 확보할 수 있다(Elmasri & Navathe, 2016). 예를 들어, 환자가 응급실을 방문했을 때 과거 알레르기 이력이나 복용 중인 약물 정보를 EMR을 통해 즉시 확인할 수 있다면, 중복 처방이나 약물 부작용을 예방할 수 있다. 또한 EMR은 진료 정보 교류를 통해 다른 병원에서도 활용될 수 있어 환자안전을 높인다.

(2) 처방전달시스템(OCS: Order Communication System)

OCS는 의사가 입력한 처방을 전산망을 통해 간호사, 약사, 검사실 등 관련 부서로 전달하는 시스템이다. 처방 내용에는 약물 투여, 임상 검사, 영상 검사, 입원 지시 등이 포함된다. 이 시스템의 핵심은 의사의 지시가 오류 없이 신속하게 전달되도록 하는 것이다. 과거에는 종이나 구두 전달로 인해 처방 누락, 오해, 지연이 발생하는 경우가 많았다. 그러나

OCS는 처방을 자동으로 기록하고 전달하기 때문에 업무 효율성을 높이고, 환자안전을 보장한다(강정원 · 김현철, 2019). 예를 들어, 의사가 혈액검사를 처방하면 OCS를 통해 검사실에 자동으로 접수되고, 결과는 다시 데이터베이스에 저장되어 의사가 곧바로 확인할 수 있다.

(3) 의료영상저장전송시스템(PACS: Picture Archiving and Communication System)

PACS는 X-ray, CT, MRI 등 방대한 의료 영상을 저장하고, 이를 네트워크를 통해 필요한 부서에 전송하는 시스템이다. 의료 영상은 데이터 용량이 크고, 신속한 판독과 공유가 필요하므로 데이터베이스 관리가 핵심이다. 과거에는 필름 형태로 영상을 보관했으나, PACS를 통해 디지털화된 영상은 필요할 때 즉시 검색 · 조회할 수 있으며, 다른 병원과의 원격 판독도 가능하다. 예를 들어, 지방의 중소병원에서 촬영한 CT 영상을 대형병원 전문의가 원격으로 판독하는 것이 PACS를 통해 가능해진 것이다(이석호, 2020).

(4) 원무·보험 청구 데이터베이스

병원 행정 업무에서 중요한 역할을 하는 것이 보험 청구 데이터베이스이다. 우리나라의 경우 대부분의 의료서비스가 건강보험과 연계되기 때문에, 진료비 청구 및 심사 과정에서 발생하는 데이터가 방대하다. 이 데이터베이스에는 환자의 진료 내역, 사용된 약제와 치료재료, 수가 코드 등이 상세히 기록된다. 보험 청구 데이터베이스는 단순한 비용 청구를 넘어, 병원 경영 분석과 국가 보건 정책 수립에도 활용된다. 예컨대 특정 지역의 고혈압 환자 진료 건수가 증가했다는 사실은 보험 청구 데이터를 분석함으로써 확인할 수 있으며, 이는 공중보건 정책의 중요한 근거가 된다(김기영 · 김재원, 2018).

이처럼 보건의료 데이터베이스는 단순히 환자 정보를 저장하는 데 그치지 않고, 환자안전, 의료 질 향상, 병원 운영 효율성, 정책 의사결정에 이르기까지 다양한 측면에서 중요한 역할을 하고 있다. 특히 전자의무기록, 처방전달시스템, 의료영상저장전송시스템, 보험 청구 데이터베이스는 현대 의료기관에 없어서는 안 될 핵심 인프라로 자리 잡고 있으며, 앞으로는 빅데이터 분석과 인공지능 기술과 결합되어 더욱 고도화될 것으로 예상된다(Elmasri & Navathe, 2016).

2 | 데이터웨어하우스(Data Warehouse)

1) 데이터웨어하우스의 개념과 필요성

데이터웨어하우스(Data Warehouse)는 조직 내 다양한 운영 데이터베이스에서 추출된 데이터를 통합하고, 분석과 의사결정에 적합한 형태로 저장한 대규모 정보 저장소를 의미한다. Inmon(1995)은 데이터웨어하우스를 "주제 지향적(subject-oriented), 통합적(integrated), 시계열적(time-variant), 비휘발성(non-volatile) 데이터 집합"으로 정의하였다. 즉, 일상적인 거래 처리보다는 분석과 보고, 전략적 의사결정을 지원하기 위해 고안된 시스템이다.

특히 보건의료 환경에서는 EMR, OCS, PACS, 보험 청구 시스템 등 다양한 운영 데이터베이스가 존재한다. 그러나 이러한 데이터는 서로 다른 포맷과 구조를 가지며, 단순히 병원 운영을 위한 OLTP(Online Transaction Processing) 목적에 적합하게 설계되어 있다. 따라서 관리자는 특정기간 동안의 환자 진료 패턴, 질병 발생 추세, 진료비 변화 등 장기적이고 전략적인 분석을 수행하기 어려운 경우가 많다. 데이터웨어하우스는 이러한 문제를 해결하기 위해 등장하였다(Kimball & Ross, 2013).

데이터웨어하우스의 필요성은 여러 연구에서 강조되고 있다. Reddy와 Prasad(2011)는 데이터웨어하우스가 보건의료 분야에서 다양한 출처의 데이터를 통합하여 질병 추적, 임상연구, 환자 맞춤형 진료에 필수적인 기반을 제공한다고 지적하였다. 또한 Vassiliadis (2009)는 데이터웨어하우스가 단순히 데이터 저장소의 역할을 넘어, 데이터 품질 관리와 분석 효율성 향상에 중요한 기능을 수행한다고 설명한다.

보건의료 현장에서 데이터웨어하우스의 필요성을 구체적으로 살펴보면 다음과 같다.

(1) **데이터 통합과 일관성 확보** : 의료기관에서는 다양한 부서에서 서로 다른 시스템을 통해 데이터를 생성한다. 데이터웨어하우스는 이를 통합하여 중복과 불일치를 줄이고, 표준화된 데이터 환경을 제공한다(Elmasri & Navathe, 2016).

(2) **의사결정 지원** : 데이터웨어하우스는 OLAP(Online Analytical Processing)를 기반으로 다차원적 분석을 지원한다. 예를 들어 환자의 질병별 재원일수, 지역별 진료비 추세, 연령대별 질환 분포 등을 다양한 시각에서 분석할 수 있다. 이는 병원 경영진의 전략 수립과 국가 보건정책 결정에 직접적인 근거 자료가 된다(Kimball & Ross, 2013).

(3) **질 향상과 환자안전 강화** : 과거 데이터의 분석을 통해 재입원율, 감염률, 표준진료지침 준수율과 같은 지표를 관리할 수 있다. 이러한 분석은 환자안전을 보장하고, 의료서비스의 질을 향상시키는 데 기여한다(Reddy & Prasad, 2011).

(4) **연구와 교육 활용** : 대규모 환자 데이터를 축적 · 분석할 수 있는 기반을 제공하여 임상 연구와 의학교육에도 활용된다. 특히 데이터웨어하우스를 기반으로 한 연구는 빅데이터와 인공지능 기반 진료 의사결정 지원 시스템으로 확장될 수 있다(Vassiliadis, 2009).

데이터웨어하우스는 운영 데이터베이스가 제공하지 못하는 장기적 · 전략적 분석 기능을 제공하며, 보건의료 기관에서는 환자안전, 질 향상, 효율적 경영 관리, 보건 정책 수립을 위한 필수적 인프라로 자리매김하고 있다.

2) OLTP(Online Transaction Processing) vs OLAP(Online Analytical Processing)

데이터베이스 시스템은 그 목적과 활용 방식에 따라 크게 OLTP(Online Transaction Processing)와 OLAP(Online Analytical Processing)로 구분된다. OLTP는 일상적인 업무 처리를 위해 고안된 시스템이고, OLAP는 분석과 의사결정을 지원하기 위해 설계된 시스템이다(Inmon, 1995; Kimball & Ross, 2013).

(1) OLTP의 개념과 특징

OLTP는 실시간으로 발생하는 거래(transaction)를 처리하는 시스템이다. 병원에서 환자 접수, 진료 기록 입력, 처방 등록, 검사 결과 보고 등과 같은 일상적인 업무 처리가 이에 해당한다.

특징은

① 대량의 단순 트랜잭션을 빠르고 안정적으로 처리

② 데이터베이스는 정규화되어 있어 중복 최소화

③ 데이터 무결성과 동시성 제어가 중요

④ 응답 속도가 빠르고 실시간 처리에 최적화

즉, OLTP는 "현재의 운영"을 위한 데이터베이스라 할 수 있다.

(2) OLAP의 개념과 특징

OLAP는 대규모 데이터 분석과 경영 의사결정을 지원하기 위한 시스템이다. OLTP가 수많은 단일 거래를 빠르게 처리하는 데 목적이 있다면, OLAP는 데이터를 다차원적으로 분석하여 패턴, 추세, 요약 정보를 도출하는 데 목적이 있다(Vassiliadis, 2009).

특징은

① 대규모 데이터 집계 및 다차원 분석 지원

② 비정규화 구조(스타 스키마, 스노우플레이크 스키마 등)를 사용하여 분석 성능을 높임

③ "Roll-up, Drill-down, Slice, Dice" 등 다양한 분석 연산 가능

④ 분석 중심이므로 실시간 속도보다는 분석의 깊이와 정확성이 중요

즉, OLAP는 "과거와 미래를 바라보는 분석"을 위한 데이터베이스라 할 수 있다.

표 9-1_ OLTP vs OLAP 비교

구분	OLTP	OLAP
목적	운영 업무 처리	분석 및 의사결정 지원
데이터 구조	정규화된 구조	비정규화된 다차원 구조
처리 단위	다수의 단순 트랜잭션	복잡한 분석 쿼리
주요 사용자	실무 직원 (의사, 간호사, 원무 담당자)	관리자, 경영진, 연구자
예시	환자 접수, 처방 입력	질병 발생 추세 분석, 환자 만족도 조사

(3) 보건의료 적용 사례

① **OLTP 사례:** 환자가 외래 진료를 위해 접수하면 접수 데이터가 데이터베이스에 저장된다. 의사가 처방을 입력하면 약국 시스템에 즉시 전달된다. 이러한 과정은 빠른 속도와 높은 정확성을 요구하므로 OLTP 시스템이 적합하다.

② **OLAP 사례:** 병원 경영진이 최근 5년간 특정 질환 환자의 진료 건수와 비용 추이를 분석하거나, 특정 연령대 환자의 입원 기간을 비교하려고 할 때, OLAP 기반 데이터 웨어하우스를 활용한다. 이는 단순 거래 처리와 달리 대규모 데이터를 요약·분석해야 하므로 OLAP 환경이 필요하다(Reddy & Prasad, 2011).

OLTP와 OLAP는 서로 대립적인 개념이 아니라 보완적 관계이다. OLTP는 병원 운영을 안정적으로 지원하는 기반이 되고, OLAP는 그 데이터를 축적·분석하여 질 관리와 전략

적 의사결정을 가능하게 한다. 따라서 현대 의료기관에서는 OLTP와 OLAP 시스템을 함께 활용하여, 일상적인 환자 관리와 장기적인 경영 관리 모두를 충족시키고 있다(Kimball & Ross, 2013).

3) ETL(Extraction, Transformation, Loading) 과정

데이터웨어하우스를 구축하는 과정에서 가장 핵심적인 절차는 ETL(Extraction, Transformation, Loading)이다. ETL은 운영 데이터베이스나 외부 시스템에서 데이터를 추출(Extraction)하고, 이를 표준화 및 정제하여 변환(Transformation)한 뒤, 데이터웨어하우스나 데이터마트에 적재(Loading)하는 일련의 과정을 말한다. Vassiliadis(2009)는 ETL을 "데이터웨어하우스 아키텍처에서 데이터의 품질과 신뢰성을 보장하는 중추적인 과정"이라고 정의하였다.

(1) 추출(Extraction)

추출 단계는 다양한 출처에서 데이터를 가져오는 과정이다. 병원에서는 전자의무기록(EMR), 처방전달시스템(OCS), 의료영상저장전송시스템(PACS), 보험 청구 시스템 등에서 환자 관련 데이터를 추출한다. 이 단계에서 중요한 것은 데이터 소스의 다양성을 이해하는 것이다. 원본 데이터는 서로 다른 포맷(CSV, XML, SQL DB 등)과 구조를 가질 수 있으며, 이를 식별하고 정확하게 추출해야 한다(Inmon, 1995).

(2) 변환(Transformation)

변환 단계는 추출된 데이터를 분석에 적합한 형태로 가공하는 과정이다. 여기에는 데이터 정제, 형식 통일, 오류 수정, 누락값 처리, 코드 표준화 등이 포함된다. 예를 들어, 환자의 성별이 한 데이터베이스에서는 "M/F"로 기록되고 다른 시스템에서는 "남/여"로 기록되어 있다면, 이를 "Male/Female" 또는 "남/여"로 통일하는 작업이 필요하다. 또한 환자 생년월일이 "YYYY-MM-DD"와 "DD/MM/YYYY" 형식으로 혼재한다면, 하나의 표준으로 변환해야 한다. 변환 과정에서는 데이터 품질 관리가 핵심이며, 이를 통해 데이터 중복, 불일치, 오류를 제거하여 신뢰성 있는 분석을 가능하게 한다(Vassiliadis, 2009).

(3) 적재(Loading)

적재 단계는 변환된 데이터를 데이터웨어하우스나 데이터마트에 저장하는 과정이다. 이때 데이터 적재는 두 가지 방식으로 이루어진다.

① **전체 적재(Full Loading)**: 기존 데이터를 모두 삭제하고 새 데이터를 전체 적재

② **증분 적재(Incremental Loading)**: 변경되거나 추가된 데이터만 주기적으로 적재

보건의료 환경에서는 대규모 데이터를 다루기 때문에 일반적으로 증분 적재(Incremental Loading)가 활용된다. 예를 들어 매일 새로 발생한 환자의 진료 기록이나 검사 결과만을 주기적으로 데이터웨어하우스에 반영하는 방식이다(Kimball & Ross, 2013).

(4) 보건의료 적용 사례

보건의료 데이터웨어하우스에서 ETL은 필수적이다.

① **추출**: EMR에서 환자 기본 정보, PACS에서 영상 정보, 보험청구 데이터베이스에서 비용 자료를 추출

② **변환**: 환자 코드, 진단명, 수가 코드 등 서로 다른 기관과 시스템에서 사용하는 형식을 통일

③ **적재**: 변환된 데이터를 통합 데이터웨어하우스에 적재하여 연구자, 정책 결정자, 경영진이 활용

Reddy & Prasad(2011)은 ETL을 통해 통합된 보건의료 데이터웨어하우스가 질병 추세 분석, 환자 안전 모니터링, 임상 연구에 중요한 역할을 한다고 보고하였다. ETL은 단순한 기술적 작업이 아니라, 데이터웨어하우스의 신뢰성과 활용도를 결정하는 핵심 과정이다. 특히 보건의료 데이터는 환자 안전과 직결되므로, 추출 단계에서의 정확성, 변환 단계에서의 품질 관리, 적재 단계에서의 안정성이 필수적이다. ETL 과정을 통해 데이터가 표준화되고 정제되어야만, 의료기관은 환자 맞춤형 치료, 질 관리, 경영 분석, 국가 보건정책 수립에 데이터를 효과적으로 활용할 수 있다.

4) 데이터웨어하스 구조와 구성요소

데이터웨어하우스(Data Warehouse)는 조직 내 다양한 운영 데이터베이스에서 발생하는

데이터를 통합하고, 분석과 의사결정을 지원하기 위해 재구성한 통합 저장소이다(Inmon, 1995). 단순히 데이터를 저장하는 것이 아니라, 의사결정자에게 유용한 정보를 제공할 수 있도록 주제 지향적(subject-oriented), 통합적(integrated), 시계열적(time-variant), 비휘발성(non-volatile)의 특성을 지닌다.

(1) 데이터웨어하우스의 구조적 특징

데이터웨어하우스는 일반적으로 계층적 구조를 가지고 있으며, 데이터의 흐름에 따라 다음과 같은 단계로 구성된다(Kimball & Ross, 2013).

① 데이터 소스 계층(Data Sources)

병원 내부의 EMR, OCS, PACS, 보험청구시스템뿐 아니라 외부의 국가 보건통계, 임상연구 데이터베이스 등 다양한 원천 데이터가 포함된다.

② ETL 계층(Extraction, Transformation, Loading)

원천 데이터에서 필요한 자료를 추출하고, 표준화 및 정제를 거쳐 데이터웨어하우스에 적재하는 단계이다. 데이터 품질 확보에 중요한 역할을 한다(Vassiliadis, 2009).

③ 데이터웨어하우스 저장소 계층(Data Warehouse Repository)

통합된 데이터가 저장되는 중심 저장소로, 주제별로 데이터를 구조화하여 보관한다. 여기에는 데이터 마트(Data Mart)가 포함되며, 특정 주제(예: 환자 진료, 병원 경영, 감염병 관리)별 소규모 데이터 저장소를 말한다.

④ 분석 및 접근 계층(OLAP/BI Tools)

OLAP(Online Analytical Processing), BI(Business Intelligence) 도구 등을 활용하여 데이터를 다차원 분석, 시각화, 보고서 생성 등에 사용한다. 관리자는 이 계층을 통해 질병 발생 추세, 환자 분류, 비용 분석 등 다양한 분석 결과를 확인할 수 있다.

(2) 데이터웨어하우스의 주요 구성요소

데이터웨어하우스는 위와 같은 구조 속에서 다음과 같은 핵심 요소로 구성된다(Inmon, 1995; Kimball & Ross, 2013).

① 운영 데이터(Operational Data Sources)

- 병원 업무에서 발생하는 원천 데이터베이스. 예: EMR, OCS, PACS, 보험청구 DB

② ETL 프로세스

- 데이터 추출(Extraction), 변환(Transformation), 적재(Loading)
- 서로 다른 포맷과 구조를 가진 데이터를 표준화하여 품질 높은 데이터로 변환

③ 데이터웨어하우스 저장소(Data Warehouse Repository)

- 통합 데이터가 저장되는 중앙 저장소
- 보통 스타 스키마(Star Schema) 또는 스노우플레이크 스키마(Snowflake Schema) 구조를 사용
- 이 구조는 대규모 데이터 분석에서 효율성을 높여줌

④ 데이터 마트(Data Mart)

- 데이터웨어하우스의 하위 집합으로, 특정 부서나 기능 중심의 데이터 저장소
- 예: 병원 경영 분석용 데이터 마트, 감염병 모니터링용 데이터 마트

⑤ OLAP 및 BI 도구

- 데이터 분석과 시각화를 위한 도구
- 다차원 분석(Drill-down, Roll-up, Slice, Dice)을 지원하며, Tableau, Power BI, SAS, Cognos 등이 대표적

⑥ 메타데이터(Metadata)

- 데이터의 구조, 출처, 변환 규칙 등에 관한 정보
- 데이터 관리와 분석의 신뢰성을 높이는 필수 요소

(3) 보건의료 분야 적용

보건의료 환경에서 데이터웨어하우스는 특히 다음과 같은 방식으로 활용된다(Reddy & Prasad, 2011).

① **진료 질 관리**: 재입원율, 감염률, 환자 만족도 지표 분석

② **의료 경영 분석**: 수익성 분석, 부서별 비용 구조 평가
③ **정책 수립 지원**: 지역별 질병 분포, 의료자원 배분 분석
④ **임상 연구**: 특정 환자군 데이터 추출을 통한 연구 기반 제공

데이터웨어하우스의 구조와 구성요소는 단순한 데이터 집합을 넘어, 의료기관과 국가 보건체계의 지식 기반 의사결정을 가능하게 한다. 특히 보건의료 데이터는 복잡하고 다양하므로, ETL 과정을 통한 표준화, 주제 지향적 구조화, OLAP 기반 분석이 필수적이다. 따라서 데이터웨어하우스는 의료의 질 향상, 환자안전 보장, 정책 근거 마련을 위한 전략적 인프라라고 할 수 있다.

5) 데이터베이스 활용 예

데이터베이스(Database)는 단순한 자료 저장소를 넘어, 다양한 산업 분야에서 운영 효율성과 의사결정을 지원하는 핵심 도구로 활용되고 있다. 은행에서는 고객 계좌와 거래 내역을 관리하고, 유통업에서는 재고와 판매 현황을 추적하며, 공공기관에서는 국민의 행정 정보를 체계적으로 관리한다. 특히 보건의료 분야에서는 환자안전, 진료의 연속성, 병원 경영 관리, 보건정책 수립 등 여러 측면에서 데이터베이스가 필수적으로 사용된다(Elmasri & Navathe, 2016).

① 환자 진료 관리

의료기관에서는 전자의무기록(EMR: Electronic Medical Record)을 통해 환자의 인적사항, 병력, 진단, 처방, 검사 결과, 수술 기록을 종합적으로 관리한다. 이 데이터베이스를 활용하면 의료진은 환자의 과거 진료 내역을 신속하게 확인할 수 있어 정확한 진단과 치료가 가능하다. 또한 알레르기 정보나 복용 중인 약물 내역을 확인하여 약물 중복 처방이나 부작용을 예방할 수 있다(Kimball & Ross, 2013).

② 진료 지원과 처방 관리

처방전달시스템(OCS)은 의사가 입력한 처방을 간호사, 약사, 검사실 등 관련 부서에 즉시 전달하는 역할을 한다. 이 과정에서 데이터베이스는 처방 내역을 기록하고, 각 부서가 필요한 정보를 실시간으로 확인할 수 있도록 한다. 예를 들어, 환자가 혈액검사를 처

방받으면 검사실 데이터베이스에 자동으로 접수되고, 결과는 다시 데이터베이스를 통해 의사에게 전달된다. 이처럼 데이터베이스는 의료진 간 협업을 가능하게 하고, 환자안전을 높인다(강정원 · 김현철, 2019).

③ 의료영상 관리

의료영상저장전송시스템(PACS)은 X-ray, CT, MRI 등 방대한 의료영상을 데이터베이스에 저장하고, 필요한 경우 즉시 검색할 수 있도록 한다. PACS는 필름을 대체하여 영상 자료의 보관 · 검색 · 전송을 혁신적으로 개선했으며, 원격 판독과 협진에도 활용된다. 예컨대 지방 병원에서 촬영한 CT 영상을 대형병원 전문의가 PACS를 통해 판독하는 것이 가능하다(Inmon, 1995).

④ 병원 경영 및 재정 관리

데이터베이스는 병원 경영 관리에도 적극적으로 활용된다. 진료비 청구, 비용 분석, 수익 구조 평가 등 경영 지표는 모두 데이터베이스를 통해 집계된다. 특히 보험 청구 데이터베이스는 환자의 진료 내역, 사용된 약제 및 재료, 수가 코드 등을 기록하여 재정 투명성을 확보한다. 또한 이러한 자료는 병원의 재무 전략 수립과 비용 절감 방안을 마련하는 데 중요한 근거가 된다(Reddy & Prasad, 2011).

⑤ 보건정책 및 연구 지원

국가 차원에서도 데이터베이스는 중요한 역할을 한다. 건강보험심사평가원(HIRA)의 청구 데이터베이스, 국민건강보험공단(NHIS)의 표본 코호트 데이터베이스, 질병관리청의 감염병 통계 데이터베이스 등은 모두 공공 보건정책 수립과 연구를 위한 핵심 자원이다. 예를 들어, 특정 지역에서 당뇨병 환자가 증가하는 추세가 데이터베이스 분석을 통해 드러나면, 정부는 이를 바탕으로 예방 정책이나 의료자원 배분 전략을 수립할 수 있다(Chen et al., 2014).

(1) 병원 경영분석에 데이터베이스 활용

병원은 환자 치료와 건강증진을 주요 임무로 하지만, 동시에 거대한 조직을 운영하는 경영체이기도 하다. 병원의 경영 관리가 비효율적이면 환자안전과 서비스 질에도 부정적 영향을 미칠 수 있다. 따라서 병원 경영은 재무적 안정성 확보, 의료자원 최적화, 환자안전

보장, 질 향상을 균형 있게 달성하는 것이 중요하다. 이러한 목표를 실현하는 데 있어 데이터베이스는 핵심적 역할을 한다.

과거 병원 경영분석은 회계 장부나 수작업 통계를 통해 제한적으로 이루어졌다. 그러나 오늘날에는 데이터웨어하우스, OLAP(Online Analytical Processing), 빅데이터 분석 기법을 활용하여 실시간 또는 장기적 데이터를 다차원적으로 분석할 수 있게 되었다(Kimball & Ross, 2013). 특히 보건의료 환경은 환자 수, 진료 기록, 검사 결과, 보험 청구, 약제비 등 데이터가 방대하고 다양하기 때문에, 데이터베이스는 단순 운영 도구를 넘어 경영 전략 수립의 기반으로 자리 잡고 있다.

① 병원 경영분석의 개념

병원 경영분석은 데이터베이스에 축적된 의료 및 행정 데이터를 바탕으로 병원의 재정 상태, 운영 효율성, 진료 성과를 평가하고 개선 방향을 도출하는 과정이다. 단순히 병원의 손익만을 따지는 것이 아니라, 환자 진료와 경영 성과를 연결하는 통합적 분석이다. 예컨대, 특정 진료과의 수익성이 낮다고 해서 단순히 비용 절감을 추진하는 것이 아니라, 환자 만족도와 치료 성과를 함께 고려하여 자원 배분을 조정하는 것이 병원 경영분석의 본질이다(Reddy & Prasad, 2011).

② 주요 분석 영역

㉠ 재무 분석

- 병원의 진료 수익, 정부 지원금, 보험 청구 데이터 등을 종합적으로 검토하여 재무 건전성을 평가
- 데이터베이스를 활용하면 환자군별, 진료과별, 시기별 수익과 비용을 세부적으로 파악
- 예: 특정 시기에 내과 진료 건수가 늘었음에도 불구하고 수익이 감소했다면, 이는 약제비나 검사 비용 증가에 따른 이익률 저하 때문

㉡ 자원 활용 분석

- 병원의 핵심 자원은 병상, 의료진, 장비이다. 데이터베이스는 병상 가동률, 평균 재원일수, 장비 가동률, 의료진 업무량을 추적하여 자원 효율성을 평가

• 예: 중환자실(ICU)의 병상 가동률이 과도하게 높게 나타나면, 신규 병상 확충이나 환자 전원 체계 개선이 필요함을 의미

ⓒ **진료 성과 분석**

• 환자 만족도, 재입원율, 감염률, 표준진료지침 준수율 등을 데이터베이스에 기반해 측정

• 이러한 지표는 단순한 재무적 성과가 아니라, 환자안전과 의료 질을 반영하는 핵심 자료(Kuo et al., 2014)

ⓓ **비용 절감 및 효율화 분석**

• 약제비와 소모품 사용량을 분석하여 불필요한 낭비를 줄임

• 인력 배치를 분석해 특정 부서의 과중한 업무를 조정

• 예: 병원 데이터베이스 분석 결과, 특정 수술실에서 소모품 사용량이 다른 수술실보다 월등히 높다면, 원인을 파악하여 절감 방안을 마련

(2) 환자 진료 패턴 분석

진료 패턴 분석(patient pathway analysis 또는 patient trajectory modeling)은 전자의무기록(EHR)이나 의료 이벤트 로그 기록을 이용하여 환자가 시간 흐름에 따라 겪는 진료 흐름, 진단 변화, 처치 이력 등을 통합적으로 모델링하는 연구 분야이다. 단순한 예측 모델을 넘어 환자의 전체 궤적을 구조화하고, 이를 통해 병원 운영 개선, 임상 의사결정 지원, 자원 배분 효율화 등에 기여할 수 있다.

환자 진료 패턴 분석(patient care pattern analysis)은 환자가 병원에 내원하여 경험하는 일련의 과정 — 접수, 진단, 검사, 처치, 치료, 퇴원 등 — 을 시간적 순서와 관계에 따라 분석하는 방법이다. 과거에는 단일 사건이나 단기 진료 결과에 초점을 맞췄다면, 최근에는 전자의무기록(EHR)과 이벤트 로그를 기반으로 환자의 장기적인 경로(trajectory)를 분석하는 연구가 활발히 이루어지고 있다(Rojas et al., 2016). 이러한 분석은 환자의 질병 진행 양상을 이해하고, 표준 진료지침 준수 여부를 검증하며, 병원 운영의 병목현상을 파악하는 데 필수적이다(Martin et al., 2022).

주요 분석 방법론으로는 프로세스 마이닝, 환자 궤적 모델링, 연관 및 시퀀스 패턴 분석, 딥러닝 기반 궤적 예측 등이 있다.

① 프로세스 마이닝(Process Mining)

프로세스 마이닝은 EHR이나 병원정보시스템(HIS)에서 발생하는 이벤트 로그를 이용하여 실제 수행된 진료 과정을 시각화하고, 표준 진료 경로와 비교 · 검증하는 방법이다. 이를 통해 병목 구간, 대기 시간, 불필요한 반복 절차를 발견할 수 있으며, 응급실, 수술실, 중환자실 운영 최적화 연구에 폭넓게 활용되고 있다(Rojas et al., 2016; Mans et al., 2015).

② 환자 궤적(Trajectory) 모델링

환자의 진료 데이터를 시간적 흐름으로 연결하여 질병의 진행 경로와 치료 반응을 분석하는 방법이다. 예를 들어, 대규모 EHR 데이터를 활용해 알츠하이머 환자의 발병 경로를 정신건강 질환, 경도인지장애, 혈관성 질환 등 네 가지 궤적으로 분류한 연구가 보고되었다(Li et al., 2025). 이러한 분석은 질병 예측과 맞춤형 진료 계획 수립에 기여한다.

③ 연관 및 시퀀스 패턴 분석

진료 과정에서 특정 사건이 반복적으로 함께 나타나는 경우를 탐지하는 기법이다. 예를 들어, 특정 약물 처방 이후 일정 기간 내 합병증 발생이 증가한다면, 이는 임상적으로 중요한 패턴일 수 있다. 최근 연구에서는 단순 연관규칙을 넘어 "시간적 연관규칙(temporal association rules)"을 적용하여, 환자의 진료 순서와 시차를 함께 고려하고 있다(Shang et al., 2020).

④ 딥러닝 기반 궤적 예측

최근에는 RNN, Transformer와 같은 딥러닝 기법을 활용하여 환자의 미래 진료 경로를 예측하는 연구가 활발하다. 예를 들어, 비정형 임상 노트와 구조화된 진료 데이터를 함께 학습시켜 환자의 재입원 가능성이나 합병증 발생을 예측하는 모델이 제안되었다(Zhang et al., 2025). 이는 임상의사결정지원시스템(CDSS)의 고도화로 이어지고 있다.

환자 진료 패턴 분석은 다양한 임상 및 경영 현장에서 활용된다.

㉠ **응급실**: 환자 도착부터 퇴원까지의 흐름을 분석해 병목 구간과 과밀화 문제를 해결(Kurniati et al., 2016)

㉡ **수술실**: 심장 수술 환자의 진료 경로를 프로세스 마이닝으로 분석하여 대기 시간

과 중복 검사를 줄임(Soltana et al., 2023)

㉢ **병원 경영**: 병상 회전율, 재원일수, 검사 가동률을 궤적 분석을 통해 최적화(Reddy & Prasad, 2011)

㉣ **질병 연구**: 대규모 코호트 데이터를 활용해 당뇨병 환자의 합병증 진행 패턴을 분석하고 위험 요인을 규명(Shang et al., 2020)

환자 진료 패턴 분석에는 여러 한계가 존재한다. 첫째, 데이터 품질 문제이다. 의료 로그는 누락이나 오류가 많아 정제 과정이 필수적이다(Martin et al., 2022). 둘째, 기관 간 데이터 이질성으로 인해 특정 모델을 다른 병원에 그대로 적용하기 어렵다. 셋째, 해석 가능성 문제이다. 딥러닝 기반 모델은 높은 정확도를 보이지만, 의료진이 이해하기 어렵다는 점에서 신뢰 확보가 필요하다(Zhang et al., 2025). 마지막으로, 윤리 · 프라이버시 문제는 환자 데이터 활용에서 반드시 고려해야 할 부분이다.

해외 연구들은 공통적으로 환자 진료 패턴 분석이 환자안전 강화, 의료 질 향상, 자원 활용 최적화에 기여한다고 보고한다. 단순한 기술적 분석을 넘어, 임상 현장의 의사결정 지원, 맞춤형 치료 설계, 국가 보건정책 수립에까지 그 활용 범위가 확장되고 있다. 따라서 환자 진료 패턴 분석은 향후 보건의료 빅데이터 시대의 핵심 연구 분야로 자리 잡을 것이다.

(3) 진료비 및 보험 청구 분석

진료비와 보험 청구 데이터는 의료기관 운영에서 발생하는 핵심 재무 정보이며, 국가 보건재정과 직결되는 중요한 데이터이다. 병원은 환자 진료가 끝나면 발생한 비용을 국민건강보험 등 보험자에게 청구하고, 보험자는 이를 심사한 뒤 급여 여부와 금액을 결정한다. 이 과정에서 생성되는 데이터는 환자 진단, 처치, 투약, 검사, 수술, 자원 사용량 등 매우 세부적인 정보를 담고 있다(Reddy & Prasad, 2011). 따라서 진료비 및 보험 청구 데이터 분석은 단순한 재무 관리 차원을 넘어, 병원 경영 효율성 확보, 비용 절감 전략 수립, 의료 질 향상, 국가 보건정책 결정에 중요한 근거 자료로 활용된다(Blumenthal & McGraw, 2015).

분석 방법에는 다음과 같은 방법이 존재한다.

① 비용 구조 분석

㉠ 환자군별, 진료과별, 질환별 비용을 세분화하여 수익성과 비용 발생 요인을 파악

㉡ 입원 환자 vs 외래 환자의 평균 진료비 비교, 고령 환자군에서의 약제비 증가율 분석

② 보험 청구 패턴 분석

㉠ 청구 자료에서 자주 나타나는 코드 조합이나 청구 빈도를 파악하여 과잉진료, 청구 오류, 사기(fraud) 가능성을 탐지

㉡ 데이터마이닝과 머신러닝 기법(의사결정나무, 랜덤포레스트, 신경망 등)이 활용(He et al., 2018)

③ 예측 분석(Predictive Analytics)

㉠ 과거 청구 데이터를 기반으로 미래의 진료비 추이를 예측

㉡ 환자의 재입원 가능성, 만성질환 장기 진료비 증가, 보험 재정 부담 추세 등을 예측(Cai et al., 2015)

④ 국가 정책 및 보건의료 질 평가

㉠ 청구 데이터는 특정 지역, 연령, 성별에 따른 의료 이용 패턴을 파악하는 데 활용

㉡ 이를 통해 질병 관리 정책, 수가 조정, 자원 배분의 근거를 마련(Chung et al., 2020)

진료비 및 보험 청구 분석 사례로는 미국 Medicare/Medicaid에서 메디케어 · 메디케이드 청구 데이터를 분석해 의료서비스 이용 패턴, 병원 간 진료비 차이, 재입원율과 같은 질 지표를 모니터링한다. 이러한 데이터는 병원 평가와 보상체계에 반영된다(Donohue et al., 2016).

국민건강보험공단(NHIS)과 건강보험심사평가원(HIRA)은 청구 자료를 연구자에게 제공한다. 이를 활용해 당뇨병, 심혈관질환, 암과 같은 주요 질환의 진료비 추세와 합병증 관리 현황을 분석하는 다수의 연구가 이루어지고 있다.

중국과 유럽에서는 머신러닝 기반 보험 사기 탐지 연구가 진행되고 있다. 예를 들어, 청구 건별 금액, 빈도, 시간 패턴을 분석하여 정상 패턴에서 벗어난 청구를 탐지하는 알고리즘이 제안되었다(He et al., 2018).

이러한 분석은 병원 차원에서는 재무 건전성 확보와 경영 효율성 개선에 기여한다. 국가

차원에서는 의료비 지출 관리, 보건정책 수립, 보험 제도 개혁의 과학적 근거가 된다. 환자 차원에서는 비용 대비 효율적인 진료 제공을 가능하게 한다.

분석의 한계로는 **데이터 편향성**: 보험 청구 데이터는 환자 상태를 임상적으로 완벽히 반영하지 못하며, 실세 진료와 차이가 발생할 수 있다. **코딩 오류와 변이**: 의료기관마다 진단 · 처치 코드 입력 방식이 달라 정확성에 문제가 생길 수 있다. **윤리적 문제**: 개인정보 보호, 재식별 위험, 연구 목적 외 활용에 대한 사회적 합의가 필요하다(Blumenthal & Mc-Graw, 2015).

6) 보건의료 데이터웨어하우스 구축 사례

보건의료 데이터웨어하우스(Data Warehouse, DW)는 환자 진료, 행정, 재무, 연구 등 다양한 출처에서 발생하는 데이터를 표준화 · 정제 · 통합하여 저장하고, 이를 기반으로 분석과 의사결정을 지원하는 통합 정보 시스템이다. 단순 데이터 저장을 넘어, 병원 운영 최적화, 환자안전 강화, 임상 연구 지원이라는 목적을 가진다(Inmon, 1995; Kimball & Ross, 2013).

해외 구축 사례로는

(1) 미국 Partners HealthCare 사례

미국 보스턴의 Partners HealthCare(현 Mass General Brigham)는 i2b2(Informatics for Integrating Biology and the Bedside)라는 데이터웨어하우스를 구축하였다. EMR, 유전체 데이터, 임상시험 자료를 통합해 연구자가 특정 환자군을 빠르게 식별할 수 있도록 했다. 이 시스템은 NIH의 지원을 받아 다수의 임상 연구와 정밀의학 프로젝트에 활용되고 있다(Murphy et al., 2010).

(2) 유럽의 TRANSFoRm 프로젝트

유럽연합(EU)은 2010년대 초 TRANSFoRm(Translational Research and Patient Safety in Europe) 프로젝트를 통해 분산형 데이터웨어하우스를 구축했다. 각국의 진료 데이터를 공통 표준으로 매핑하여 임상 연구 · 환자안전 모니터링에 활용했다. 이 사례는 다국가 보건의료 데이터를 통합한 대표적인 모델이다(Delaney et al., 2015).

(3) 미국 Kaiser Permanente 사례

Kaiser Permanente는 대규모 HMO(Health Maintenance Organization)로, 자체 EMR과 보험 데이터를 통합한 데이터웨어하우스를 운영한다. 이를 기반으로 심혈관질환 관리, 암 조기 발견, 만성질환 예후 분석에 관한 다수의 연구를 수행하며, 실제 진료 지침 개선에 활용하고 있다(Go et al., 2008).

국내 구축 사례로는

(1) 서울아산병원 Clinical Data Warehouse (CDW)

서울아산병원은 2000년대 초부터 Clinical Data Warehouse를 구축해, 환자 진료, 검사, 영상, 약물 데이터를 통합했다. 이를 기반으로 임상 연구자가 GUI 기반으로 연구 데이터를 직접 추출할 수 있게 하여 연구 효율성을 크게 향상시켰다.

(2) 건강보험심사평가원(HIRA) 빅데이터

HIRA는 전국 의료기관에서 청구된 진료비 데이터를 통합해 보험 청구 데이터웨어하우스를 운영한다. 이를 통해 질병별 진료비 추이, 신약 효과, 지역별 의료 자원 분포 등을 분석할 수 있다. 연구자에게는 HIRA 빅데이터를 제공하여 공공 연구와 정책 수립에 활용되고 있다.

(3) 국민건강보험공단(NHIS) 코호트 DB

NHIS는 표본 코호트 데이터베이스를 구축해 인구집단 기반의 장기 추적 연구에 활용한다. 예를 들어, 당뇨병, 심뇌혈관질환, 암 등의 발병 위험 요인을 추적하는 역학 연구에 널리 사용되고 있다.

보건의료 데이터웨어하우스 구축 의의는

① **임상 연구**: 특정 환자군 추출 및 대규모 역학 연구 기반 제공

② **의료 질 향상**: 재입원율, 감염률, 표준진료지침 준수율 분석

③ **경영 효율화**: 병원 경영 지표 관리(수익성, 자원 활용률 등)

④ **정책 지원**: 국가 단위 보건의료 자원 분포 및 비용 분석

한계로는

① **표준화 부족**: 기관 · 국가 간 데이터 포맷과 코드의 불일치

② **데이터 품질 문제**: 누락, 오류, 편향 등

③ **윤리적 고려**: 개인정보 보호, 재식별 위험 관리 필요

7) 데이터웨어하우스와 의사결정지원시스템(DSS)과의 연계

의사결정지원시스템(Decision Support System, DSS)은 조직 내 의사결정자가 다양한 데이터를 바탕으로 합리적이고 신속한 결정을 내릴 수 있도록 지원하는 정보 시스템이다. 보건의료 환경에서 DSS는 단순한 진료 지원뿐 아니라, 환자 진료 의사결정(임상 DSS: CDSS)과 병원 경영 의사결정(경영 DSS) 두 가지 측면에서 활용된다. 데이터웨어하우스(DW)는 DSS의 기반이 되는 대규모 데이터 저장소로서, 분석에 필요한 데이터를 표준화 · 통합하여 제공한다(Kimball & Ross, 2013).

(1) 데이터웨어하우스와 DSS의 연계 구조

① 데이터 수집 및 통합

병원 내 EMR, PACS, OCS, 보험 청구 DB, 외부 공공 데이터 등 다양한 원천 데이터가 데이터웨어하우스에 통합되며, 이를 통해 DSS는 다차원 분석 가능한 고품질 데이터를 활용할 수 있다.

② OLAP 및 분석 엔진

데이터웨어하우스의 데이터를 기반으로 OLAP(Online Analytical Processing)와 데이터마이닝 기법을 적용하고, 의사결정지원시스템에서는 이를 활용하여 패턴 발견, 예측 모델링, 시뮬레이션 등을 수행한다.

③ 사용자 인터페이스(UI)

의사, 간호사, 경영자 등 최종 사용자가 시각화 대시보드, 보고서, 알림 시스템을 통해 결과를 활용할 수 있도록 한다. 예를 들어, 환자 위험도 경고, 경영 KPI 분석, 비용 효율화 제안할 수 있다.

(2) 보건의료 분야에서 의사결정지원시스템 적용 사례

① 임상 의사결정 지원(CDSS)

데이터웨어하우스에서 환자의 검사 결과, 투약 기록, 진단 정보를 통합하여 약물 상호작용 경고, 진단 보조, 맞춤형 치료 계획을 제공한다. 예를 들어, 미국 Partners HealthCare의 i2b2 기반 CDSS는 특정 환자군을 자동 추출해 임상시험 후보자를 빠르게 식별한다(Murphy et al., 2010).

② 병원 경영 의사결정 지원

데이터웨어하우스의 데이터를 이용하여 병상 가동률, 재원 일수, 의료 장비 사용률 등을 분석하고, 의사결정지원시스템은 이를 바탕으로 자원 배분 최적화, 비용 절감 전략 수립에 기여한다. Kaiser Permanente는 데이터웨어하우스 기반 의사결정지원시스템을 활용하여, 만성질환 관리 프로그램의 효과를 평가하고, 예방 진료 중심의 자원 재분배를 실행하였다(Go et al., 2008).

③ 정책 의사결정 지원

국가 단위의 보험 청구 및 진료비 데이터웨어하우스를 기반으로 질병 관리 정책, 수가 조정, 보건 자원 배분을 지원한다. 한국 건강보험심사평가원(HIRA) 데이터웨어하우스는 의약품 적정 사용 모니터링 및 정책 개선 근거로 활용된다.

데이터웨어하우스와 DSS의 연계는 보건의료 조직에 다음과 같은 가치를 제공한다.

- **임상적 의사결정의 신뢰성 강화**: 환자 맞춤형 치료와 안전성 확보
- **경영 효율성 제고**: 자원 활용 최적화, 비용 절감
- **정책 기반 마련**: 국가 보건정책 수립에 근거 데이터 제공
- **데이터 기반 문화 정착**: 직관에 의존하던 의사결정을 근거 기반(evidence-based)으로 전환

데이터웨어하우스와 DSS 연계의 한계와 고려사항은 다음과 같다.

- **데이터 품질**: 부정확한 데이터는 DSS의 결과를 왜곡할 수 있음
- **해석 가능성**: 복잡한 알고리즘 기반 DSS는 의료진에게 "블랙박스"로 보일 수 있어 신

리 확보 필요
- **윤리적 문제**: 환자 정보 활용 시 개인정보 보호와 접근 권한 관리 필수
- **변화 관리**: 의료진과 경영진이 DSS를 실제 의사결정 과정에 적극 반영할 수 있도록 조직 문화 변화 필요

3 | 데이터마이닝(Data Mining)

1) 데이터마이닝의 정의

데이터마이닝(Data Mining)은 대규모 데이터 집합에서 유용하고 의미 있는 패턴, 규칙, 관계를 자동 또는 반자동으로 발견하는 과정을 의미한다. 단순히 데이터를 저장 · 조회하는 수준을 넘어, 숨겨진 정보를 찾아내어 의사결정, 예측, 문제 해결에 활용할 수 있도록 한다(Han et al., 2012).

데이터마이닝은 통계학, 기계학습, 인공지능, 데이터베이스 기술이 융합된 학문적 영역으로, 데이터웨어하우스에 축적된 대규모 데이터를 분석하여 새로운 지식을 창출하는 역할을 한다(Fayyad et al., 1996).

데이터마이닝의 주요 특징은 다음과 같다.

(1) 대규모 데이터 처리

수천만 건 이상의 데이터에서 자동으로 패턴을 탐색할 수 있음

(2) 지식 발견 과정

단순 기술(statistics)과 달리 새로운 지식(Knowledge Discovery)을 도출하는 것을 목표로 함

(3) 다양한 분석 기법 통합

분류(Classification), 군집화(Clustering), 연관규칙(Association Rule), 회귀(Regression), 시계열 분석(Time Series), 이상치 탐지(Outlier Detection) 등이 활용됨

(4) 응용 지향성

의료, 금융, 마케팅, 제조 등 다양한 산업 분야에서 실질적인 의사결정을 지원하는 데 중점을 둠

보건의료 분야에서 데이터마이닝은 전자의무기록(EMR), 보험 청구, 유전체 데이터, 웨어러블 센서 등 방대한 데이터를 분석하여 질병 위험 예측, 치료 반응 분석, 환자군 세분화, 비용 효율화에 기여한다(Chen et al., 2014).

예를 들어, 환자의 진단 코드와 검사 기록을 기반으로 당뇨병 환자의 합병증 발생 위험을 예측하거나, 대규모 청구 데이터를 통해 특정 약물 사용과 부작용 간의 상관관계를 분석하는 연구가 데이터마이닝의 대표적 활용 사례라 할 수 있다.

데이터마이닝은 방대한 데이터 속에서 숨겨진 지식을 발견해 미래를 예측하고, 정책 및 전략을 지원하며, 새로운 의학적 발견을 가능하게 한다. 특히 보건의료 분야에서는 환자안전, 맞춤형 의료, 의료 자원 최적화, 공중보건 정책 수립 등 다양한 차원에서 그 가치를 발휘한다.

2) 데이터마이닝 수행 절차

데이터마이닝은 단순히 대규모 데이터를 분석하는 기술이 아니라, 데이터에서 의미 있는 지식(Knowledge)을 발견하는 전체 과정을 포함한다. Fayyad 등(1996)이 제시한 KDD (Knowledge Discovery in Databases) 과정은 데이터마이닝 수행 절차의 대표적 모델로 널리 인용된다. 이 과정은 데이터 선택 → 전처리 → 변환 → 마이닝 → 평가 및 해석 → 활용의 단계로 구성된다.

(1) 수행 절차

① 데이터 선택(Data Selection)

목적에 맞는 데이터 소스를 선택하는 단계이다. 보건의료 분야에서는 EMR(전자의무기록), 보험 청구 DB, 검사 데이터, 유전체 데이터 등 다양한 출처에서 데이터를 수집한다. 예로는 당뇨병 환자의 합병증 분석을 위해 특정 기간의 진단 코드와 검사 수치 데이터를 선택한다.

② 데이터 전처리(Data Preprocessing)

수집된 데이터에는 결측치, 오류, 중복, 이상값이 존재할 수 있다. 이를 정제하여 신뢰성 있는 데이터로 만드는 과정이다. 예로 환자의 생년월일 데이터 중 일부가 잘못 입력되었거나 혈압 측정치가 비정상적으로 높은 값으로 기록된 경우 이를 수정 · 삭제한다.

③ 데이터 변환(Data Transformation)

분석에 적합한 형태로 데이터를 변환한다. 대표적인 기법은 정규화(normalization), 범주화(categorization), 차원 축소(dimensionality reduction) 등이 있다. 예로 환자 연령을 "청년(20~39세), 중년(40~59세), 노년(60세 이상)"으로 범주화하여 분석에 활용한다.

④ 데이터마이닝(Data Mining)

데이터에서 패턴을 발견하는 핵심 단계로 다양한 기법이 적용될 수 있다.

㉠ **분류(Classification)**: 환자의 재입원 여부 예측

㉡ **군집화(Clustering)**: 유사한 환자군 그룹화

㉢ **연관규칙(Association Rule)**: 특정 진단과 약물 사용 간의 관계 탐색

㉣ **회귀분석(Regression)**: 진료비 지출 예측

㉤ **이상치 탐지(Outlier Detection)**: 보험 청구 사기 탐지

⑤ 평가 및 해석(Evaluation & Interpretation)

발견된 패턴이 통계적으로 유의미한지, 임상적으로 해석 가능한지를 평가한다. 보건의료 데이터는 데이터 자체의 특성뿐 아니라 임상 전문가의 검증이 반드시 필요하다. 예로 알고리즘이 발견한 진단-약물 간 연관규칙이 실제 의료 현장에서 의미 있는지 임상의 검토가 필요하다.

⑥ 지식 활용(Knowledge Application)

최종적으로 도출된 지식을 실제 환경에 적용한다. 임상 현장에서는 환자 맞춤형 치료, 위험 환자 조기 발견에 활용되고, 병원 경영에서는 비용 절감, 자원 최적화에 기여한다. 국가 차원에서는 질병 관리 정책, 보험 수가 조정의 근거로 사용된다.

(2) 보건의료 적용 예시

예를 들어, 심혈관질환 환자의 재입원 위험 분석 프로젝트를 생각해 보자.

① **데이터 선택**: 심혈관질환 환자의 5년간 입원 기록 수집

② **전처리**: 결측 혈압 · 콜레스테롤 값 보정

③ **변환**: 위험 인자를 범주형 변수로 변환

④ **마이닝**: 분류 기법(예: 의사결정나무)으로 재입원 위험 예측

⑤ **평가**: 모델 정확도 85%, 민감도 80% 확보

⑥ **활용**: 재입원 위험 환자에게 맞춤형 관리 프로그램 제공

데이터마이닝 수행 절차는 단순 기술적 분석 단계를 넘어, 데이터 관리-분석-활용을 포괄하는 종합적 프로세스이다. 보건의료에서 이를 체계적으로 수행하면, 환자안전 확보, 진료의 질 향상, 비용 절감, 정책 근거 마련에 크게 기여할 수 있다.

3) 주요 기법

(1) 분류(Classification)

분류는 데이터를 사전에 정의된 카테고리나 클래스에 자동으로 할당하는 기법이다. 알고리즘이 학습 데이터를 통해 '입력 변수(나이, 성별, 검사 수치 등)'와 '결과 변수(질병 유무, 치료 반응 등)'의 관계를 학습하고, 새로운 데이터가 주어졌을 때 어느 클래스에 속하는지 예측한다.

대표적인 알고리즘으로는 의사결정나무(Decision Tree), 나이브 베이즈(Naïve Bayes), 서포트 벡터 머신(SVM), 신경망(Neural Networks) 등이 있다.

의료 적용 사례는 환자의 진료 기록과 검사 수치를 기반으로 암 환자를 "재발 위험군"과 "비위험군"으로 분류하거나, 심혈관질환 환자의 데이터를 분석하여 "재입원 가능성 있음/없음"을 예측하는 데 활용된다. 예를 들어, 유방암 환자의 조직검사 결과와 유전자 정보를 학습시켜 향후 5년 내 재발 가능성을 예측하는 모델은 실제 임상시험 설계에도 기여할 수 있다.

(2) 군집화(Clustering)

군집화는 데이터를 유사한 속성을 가진 집단으로 묶는 비지도학습 기법이다. 사용자가

사전에 그룹을 정의하지 않고, 알고리즘이 데이터의 유사성을 기반으로 군집을 자동으로 형성한다. 대표적인 방법에는 K-평균(K-means), 계층적 군집화(Hierarchical Clustering), DBSCAN이 있다.

의료 적용 사례로는 대규모 환자 데이터에서 유사한 생활습관과 질병 특성을 가진 그룹을 찾아내, 맞춤형 치료 전략을 수립할 수 있다. 예를 들어, 당뇨병 환자를 군집화하여 '비만형', '고령형', '합병증 동반형'과 같이 분류하면 각 그룹에 최적화된 치료 방안을 설계할 수 있다. 이 기법은 또한 희귀질환 환자 그룹을 발견하거나, 약물 반응이 비슷한 환자군을 찾아내는 데 유용하다.

(3) 연관규칙 학습(Association Rule Learning)

연관규칙 학습은 서로 다른 항목 간의 동시 발생 관계를 규칙으로 도출하는 기법이다. "만약 A가 발생하면, B가 일정 확률로 함께 발생한다"는 식의 관계를 탐지한다. 대표 알고리즘은 Apriori와 FP-Growth가 있다.

의료 적용 사례는 특정 진단 코드와 약물 처방 간의 관계를 분석한 것으로, "고혈압 환자가 이뇨제를 복용할 경우, 30% 확률로 칼륨 수치 저하가 발생한다"는 규칙을 발견할 수 있다. 이러한 분석은 약물 상호작용 경고 시스템, 임상 가이드라인 개선, 환자안전 확보에 기여한다.

(4) 회귀분석(Regression)

회귀분석은 연속형 변수를 예측하는 기법으로, 독립 변수와 종속 변수 간의 관계를 수학적 모델로 표현한다. 종류에는 선형 회귀(Linear Regression), 다항 회귀(Polynomial Regression), 로지스틱 회귀(Logistic Regression) 등이 있다.

의료 적용 사례는 환자의 나이, 체질량지수(BMI), 생활습관을 독립 변수로 하여 향후 1년간 의료비를 예측하거나, 특정 약물 투여 후 평균 생존기간을 추정할 수 있다. 로지스틱 회귀는 특히 "질병 발생 여부(예: 당뇨병 발병 가능성 있음/없음)"와 같은 이진 예측에 널리 쓰인다.

(5) 시계열 분석(Time Series Analysis)

시계열 분석은 시간에 따라 변하는 데이터를 분석하여 패턴과 추세를 파악하고 미래를 예측하는 기법이다. 대표적인 방법으로는 ARIMA(Autoregressive Integrated Moving

Average), 지수 평활법(Exponential Smoothing), 최근에는 LSTM과 같은 딥러닝 기반 시계열 모델이 있다.

의료 적용 사례는 계절별 독감 환자 발생률 예측, 코로나19 일일 확진자 수 추세 분석, 환자의 혈압이나 혈당 수치의 장기적 변화 패턴 예측 등이 있다. 예를 들어, 인플루엔자 발생률을 주 단위로 분석하여 향후 4주간의 환자 수를 예측하면 예방 접종 물량과 의료 자원 배분에 활용할 수 있다.

(6) 이상치 탐지(Outlier Detection)

이상치 탐지는 정상 패턴에서 크게 벗어난 데이터를 탐지하는 기법이다. 이는 오류 탐지, 특이 현상 발견, 사기 탐지 등에 유용하다.

의료 적용 사례는 보험 청구 데이터에서 정상적인 패턴보다 과도하게 높은 청구액이 나타나면 사기 가능성을 식별할 수 있다. 또한, 환자의 심전도(ECG) 신호에서 갑작스러운 이상 파형을 탐지해 심정지 위험을 조기에 알릴 수 있다. 이 기법은 환자 안전 모니터링, 보건 재정 관리에 필수적이다.

(7) 신경망 및 딥러닝(Neural Networks & Deep Learning)

신경망은 인간의 뇌 구조를 모방한 수학적 모델로, 복잡한 비선형 관계를 학습할 수 있다. 딥러닝은 다층 신경망을 활용하여 텍스트, 이미지, 음성 등 다양한 비정형 데이터를 처리할 수 있는 고도화된 기법이다.

의료 적용 사례로

① **영상 데이터(PACS) 분석:** CT · MRI에서 암 조직 자동 탐지

② **임상 텍스트 분석:** 의무기록에서 질병 관련 키워드 추출

③ **예측 모델링:** EHR 데이터를 기반으로 환자의 미래 질병 발생 위험 예측

대표적인 예로, 딥러닝 기반 모델은 흉부 CT에서 폐 결절을 조기 발견하여 방사선 전문의보다 높은 정확도를 보이기도 하였다(Topol, 2019).

데이터마이닝의 주요 기법은 각기 다른 분석 목적과 데이터 특성에 따라 선택되며, 종종 서로 결합하여 사용된다. 분류와 회귀는 예측 모델링에 강점이 있고, 군집화와 연관규칙은 탐색적 분석에 유용하며, 이상치 탐지는 안전과 보안 관리에, 딥러닝은 복잡한 비정형 데이

터 처리에 적합하다. 보건의료 분야에서는 이들 기법이 환자안전 보장, 치료 효과 개선, 비용 절감, 정책 수립 등 다양한 영역에서 실질적인 성과를 창출하고 있다.

4) 보건의료 데이터마이닝 적용 분야

(1) 임상 진료 지원

데이터마이닝은 임상 현장에서 환자 맞춤형 진료를 가능하게 한다.

① **질병 예측**: 환자의 생활습관, 진단 이력, 유전자 데이터를 분석하여 특정 질환 발병 가능성을 조기 예측한다. 예를 들어, 당뇨병 환자의 혈당 패턴과 합병증 발생 가능성을 데이터마이닝으로 분석해 예방적 치료 전략을 세울 수 있다(Han et al., 2012).

② **치료 반응 분석**: 특정 약물이나 치료법에 반응하는 환자군과 그렇지 않은 환자군을 분류하여, 불필요한 약물 사용을 줄이고 효과적인 치료를 설계할 수 있다.

③ **환자안전 관리**: 연관규칙 학습을 통해 약물 간 상호작용을 발견하거나, 이상치 탐지를 통해 환자의 생체신호에서 위험 패턴을 조기에 경고할 수 있다(Topol, 2019).

(2) 병원 경영 및 행정 관리

병원은 방대한 진료 및 재무 데이터를 운영 과정에서 축적한다. 데이터마이닝은 이를 분석하여 경영 효율성과 자원 활용도를 개선한다.

① **재원일수 및 병상 회전율 분석**: 군집화와 시계열 분석을 통해 병상 운영 효율성을 파악하고, 병목 현상을 해소한다.

② **비용 및 수익 구조 분석**: 회귀분석을 활용해 특정 질환군의 진료비 증가 요인을 규명하고, 보험 청구 패턴을 분석하여 재정 건전성을 확보한다.

③ **부정 청구 탐지**: 이상치 탐지를 통해 정상 범주에서 벗어나는 청구 데이터를 식별해 보험 사기나 과잉진료를 조기에 발견한다(He et al., 2018).

(3) 의학 연구와 신약 개발

데이터마이닝은 대규모 연구 데이터를 기반으로 질병 메커니즘 규명, 환자군 정의, 신약 개발에 기여한다.

① **임상 연구 지원**: 전자의무기록에서 특정 질환 환자군을 신속하게 추출하여 연구 표본을 구축할 수 있다.

② **신약 효과 분석:** 연관규칙과 회귀분석을 통해 신약 투여 후 발생하는 부작용이나 효과를 파악한다.

③ **유전체 데이터 분석:** 딥러닝 기반 데이터마이닝 기법을 활용해 특정 유전자 변이가 질병 발병 및 치료 반응과 어떤 관련이 있는지 탐색한다.

(4) 공중보건 및 정책 수립

보건의료 데이터마이닝은 국가적 차원에서도 질병 관리와 정책 수립에 중요한 도구가 된다.

① **질병 감시 및 예측:** 시계열 분석을 이용해 인플루엔자나 코로나19 같은 감염병 발생 추세를 분석하고 향후 확산을 예측한다(Chen et al., 2014).

② **건강보험 재정 관리:** 보험 청구 데이터를 기반으로 의료비 지출 패턴을 분석하여, 수가 조정 및 재정 안정화를 위한 근거 자료를 제공한다.

③ **지역사회 건강 관리:** 군집화 기법으로 지역별 건강 위험군을 식별하여 맞춤형 예방 정책을 설계할 수 있다.

보건의료 데이터마이닝은 단순한 기술적 분석 도구를 넘어, 환자 수준의 임상 의사결정, 병원 수준의 경영 관리, 국가 수준의 정책 수립까지 폭넓게 적용된다. 이는 빅데이터 시대에 보건의료가 직관과 경험에만 의존하지 않고, 근거 기반(evidence-based) 의사결정을 실현하는 핵심적 도구임을 보여준다.

4 | 보건의료 빅데이터

1) 빅데이터의 정의와 특징(3V → 5V: Volume, Velocity, Variety, Veracity, Value)

빅데이터(Big Data)는 기존의 전통적 데이터 관리 기법으로는 수집 · 저장 · 분석이 어려울 만큼 방대한 규모와 복잡성을 가진 데이터를 의미한다. 단순히 데이터의 양이 많다는 의미를 넘어, 데이터의 생성 속도, 다양성, 신뢰성, 가치 창출 가능성까지 포함하는 개념으로 확장되어 왔다(Chen et al., 2014).

빅데이터의 특징은 처음에는 3V(Volume, Velocity, Variety)로 정의되었으나, 이후 진실성(Veracity), 가치(Value)가 추가되면서 5V로 더 넓은 의미로 이해된다.

(1) Volume(규모, 데이터의 양)

빅데이터의 가장 기본적인 특징은 데이터의 양이 방대하다는 것이다. 예를 들어 전 세계에서 발생하는 SNS 데이터, IoT 센서 데이터, 병원 EMR · 영상 데이터 등은 페타바이트(PB), 엑사바이트(EB) 단위로 증가하고 있다. 보건의료에서는 환자의 진료 기록, 유전체 데이터, 웨어러블 기기 데이터 등이 대표적인 대규모 데이터 출처이다.

(2) Velocity(속도, 데이터 생성·처리 속도)

데이터는 실시간 또는 초단위로 생성되며, 이를 즉시 처리해야 의미 있는 분석이 가능하다. 예로 응급실 환자의 생체 신호 모니터링 데이터는 초 단위로 수집되며, 즉각적 분석을 통해 위기 상황을 조기에 감지할 수 있다. 금융 거래, 온라인 클릭 로그, 전염병 확산 감시도 초고속 데이터 처리의 대표적 사례이다.

(3) Variety(다양성, 데이터 유형의 다양성)

빅데이터는 정형 데이터뿐만 아니라 비정형 데이터까지 포함한다. 예로 환자 진단 코드와 같은 정형 데이터, 의료 영상(CT, MRI), 임상노트나 SNS 글과 같은 비정형 데이터, 센서 데이터(심전도, 혈당계 측정치) 등이 모두 분석 대상이다. 이처럼 데이터 유형의 다양성이 기존 데이터베이스 분석과 빅데이터 분석을 구분 짓는 중요한 특징이다.

(4) Veracity(진실성, 데이터의 신뢰성)

빅데이터는 출처가 다양하고 잡음이 많기 때문에 정확성과 신뢰성 확보가 중요하다. 예로 의료 데이터의 경우 입력 오류, 누락, 코딩 차이로 인해 데이터 품질 문제가 발생할 수 있다. 따라서 전처리, 표준화, 데이터 품질 관리 과정이 필수적이다.

(5) Value(가치, 데이터 활용 가치)

빅데이터의 최종적인 특징은 데이터가 실제 가치를 창출할 수 있느냐에 있다. 예로 의료 데이터는 환자 맞춤형 치료, 질병 예측, 자원 배분 효율화 등 실질적 가치를 만들어낼 수 있다. 단순히 데이터가 많다고 해서 의미가 있는 것은 아니며, 이를 분석하고 해석해 의사결정과 혁신을 가능하게 하는 것이 빅데이터의 핵심이다.

빅데이터는 단순한 대규모 데이터 집합이 아니라, Volume · Velocity · Variety · Veracity · Value라는 다섯 가지 특성을 동시에 지닌 새로운 데이터 환경을 의미한다. 특히 보건의료 분야에서는 환자안전과 질 향상, 비용 효율화, 정책 수립이라는 실질적 가치를 창출하는 데 있어 빅데이터가 점점 더 핵심적 자원이 되고 있다.

2) 보건의료 빅데이터의 유형

(1) 공공보건의료 데이터

공공보건의료 데이터는 국가와 공공기관이 수집 · 관리하는 보건통계 및 공중보건 관련 자료를 의미한다. 주요 데이터에는 감염병 발생 현황, 사망 원인 통계, 예방접종률, 국민건강검진 결과, 지역사회 건강조사 데이터 등이 포함된다.

우리나라의 경우 질병관리청(KDCA)은 감염병 및 만성질환 감시체계를 운영하고, 국민건강보험공단(NHIS)은 건강검진 및 보험 자격 데이터를 제공하며, 건강보험심사평가원(HIRA)은 보험 청구 데이터를 관리한다(Murdoch & Detsky, 2013).

공공보건의료 데이터는 전국 단위, 장기간에 걸친 연속성을 갖춘다는 점에서 가치가 크다. 이러한 데이터는 감염병 유행 예측, 만성질환 관리, 지역별 보건 자원 분포 분석, 보건 정책 수립 근거 마련 등에 활용된다. 예를 들어, 코로나19 팬데믹 동안 공공 데이터는 환자 발생 추세를 모니터링하고 백신 접종률을 분석하여 방역 정책을 결정하는 핵심 자원이 되었다(Chen et al., 2014).

(2) 유전체 및 오믹스 데이터

유전체 및 오믹스 데이터는 유전체(genomics), 전사체(transcriptomics), 단백체(proteomics), 대사체(metabolomics)와 같은 생명과학 기반 데이터를 포함한다. 최근 차세대 염기서열 분석(NGS) 기술의 발달로 대규모 환자 유전체 데이터가 빠르게 축적되고 있으며, 이는 정밀의학(Precision Medicine)과 신약 개발의 기반이 된다(Raghupathi & Raghupathi, 2014).

예를 들어, 유방암 환자의 경우 BRCA1, BRCA2 유전자 변이가 발견되면 특정 표적항암제 투여 여부를 결정할 수 있다. 또한 희귀질환 연구에서는 오믹스 데이터를 활용하여 질환의 원인 유전자를 규명하고, 환자 맞춤형 치료 전략을 수립할 수 있다. 오믹스 데이터는 복잡성과 규모가 매우 크기 때문에 고성능 컴퓨팅과 인공지능 기반 분석 기법이 함께 사용되며, 이를 통해 질병 병태생리 규명과 맞춤형 치료법 제시가 가능하다(Chen et al., 2014).

(3) 웨어러블 및 IoT 헬스 데이터

웨어러블 및 IoT 헬스 데이터는 환자가 일상생활 속에서 직접 생성하는 환자 중심 데이터(patient-generated data)로, 스마트워치, 스마트밴드, 연속혈당측정기(CGM), 심전도(ECG) 패치, 수면 모니터링 기기 등에서 수집된다.

이 데이터의 가장 큰 특징은 실시간성과 연속성이다. 병원 외부 환경에서도 환자의 생활 습관, 신체 활동, 심박수, 혈압, 혈당 수치 등 다양한 건강 정보를 모니터링할 수 있다(Kuo et al., 2014). 예를 들어, 심부전 환자의 일일 활동량이 감소하거나 심박수 변동이 비정상적으로 커질 경우, 의료진은 조기 경고를 받아 악화를 예방하는 개입을 할 수 있다. 또한 당뇨병 환자의 경우 CGM 데이터를 분석하여 맞춤형 식이 및 운동 관리 지침을 제공할 수 있다.

웨어러블 데이터는 원격의료 및 디지털 헬스케어 서비스의 핵심 자원으로, 환자 중심의 예방의학과 개인 맞춤형 관리에 중요한 역할을 한다.

(4) 병원정보시스템 기반 데이터

병원정보시스템 기반 데이터는 임상 현장에서 환자 진료와 관련해 발생하는 전자의무기록(EMR), 처방전달시스템(OCS), 의료영상저장전송시스템(PACS), 검사실정보시스템(LIS), 간호기록 등을 포함한다.

이 데이터는 정형 데이터(진단 코드, 검사 수치, 약물 처방 내역)와 비정형 데이터(임상 텍스트, 영상 리포트, 의료영상 파일)로 구성된다(Murdoch & Detsky, 2013). 임상 데이터는 환자의 진단과 치료 과정에서 직접적으로 활용되며, 의료기관의 핵심 자원이다.

예를 들어, EMR 데이터를 분석하면 환자의 재입원 위험군을 선별하거나, 특정 질환군의 표준 진료지침 준수 여부를 평가할 수 있다. PACS 데이터는 딥러닝 기반 영상 분석과 결합하여 폐 결절이나 뇌졸중과 같은 질환의 조기 진단을 가능하게 한다. 또한 OCS와 LIS 데이터를 통해 병원의 검사 자원 사용 현황을 분석하고, 진료 프로세스 개선이나 비용 절감을 위한 전략을 수립할 수 있다(Raghupathi & Raghupathi, 2014).

3) 빅데이터 분석 기법

(1) 통계분석(Statistical Analysis)

통계분석은 빅데이터 분석의 가장 기본적인 접근 방법으로, 수치 데이터를 활용하여 현상을 설명하고 패턴을 발견하는 기법이다. 과거 데이터에 대한 요약(기술통계)과 변수 간의 관계 규명(추론통계)을 포함한다.

① **주요 기법**: 기술통계, 회귀분석(선형 · 로지스틱), 시계열 분석, 생존분석 등

② **특징**: 해석 가능성이 높고, 의학 · 보건 연구에서 전통적으로 가장 많이 활용됨

③ **보건의료 예시**

- 연령별 암 발생률 비교, 지역 간 만성질환 유병률 차이 분석
- 환자의 BMI와 심혈관질환 발병 간 관계 분석
- 감염병 발생 추세의 시계열 분석

통계분석은 빅데이터 분석의 기초로, 이후 고급 분석 기법(머신러닝 · AI)과도 결합된다(Chen et al., 2014).

(2) 머신러닝 및 인공지능(Machine Learning & Artificial Intelligence)

머신러닝과 인공지능은 데이터에서 스스로 학습하여 패턴을 찾고, 예측 모델을 생성하는 첨단 분석 기법이다. 빅데이터 환경에서는 특히 대규모 · 고차원 데이터 분석에서 강점을 가진다.

① 주요 기법

㉠ **지도학습(Supervised Learning)**: 분류(Classification), 회귀(Regression)

㉡ **비지도학습(Unsupervised Learning)**: 군집화(Clustering), 차원 축소(Dimensionality Reduction)

㉢ **강화학습(Reinforcement Learning)**: 시뮬레이션 기반 최적화

㉣ **딥러닝(Deep Learning)**: 영상 · 텍스트 · 유전체 데이터 분석에 활용

② 보건의료 예시

㉠ 환자의 재입원 위험 예측(분류 모델)

㉡ 당뇨병 환자군 세분화(군집화)
㉢ CT 영상에서 폐 결절 자동 탐지(딥러닝)
㉣ 개인별 최적 치료 경로 추천(강화학습)

인공지능 기반 분석은 최근 보건의료 빅데이터 연구에서 가장 활발히 적용되는 분야이다(Topol, 2019).

(3) 텍스트 마이닝 및 자연어 처리(Text Mining & Natural Language Processing, NLP)

보건의료 빅데이터는 수치형 데이터뿐 아니라 방대한 양의 비정형 텍스트 데이터를 포함한다. 텍스트 마이닝과 자연어 처리(NLP)는 임상 기록, 논문, 환자 의견 등에서 의미 있는 정보를 자동으로 추출하는 기법이다.

① 주요 기법

㉠ 텍스트 전처리(형태소 분석, 불용어 제거 등)
㉡ 감성 분석(Sentiment Analysis)
㉢ 토픽 모델링(Topic Modeling)
㉣ 임상 문서 분류 및 개체명 인식(NER)

② 보건의료 예시

㉠ 의사 진료기록에서 주요 질병 관련 키워드 추출
㉡ 환자 경험 설문 데이터 분석을 통한 만족도 평가
㉢ 연구 논문 자동 요약 및 메타데이터 분석
㉣ 소셜미디어 데이터를 활용한 감염병 확산 징후 탐지

텍스트 마이닝은 특히 임상 노트와 연구 논문 등 비정형 데이터를 분석할 수 있는 방법으로, 기존 통계분석 · 머신러닝과 결합될 때 강력한 효과를 발휘한다(Murdoch & Detsky, 2013).

4) 빅데이터 분석 툴

빅데이터 분석은 저장 → 분석 → 시각화의 전체 과정이 유기적으로 연결되어 이루어진다. 각 단계마다 특화된 툴이 있으며, 대표적인 예시로는 Hadoop, Spark, R, Python, TensorFlow, PyTorch, Tableau, Power BI 등이 있다. 이를 기능별로 나누어 살펴보면 다음과 같다(Chen et al., 2014; Kuo et al., 2014).

(1) 분산 처리 및 저장 플랫폼

빅데이터 환경에서는 데이터가 방대하기 때문에 이를 여러 서버에 나누어 저장하고 병렬로 처리할 수 있는 플랫폼이 필요하다.

① Hadoop : 오픈소스 분산 처리 프레임워크로, HDFS(Hadoop Distributed File System)를 통해 데이터를 안전하게 분산 저장한다.

② Spark : 메모리 기반 고속 분산 처리 플랫폼으로, 머신러닝과 실시간 스트리밍 분석에 강점을 가진다.

보건의료 적용 예로는 전국 단위의 보험 청구 데이터 수억 건을 병렬 처리하여, 특정 질환군의 진료 패턴과 의료비 지출 추세를 분석하는 것이다.

(2) 통계 및 머신러닝 분석 도구

수집 · 저장된 데이터를 분석하기 위해 통계와 머신러닝 도구가 활용된다.

① R : 통계 분석과 데이터 시각화에 특화된 언어로, 보건의료 연구에서 널리 활용된다.

② Python : Pandas, Scikit-learn 등 다양한 라이브러리를 제공하여 데이터 전처리, 분석, 머신러닝에 폭넓게 사용된다.

보건의료 적용 예로는 R을 이용한 암 환자 생존 분석, Python 기반 머신러닝으로 환자의 30일 내 재입원 위험 예측이 있다.

(3) 인공지능 및 딥러닝 프레임워크

비정형 데이터(영상, 텍스트, 유전체 데이터)를 처리하기 위해 인공지능 프레임워크가 필수적이다.

① TensorFlow : 구글이 개발한 오픈소스 딥러닝 프레임워크로, 대규모 모델 학습에 적합하다.
② PyTorch : 페이스북이 개발한 딥러닝 라이브러리로, 연구와 실습 환경에서 널리 사용된다.

보건의료 적용 예로는 TensorFlow 기반 딥러닝 모델로 CT 영상에서 폐 결절 자동 탐지, PyTorch 모델을 활용한 임상 텍스트 기반 질병 예측이 있다.

(4) 시각화 및 비즈니스 인텔리전스 도구

분석 결과를 직관적으로 보여주고, 의사결정자들이 이해하기 쉽게 전달하기 위해 시각화 도구가 활용된다.
① Tableau : 다양한 데이터 소스를 연결하여 인터랙티브 대시보드를 제작할 수 있다.
② Power BI : 마이크로소프트 기반 비즈니스 인텔리전스 도구로, 경영 리포트와 연동이 용이하다.

보건의료 적용 예로는 감염병 발생 현황을 실시간 대시보드로 시각화하거나, 병원 재무 데이터를 시각화하여 경영진의 의사결정 지원 등이 있다.

빅데이터 분석 툴은 크게 ① 저장 · 처리 플랫폼(Hadoop, Spark), ② 통계 · 머신러닝 분석 도구(R, Python), ③ 딥러닝 프레임워크(TensorFlow, PyTorch), ④ 시각화 도구(Tableau, Power BI)로 구분할 수 있다. 이들 도구는 각각의 역할이 다르지만, 실제 분석에서는 통합적으로 활용되어 데이터 수집-저장-분석-시각화의 전 과정을 완성한다.

5) 국가 공개 포털 내 보건의료 빅데이터 사례

보건의료 분야는 국민 건강과 직결되기 때문에 국가 차원에서 대규모 데이터를 수집 · 관리하고, 이를 연구 및 정책 수립을 위해 공개하는 노력이 활발하다. 한국은 세계적으로도 의료 빅데이터 공개 · 활용 수준이 높은 국가로 평가된다(Raghupathi & Raghupathi, 2014).

(1) 국민건강보험공단(NHIS) 빅데이터

국민건강보험공단은 전 국민을 대상으로 한 건강보험 가입, 진료 기록, 건강검진 자료를 기반으로 방대한 데이터베이스를 구축하고 있다.

① 제공 데이터

㉠ **건강검진 DB**: 신체계측, 혈액검사, 생활습관(흡연, 음주, 운동) 정보

㉡ **표본 코호트 DB**: 약 100만 명 규모의 장기 추적 데이터

② 활용 예

만성질환(고혈압, 당뇨) 연구, 건강위험 요인 분석, 생활습관과 질병의 상관관계 연구(Chen et al., 2014).

(2) 건강보험심사평가원(HIRA) 빅데이터

건강보험심사평가원은 전국 의료기관의 진료비 청구 데이터를 관리한다.

① 제공 데이터

㉠ 진단명, 진료 행위, 처방 약제, 진료비 내역

㉡ 빅데이터 오픈 시스템(HIRA Big Data Hub)을 통해 연구자에게 제공

② 활용 예

질환별 진료 행태 분석, 약물 안전성 평가, 부정 청구 탐지, 보건의료 정책 효과성 검증(Murdoch & Detsky, 2013).

(3) 질병관리청(KDCA) 보건 빅데이터

질병관리청은 국가 공중보건 관리기관으로서 감염병, 만성질환, 예방접종 데이터를 공개한다.

① 제공 데이터

㉠ 감염병 발생 신고 현황, 예방접종 통계, 사망 원인 통계

㉡ 국민건강영양조사(KNHANES), 지역사회건강조사 등 대표적 조사 데이터

② 활용 예

코로나19 확산 모니터링, 인플루엔자 유행 예측, 국민 건강 수준 장기 추세 분석(Raghupathi & Raghupathi, 2014).

(4) 공공데이터포털(data.go.kr)

공공데이터포털은 정부기관이 보유한 데이터를 통합적으로 제공하는 플랫폼으로, 보건의료 관련 데이터셋도 풍부하다.

① 제공 데이터

㉠ 의료기관 현황, 병상 수, 의사 · 간호사 인력 분포

㉡ 지역별 질병 통계, 보건소 운영 현황, 환경 · 사회적 건강 요인 데이터

② 활용 예

지역별 의료 자원 분포 분석, 취약계층 건강 정책 수립, 환경 · 생활습관 요인과 건강의 관계 연구(Chen et al., 2014).

6) 개인정보 보호와 윤리적 고려사항

빅데이터는 방대한 양의 데이터를 수집 · 분석하여 새로운 가치를 창출하지만, 동시에 개인정보 보호와 윤리적 문제를 동반한다. 보건의료 분야의 데이터는 진료 기록, 유전체 정보, 생활습관 데이터 등 고도의 민감성을 가진 정보이므로, 법적 · 윤리적 고려가 필수적이다(Mittelstadt & Floridi, 2016).

(1) 개인정보 보호의 필요성

보건의료 데이터는 개인의 건강상태, 질병 이력, 생활습관, 유전적 특성 등 민감정보(Sensitive Data)를 포함한다. 만약 이러한 정보가 유출되거나 부적절하게 사용되면 개인의 사생활 침해, 차별, 낙인 효과가 발생할 수 있다. 따라서 개인정보 보호는 빅데이터 활용의 전제조건이라 할 수 있다(Shen et al., 2019).

(2) 주요 개인정보 보호 원칙

① 익명화(Anonymization)와 가명화(Pseudonymization)

데이터에서 개인을 특정할 수 있는 식별자를 제거하거나 변환하여 개인정보 노출을 최소화한다. 예를 들어, 주민등록번호 대신 무작위 식별자를 부여하거나, 생년월일을 연령대 정보로 변환한다.

② 최소한의 수집(Minimization)

목적 달성을 위해 필요한 최소한의 데이터만 수집하고, 불필요한 정보는 배제한다.

③ 동의 기반 활용(Informed Consent)

데이터 수집 · 활용 시 반드시 사전 동의를 받고, 동의 범위를 벗어난 활용은 제한해야 한다.

④ 데이터 보안(Security)

암호화, 접근 통제, 로그 기록 관리 등을 통해 데이터 접근과 활용을 안전하게 관리한다.

(3) 윤리적 고려사항

① 공정성(Fairness)

데이터 분석 결과가 특정 집단에 불이익을 주지 않도록 해야 한다. 예를 들어, 알고리즘이 특정 연령, 성별, 사회경제적 계층에 차별적으로 작용하지 않도록 편향을 점검해야 한다.

② 투명성(Transparency)

데이터 수집 · 처리 · 분석 과정이 이해관계자들에게 명확히 공개되어야 하며, 알고리즘의 의사결정 과정 역시 설명 가능해야 한다.

③ 책임성(Accountability)

데이터 활용으로 인한 결과에 대해 명확한 책임 주체가 설정되어야 한다. 예컨대, 환자 예측 모델이 잘못된 결과를 제공해 불이익이 발생했을 경우, 의료기관과 개발자의 책임 범위를 규정할 필요가 있다.

④ 환자 권리 보장(Rights of Data Subjects)

환자는 자신의 데이터가 어떻게 사용되는지 알 권리, 데이터 활용을 거부할 권리, 잘못된 데이터를 수정할 권리를 가져야 한다.

(4) 법적·제도적 틀

유럽연합(EU)의 GDPR(General Data Protection Regulation)은 개인정보 보호의 대표적 규범으로, 데이터 최소화 · 동의 · 익명화 등을 엄격히 규정한다. 한국은 「개인정보 보호법」, 「의료법」, 「생명윤리 및 안전에 관한 법률」 등을 통해 의료 데이터 활용과 보호를 규제한다.

빅데이터는 의료 혁신과 사회적 가치 창출의 핵심 자원이지만, 동시에 개인정보 보호와 윤리적 책임이라는 중요한 과제를 안고 있다. 따라서 연구자와 정책 결정자는 기술적 보호조치와 법적 · 윤리적 원칙을 병행하여 안전하면서도 신뢰할 수 있는 데이터 활용 환경을 조성해야 한다.

CHAPTER

10

의학적 의사결정 이해

학습목표

1. 의학적 의사결정의 개념과 한계를 설명할 수 있다.
2. 임상의사결지원시스템의 구조와 기능을 이해한다.
3. 임상의사결정지원시스템의 적용과 영향에 대해서 설명할 수 있다.
4. 임상의사결정시스템의 미래 전망에 대해서 제시할 수 있다.
5. 보건정보관리자의 역할(표준화, 품질관리, 법 · 윤리 준수)을 설명할 수 있다.

1 | 임상의사결정지원시스템(CDSS)의 이해

1) 임상의사결정지원시스템의 정의와 개념

의료현장에서 의사는 환자의 증상, 검사 결과, 병력, 생활습관, 환자의 가치관과 선호 등을 종합하여 진단과 치료를 결정한다. 그러나 이러한 의사결정 과정은 방대한 의료 정보와 빠르게 변하는 최신 의학 지식을 모두 반영하기 어렵다는 한계를 갖는다. 또한 실제 임상에서는 약물 오류, 중복 처방, 불필요한 검사, 의료진의 피로와 인지적 편향 등 다양한 요인으로 인해 잘못된 의사결정이 발생할 수 있다(Institute of Medicine, 2001). 이러한 문제는 환자의 안전과 의료의 질에 직접적인 영향을 미치기 때문에, 이를 보완할 수 있는 도구가 필요하게 되었다. 이러한 배경에서 등장한 것이 바로 임상의사결정지원시스템(Clinical Decision Support System, CDSS)이다.

임상의사결정지원시스템은 환자의 임상 정보와 의학적 지식을 바탕으로, 의료진이 진단 · 치료 · 예방과 같은 의학적 의사결정을 내리는 과정을 지원하는 컴퓨터 기반 시스템을 의미한다(Shortliffe & Sepúlveda, 2018). 미국의학연구소(IOM)는 임상의사결정지원시스템을 "임상 지식과 환자 정보를 분석하여, 적절한 시점에 의료진과 환자에게 맞춤형 의사결정 지원을 제공하는 시스템"으로 정의하였다(Institute of Medicine, 2001).

즉, 임상의사결정지원시스템은 의료진에게 "정답"을 제시하는 것이 아니라, 더 안전하고 효율적인 진료가 가능하도록 경고, 권고, 알림, 임상지침 등의 형태로 정보를 제공한다. 예를 들어, 전자의무기록(EMR)에 환자의 알레르기 이력이 입력되어 있을 때 특정 약물을 처방하면 "알레르기 위험"이라는 경고를 즉시 제공하는 방식이다.

임상의사결정지원시스템의 개념적 특징은 다음과 같다.

첫째, 데이터 기반 의사결정을 특징으로 한다. 환자의 진료 기록, 검사 결과, 영상 자료 등 다양한 임상 데이터를 실시간으로 분석하여 적절한 정보를 제시한다.

둘째, 임상의사결정지원시스템은 의료진 보조 도구로서 의사의 판단을 대체하지 않고 보완하는 역할을 수행한다. 의료진은 최종 결정권을 가지고, 임상의사결정지원시스템은 근거와 지침을 제공하여 더 나은 판단을 가능하게 한다(Berner, 2009).

셋째, 임상의사결정지원시스템은 적절한 시점(Just-in-time)에 정보를 제공하는 것이 핵심이다. 약물 처방 순간에 알레르기 경고를 주거나, 검사 결과 확인 시 진단 가설을 제시하는 등 즉각적인 지원이 이루어진다(Sutton et al., 2020).

넷째, 임상의사결정지원시스템은 다양한 형태로 존재한다. 대표적으로 진단 지원 시스템, 치료 권고 시스템, 약물 안전 경고 시스템, 예방접종 권고 시스템 등이 있다. 이는 단일 환자 진료뿐 아니라 병원 전체의 감염 관리나 공중보건 정책 수립에도 활용될 수 있다.

임상의사결정지원시스템은 다음과 같은 영역에서 필요하다.

임상의사결정지원시스템은 의료의 질과 환자 안전을 높이는 핵심 도구로 평가된다.

(1) **환자안전 향상** : 약물 오류와 중복 처방을 예방하고, 알레르기 반응을 사전에 차단한다(Sutton et al., 2020).

(2) **진료 표준화** : 임상지침(Clinical Practice Guidelines)에 기반하여 진료의 일관성을 높이고, 근거중심의학(Evidence-Based Medicine)을 실현한다(Shortliffe & Sepúlveda, 2018).

(3) **의료 효율성 제고** : 불필요한 검사와 비용을 줄이고, 의료진의 업무 부담을 경감한다.

(4) **환자 중심 진료 지원** : 환자의 특성과 선호도를 반영하여 맞춤형 치료를 가능하게 한다.

표 10-1_ 전통적 의사결정과 임상적 의사결정(CDSS) 비교

구분	전통적 의사결정	CDSS 활용
근거	개인 경험 · 직관	데이터 + 지식 기반
정보 처리	제한적	대규모 데이터 분석 가능
오류 가능성	상대적으로 높음	경고 · 보조로 감소
표준화	낮음	높은 수준의 표준화 가능

2) 의료현장에서의 필요성

(1) 의료 환경의 복잡성과 변화

현대 의료현장은 과거보다 훨씬 복잡한 환경 속에서 운영되고 있다. 환자들은 단일 질환이 아니라 여러 만성질환을 동시에 가지고 있는 경우가 많으며, 이로 인해 복잡한 약물 처방과 치료 계획이 필요하다(Sutton et al., 2020). 또한 의료 지식은 매우 빠른 속도로 증가하여, 모든 최신 연구결과와 진료 지침을 의료진이 실시간으로 숙지하기 어렵다. 실제로 의학 문헌은 매년 수백만 건이 출판되며, 한 명의 의사가 이를 모두 임상에 반영하는 것은 사실상 불가능하다(Shortliffe & Sepúlveda, 2018). 따라서 방대한 지식을 정리하고 환자 진료에 실질적으로 적용하기 위해 CDSS가 필요하다.

(2) 환자안전과 의료 오류 예방

환자안전은 현대 의료의 핵심 가치 중 하나이다. 그러나 보고된 연구에 따르면 의료 오류는 주요 사망 원인 중 하나로 꼽힐 만큼 심각한 문제를 일으킨다(Institute of Medicine, 2001). 특히 약물 처방 오류, 알레르기 반응 미확인, 중복 검사 등은 환자에게 큰 위험을 초래한다. 임상의사결정지원시스템은 전자의무기록(EMR)과 연동하여 처방 입력 시 알레르기 경고나 약물 상호작용을 즉시 알려줌으로써 오류를 줄이고 환자안전을 보장한다(Berner, 2009). 이러한 실시간 피드백은 의사의 부담을 덜어주고, 치료의 질을 높이는 데 기여한다.

(3) 근거중심의학(EBM)의 실현

의료현장에서는 임상 경험뿐만 아니라 과학적 근거를 기반으로 한 의사결정이 점점 더 중요해지고 있다. 근거중심의학(Evidence-Based Medicine, EBM)은 최신 연구결과와 임상지침을 활용하여 최적의 치료를 제공하는 접근법이다. 그러나 의료진이 모든 환자 사례에 최신 근거를 적용하는 것은 현실적으로 어렵다. 임상의사결정지원시스템은 근거와 환자 데이터를 연결하여, 적절한 치료법이나 진단 경로를 권고함으로써 EBM의 실제 구현을 가능하게 한다(Shortliffe & Sepúlveda, 2018).

(4) 의료 자원의 효율적 활용

보건의료체계는 늘 제한된 자원(의료진, 병상, 검사 장비, 예산) 속에서 운영된다. 불필요한 검사나 중복된 치료는 의료비를 증가시키고 환자의 부담을 가중시킨다. 임상의사결정지원시스템은 환자 상태와 과거 진료 기록을 분석하여 불필요한 검사를 피하고, 최적의 검사·치료 계획을 제시함으로써 자원의 효율적 사용을 돕는다. 이는 병원 경영 측면에서도 긍정적인 효과를 가져오며, 전체 보건의료시스템의 지속 가능성을 높인다(Sutton et al., 2020).

(5) 환자 중심 진료 지원

과거의 의료는 주로 의사 중심으로 이루어졌지만, 현대의료는 환자의 가치와 선호를 존중하는 환자 중심 진료(patient-centered care)를 지향한다. 임상의사결정지원시스템은 환자의 병력, 생활습관, 선호도를 반영하여 맞춤형 권고를 제공함으로써 환자와 의료진이 함께 의사결정을 내리는 공유 의사결정(shared decision making)을 지원할 수 있다(Berner, 2009). 이는 치료 만족도를 높이고, 환자 참여를 활성화하는 데 기여한다.

3) 보건의료정보관리와의 연계

(1) 보건의료정보관리의 역할

보건의료정보관리는 환자의 진료 기록을 정확하고 체계적으로 관리하고, 이를 분석하여 의료 의사결정에 활용할 수 있도록 지원하는 분야이다. 과거에는 환자 정보를 단순히 보관·기록하는 역할에 머물렀지만, 전자의무기록(EMR)과 보건의료 빅데이터가 등장하면서 정보를 기반으로 의료의 질과 환자안전을 높이는 핵심 역할을 담당하게 되었다(Shen et al., 2020).

(2) 임상의사결정지원시스템과 보건의료정보의 상호 의존성

임상의사결정지원시스템이 제대로 작동하기 위해서는 정확하고 표준화된 의료 데이터가 필수적이다. 보건의료정보관리 전문가는 환자 기록을 표준 용어(예: ICD, SNOMED CT, LOINC 등)로 관리하고, 데이터 품질을 보장함으로써 임상의사결정지원시스템이 올바른 결과를 제시할 수 있도록 돕는다(Berner, 2009).

① **정확성**: 잘못 입력된 환자 정보는 CDSS의 판단 오류로 이어질 수 있다.

② **표준화**: 진료지침과 데이터가 연결되려면 국제적 표준 코드 체계가 필요하다.

③ **연속성**: 여러 의료기관에서 발생한 데이터가 연계되어야 환자 중심 의사결정이 가능하다.

(3) 임상의사결정지원시스템과 보건의료정보관리자의 구체적 연계 영역

① **데이터 입력 및 관리** : 환자의 병력, 검사 결과, 투약 정보 등을 정확하게 기록하여 임상의사결정지원시스템이 활용할 수 있도록 지원한다.

② **지식 기반과의 연결** : 진료지침이나 임상 규칙이 환자 데이터와 매칭될 수 있도록 데이터 구조를 설계한다.

③ **품질 관리** : 불완전하거나 오류가 있는 데이터를 정제하여 임상의사결정지원시스템의 신뢰성을 높인다.

④ **보안과 개인정보 보호** : 환자 정보를 활용하는 과정에서 개인정보 유출을 막고, 합법적 활용을 보장한다.

⑤ **분석과 피드백 제공**: 임상의사결정지원시스템이 제시한 권고 결과를 평가하고, 데이터 개선을 위한 피드백을 의료진에게 제공한다.

(4) CDSS 발전 속에서의 보건의료정보관리자의 역할 변화

임상의사결정지원시스템이 인공지능과 빅데이터를 기반으로 발전하면서, 보건의료정보관리자는 단순한 기록 관리자를 넘어 데이터 품질 관리 전문가, 의료진과 시스템을 연결하는 다리, 의료정보 거버넌스 담당자로서의 역할을 수행하게 된다(Sutton et al., 2020). 특히 정밀의료와 맞춤형 의료가 확대되는 상황에서, 환자 데이터의 수집 · 정제 · 활용은 더욱 중요해질 것이며, 이는 보건의료정보관리와 임상의사결정지원시스템의 연계를 강화한다.

2 | 임상의사결정지원시스템의 구조와 기능

1) 구성 요소: 데이터베이스, 지식 기반, 추론 엔진, 사용자 인터페이스

임상의사결정지원시스템(Clinical Decision Support System, CDSS)은 의료현장의 복잡한 의사결정을 돕기 위해 환자 데이터와 의학 지식을 결합하고, 추론을 통해 적절한 시점에 사용자 친화적 형태로 권고를 제공하는 통합 시스템이다(Shortliffe & Sepúlveda, 2018; Sutton et al., 2020). 전통적으로 데이터베이스–지식 기반–추론 엔진–사용자 인터페이스(UI)의 네 축으로 설명되지만, 실제 운영에서는 표준화 · 상호운용성, 거버넌스 · 지식관리(KM), 안전 · 평가까지를 포함하는 생태계로 이해해야 한다(Boxwala et al., 2011; Osheroff et al., 2012).

(1) 데이터베이스(Database): 환자 맥락을 담는 토대

① 데이터 범주와 출처

- ㉠ **정형 임상 데이터**: 인구학적 정보, 문제목록, 진단(ICD–10), 처방 · 투약, 알레르기, 활력징후, 검사(LOINC), 영상 판독 요약 등
- ㉡ **비정형 데이터**: 의무기록 서술, 경과기록, 퇴원 요약–자연어처리(NLP)로 구조화해 활용(예: 흡연력, 가족력 추출)
- ㉢ **장치 · 웨어러블 연계 데이터**: 연속혈당, 심전도 패치 등–실시간 알림 트리거로 사용 가능
- ㉣ **환자생성건강데이터(PGHD)**: PROs(환자보고결과), 생활습관 · 증상일지 등

② 품질 · 표준화 · 상호운용성

임상의사결정지원시스템 성능은 정확성 · 완전성 · 시의성에 좌우된다. 잘못된 알레르기 기록은 약물 경고의 실패로 직결된다. 용어 표준화(ICD–10, SNOMED CT, LOINC)와 교환 표준(HL7 v2, FHIR 리소스)이 핵심이며, FHIR는 경량 API로 CDS 모듈과 EHR 간 실시간 데이터 교환을 촉진한다(Mandel et al., 2016). 표준화가 되어야 지식 규칙과 데이터가 안정적으로 매칭된다.

③ 개인정보 보호 · 보안

역할 기반 접근통제(RBAC), 최소권한 원칙, 로깅 · 감사 추적이 필수다. 이는 안전한 CDS의 전제이며, 사용자 신뢰의 기반이 된다(Sittig & Singh, 2010).

(2) 지식 기반(Knowledge Base): 근거와 규칙의 저장소

① 지식의 유형

㉠ **정책 · 가이드라인**: 임상진료지침(CPGs), 경로(Care Pathway)

㉡ **규칙 · 알고리즘**: if-then 규칙, 스코어(CHA_2DS_2-VASc, Wells score), 계산기

㉢ **통계 · 확률 모델**: 베이지안 네트워크, 로지스틱 회귀 기반 예측

㉣ **머신러닝/AI 모델**: 위험도 · 재입원 · 악화 예측 등(성능과 더불어 설명가능성과 편향 관리가 과제)

② 표현 · 배포 방식

역사적으로 Arden Syntax, GLIF3, PROforma 등 지식표현 포맷이 제안되었다(Peleg et al., 2004). 최근에는 FHIR + CDS Hooks 조합으로, EHR이 특정 워크플로 이벤트(예: 처방 버튼 클릭)를 트리거하면 외부 CDS 서비스가 카드(card) 형태의 권고를 반환하는 아키텍처가 보편화되고 있다(Mandel et al., 2016).

③ 업데이트 · 버전관리 · 거버넌스

지식은 유효기간이 있으며, 신약 · 신규 근거에 맞춰 상시 갱신되어야 한다. 지식관리(KM) 프레임워크는 선정-정제-현지화-배포-모니터링의 라이프사이클을 명시한다(Boxwala et al., 2011). 변경 이력과 근거 출처를 투명하게 유지해야 임상의의 신뢰를 얻는다.

(3) 추론 엔진(Inference Engine): 데이터와 지식을 연결해 결론을 만드는 심장

① 규칙 기반(rule-based)

㉠ **장점**: 투명성 · 설명가능성, 규제 준수 · 감사 용이

㉡ **한계**: 규칙 폭증(rule explosion), 유지보수 부담, 경계값 민감도

임상 현장에서는 여전히 약물 상호작용 · 용량 경고 등 핵심 안전 기능에 효과적이다(Bates & Gawande, 2003).

② 확률적 · 통계적 추론

베이지안 · 마르코프 모델 등은 불확실성을 모델링해 감별진단이나 예후 예측에 유용하다. 환자특이적 사전확률(prior) 반영이 강점이다.

③ 머신러닝/AI 기반

대규모 EHR/레지스트리 데이터를 학습해 패턴 탐지 · 예측 정확도를 높인다. 그러나 데이터 편향, 설명가능성, 외부검증, 성능 감쇠(model drift) 관리가 필수다(Shortliffe & Sepúlveda, 2018; Sutton et al., 2020). 하이브리드 접근(규칙+ML)으로 안전 · 설명성과 성능의 균형을 추구하는 사례가 늘고 있다.

④ 실행 · 타이밍 · 트리거

CDS는 수동(passive)(요청 시 계산기), 반수동(인라인 권고), 능동(active)(팝업 경고)으로 나뉜다. 트리거는 시간 기반(아침 라운드), 이벤트 기반(처방 입력, 비정상 결과 수신), 상태 기반(악화 위험 임계치 초과) 등 적시성(Just-in-time)이 실제 효과에 결정적이다(Kawamoto et al., 2005).

(4) 사용자 인터페이스(UI): 임상의 행동 변화를 이끄는 마지막 10cm

① 설계 원칙("Five Rights")

올바른 정보를 올바른 사람에게, 올바른 채널/형식으로, 올바른 워크플로 지점에서, 올바른 영향 수준으로 제공해야 한다(Osheroff et al., 2012). 즉, 같은 메시지도 의사 · 간호사 · 약사에게 다르게 보여야 한다.

② 알림 피로(Alert Fatigue) 완화

우선순위 · 중요도 레벨, 일괄 요약, 경고 억제 기준(override suppression), 환자 맥락 기반 필터링이 필요하다. 무시율, 오탐 비율, 행동 변화율을 모니터링하며 지속 개선한다(Bright et al., 2012).

③ 설명가능성 · 신뢰

권고 카드에는 "왜(Why)"와 "어떻게(How)"가 담겨야 한다(근거 문헌 링크, 기준치, 환자 데이터 근거). 대체 옵션과 무시 사유 기록 UI는 학습과 거버넌스에 유익하다.

(5) 상호운용 아키텍처: EHR 밖으로 확장되는 CDS

① 통합 패턴

㉠ **EHR 내장형**: 벤더 제공 모듈에 규칙 탑재–배포 용이하나 이식성 제한

㉡ **서드파티 서비스형**: SMART on FHIR 앱, CDS Hooks로 연동–모듈화 · 재사용 · 기관 간 공유 용이(Mandel et al., 2016)

㉢ **하이브리드**: 핵심 안전 경고는 내장, 고급 예측은 외부 서비스

② 데이터 흐름

EHR →(FHIR 리소스)→ CDS 서비스 →(권고 카드/예측값)→ EHR UI

로그 · 피드백은 학습 루프로 돌아가 지식과 모델을 개선한다(Boxwala et al., 2011).

(6) 거버넌스·지속적 개선: 지식의 품질과 책임의 관리

① 지식관리(KM)와 현지화(Localization)

국가 가이드라인을 기관 표준으로 현지화(투여량, 약제 포뮬러리, 검사 접근성 등). 변경 시 다학제 위원회(의사, 약사, 간호, 품질/안전, 정보관리)가 검토한다(Boxwala et al., 2011).

② 안전 · 평가 프레임

설계부터 사회기술적(socio-technical) 관점–기술, 사람, 프로세스, 조직문화의 조화가 필요(Sittig & Singh, 2010). 효과 평가는 성과지표(오류 · ADR 감소, 적정성, 프로세스 순응), 환자결과(재원일수, 재입원), 사용지표(수용률, 무시율)로 다층 수행(Garg et al., 2005; Bright et al., 2012)

③ 효과적인 CDS의 특징

임상 워크플로 내 자동 제공, 사용자가 추가로 요청하지 않아도 나타남, 권고와 근거가 구체적, 실제 처방 · 오더 화면에 통합–이럴수록 효과가 크다(Kawamoto et al., 2005).

(7) 사례 스케치

① **약물 안전 경고:** 신기능(eGFR) 저하 환자에 대한 용량 조정 권고 → 행동변화율과 ADR 감소율 모니터링(Bates & Gawande, 2003)

(1) 상황

내과 외래에서 65세 남성이 고혈압과 만성신부전(Chronic Kidney Disease, CKD)을 동반하고 진료를 받았다. 의사는 고혈압 조절을 위해 ACE 억제제(예: Enalapril)를 처방하려고 한다.

(2) CDSS 작동 과정

- 데이터베이스: EMR에 환자의 eGFR 수치가 25mL/min으로 기록되어 있음
- 지식 기반: 약물 안전 지침에 "eGFR 〈 30인 환자에게 Enalapril 고용량 사용 금지"라는 규칙 포함
- 추론 엔진: 처방 입력 시 환자 데이터와 규칙을 매칭
- 사용자 인터페이스: "환자의 신기능이 저하되어 있으므로 Enalapril 고용량 처방은 부적절합니다. 대체 약물 혹은 저용량을 권고합니다"라는 팝업 경고 표시

(3) 결과

- 의사가 처방을 조정하고 부작용(고칼륨혈증, 급성 신손상) 위험을 줄임
- 연구결과, 이 같은 CDSS 적용은 약물 이상반응(ADR) 발생률을 20~40% 감소시키는 것으로 보고됨

② **감염 관리:** 카테터 관련 혈류감염(CLABSI) 예방 번들 미이행 시 라운드 시각에 인라인 체크리스트 표시 → 프로세스 순응 향상(Bright et al., 2012)

(1) 상황

CU 환자에게 중심정맥관(Central Line)이 삽입된 상태에서 감염 예방 번들이 일부 누락되는 경우가 빈번했다.

(2) CDSS 작동 과정

- 데이터베이스: 환자 EMR에 중심정맥관 삽입 기록 확인
- 지식 기반: 감염관리 지침에 따라 매일 "소독제 사용, 드레싱 교체, 필요성 평가"를 체크해야 함
- 추론 엔진: 환자 기록에서 예방 번들 수행 여부가 누락되었는지 확인

- 사용자 인터페이스: 간호사 라운드 시 대시보드에 "오늘 해당 환자 예방 번들 중 1개 이상 미실시됨" 알림 제공

(3) 결과
- 예방 번들 수행률이 70% → 95%로 향상
- 병원 보고 데이터에서 CLABSI 발생률이 1,000 카테터-일 당 2.5건에서 1.0건으로 감소

③ **예측 분석:** 퇴원 30일 내 재입원 위험 예측 모델 + 사회적 위험요인(SDOH) 결합 → 고위험군의 케어 코디네이션 자동 의뢰(Sutton et al., 2020)

(1) 상황
내과 병동에서 퇴원하는 만성심부전 환자 중 일부는 30일 이내 재입원한다. 이는 의료비 부담과 예후 악화로 이어진다.

(2) CDSS 작동 과정
- 데이터베이스: 환자의 나이, 진단, 검사 결과, 사회적 요인(SDOH: 사회경제 상태, 가족지원 여부) 입력
- 지식 기반: 머신러닝 기반 예측 모델로 "30일 이내 재입원 위험 점수" 산출
- 추론 엔진: 환자의 점수가 상위 10%에 해당함을 확인
- 사용자 인터페이스: 퇴원 요약 화면에 "재입원 고위험군 – 케어 코디네이터 의뢰 권장" 알림 제공

(3) 결과
- 의료진이 환자에게 퇴원 후 관리 프로그램을 연결
- 연구에서는 이 같은 CDS 개입이 재입원율을 15~20% 감소시키는 것으로 보고됨

표 10-2_ 임상의사결정 구성요소

구성 요소	설명	예시
데이터베이스	환자 EMR, 검사 결과	혈액검사, 영상자료
지식 기반	의학 지식, 가이드라인	진료지침, 약물DB
추론 엔진	데이터+지식 → 판단	약물 상호작용 경고
사용자 인터페이스	결과 전달	알림창, 권고 메시지

2) 주요 기능: 진단 지원, 치료 지원, 경고·알림, 예방·모니터링

임상의사결정지원시스템(Clinical Decision Support System, CDSS)은 단순히 의료 정

보를 저장 · 제공하는 도구를 넘어, 임상의사가 환자를 진단하고 치료하며 예방 관리까지 수행하는 과정 전반을 지원한다. CDSS의 주요 기능은 진단 지원, 치료 지원, 경고 · 알림, 예방 및 모니터링으로 구분할 수 있으며, 각각은 환자 안전과 진료의 질 향상에 중요한 역할을 한다(Sutton et al., 2020).

(1) 진단 지원(Diagnostic Support)

진단 지원 기능은 환자의 증상, 과거 병력, 검사 결과, 영상 자료 등을 분석하여 가능한 진단 가설을 제시하거나 특정 질환 가능성을 평가하는 기능이다. 예를 들어, 응급실에서 흉통을 호소하는 환자에게 임상의사결정지원시스템은 심근경색 위험도를 계산하는 급성관상동맥증후군 환자의 위험 예측 점수(TIMI score)를 자동으로 산출하고, 폐색전증 가능성을 폐색적증 위험 평가(Wells score)로 평가해 의료진에게 제시할 수 있다(Kawamoto et al., 2005). 또한 인공지능 기반 영상 임상의사결정지원시스템은 CT 영상에서 폐결절을 탐지하거나, 뇌 CT에서 뇌출혈 가능성을 자동으로 표시하여 방사선과 전문의의 판독을 보조할 수 있다. 이러한 기능은 진단의 정확도를 높이고, 특히 응급 상황에서 의사의 판단 속도를 향상시키는 데 기여한다(Garg et al., 2005).

(2) 치료 지원(Therapeutic Support)

치료 지원 기능은 환자의 상태와 진단을 기반으로 적절한 치료 방법이나 약물 처방을 권고하는 역할을 한다. 임상의사결정지원시스템은 약물 용량과 투여 경로를 자동으로 조정하거나, 환자의 신기능이나 간기능을 고려하여 대체 약물을 추천할 수 있다. 예를 들어, 만성신부전 환자에게 특정 항고혈압제를 처방할 때 임상의사결정지원시스템은 부적절한 고용량을 경고하고 적합한 대체 약물을 제안한다(Bates & Gawande, 2003). 또한 항생제 처방 시 지역 내 내성균 데이터를 반영해 최적의 항생제를 권고하거나, 암 환자에게 최신 임상지침에 따른 치료 프로토콜을 제시할 수도 있다. 이를 통해 진료 표준화를 실현하고, 환자 맞춤형 치료를 가능하게 하며, 근거중심의학(Evidence-Based Medicine, EBM)의 실제 적용을 촉진한다(Shortliffe & Sepúlveda, 2018).

(3) 경고·알림(Alerts & Reminders)

경고와 알림은 임상의사결정지원시스템의 가장 대표적인 기능 중 하나로, 환자안전을 위협할 수 있는 상황을 사전에 알려주거나 진료 과정에서 놓치기 쉬운 행위를 상기시킨다. 예를 들어, 약물 처방 시 환자가 해당 약물에 알레르기가 있음을 자동으로 경고하거나, 서로 상호작용이 강한 약물을 동시에 처방했을 때 경고창을 띄운다. 또한 예방접종 시기가 도래했을 때 알림을 제공하거나, 혈액검사에서 비정상 수치가 확인되면 즉시 의료진에게 알리는 방식으로 활용된다(Bright et al., 2012). 이러한 경고 · 알림 기능은 의료 오류를 예방하고 환자안전을 강화하는 데 기여하지만, 동시에 과도한 알림은 경고 무시(alert fatigue)를 유발할 수 있어 적절한 조정이 필요하다.

(4) 예방 및 모니터링(Prevention & Monitoring)

예방 및 모니터링 기능은 환자의 상태를 장기적으로 추적하며 조기 개입을 가능하게 한다. 만성질환 환자의 혈압과 혈당 수치를 주기적으로 모니터링하여 위험 수치가 발견되면 경고를 제공하고, 예방접종 미이행 환자를 자동 탐지하여 접종을 권고할 수 있다. 또한 심부전 환자의 퇴원 후 재입원 위험을 예측해 고위험 환자에게 추가적인 케어 코디네이션을 권고하는 등, 질병 예방과 관리에도 중요한 역할을 한다(Sutton et al., 2020). 병원 감염관리 측면에서도 중심정맥관 삽입 환자의 감염 위험을 자동으로 알림으로써 감염 예방 번들의 이행률을 높이는 효과가 보고되었다(Bright et al., 2012). 이처럼 CDSS는 치료 이후에도 환자의 건강을 지속적으로 관리하고, 예방적 개입을 통해 재입원과 합병증 발생을 줄이는 데 기여한다.

3) 전자의무기록(EMR)과의 통합

전자의무기록(Electronic Medical Record, EMR)은 환자의 진료 과정에서 발생하는 다양한 정보를 체계적으로 기록하고 관리하기 위해 도입된 시스템이다. 환자의 기본 인적 사항부터 병력, 진단명, 검사 결과, 영상 자료, 처방 내역까지 모든 임상 데이터가 EMR에 축적된다. 의료기관에서는 EMR을 통해 환자 진료 정보를 효율적으로 관리할 수 있으며, 이는 종이기록 시대에 비해 의료의 연속성과 접근성을 크게 향상시켰다. 그러나 EMR 자체는 본질적으로 "기록 저장소"의 역할에 그치는 경우가 많아, 의료진이 직접 데이터를 해석하고 판단을 내려야 하는 한계가 있다.

임상의사결정지원시스템(Clinical Decision Support System, CDSS)은 이러한 한계를 보완하기 위해 등장하였다. CDSS는 EMR에 저장된 환자 데이터를 기반으로 진단 가설을 제시하거나 적절한 치료를 권고하고, 약물 안전 문제를 경고하는 등 의학적 의사결정을 실질적으로 돕는다. 다시 말해, EMR이 정보를 담고 있다면 CDSS는 그 정보를 활용해 의료진이 더 나은 결정을 내릴 수 있도록 지원하는 역할을 한다(Shortliffe & Sepúlveda, 2018). 따라서 두 시스템은 서로 보완적이며, 의료현장에서 효과적으로 기능하기 위해서는 통합이 필수적이다.

CDSS와 EMR의 통합이 필요한 이유는 명확하다. 첫째, 환자안전을 확보할 수 있다. 예를 들어, EMR에 입력된 알레르기 정보와 투약 이력을 CDSS와 연동하면, 의사가 특정 약을 처방하려 할 때 알레르기 위험을 자동으로 경고할 수 있다. 둘째, 진료 효율성을 높인다. 의사는 EMR에서 환자 검사 결과를 확인하는 동시에, CDSS가 해당 결과를 근거로 진단 가설이나 치료 권고를 제시받을 수 있다. 셋째, 근거중심의학(Evidence-Based Medicine)을 실제 임상에서 구현할 수 있다. 환자 개별 데이터와 최신 임상지침을 연결하면 표준화된 진료를 제공할 수 있으며, 이는 진료 변이를 줄이고 일관성을 강화한다(Sutton et al., 2020). 이처럼 통합은 단순한 편의성을 넘어 의료의 질 향상에 직결된다.

두 시스템의 통합 방식에는 여러 접근이 있다. 가장 단순한 형태는 EMR 벤더가 CDSS 기능을 자체적으로 포함하는 내장형 방식이다. 예컨대, EMR 처방 화면에 약물 알레르기 경고 기능이 탑재되어 있어, 사용자가 별도의 시스템을 거치지 않아도 된다. 다만 이러한 방식은 특정 EMR 벤더에 종속될 위험이 있다. 반대로 서비스형 통합은 외부 CDSS 모듈을 EMR과 연동하는 방식으로, HL7이나 FHIR 같은 상호운용 표준을 통해 구현된다(Mandel et al., 2016). 이 경우 다양한 EMR 환경에서도 동일한 CDSS를 활용할 수 있어 확장성이 높지만, 초기 구축에 많은 비용과 기술적 노력이 필요하다. 실제로 많은 기관에서는 핵심 안전 기능은 EMR 내장으로, 고급 예측 기능은 외부 모듈로 연동하는 하이브리드 방식을 채택하고 있다.

CDSS와 EMR 통합의 장점은 풍부하다. 무엇보다 환자안전이 강화된다. 약물 상호작용이나 알레르기 경고 기능이 EMR에 내장되어 있으면 의료 오류를 크게 줄일 수 있다(Bates & Gawande, 2003). 또한 의료진의 업무 효율성이 향상된다. 연구에 따르면 CDSS가 EMR 워크플로 안에서 자동으로 정보를 제공할 때, 의사들이 별도의 조작 없이 즉시 의사결정에 반영할 수 있어 실제 임상 효과가 커진다(Kawamoto et al., 2005). 더불어 표준화된 진료를 확산시키는 데도 효과적이다. EMR에 기록된 환자 상태를 기준으로 최신 임상지침을 CDSS가 자동 적용하면, 의료진마다 달랐던 진료 패턴을 일정 수준 이상으로 통일할 수 있다. 이 과정에서 EMR 데이터는 단순한 기록이 아니라 실시간 의사결정 자원으로 전환된다.

그러나 도전 과제도 존재한다. 가장 흔한 문제는 “알림 피로(alert fatigue)”이다. CDSS가 과도하게 경고를 띄우면 의료진은 반복되는 알림을 무시하게 되고, 이는 시스템의 신뢰성을 떨어뜨린다(Bright et al., 2012). 또한 EMR 데이터의 품질이 낮으면 CDSS가 잘못된 권고를 내릴 수 있다. 예를 들어, 환자의 알레르기 정보가 누락되거나 잘못 기록되어 있다면, 알레르기 경고 기능은 제대로 작동하지 않는다. 상호운용성 문제도 크다. 의료기관마다 EMR 구조와 데이터 형식이 달라, CDSS가 동일하게 적용되기 어렵다. 마지막으로 법적 · 윤리적 문제 역시 고려해야 한다. CDSS의 권고를 따른 결과에 대한 책임이 의사에게 있는지, 시스템 개발자에게 있는지 명확하지 않은 경우가 많다.

그럼에도 불구하고 여러 실제 사례는 통합의 효과를 입증한다. 미국의 한 대형 병원에서는 EMR과 CDSS를 연동한 처방 지원 시스템(CPOE + CDSS)을 도입한 결과, 약물 오류가 55% 감소하였다(Bates & Gawande, 2003). 감염관리 분야에서는 중심정맥관 삽입 환자의 정보를 EMR과 연결해, CDSS가 매일 감염 예방 번들의 이행 여부를 알림으로 제공한 결과 감염률이 현저히 감소했다(Bright et al., 2012). 또한 소아청소년 진료에서는 EMR에 기록된 접종 이력과 CDSS를 연동해 예방접종 시기를 자동으로 알림으로써 접종 적기율을 크게 향상시켰다는 보고도 있다(Garg et al., 2005).

결국 EMR과 CDSS의 통합은 현대 의료의 표준으로 자리잡아 가고 있다. EMR이 제공하는 방대한 데이터를 CDSS가 분석하고, 이를 실시간으로 의료진에게 전달함으로써 환자안전, 진료 표준화, 효율성 제고라는 목표를 동시에 달성할 수 있기 때문이다. 앞으로는 인공지능과 빅데이터 분석 기술이 결합되면서 이러한 통합의 효과가 더욱 커질 것으로 기대된다.

3 | 임상의사결정지원시스템의 적용과 영향

1) 임상 현장의 활용 사례(약물 처방, 감염관리, 환자안전)

(1) 약물 처방 지원 사례

① 상황

약물 처방 과정은 환자안전에 가장 큰 영향을 주는 단계 중 하나이다. 그러나 실제 임상에서는 부적절한 용량 처방, 중복 처방, 약물 상호작용, 환자의 알레르기 반응 누락 등 다양한 오류가 발생할 수 있다. 특히 고령 환자나 만성질환자는 다약제(polypharmacy) 사용이 흔해 위험이 더욱 크다.

② CDSS의 개입 방식

CDSS는 전자의무기록(EMR)에 입력된 환자의 알레르기 정보, 신기능(eGFR), 간기능 수치, 현재 복용 중인 약물 목록 등을 자동으로 분석한다. 의사가 새로운 약물을 입력하면 시스템은 즉시 다음과 같은 지원을 제공한다.

㉠ 환자의 신기능이 저하되어 있는 경우 용량 조정을 권고
㉡ 환자가 이미 복용 중인 약물과의 상호작용 위험 경고
㉢ 등록된 알레르기 약물 처방 시 즉각적인 팝업 알림 제공

③ 성과 · 효과

미국의 대형 병원에서 컴퓨터 기반 처방(CPOE)과 CDSS를 통합한 결과, 약물 오류가 55% 감소하였다는 보고가 있다(Bates & Gawande, 2003). 또 다른 연구에서는 약물 관련 부작용 발생률을 20~40% 줄이는 효과가 나타났다(Bright et al., 2012). 이는 CDSS가 약물 안전을 보장하고 환자의 치료 결과를 개선하는 데 크게 기여함을 보여준다.

(2) 감염관리 사례

① 상황

중환자실(ICU)에서 흔히 발생하는 중심정맥관 관련 혈류감염(CLABSI)은 환자의 사망률과 재원 기간을 높이는 대표적인 의료관련감염(Hospital-Acquired Infection, HAI)이다. 감염 예방을 위해서는 매일 중심정맥관의 필요성을 재평가하고, 소독 및 드레싱 교체 등 '예방 번들(Prevention Bundle)'을 철저히 이행해야 한다. 그러나 실제 임상에서는 이러한 관리가 누락되는 경우가 발생한다.

② CDSS의 개입 방식

CDSS는 EMR에서 중심정맥관 삽입 여부를 확인하고, 환자별로 예방 번들 수행 기록을 추적한다. 만약 소독제 사용 기록이나 드레싱 교체가 일정 기간 누락되었을 경우, 간호사와 의사에게 자동으로 알림을 제공한다. 또한 환자 라운드 시간에 대시보드에 "이 환

자는 예방 번들 이행률이 70% 미만입니다"라는 경고를 띄워 의료진의 즉각적인 개입을 유도한다.

③ 성과 · 효과

CDSS를 활용한 감염관리 프로그램 도입 이후, 예방 번들 수행률은 70%에서 95%로 상승하였다. 동시에 CLABSI 발생률은 1,000 카테터-일 당 2.5건에서 1.0건으로 감소했다(Bright et al., 2012). 이는 CDSS가 감염 예방을 위한 지속적 모니터링 도구로 효과적임을 보여준다.

(3) 환자안전 모니터링 사례

① 상황

환자안전은 현대 의료에서 가장 중요한 가치 중 하나이다. 의료 오류나 이상반응은 환자의 생명을 위협할 뿐만 아니라 의료비 증가와 병원 신뢰도 저하로 이어진다. 특히 검사 결과가 비정상 수치임에도 불구하고 의료진이 놓치거나, 위험 징후를 조기에 인지하지 못하는 경우 환자에게 심각한 피해를 줄 수 있다.

② CDSS의 개입 방식

CDSS는 EMR에 실시간으로 입력되는 환자의 검사 결과와 활력징후를 자동으로 분석한다. 예를 들어,

㉠ 혈중 칼륨 수치가 6.0 mmol/L 이상으로 상승했을 때 "심각한 고칼륨혈증 – 부정맥 위험" 경고 제공

㉡ 중환자실 환자의 산소포화도가 85% 이하로 떨어질 경우 즉시 경고음 발생

㉢ 항응고제를 투여 중인 환자에서 INR 수치가 기준을 초과하면 용량 조정 권고

③ 성과 · 효과

이러한 환자안전 모니터링 CDSS는 중대한 이상 결과의 인지 지연을 줄이고, 즉각적인 대응을 가능하게 한다. 연구에 따르면 CDSS 기반 실시간 알림 시스템은 중환자실에서 발생하는 심각한 이상사건을 조기에 발견해 환자 사망률을 유의미하게 감소시키는 효과가 있었다(Garg et al., 2005; Sutton et al., 2020).

이처럼 CDSS는 약물 처방 지원 → 감염관리 → 환자안전 모니터링의 다양한 임상 영역에서 활용될 수 있으며, 실제로 환자안전 향상과 진료 질 개선에 기여하고 있다. 약물 오류를 줄이고, 감염 예방을 촉진하며, 환자의 위험 상태를 조기에 인지할 수 있도록 하는 것은 모두 CDSS가 의료현장에 통합되어야 하는 중요한 이유를 잘 보여준다.

2) 임상의사결정지원시스템의 장점

(1) 오류 감소(Error Reduction)

의료 오류는 세계적으로 환자안전에 가장 큰 위협 요인 중 하나로 꼽힌다. 미국의학연구소(IOM)는 의료 오류를 주요 사망 원인 중 하나로 보고했으며, 특히 약물 처방 오류는 환자의 부작용, 장기 손상, 심지어 사망으로 이어질 수 있다고 지적하였다(Institute of Medicine, 2001). 임상 현장에서 발생하는 오류는 주로 정보의 누락, 복잡한 환자 상태, 의사의 피로, 인지적 한계에서 비롯된다.

CDSS는 이러한 오류를 줄이는 데 중요한 역할을 한다. 시스템은 환자의 전자의무기록(EMR)에서 진단, 약물 복용 이력, 검사 결과를 실시간으로 분석하여 의사가 새로운 처방을 내리거나 치료 결정을 할 때 오류를 사전에 차단한다. 예를 들어, 신기능이 저하된 환자에게 표준 용량의 약물을 그대로 처방하면 약물 축적으로 인한 독성이 발생할 수 있는데, CDSS는 eGFR(사구체여과율) 수치를 분석하여 "권장 용량보다 감소된 용량을 사용해야 함"을 경고한다. 또한 이미 복용 중인 약물과의 상호작용 위험을 탐지하거나, 환자가 등록해 둔 알레르기 약물에 대해 자동으로 경고한다.

이러한 기능 덕분에 실제 연구에서는 CDSS가 도입된 병원에서 약물 관련 오류가 절반 이상 감소한 것으로 나타났다(Bates & Gawande, 2003). Bright 등(2012)의 체계적 문헌고찰에서도 CDSS는 처방 오류, 검사 중복, 중대한 부작용 발생률을 의미 있게 낮춘 것으로 보고되었다. 결국 CDSS는 의료진의 한계를 보완하는 '안전망(safety net)'으로 기능하여 오류 가능성을 최소화한다.

(2) 진료 표준화(Standardization of Care)

의료는 과학적 근거를 바탕으로 수행되지만, 실제 진료 과정에서는 의사의 개인적 경험, 병원의 환경, 최신 지식에 대한 접근성 차이로 인해 "진료 변이(variation)"가 나타난다. 같은 질환이라도 의료진마다 처방하는 약물이나 검사 방식이 다르고, 이는 치료 성과의 불균형으로 이어질 수 있다. 이러한 진료 변이를 줄이고, 환자 누구나 동일한 질환에 대해 일정 수준 이상의 치료를 받을 수 있도록 하는 것이 현대 의료의 과제 중 하나이다.

CDSS는 이 과제를 해결하는 데 효과적인 도구이다. CDSS는 최신 임상진료지침(Clinical Practice Guidelines, CPGs)과 근거중심의학(Evidence-Based Medicine, EBM)을 시스템에 반영하여, 환자 개별 데이터와 결합시켜 표준화된 권고를 제공한다. 예를 들어, 급성심근경색 환자가 응급실에 도착하면 CDSS는 혈전용해제 투여 시기, 아스피린 투여 권고, 심혈관 중재술(PCI) 적정 시점을 자동으로 알리고, 의사가 이를 놓치지 않도록 한다.

연구에 따르면 CDSS는 이러한 표준화된 치료 권고를 제공함으로써, 환자가 어디에서 치료를 받더라도 최신 가이드라인에 따른 진료를 받을 수 있도록 돕는다(Garg et al., 2005). Kawamoto 등(2005)의 체계적 고찰에서는 CDSS가 임상 워크플로 안에서 자동으로 권고를 제공할 때, 의료진의 진료 행위가 표준지침과 일치하는 비율이 크게 향상된다고 보고되었다. 다시 말해 CDSS는 단순히 정보를 제공하는 시스템이 아니라, 의료현장에서 최신 지식을 일관되고 체계적으로 구현하는 메커니즘으로 기능한다.

(3) 환자안전 향상(Improvement of Patient Safety)

환자안전은 현대 보건의료의 핵심 가치로, 세계보건기구(WHO) 또한 모든 의료기관이 우선적으로 추구해야 할 목표로 강조하고 있다. 환자안전은 오류 예방과 진료 표준화와도 밀접하게 연결되어 있으며, CDSS는 이러한 두 가지 기능을 종합적으로 수행함으로써 궁극적으로 환자안전을 강화한다.

CDSS는 실시간 모니터링을 통해 환자의 위험 상황을 조기에 발견한다. 예를 들어, 중환자실(ICU)에서 환자의 산소포화도가 급격히 떨어지면 즉시 경고를 발생시켜 의료진이 빠르게 개입할 수 있도록 한다. 또 항응고제를 복용 중인 환자의 INR(국제표준화비율)이 안전 범위를 벗어나면 경고 메시지를 띄워 출혈 합병증을 예방한다. 감염관리 분야에서는 EMR에 기록된 중심정맥관 삽입 환자의 정보를 CDSS가 분석하여, 감염 예방 번들(예: 소독제 사용, 드레싱 교체)이 누락되었을 때 즉각적으로 알림을 제공한다. 실제 연구에서 이러한 시스템은 중심정맥관 관련 감염률을 절반 이하로 감소시킨 것으로 보고되었다(Bright et al., 2012).

또한 환자안전은 단순히 오류를 줄이는 것을 넘어, 환자가 불필요한 위험에 노출되지 않고 최적의 치료를 받을 권리를 보장하는 것이다. CDSS는 환자의 개별 특성과 선호도를 반영하여, 안전하면서도 효과적인 진료 방안을 제시할 수 있다. 이는 환자의 치료 만족도와 신뢰도를 높이고, 의료서비스 전반의 질을 개선하는 데 기여한다(Sutton et al., 2020).

CDSS의 장점은 단순히 시스템 편의성에 그치지 않는다. 오류를 줄여 안전망을 제공하고, 최신 근거를 기반으로 진료를 표준화하며, 환자안전을 적극적으로 향상시키는 역할을 수행한다. 물론 경고가 과도하여 의료진이 무시하게 되는 "알림 피로(alert fatigue)"나, 데이터 품질 문제 등 한계도 존재하지만, 다수의 연구는 CDSS가 임상 성과 개선에 실질적으로 기여한다고 보고한다(Bates & Gawande, 2003; Garg et al., 2005; Sutton et al., 2020).

따라서 CDSS는 오늘날 보건의료정보관리 분야에서 단순한 IT 도구가 아니라, 환자안전과 진료 질 향상을 위한 핵심 전략으로 자리잡고 있다고 평가할 수 있다.

3) 임상의사결정지원시스템의 한계

임상의사결정지원시스템(Clinical Decision Support System, CDSS)은 의료 오류를 줄이고, 진료를 표준화하며, 환자안전을 향상시키는 데 중요한 기여를 하고 있다. 그러나 실제 의료현장에서 CDSS를 활용할 때에는 몇 가지 중요한 한계가 존재한다. 이 한계들을 이해하는 것은 CDSS의 올바른 적용과 개선 방향을 모색하는 데 필수적이다.

(1) 알람 피로(Alert Fatigue)

CDSS의 대표적인 문제는 알람 피로(alert fatigue)이다. CDSS는 환자안전을 위해 다양한 경고와 알림을 제공하는데, 지나치게 많은 알림은 오히려 역효과를 낳는다. 예를 들어, 약물 처방 시 단순한 경미한 상호작용까지 모두 경고가 발생하면, 의료진은 매번 팝업창을 확인해야 한다. 이러한 반복적인 알림은 업무 흐름을 방해하고, 결국 중요한 경고조차 무시하는 결과를 초래할 수 있다.

연구에 따르면 일부 병원에서는 약물 관련 경고의 90% 이상이 의료진에 의해 무시되었는데, 이는 불필요하거나 임상적으로 중요하지 않은 알림이 너무 많았기 때문이다(Bright et al., 2012). 이러한 알람 피로는 CDSS가 환자안전을 위해 설계된 본래 목적을 저해하고, 오히려 새로운 위험 요인을 만들 수 있다. 따라서 알림의 선별적 제공, 우선순위 부여, 맞춤화가 필요하다.

(2) 데이터 품질 문제(Data Quality Issues)

CDSS의 성능은 기본적으로 EMR에 입력된 데이터의 정확성, 완전성, 최신성에 달려 있다. 그러나 실제 의료현장에서는 데이터 입력 오류, 누락, 표준화 부족 등으로 인해 데이터 품질 문제가 자주 발생한다.

예를 들어, 환자의 알레르기 정보가 EMR에 제대로 입력되지 않았다면, CDSS는 약물 알레르기 경고를 제공하지 못한다. 또한 검사 결과가 업데이트되지 않은 상태에서 CDSS가 권고를 제공하면, 이미 바뀐 환자 상태와 맞지 않는 권고를 내릴 수 있다. 표준화가 되지 않은 데이터(예: 병원마다 다른 코드 체계 사용)는 CDSS의 지식 기반과 정확히 매칭되지 않아 잘못된 결과를 초래할 수 있다(Sittig & Singh, 2010).

즉, CDSS는 "Garbage In, Garbage Out" 원리에서 벗어날 수 없다. 데이터 품질이 낮으면 시스템 권고의 신뢰성이 떨어지고, 이는 의료진이 CDSS를 신뢰하지 않게 만드는 악순환을 일으킨다.

(3) 의사-환자 관계에 대한 영향(Impact on Doctor-Patient Relationship)

CDSS는 환자 진료에서 의사와 환자 간의 관계에도 영향을 미칠 수 있다. 전통적으로 진료 과정은 환자의 이야기를 경청하고, 의사의 임상적 경험과 직관을 바탕으로 상호 신뢰를 쌓는 과정이었다. 그러나 CDSS가 진료 현장에서 적극적으로 개입하면, 의사가 환자를 바라보는 시간보다 화면을 보는 시간이 늘어날 수 있다. 이는 환자가 "의사가 나보다 컴퓨터를 더 신뢰한다"는 인상을 받을 위험이 있다.

또한 CDSS가 제공하는 권고가 의사의 판단과 상충할 경우, 환자가 혼란을 겪거나 의사의 권위에 대한 신뢰가 약화될 수도 있다. 예를 들어, CDSS가 특정 약물 사용을 권고했는데 의사가 환자의 개별 상황을 고려해 다른 선택을 하면, 환자는 "왜 시스템 권고를 따르지 않는가"라는 의문을 가질 수 있다. 이런 상황은 의사-환자 관계에 불필요한 긴장을 초래할 수 있다(Shortliffe & Sepúlveda, 2018).

결국 CDSS는 의사를 대체하는 도구가 아니라 의사 판단을 보조하는 도구임을 환자와 의료진 모두 인식하는 것이 중요하다. CDSS 활용 과정에서 환자와의 소통을 강화하고, 의사가 최종 결정을 내리는 주체임을 분명히 하는 것이 필요하다.

CDSS는 임상 현장에서 유용한 도구이지만, 알람 피로로 인한 경고 무시, 데이터 품질 저하로 인한 권고 오류, 그리고 의사-환자 관계에 미치는 잠재적 영향이라는 세 가지 중요한 한계를 가지고 있다. 따라서 CDSS를 도입하고 운영할 때는 단순히 기술적 구현에 그치지 않고, 알림의 최적화, 데이터 품질 관리, 환자-의사-시스템 간의 균형 있는 관계 유지가 함께 고려되어야 한다.

표 10-3_ 임상적 의료결정의 장점과 한계

구분	장점	한계
오류 관련	• 약물 처방 오류 감소(용량 오류, 중복 처방, 알레르기 · 상호작용 경고) • 검사 중복, 불필요한 진단 오류 방지(Bates & Gawande, 2003)	• 알람 피로(Alert Fatigue): 불필요하거나 잦은 경고로 인해 중요 경고도 무시될 위험 • 의료진 업무 흐름 방해(Bright et al., 2012)
진료 과정	• 최신 임상지침 반영 → 진료 표준화 실현 • 근거중심의학(EBM) 구현 → 의사별 변이 감소 (Garg et al., 2005; Kawamoto et al., 2005)	• 데이터 품질 문제: 누락 · 오류 · 표준화 부족으로 잘못된 권고 발생 가능 • "Garbage In, Garbage Out" 원리 적용(Sittig & Singh, 2010)
환자안전	• 실시간 모니터링으로 이상 징후 조기 발견 • 감염 예방 번들 이행 지원 • 환자의 부작용, 합병증, 재입원 위험 감소 (Bright et al., 2012; Sutton et al., 2020)	• 의사 · 환자 관계 영향: 시스템 권고와 의사 판단 충돌 시 환자의 혼란 초래 • 환자가 의사보다 시스템을 더 신뢰한다고 인식할 위험(Shortliffe & Sepúlveda, 2018)
종합적 효과	• 오류 감소 + 표준화 + 안전 향상을 통한 진료 질과 효율성 제고	• 알림 최적화, 데이터 품질 관리, 인간-시스템 균형 유지가 필요

4 | 임상의사결정지원시스템의 미래 전망

1) 인공지능(AI)과 머신러닝 기반 임상의사결정지원시스템

임상의사결정지원시스템(Clinical Decision Support System, CDSS)은 전통적으로 규칙 기반(rule-based) 방식에 의존해 왔다. 예를 들어, "혈당이 200mg/dL 이상이면 당뇨병 의심"과 같은 단순한 if-then 규칙이 대표적이다. 이러한 방식은 직관적이고 설명하기 쉽다는 장점이 있지만, 복잡한 임상 상황을 모두 반영하기 어렵고, 규칙이 지나치게 많아지면 관리가 힘들어지는 단점이 있다.

최근에는 인공지능(AI)과 머신러닝(machine learning, ML) 기술이 의료 데이터 분석에 적극적으로 활용되면서 CDSS의 성격이 크게 변화하고 있다. 머신러닝은 데이터를 학습하여 패턴을 찾아내고, 새로운 입력에 대해 예측을 수행하는 알고리즘이다. 특히 방대한 전자의무기록(EMR) 데이터, 유전체 정보, 의료영상 데이터를 분석하는 데 강점을 가진다(Sutton et al., 2020).

(1) AI/ML 기반 CDSS의 특징

첫째, 데이터 중심 학습이다. 전통적 CDSS는 사람이 직접 규칙을 만들어야 했지만, 머신러닝 기반 시스템은 과거 수십만 건의 환자 데이터를 학습하여 스스로 패턴을 발견한다. 예를 들어, 재입원 위험 예측 모델은 환자의 나이, 병력, 검사 결과, 사회적 요인(SDOH)을 학습하여, 새로운 환자가 퇴원할 때 재입원 가능성을 자동으로 계산할 수 있다.

둘째, 예측 성능 강화이다. AI 모델은 비선형적이고 복잡한 변수를 함께 고려할 수 있어, 단순한 규칙 기반 모델보다 더 정밀한 예측을 제공한다. 예컨대, 심부전 환자의 사망 위험이나 암 환자의 치료 반응 예측에서 딥러닝 기반 CDSS가 높은 정확도를 보인 사례가 있다.

셋째, 다양한 데이터 활용이다. 머신러닝은 구조화된 데이터(진단, 수치 검사)뿐 아니라, 비정형 데이터인 임상 텍스트, 영상, 심전도 파형까지 분석할 수 있다. 예를 들어, 자연어 처리(NLP) 기술을 활용하여 의무기록 텍스트에서 흡연력이나 가족력을 자동으로 추출해 진단 지원에 활용한다(Shickel et al., 2017).

(2) 임상 적용 사례

① 영상 진단 지원(Radiology & Imaging)

AI/ML은 방대한 의료영상 데이터를 학습하여 영상 판독을 지원한다. 예를 들어, 폐암 조기 진단을 위해 CT 영상을 분석하는 딥러닝 알고리즘은 방사선과 전문의보다 작은 결절도 탐지할 수 있다. Google Health 팀은 딥러닝을 활용하여 흉부 CT에서 폐암을 조기 발견하는 연구를 진행했는데, 일부 상황에서는 전문의보다 위양성(false positive)과 위음성(false negative) 비율을 줄이는 성과를 보였다.

또한 유방촬영술(망막촬영 포함)에서 암 병변을 탐지하는 AI 모델은 판독 민감도를 높이고, 의료진의 과중한 업무 부담을 덜어주는 데 기여하고 있다(McKinney et al., 2020).

- 의의: 영상 진단의 정확성과 속도를 높여, 조기 진단과 치료 개입을 가능하게 한다.

② 예후 예측(Prognostic Prediction)

AI/ML은 다변량 데이터를 학습하여 환자의 예후를 예측하는 데 유용하다. 대표적 사례는 패혈증(Sepsis) 예측 모델이다. 패혈증은 조기 인지가 늦어지면 사망률이 급격히 상승하는 질환으로, 미국 일부 병원에서는 머신러닝 기반 CDSS를 활용해 EMR 데이터를 분석하여 패혈증 발생 4~6시간 전 조기 경고를 제공하였다. 이는 조기 항생제 투여와 집중치료 개입을 가능하게 하여 사망률을 의미 있게 줄였다.

또한 심부전 환자의 데이터를 분석하여 30일 내 재입원 위험을 예측하는 모델도 개발되었으며, 이를 통해 퇴원 환자에게 집중적인 사후관리 프로그램을 제공할 수 있다.

- **의의:** 위험 환자를 조기에 선별하여 맞춤형 개입을 가능하게 하고, 불필요한 재입원과 의료비용을 줄인다.

③ 약물 개발과 약물 반응 예측(Pharmacology)

머신러닝은 신약 개발 과정에서도 활용된다. 전통적인 신약 개발은 평균 10년 이상 소요되지만, AI는 화합물 구조와 단백질 상호작용을 학습하여 신약 후보 물질 탐색 속도를 크게 단축시킨다.

임상 적용 측면에서는, 암 환자의 항암제 반응 예측에 ML 모델이 사용된다. 예를 들어, 유방암 환자의 유전자 변이, 발현 프로파일, 임상 데이터를 종합 분석해 특정 환자가 표적치료제(예: trastuzumab)에 반응할 가능성을 사전에 평가한다. 이는 불필요한 약물 투여를 줄이고 환자 맞춤형 치료를 가능하게 한다.

- **의의:** 맞춤형 약물 치료를 지원하여, 효과는 극대화하고 부작용은 최소화한다.

④ 자연어처리(NLP)를 통한 임상 기록 분석

AI/ML, 특히 자연어처리(NLP) 기술은 방대한 임상 텍스트 데이터(진료 기록, 간호 기록, 방사선 판독 보고서 등)를 분석할 수 있다. 예를 들어, NLP 기반 시스템은 EMR의 자유 서술식 기록에서 흡연력, 음주력, 가족력과 같은 생활습관 요인을 자동 추출하여 연구 데이터로 활용할 수 있다. 또한 방사선 판독 보고서에서 '폐결절 의심' 같은 주요 키워드를 인식해, 환자를 추가 검사 대상자로 자동 분류하기도 한다.

- **의의:** 의료진이 놓칠 수 있는 정보까지 구조화하여 연구와 임상결정에 활용할 수 있게 한다.

⑤ **환자 모니터링과 원격진료**

웨어러블 기기와 연동된 AI는 환자의 생체 신호를 실시간 분석해 이상 징후를 조기에 경고한다. 예를 들어, 스마트워치에서 수집된 심전도 데이터를 분석해 심방세동(Atrial Fibrillation)을 조기에 발견하는 AI 모델은 미국 FDA의 승인을 받아 상용화되었다. 또한 연속혈당측정기(CGM) 데이터를 분석해 저혈당 위험 예측 알림을 제공하는 AI 알고리즘은 당뇨 환자의 안전 관리에 활용된다.

- **의의**: 원격의료 환경에서 환자안전을 확보하고, 자율적 건강관리를 강화한다.

AI/ML은 영상 진단, 예후 예측, 약물 반응 평가, 텍스트 데이터 분석, 원격 모니터링 등 다양한 임상 영역에 적용되고 있다. 이러한 기술은 의료진의 판단을 대체하기보다는 보조하고 강화하는 역할을 하며, 결과적으로 정밀의료(Precision Medicine) 실현, 환자안전 향상, 의료비 절감에 기여하고 있다.

(3) 장점

AI/ML 기반 CDSS의 장점은 크게 세 가지로 요약된다.

① **고도화된 예측** : 복잡한 데이터 패턴을 분석하여 환자 맞춤형 진료 가능

② **자동화와 효율성** : 의료진의 추가 개입 없이 대규모 데이터에서 학습하고 실시간 분석 제공

③ **지속적 학습** : 데이터가 쌓일수록 성능이 개선될 수 있음

(4) 한계와 도전 과제

그러나 AI/ML 기반 CDSS에도 중요한 한계가 존재한다.

① **설명 가능성 부족(Black Box 문제)**: 딥러닝 모델은 예측 결과를 제공하지만, 그 이유를 의료진이 쉽게 이해하기 어렵다. 환자안전에 직결되는 의료현장에서는 '왜 이런 권고를 하는가'를 설명할 수 있어야 신뢰를 얻을 수 있다(Shortliffe & Sepúlveda, 2018).

② **데이터 편향(Bias)**: 학습 데이터가 특정 인구집단에 편중되면, 예측 결과가 왜곡되어 불평등을 초래할 수 있다.

③ **검증과 규제 문제**: AI 기반 CDSS는 지속적으로 성능 검증이 필요하며, 법적 · 윤리적 책임 소재도 명확히 해야 한다.

④ **임상 적용 장벽:** 의료진이 새로운 시스템을 신뢰하고 받아들이도록 충분한 교육과 변화 관리가 필요하다.

AI와 머신러닝 기반 CDSS는 기존의 규칙 기반 시스템을 넘어, 방대한 의료 데이터를 학습하고 정밀한 예측과 맞춤형 진료를 가능하게 하는 새로운 패러다임을 제시한다. 그러나 설명 가능성, 데이터 품질, 신뢰성 확보라는 과제가 여전히 남아 있다. 따라서 AI 기반 CDSS는 의료진을 대체하는 것이 아니라, 의료진의 경험과 직관을 보완하는 도구로 활용되어야 하며, 데이터 거버넌스와 윤리적 기준을 함께 갖추는 것이 필요하다.

2) 빅데이터와 정밀의료(Precision Medicine)

현대 의료 환경은 방대한 양의 데이터가 생성되는 "데이터 중심 의료" 시대로 진입하였다. 전자의무기록(EMR), 영상 자료, 유전체 정보, 환자 생성 건강 데이터(PGHD), 웨어러블 기기에서 수집되는 생체 신호 등은 매일 엄청난 속도로 축적된다. 이러한 빅데이터(Big Data)는 단순히 양이 많다는 특성뿐만 아니라, 다양성(Variety), 속도(Velocity), 정확성(Veracity)까지 고려해야 하는 복잡한 데이터 집합이다.

의료 빅데이터의 가장 큰 특징은, 환자마다 개별적이고 맥락적인 정보가 담겨 있다는 점이다. 예를 들어, 같은 질환이라도 환자의 연령, 생활습관, 유전적 요인, 동반 질환에 따라 예후와 치료 반응이 달라질 수 있다. 이때 빅데이터는 환자 맞춤형 치료 전략을 세우는 데 핵심적 자원이 된다(Sun & Reddy, 2013).

정밀의료(Precision Medicine)는 환자 집단 전체에 동일한 치료를 적용하는 기존의 일률적 방식에서 벗어나, 개별 환자의 유전적 특성, 환경적 요인, 생활습관 등을 종합적으로 고려하여 맞춤형 치료를 제공하는 의료 접근법이다.

대표적인 사례가 미국에서 추진된 "Precision Medicine Initiative(정밀의료 이니셔티브)"이다. 이는 유전체 분석, 환경적 요인, 생활습관 데이터를 활용하여 개별화된 치료법을 개발하려는 국가 차원의 전략이다(Collins & Varmus, 2015).

정밀의료는 특히 종양학 분야에서 활발히 적용되고 있다. 암 환자의 종양 유전자 변이를 분석하여 특정 약제(예: EGFR 변이가 있는 폐암 환자에서 EGFR 억제제 사용)에 반응할 가능성이 높은 환자를 선별하는 방식이 대표적이다.

빅데이터와 정밀의료는 임상의사결정지원시스템(CDSS)과 긴밀히 연결된다. 기존 CDSS

는 주로 임상 지침과 규칙 기반으로 작동했지만, 정밀의료 시대의 CDSS는 빅데이터 분석과 인공지능을 활용하여 환자 개별적 특성을 반영한다.

- **유전체 데이터 연계**: EMR과 연동된 CDSS는 환자의 유전자 변이를 분석하여, 특정 항암제에 반응할 가능성이 높은 환자를 선별한다.
- **실시간 데이터 통합**: 웨어러블 기기에서 수집된 혈압, 심박수, 혈당 데이터가 CDSS에 입력되어, 환자의 위험도를 지속적으로 평가하고 이상 징후를 조기 경고한다.
- **예측 모델 활용**: 머신러닝 기반 CDSS는 수십만 명의 환자 데이터를 학습하여, 새로운 환자의 질병 발생 위험, 치료 반응, 재입원 가능성을 예측한다.

이처럼 빅데이터는 CDSS의 지식 기반을 강화하고, 정밀의료를 실제 임상 현장에서 구현할 수 있도록 돕는다(Sutton et al., 2020).

(1) 적용 사례

① 종양학(Oncology)

종양학은 정밀의료가 가장 활발히 적용되는 분야이다. 암은 동일한 장기에서 발생하더라도 환자마다 유전자 변이, 종양 미세환경, 생활습관이 달라 치료 반응이 크게 다르다.

㉠ **구체적 사례**: 유방암 환자 중 HER2 유전자 과발현이 있는 환자에게는 표적치료제 트라스투주맙(Trastuzumab)이 효과적이라는 사실이 알려져 있다. 빅데이터 기반 유전체 분석은 이러한 환자를 선별하여 불필요한 약물 사용을 줄이고, 치료 효과를 극대화한다.

㉡ **효과**: 임상시험과 실제 임상 현장에서 HER2 양성 환자의 생존율을 유의미하게 향상시켰으며, 불필요한 화학요법의 부작용도 감소시켰다.

② 심혈관질환 관리(Cardiology)

심혈관질환은 생활습관, 유전, 환경 요인 등 다양한 위험 인자가 복합적으로 작용한다. 전통적인 치료 지침은 환자 집단 평균에 기반했지만, 빅데이터 분석은 개인의 위험 요인을 세밀하게 평가한다.

㉠ **구체적 사례**: 대규모 코호트 데이터를 활용한 심근경색 재발 위험 예측 모델이 개발되었다. 나이, 성별, 흡연, 당뇨병 여부, 혈압, 혈액검사 수치, 유전자 변이까지

통합하여 환자 개별 위험도를 점수화하고, 이에 따라 항혈소판제 사용 기간이나 스타틴 용량을 맞춤 조정한다.

ⓒ **효과**: 환자 개별화된 예방 전략이 가능해져, 심혈관 사건 재발률이 감소하고 치료 자원의 효율적 분배가 가능해졌다.

③ 희귀질환 및 유전질환(Genetics & Rare Diseases)

희귀질환은 개별 환자 수가 적어 전통적인 연구 방식으로는 치료법 개발이 어려웠다. 그러나 전 세계 환자 데이터를 통합하는 빅데이터 접근이 새로운 가능성을 열었다.

㉠ **구체적 사례**: 유전성 대사질환 환자의 전장 유전체 데이터와 임상 데이터를 통합 분석해, 특정 대사 경로 이상과 연관된 새로운 치료 표적을 발견하였다. 또한 환자 맞춤형 유전자 치료 후보군을 도출하는 데 활용되고 있다.

㉡ **효과**: 희귀질환 진단 속도가 과거 수년에 비해 수개월로 단축되었으며, 맞춤 치료 개발 가능성이 높아졌다.

④ 감염병 관리 및 공중보건(Public Health & Infectious Diseases)

코로나19 팬데믹은 빅데이터와 정밀의료의 가치를 극적으로 보여준 사례이다.

㉠ **구체적 사례**: EMR, 유전체, 지역사회 감염 데이터, 백신 접종 기록 등을 통합 분석해, 특정 환자가 코로나19 중증으로 진행할 위험을 예측하는 모델이 개발되었다. 예컨대, 기저질환(당뇨 · 고혈압), 특정 유전자 변이, 사회적 요인을 반영해 환자 맞춤형 관리 전략을 제시하였다.

㉡ **효과**: 고위험군 환자를 조기에 선별하여 집중적인 치료와 모니터링을 제공할 수 있었으며, 백신 우선 접종 정책에도 기여하였다.

⑤ 만성질환 관리(Chronic Disease Management)

당뇨병, 고혈압, 만성폐질환 같은 만성질환은 장기적인 모니터링과 생활습관 관리가 중요하다. 빅데이터는 다양한 센서와 웨어러블에서 수집된 데이터를 분석해 환자 맞춤형 권고를 제공한다.

㉠ **구체적 사례**: 연속혈당측정기(Continuous Glucose Monitoring, CGM) 데이터를 활용해, 머신러닝 모델이 환자의 혈당 패턴을 분석하고 저혈당 위험을 사전에 예측하는 시스템이 개발되었다. 또한 환자의 식사 기록과 운동량 데이터를 통합하여 맞

춤형 생활습관 교정을 권고한다.

㉡ **효과**: 환자의 자가 관리 능력이 향상되었고, 저혈당으로 인한 응급실 방문이 줄어드는 성과가 나타났다.

⑥ 정밀 예방의학(Precision Preventive Medicine)

정밀의료는 치료뿐 아니라 예방에서도 중요한 역할을 한다.

㉠ **구체적 사례**: 대규모 유전 · 환경 데이터를 활용하여, 특정 집단에서 암 발생 위험을 사전에 평가하고 맞춤형 검진 주기를 권고한다. 예를 들어, BRCA1/2 변이가 있는 여성은 유방암 위험이 높아 조기 검진과 예방적 치료 전략이 권고된다.

㉡ **효과**: 암이나 심혈관질환 같은 중증 질환을 조기에 발견하거나 예방할 수 있으며, 의료비 절감 효과도 크다.

빅데이터와 정밀의료의 적용은 종양학, 심혈관질환, 희귀질환, 감염병, 만성질환, 예방의학 등 의료 전반에 걸쳐 확산되고 있다. 방대한 데이터를 통합 · 분석하여 환자 맞춤형 진료와 예방 전략을 제시함으로써, 치료 효과를 극대화하고 부작용을 최소화하며, 공중보건 정

표 10-4_ 빅데이터와 정밀의료 적용 사례

적용 분야	구체적 사례	효과
종양학(Oncology)	HER2 양성 유방암 환자 → 표적치료제 Trastuzumab 권고	치료 반응 극대화, 불필요한 항암치료 감소, 환자 생존율 향상
심혈관질환(Cardiology)	빅데이터 기반 심근경색 재발 위험 예측 모델 구축 (나이, 위험인자, 검사, 유전자 포함)	환자 개별 위험도 기반 맞춤 예방 → 재발률 감소, 자원 효율적 사용
희귀 · 유전질환(Genetics & Rare Diseases)	전장 유전체 데이터 분석으로 희귀 대사질환 원인 유전자 발견, 맞춤 유전자 치료 후보 도출	진단 기간 단축, 희귀질환 환자의 맞춤 치료 가능성 확대
감염병 · 공중보건(Infectious Diseases & Public Health)	코로나19 환자 빅데이터 분석 → 중증 진행 위험 예측, 고위험군 선별	조기 개입 및 집중 치료 가능, 백신 우선 접종 정책에 기여
만성질환 관리(Chronic Disease Management)	연속혈당측정기(CGM) 데이터 + ML 분석 → 저혈당 위험 조기 예측, 맞춤 생활습관 권고	환자 자가 관리 향상, 응급실 방문 감소, 합병증 예방
정밀 예방의학(Precision Preventive Medicine)	BRCA1/2 변이 보유 여성 → 조기 검진 및 예방 전략 권고	암 조기 발견 · 예방, 불필요한 검진 · 치료 줄여 의료비 절감

책에도 기여하고 있다. 다만 데이터 품질 확보, 프라이버시 보호, 임상 적용 인프라 마련이 여전히 중요한 과제로 남아 있다.

(2) 기대 효과와 한계

① 기대 효과

㉠ **치료 효과의 극대화**: 같은 치료라도 반응할 가능성이 높은 환자에게 집중 투여 가능
㉡ **부작용 최소화**: 유전적 특성을 고려하여 불필요한 약물 투여를 줄임
㉢ **자원 효율성**: 빅데이터 기반 예측을 통해 불필요한 검사와 비용 절감
㉣ **환자 중심 의료**: 환자 개별 특성과 선호를 반영한 맞춤 진료 가능

② 한계

㉠ **데이터 품질 문제**: 유전체 데이터와 EMR을 통합하는 과정에서 오류 발생 가능
㉡ **개인정보 보호**: 빅데이터에는 민감한 정보가 포함되므로 보안과 프라이버시 문제가 심각함
㉢ **임상 적용 장벽**: 방대한 데이터를 해석할 수 있는 의료진 교육과 인프라 부족
㉣ **불평등 심화 위험**: 특정 집단 데이터에 편중된 분석은 다른 집단에 부적절한 권고를 낳을 수 있음

빅데이터와 정밀의료는 CDSS를 새로운 차원으로 확장시키고 있다. EMR, 유전체, 생활습관, 환경적 요인 등 방대한 데이터를 통합 분석하여 환자 개별 맞춤형 치료를 제공할 수 있게 된 것이다. 이는 근거중심의학을 넘어, 환자 중심의 맞춤형 의료를 실현하는 핵심 전략이라 할 수 있다. 그러나 데이터 품질, 보안, 설명 가능성 문제를 해결해야만 정밀의료 기반 CDSS가 안정적으로 의료현장에 정착할 수 있다.

3) 원격의료와 디지털 헬스에서의 활용

(1) 원격의료와 디지털 헬스의 등장

정보통신기술(ICT)의 발달과 코로나19 팬데믹을 계기로, 원격의료와 디지털 헬스는 전 세계적으로 빠르게 확산되었다. 원격의료는 환자가 병원에 직접 방문하지 않고 의사와 화

상 상담이나 모바일 기기를 통해 진료를 받는 형태를 의미하며, 디지털 헬스는 웨어러블 기기, 모바일 앱, 원격 모니터링 시스템 등 다양한 기술을 통해 건강을 관리하는 광범위한 개념을 포함한다(WHO, 2021).

이러한 환경에서는 대면 진료와 달리 의사가 환자의 상태를 직접 관찰하기 어려우므로, 환자 데이터의 분석과 위험 감지, 치료 권고를 CDSS가 실시간으로 보조해 주는 것이 매우 중요하다.

(2) 원격의료에서의 CDSS 활용

원격의료에서는 환자가 집이나 지역 클리닉에서 측정한 데이터를 의사가 실시간으로 확인하게 된다. 이때 CDSS는 다음과 같은 역할을 한다.

① **원격 모니터링 지원**: 고혈압, 당뇨병 환자의 혈압 · 혈당 수치를 자동 분석하여 위험 수치일 경우 경고를 발송한다. 예를 들어, 환자가 가정용 혈압계에 수치를 입력하면, CDSS가 고혈압 위기 상태 여부를 판별해 의료진에게 알린다.

② **진단 보조**: 원격 진료 시 환자의 증상과 검사 결과를 기반으로 감별진단을 제시하여, 대면 진료에서 놓칠 수 있는 오류를 줄인다.

③ **치료 권고**: 만성질환 관리에서 환자의 복약 순응도와 생활습관 데이터를 분석해 맞춤형 치료계획을 원격으로 제안한다.

④ **응급 상황 대응**: 원격으로 심전도(ECG) 데이터를 모니터링하다가 부정맥이 발견되면, CDSS가 즉시 응급실 방문을 권고하거나 자동으로 119 호출 시스템과 연계할 수 있다.

(3) 디지털 헬스에서의 CDSS 활용

디지털 헬스 환경에서는 웨어러블 기기, 모바일 앱, 인공지능 기반 자가 관리 도구가 환자의 데이터를 지속적으로 수집한다. CDSS는 이 데이터를 분석하여 의료진과 환자에게 실질적인 의사결정 지원을 제공한다.

① **웨어러블 연동**: 스마트워치에서 수집된 심박수 · 수면 패턴 · 활동량 데이터를 CDSS가 분석하여, 부정맥이나 수면무호흡 위험을 조기 감지한다.

② **모바일 앱 기반 건강관리**: 당뇨병 관리 앱과 CDSS가 연동되어 환자의 혈당 기록과 식습관을 분석, 맞춤형 식단 및 운동 권고 제공

③ **인공지능 챗봇 연계**: 환자가 증상을 앱에 입력하면 CDSS 기반 챗봇이 초기 상담을

진행하고, 필요시 전문의에게 연결한다.

④ **예방 중심 건강관리:** 고위험군(비만, 흡연, 가족력) 환자를 조기 탐지해 정기검진이나 예방 프로그램을 권고한다.

(4) 장점

① **접근성 확대:** 시 · 공간 제약을 넘어 의료서비스 제공 → 농어촌, 고령층 환자도 전문 진료 가능

② **실시간 모니터링:** 환자 상태 변화를 신속하게 포착해 조기 개입 가능

③ **맞춤형 관리:** 환자 개별 데이터 분석을 통해 개인화된 치료와 생활습관 교정 지원

④ **의료 효율성 제고:** 불필요한 병원 방문과 검사 감소 → 비용 절감 및 의료 자원 효율화

(5) 한계와 과제

① **데이터 신뢰성 문제:** 환자가 가정에서 측정한 데이터는 정확도가 낮을 수 있음

② **과잉 알림 문제:** 웨어러블에서 수집된 데이터가 많아질수록 불필요한 알림 발생 가능 → 환자와 의료진 모두 피로 누적

③ **정보격차(Digital Divide):** 디지털 기기에 익숙하지 않은 고령층이나 저소득층은 접근에 어려움

④ **법적 · 윤리적 책임:** 원격에서 CDSS가 잘못된 권고를 제공했을 때 책임 주체가 명확하지 않음

원격의료와 디지털 헬스에서 CDSS는 환자의 데이터를 실시간으로 분석하고, 진단 · 치료 · 예방을 지원하는 핵심 도구로 자리잡고 있다. 특히 만성질환 관리, 응급상황 조기 탐지, 생활습관 개선 분야에서 활용 가치가 높다. 그러나 데이터 품질 관리, 알림 피로 완화, 정보격차 해소, 법적 규제 마련이 뒷받침되어야만 그 효과를 극대화할 수 있다.

표 10-5_ 전통적 대면진료 CDSS vs 원격 · 디지털 헬스 CDSS 활용 비교

구분	전통적 대면진료 CDSS	원격 · 디지털 헬스 CDSS
데이터 출처	병원 내부 EMR, 검사 결과, 영상 자료	가정용 의료기기(혈압계, 혈당계), 웨어러블(스마트워치), 모바일 앱, 원격 모니터링 장치
진료 환경	환자와 의사가 직접 대면, 병원 중심	환자가 가정 · 지역에서 데이터 전송, 원격 상담 및 디지털 플랫폼 중심
주요 기능	• 약물 처방 오류 경고 • 진단 지원(검사 결과 해석) • 감염관리(예방 번들 체크) • 환자안전 알림	• 만성질환 원격 모니터링(혈압 · 혈당 자동 분석) • 웨어러블 데이터 기반 조기경고(부정맥, 수면무호흡) • 모바일 앱을 통한 생활습관 맞춤 권고 • 응급상황 시 자동 알림 및 의료진 연결
환자 참여	제한적, 주로 의사 중심 의사결정	환자 스스로 데이터를 기록 · 전송하고, 앱 · 챗봇을 통해 능동적으로 관리 참여
의료진 역할	병원에서 EMR 확인 후 CDSS 권고 반영 → 최종 판단	원격 모니터링 결과를 기반으로 환자 상태 확인, 디지털 플랫폼을 통한 상담 및 교육 강화
장점	• 오류 감소, 진료 표준화 • 환자안전 확보 • 의료진 워크플로 효율화	• 접근성 확대(농어촌, 고령층) • 실시간 모니터링 가능 • 환자 맞춤형 관리 강화 • 불필요한 병원 방문 감소
한계	• 데이터 출처 제한(병원 내부 정보 중심) • 대면 진료 시간 제약	• 환자 자가측정 데이터의 신뢰성 문제 • 과도한 알림 발생(알람 피로) • 디지털 격차 및 개인정보 보호 문제

표 10-6_ 당뇨병 환자 사례

구분	전통적 대면진료 CDSS	원격 · 디지털 헬스 CDSS
데이터 수집	병원 방문 시 채혈검사(FBS, HbA1c), 혈압 측정, 체중 기록	환자가 가정에서 혈당계로 측정, 웨어러블 기기(스마트워치)로 활동량 · 수면 데이터 수집, 앱에 식사 · 운동 기록 입력
CDSS 기능	• 검사 결과를 분석하여 당뇨 진단 · 치료 방침 제시 • 약물 처방 시 신기능 고려한 용량 조정 권고 • 합병증 검사(망막검사, 발 검사) 누락 시 알림	• 환자의 일일 혈당 변동 패턴 자동 분석 • 저혈당 위험 예측 및 경고 발송 • 식사 · 운동 패턴 기반 맞춤형 생활습관 권고 • 앱 · 문자 알림을 통해 복약 순응도 관리
환자 참여도	낮음: 검사 · 치료 과정은 주로 병원 주도, 환자는 결과 확인 후 설명만 듣는 수준	높음: 환자가 스스로 데이터를 기록 · 전송, 앱에서 제공하는 맞춤형 피드백을 통해 자율적 건강관리 참여
의료진 활용	외래 방문 시 환자의 검사결과를 CDSS 권고와 함께 확인 → 치료제 조정, 생활지도	환자가 전송한 데이터를 원격으로 모니터링, 위험 알림 발생 시 신속히 개입, 앱 · 화상 진료를 통해 지속적인 생활지도
장점	• 정확한 검사 기반 의학적 판단 • 처방 오류 및 합병증 관리 누락 예방	• 실시간 혈당 모니터링 가능 • 생활습관 기반 맞춤형 피드백 • 응급상황(저혈당 쇼크 등) 조기 대응
한계	• 검사 간격이 길어(수개월 단위) 일상 변동 반영 한계 • 환자의 생활습관 데이터 부족	• 환자 자가측정 데이터의 정확성 문제 • 환자의 앱 사용 · 기기 활용 능력 차이 • 개인정보 보호 문제

5 | 보건의료정보관리 전문가의 역할 변화

1) 전통적 역할: 기록의 관리자

보건의료정보관리 전문가는 과거에 주로 의무기록의 보관과 관리를 담당했다. 환자가 병원을 방문해 진료를 받으면 종이 의무기록에 환자의 인적 사항, 진단명, 검사 결과, 처치 내용이 기록되었고, HIM 전문가는 이를 정확히 분류 · 보관하는 일을 맡았다. 또한 진단명과 시술 내용을 국제질병분류(ICD) 코드로 변환하여 보험청구와 통계 작성에 활용하였다. 이 시기의 HIM 전문가는 주로 행정 지원과 법적 · 제도적 요건을 충족시키는 기록의 수호자(guardian of records) 역할에 집중하였다.

2) 디지털 전환기: 정보 관리자로의 확대

1990년대 이후 전자의무기록(Electronic Medical Record, EMR)과 병원정보시스템(HIS)이 보급되면서 HIM 전문가의 역할은 단순한 기록 관리에서 정보 관리자로의 확대로 전환되었다.

(1) 종이기록 대신 디지털 데이터의 품질을 관리하고,

(2) 국제 표준(ICD, SNOMED CT, LOINC 등)을 활용하여 의료 데이터의 일관성을 보장하며,

(3) 개인정보 보호법, 의료법 등 관련 규정을 준수하여 환자 정보 보안을 책임지는 역할을 맡았다.

또한 병원 경영과 정책 수립을 지원하는 보건의료 통계 작성, 진료비 청구, 의무기록 감사 등도 중요 업무로 포함되었다. 이 시기의 HIM 전문가는 데이터 품질 관리자와 규제 준수 전문가로 자리매김하였다.

3) CDSS와 AI 시대: 데이터 기반 의사결정 파트너

CDSS(임상의사결정지원시스템), 빅데이터, 인공지능(AI), 정밀의료가 확산되면서 HIM 전문가의 역할은 다시 크게 변화하고 있다. 이제는 단순히 데이터를 관리하는 수준을 넘어,

의료 의사결정 과정의 파트너로 참여한다.

(1) **데이터 통합 관리:** EMR, 유전체, 웨어러블 데이터 등 다양한 출처의 데이터를 통합 · 연계

(2) **CDSS 지원:** CDSS의 지식 기반을 최신 임상 지침과 매핑하고, 데이터 표준화 작업을 지원

(3) **AI 검증자:** 머신러닝 기반 예측 모델의 편향과 오류를 점검하고, 결과의 신뢰성을 보장

(4) **상호운용성 촉진자:** HL7, FHIR 같은 국제표준을 활용하여 기관 간 데이터 교환을 가능하게 함

(5) **윤리 · 법적 자문:** 환자 개인정보 보호, 알고리즘 투명성, 법적 책임 문제를 관리

이러한 변화 속에서 HIM 전문가는 의료진, IT 전문가, 경영진을 잇는 다리(bridge) 역할을 하며, 단순한 관리자에서 데이터 기반 의사결정의 촉진자로 진화하고 있다.

4) 미래 전망: 데이터 거버넌스와 환자 중심 관리의 핵심 인력

앞으로 HIM 전문가의 역할은 더욱 확장될 것으로 보인다.

(1) 정밀의료 환경에서는 환자의 유전체, 생활습관, 환경 데이터를 통합하여 맞춤형 치료에 기여

(2) 원격의료와 디지털 헬스 환경에서는 환자 생성 건강 데이터(PGHD)를 표준화하고 임상적 의미를 부여

(3) 보건의료 빅데이터 거버넌스를 설계하여 국가 · 기관 간 데이터 공유를 관리

(4) 인공지능 활용과 관련한 공정성, 투명성, 책임성 문제를 다루는 데이터 윤리 전문가로서 활동

결국 보건의료정보관리 전문가는 단순한 기록자가 아니라, 환자 중심의 데이터 관리 전문가이자, 의료기관의 전략적 의사결정을 지원하는 핵심 인력으로 자리매김할 것이다.

CHAPTER
11

최신 정보통신기술과 디지털 헬스의 이해

학습목표

1. 정보통신기술(ICT)이 의료 패러다임 전환과 디지털헬스 실현에 미치는 영향을 이해하고, 보건의료정보관리사에게 필요한 기술적 소양과 역할을 설명할 수 있다.
2. 클라우드 컴퓨팅의 개념과 핵심 기술, 서비스 모델을 이해하고, 이를 의료정보의 효율적 관리와 보안 운용에 적용할 수 있다.
3. 사물인터넷(IoT)과 의료사물인터넷(IoMT)의 구조와 활용 방식을 이해하고, 실시간 건강 정보관리 및 품질 통제 전문가로서의 역할을 설명할 수 있다.
4. 인공지능(AI)의 원리와 주요 기술(머신러닝, 딥러닝, 생성형 AI 등)을 이해하고, 이를 의료현장에 적용하기 위한 데이터 분석 및 시스템 운영 역량을 갖춘다.
5. 블록체인의 개념과 기술 구조를 이해하고, 의료정보의 무결성과 투명성을 확보하며, 스마트 계약 기반 시스템을 운영하는 관리 역량을 기른다.
6. 디지털 트윈, 메타버스, 가상현실 기술의 개념과 구성 요소를 이해하고, 디지털 의료환경에서 정보관리 시스템을 설계하고 운영할 수 있다.

1 | 디지털헬스와 정보통신기술(ICT)의 융합

1) 의료 패러다임의 전환 : 정밀의료와 디지털 헬스

21세기 보건의료는 큰 변화를 맞이하고 있다. 과거에는 질병이 발생한 후 '진단'하고 '치료'하는 것이 중심이었다면, 이제는 질병을 미리 '예방'하고 '예측'하며, 환자 개개인에게 최적화된 '맞춤' 치료를 제공하고, 환자가 직접 건강관리에 '참여'하는 정밀의료(Precision Medicine) 시대로 나아가고 있다.

이러한 변화의 중심에는 정보통신기술(ICT: Information and Communication Technology)의 발전이 있다. ICT는 의료의 범위를 병원이라는 물리적 공간과 단순한 질병 치료에서 벗어나, 개인의 유전 · 생활 · 환경정보를 바탕으로 건강을 관리하고 질병을 예방하는 맞춤형 관리까지 영역을 확장시켰다.

디지털헬스(Digital Health)는 인공지능(AI), 빅데이터, 사물인터넷(IoT), 클라우드(Cloud) 등 첨단 디지털 기술을 활용해 헬스케어 데이터를 수집 · 분석 · 활용하는 새로운 의료 형태이다. 신수용(2019)은 디지털헬스를 "새로운 디지털 기술을 활용한 헬스케어(healthcare that utilizes new digital technologies)"로 정의하면서, 디지털헬스의 본질은 '디지털'이 아니라 '헬스'이며, 건강증진을 위해 디지털 기술을 도구로 활용하는 것임을 강조하였다.

웨어러블 센서, 모바일 헬스(mHealth), 인공지능(AI), 클라우드 컴퓨팅, 블록체인 등은 디지털헬스의 핵심 기술 기반이다. 이러한 기술은 실시간 건강정보 수집과 분석을 가능하게 하여, 개인 맞춤형 진료와 질병 예방, 예측의료(Predictive Medicine)를 실현한다.

최근 주목받는 개념은 디지털 전환(Digital Transformation, Dx)이다. 이는 단순히 아날로그 데이터를 디지털로 바꾸는 것을 넘어, 디지털 기술을 통해 의료 프로세스 전반의 구조적 혁신을 이루는 과정을 의미한다. 디지털 전환을 통해 병원 중심의 진료 체계는 환자 중심의 정밀의료 체계로 바뀌고 있다. AI 기반 예측 모델은 개인의 건강 위험을 조기에 감지하며, IoMT(Internet of Medical Things)와 웨어러블 기기를 통해 환자의 건강상태를 실

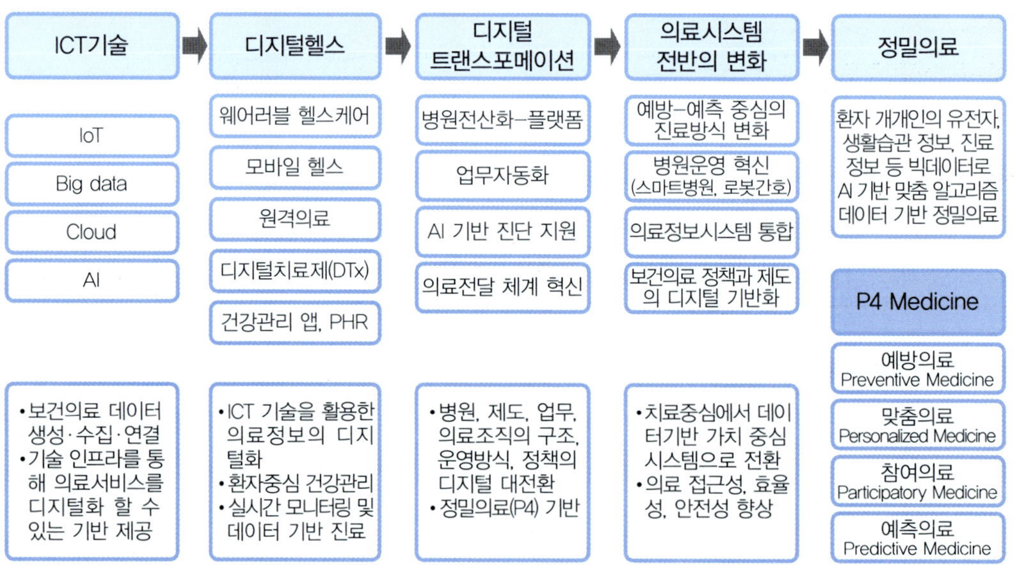

그림 11-1_ 정밀의료로의 전환과 ICT 기반 디지털헬스 패러다임

시간으로 모니터링할 수 있다. 클라우드 기반 통합 플랫폼은 유전체 정보, 생활 습관, 환경 요인 등을 포함한 다양한 데이터를 통합하여 치료 효과를 극대화한다. 이로써 의료진은 방대한 데이터를 기반으로 정확하고 근거 중심적인 의사결정을 내릴 수 있게 된다. 원격의료, 디지털 치료제(Digital Therapeutics, DTx), 스마트병원 시스템 등의 도입으로 시간과 장소의 제약 없이 지속적인 건강 관리가 가능해지고 있다.

ICT는 의료를 데이터 중심의 과학으로 전환시키는 기술적 원동력이며, 병원이라는 공간을 넘어 가정과 일상에서도 의료서비스를 받을 수 있는 환경을 만들어 주고 있다. 결국 ICT 기술의 융합은 디지털헬스의 기반이자, 데이터 기반 정밀의료 실현의 핵심 동력이다.

2) 디지털헬스를 구성하는 핵심 정보통신기술 개요

디지털헬스는 웨어러블 기기, IoMT, 모바일 헬스 기술을 통해 방대한 양의 데이터를 생성한다. 이러한 데이터를 효율적으로 저장 · 분석 · 활용하기 위해서는 클라우드 컴퓨팅과 인공지능(AI)이 필수적이다.

디지털헬스에서 다루는 데이터는 크게 다음과 같이 구분된다.

(1) **임상 데이터(Clinical Data)**: 병원에서 EMR, OCS, PACS 등을 통해 생성되는 진료 정보

(2) **유전체 데이터(Genomic Data)**: 개인의 DNA, RNA 분석을 통해 얻은 정보

(3) **PGHD(Patient-Generated Health Data)**: 웨어러블 기기나 모바일 앱을 통해 환자 스스로 생성한 건강 데이터

(4) **SDOH(Social Determinants of Health)**: 미세먼지, 주거환경, 사회경제적 요인 등 건강에 영향을 주는 사회적 요인 데이터

이처럼 데이터는 병원 내부뿐 아니라 개인의 일상과 환경으로부터 폭발적으로 증가하고 있다. 이러한 대용량 데이터를 통합 · 분석하는 것이 바로 빅데이터(Big Data)이다.

기존의 중앙집중식 서버로는 이 방대한 데이터를 처리하기 어렵기 때문에, 클라우드 기반 분산처리 시스템이 도입되었다. 여러 서버를 가상화하여 하나의 통합 서버처럼 사용하고, 병렬 처리 기술을 통해 데이터를 빠르고 효율적으로 분석할 수 있다.

그러나 단순한 분산처리만으로는 데이터에서 의미 있는 패턴을 찾기 어렵기 때문에, AI 기술이 결합되어 데이터 해석과 예측을 수행하게 되었다.

IoT, 클라우드, AI, 빅데이터 기술은 독립적으로 존재하지 않는다. IoT는 데이터를 수집하고, 클라우드는 데이터를 저장 · 공유하며, AI는 데이터를 분석하고 예측한다. 이 세 가지 기술은 상호 보완적 관계를 형성하며, 중심에는 데이터(Data)가 있다.

결국 디지털헬스는 "데이터를 기반으로 한 지능형 의료 생태계"라고 할 수 있다.

3) 보건의료정보관리사의 역할 변화와 디지털 역량

보건의료정보관리사는 단순한 정보 입력자나 통계 담당자가 아니라, 의료 데이터의 품질과 신뢰성을 관리하는 전략적 정보관리 전문가로 변화하고 있다. 의료 데이터의 정확성, 보안성, 상호운용성을 확보하기 위해서는 기술의 원리와 구조에 대한 이해가 필수적이다.

디지털 전환 시대의 보건의료정보관리사는 다음과 같은 역량을 갖추어야 한다.

(1) ICT 기술(클라우드, AI, IoT 등)의 구조와 원리 이해

(2) 의료 데이터 품질관리 및 메타데이터 관리

(3) 개인정보 보호 및 정보보안 체계 설계 능력

(4) 의료정보 표준화 및 상호운용성(Interoperability) 확보 역량

(5) 기술적 이해를 기반으로 한 병원정보시스템(HIS) 운영 및 개선 능력

단순히 기술을 사용하는 수준을 넘어, 왜 이 기술이 의료에 필요한지, 시스템에 어떻게 구현되는지, 환자와 의료기관에 어떤 가치를 제공하는지를 분석하고 해석할 수 있어야 한다. 결국, 디지털헬스 시대의 보건의료정보관리사는 데이터 중심의 정밀의료 실현을 지원하는 핵심 전문인력이다.

참고: 디지털 헬스 기술이 의료현장에 안전하게 적용되기 위해서는 데이터베이스 및 빅데이터 기술뿐만 아니라, 의료정보 보호 및 개인정보 보안, 시스템 간 상호운용성 확보가 매우 중요하다. 이러한 주제는 본 교재의 다른 장에서 심도 있게 다루므로, 본 장에서는 핵심 ICT 자체에 대한 소개에 집중한다.

이러한 맥락에서 본 장에서는 현재 보건의료 분야에서 핵심적으로 활용되는 ICT 및 디지털 헬스 기술을 ① 기반 인프라 기술인 클라우드 컴퓨팅, ② 데이터 수집 기술인 IoT · IoMT · 웨어러블, ③ 데이터 분석 기술인 인공지능, ④ 데이터 신뢰 기반을 제공하는 블록체인, ⑤ 미래 지향 기술인 디지털 트윈 · 메타버스 · 가상현실(VR) 순서로 소개한다. 이 장에서는 각 기술의 개념과 특징에 집중하며, 구체적인 응용 사례는 12장에서 자세히 살펴본다.

2 | 클라우드(Cloud) 컴퓨팅과 의료정보 인프라의 진화

21세기 의료환경은 급속한 디지털 전환을 겪고 있으며, 그 중심에는 의료정보의 수집, 저장, 분석, 공유를 가능하게 하는 클라우드 컴퓨팅 기술이 자리하고 있다. 전자의무기록(EMR), 영상저장전송시스템(PACS), 모바일 헬스케어, 원격 진료, 인공지능 기반 진단 등은 모두 대용량 데이터를 안정적으로 처리하고 저장할 수 있는 기술적 기반이 필요하다. 기존 온프레미스(On-premise) 방식은 물리적 제약과 높은 유지비용, 확장성의 한계 등 여러 문제가 있어 의료기관은 점차 클라우드 기반의 구조로 전환하고 있다.

이러한 변화 속에서 보건의료정보관리사는 단순히 정보를 기록하고 관리하는 역할을 넘어, 의료 데이터를 안전하고 효율적으로 다룰 수 있는 정보기술 역량을 갖춘 전문가로서 자질이 요구된다. 클라우드 컴퓨팅에 대한 이해는 의료정보의 안전성, 가용성, 효율성을 높이는 데 핵심적인 역할을 하며, 실제 의료기관에서 클라우드 인프라를 이해하고 관리하는 능력은 필수적인 직무 역량으로 간주된다.

본 절을 통해 학습자는 클라우드 컴퓨팅의 개념과 핵심 기술, 서비스 및 배포 모델을 구조적으로 이해하고, 이를 의료정보시스템(EMR, PACS, 원격 진료 등)에 적용할 수 있는 능력을 갖춘다. 또한 엣지/포그 컴퓨팅 등 최신 기술 변화에 대응하고, 의료 데이터의 안전한 관리와 클라우드 인프라 도입 전략을 판단할 수 있는 실무역량을 확보하게 된다.

1) 클라우드 컴퓨팅의 개념과 특징

사물인터넷 확산과 디지털 진료 등의 영향으로 데이터가 폭발적으로 증가하면서 기존 시스템으로는 빅데이터를 보관하고 처리하는 데 한계가 생겼고, 이 빅데이터를 유연하게 저장하고 처리하기 위해 클라우드 컴퓨팅이 등장했다. 클라우드 컴퓨팅은 서버, 스토리지(저장장치), 소프트웨어 등 필요한 IT 자원을 사용자가 직접 준비할 필요 없이 데스크톱, 태블릿PC, 스마트폰 등 정보기술 기기를 통해 언제 어디서든 빌려 쓸 수 있는 서비스 모델이다.

구름(cloud)이라는 단어처럼 하늘에 떠다니는 인터넷망에 무형으로 존재하는 하드웨어·소프트웨어 등의 컴퓨팅 자원을 자신이 필요한 만큼 빌려 쓰는 방식으로, 데이터 저장에서 더 나아가 데이터 처리, 네트워크, 콘텐츠 사용, 서버 등 IT 관련 서비스를 한 번에 제공한다. 인터넷을 통해 원격으로 컴퓨팅 자원 및 서비스를 제공하는 컴퓨팅 기술로서 사용자는 필요한 자원과 서비스를 필요에 따라 필요한 만큼 사용할 수 있는 것이 가장 큰 장점이다.

클라우드 컴퓨팅 기술을 도입하면 사용자는 필요에 따라 쉽게 자원을 확장하거나 축소할 수 있어서, 변화에 빠르게 대응할 수 있다. 데이터 백업 및 복구를 쉽게 할 수 있고, 인터넷에 연결된 어디서든지 자원에 접근하여 시간과 장소에 구애받지 않고 작업을 수행할 수 있다. 미국 국립표준 기술연구소(National Institute of Standards and Technology, NIST)에 따르면, 클라우드 컴퓨팅의 5가지 필수 특징을 다음과 같이 정의한다.

표 11-1_ 클라우드 컴퓨팅이 갖추어야 할 필수 특징

특징	의미	병원에서 발생 가능한 예시
주문형 셀프서비스 On Demand Self-Service	사용자가 원할 때 IT 전문가의 도움 없이 직접 필요한 서버 등을 생성하고 설정할 수 있음	연구팀이 새로운 AI 분석을 위해 관리자 요청 없이 클릭 몇 번으로 고성능 서버를 즉시 대여함
광범위 네트워크 접근 Broad Network Access	스마트폰, 태블릿 등 다양한 기기로 언제 어디서나 인터넷만 연결되면 서비스에 접근 가능	의사가 병원 밖에서 스마트폰으로 환자의 영상 자료(PACS)를 확인하고 협진함
신속한 확장성과 탄력성 Rapid Scalability, Elasticity	갑자기 사용량이 늘어나면 자원을 빠르게 늘리고, 줄어들면 다시 축소할 수 있음	독감 유행 시기에 급증하는 환자 데이터를 처리하기 위해 일시적으로 서버 용량을 자동으로 늘림
자원 공유 Resource Pooling	하나의 거대한 물리적 자원을 여러 사용자가 논리적으로 나누어 함께 사용	여러 진료과가 하나의 대규모 클라우드 서버 자원을 각자의 EMR 시스템 운영에 나누어 사용함
측정 가능한 서비스 Measured Service	사용한 자원의 양을 정확히 측정하여 사용한 만큼만 비용을 청구함	데이터 저장 용량, 서버 사용 시간 등을 기준으로 매월 병원의 클라우드 이용료가 계산됨

2) 클라우드 컴퓨팅을 구성하는 핵심 기술

클라우드 컴퓨팅의 핵심 기술은 서비스의 신뢰성, 확장성, 보안성, 유연성을 보장하는 기반 기술로 구성된다. 특히 민감한 의료정보를 처리할 때 이러한 기술의 적용은 필수적이다.

(1) 가상화 기술(Virtualization)

가상화는 클라우드 컴퓨팅의 핵심 요소로, 하나의 물리적인 컴퓨터 하드웨어 자원(예: CPU, 메모리, 저장 공간)을 논리적으로 나누어 여러 개의 독립적인 가상 환경을 만드는 기술이다. 하나의 큰 건물을 여러 개의 개별 사무실로 나누어 사용하는 것과 같다. '하이퍼바이저(Hypervisor)'라는 소프트웨어를 통해 구현된다. 하이퍼바이저는 물리적인 서버 위에 설치되어, 하드웨어 자원을 직접 제어하며, 여러 개의 '가상 머신(Virtual Machine, VM)'을 생성한다. 각 가상 머신은 독립된 컴퓨터처럼 자체 운영체제와 응용프로그램을 가질 수 있다.

가상화 기술 덕분에 클라우드 컴퓨팅은 자원 활용 효율 증대, 유연성과 확장성 확보, 비용 절감, 격리 및 보안 등의 장점을 갖게 된다. 결국, 가상화 기술은 물리적 제약을 넘어 하드웨어 자원을 더 효율적이고 유연하게 활용할 수 있도록 돕는 기술이라고 할 수 있다.

의료기관에서는 서버 인프라를 가상화하여 다양한 진료과와 부서의 EMR, PACS, LIS 등을 안정적으로 분리해서 독립적으로 운영하는 데 활용될 수 있다.

(2) 컨테이너(Container) 기술

컨테이너 기술은 가상화 기술과 더불어 애플리케이션 배포 및 관리를 혁신하는 중요한 기술로서, 애플리케이션과 그 실행에 필요한 모든 구성 요소(코드, 런타임, 시스템 도구, 라이브러리 등)를 하나의 독립적인 패키지로 묶어서 어떤 환경에서든 동일하게 실행할 수 있도록 하는 기술이다. 마치 여행에 필요한 모든 짐을 하나의 가방에 넣어 어디든 쉽게 가지고 다닐 수 있도록 하는 것과 비슷하다. 다른 병원, 다른 기기에서도 같은 방식으로 프로그램이 실행되도록 할 수 있다. 가상 머신(VM)도 넓은 의미에서는 운영 체제와 애플리케이션으로 구성된 컨테이너라 할 수 있다. 가상 머신과 달리 컨테이너는 애플리케이션만 격리하므로 가상 머신 보다 가볍고 빠르게 동작이 가능하다.

가장 대표적인 컨테이너 기술은 '도커(Docker)'인데, 도커는 컨테이너를 생성, 배포, 실행하는 데 필요한 도구들을 제공하여 개발자들이 컨테이너 기술을 쉽게 사용할 수 있도록 돕는다. 또한, 컨테이너들을 효율적으로 관리하고 배포하는 '쿠버네티스(Kubernetes)'와 같은 오케스트레이션 도구와 함께 사용되어 클라우드 환경에서 대규모 애플리케이션을 안정적으로 운영한다. 즉, 도커(Docker)로 컨테이너를 만들고, 쿠버네티스(Kubernetes)로 수천 개의 컨테이너를 자동 배치 · 확장 · 복구한다.

클라우드 컴퓨팅의 컨테이너 기술은 애플리케이션을 격리된, 하나의 이식 가능한 단위로 패키징하여 개발과 배포의 효율성을 극대화하고, 클라우드 환경에서 더욱 민첩하고 유연한 서비스 제공을 가능하게 하는 핵심 기술이다.

이 기술은 병원정보시스템의 모듈별 독립 실행과, 새로운 서비스(예: 환자 포털, AI 진단 도구 등) 등 모듈들을 신속하고, 안정적으로 배포하는 데 적합하다.

(3) 분산처리(Distributed Processing) 기술

대용량의 데이터 처리나 복잡한 연산 작업을 여러 대의 컴퓨터에 나누어 동시에 처리함으로써 전체적인 성능을 높이는 기술이다. 이러한 방식은 특히 의료, 생명과학, 빅데이터 분석 등 방대한 데이터를 다루는 분야에서 필수적으로 요구되는 처리 구조이다.

하나의 큰 작업을 여러 개의 작은 단위로 나누어 여러 컴퓨터(노드)에서 병렬로 수행한 후, 그 결과를 통합하는 방식인 분산처리 기술의 대표 주자는 구글에서 개발한 맵리듀스(MapReduce)와 이를 활용한 오픈소스 플랫폼인 하둡(Hadoop)으로 대규모 데이터 분석에 적합하다. 아파치 스파크(Apache Spark)는 메모리 기반 분산처리 엔진으로 맵리듀스에 비해 훨씬 빠른 처리 속도를 제공하여 실시간 데이터 처리, 기계학습에 유리하다.

분산처리 기술은 의료기관의 빅데이터 기반 임상 분석, AI 기반 진단 지원 시스템, 생체신호 실시간 처리 등에 적용될 수 있다.

3) 클라우드 컴퓨팅 서비스 제공 모델

컴퓨팅 자원을 빌리지 않고 전통적인 방식 또는 클라우드 환경을 자체적으로 구축하여 사용하는 것을 온프레미스(On-Premise) 방식이라고 한다. 이에 반하여 컴퓨팅 자원을 일부 또는 전체를 빌려서 사용하는 것을 클라우드 컴퓨팅 서비스라고 한다.

클라우드 컴퓨팅 서비스 제공모델은 사용자 관점에서는 어디까지 빌려 쓰느냐, 제공자로서는 어느 수준까지 제공하느냐에 따라 나눈 것이다.

표 11-2_ 클라우드 컴퓨팅 서비스 제공 모델(어디까지 빌려 쓸까?)

서비스 제공모델	특징
SaaS (Software as a Service)	• 이미 완성된 소프트웨어(앱)를 인터넷으로 구독하여 사용하는 단계(구글 드라이브, 네이버 클라우드) • 애플리케이션 수준 소프트웨어, 즉 응용 소프트웨어를 클라우드 서비스로 제공 • 응용 프로그램은 웹 브라우저와 같은 씬 클라이언트(Thin client)를 통해서 접근 가능
PaaS (Platform as a Service)	• 인프라 위에 소프트웨어 개발에 필요한 환경(플랫폼)까지 빌려 쓰는 단계(앱 개발 도구 대여) • 응용 프로그램 개발 도구, 컴파일러 등을 클라우드 서비스로 제공
IaaS (Infrastructure as a Service)	• 서버, 저장장치 같은 인프라(하드웨어)만 빌려 쓰는 단계(가상 컴퓨터 대여) • 고객에게 컴퓨터, 저장장치, 네트워크 등의 컴퓨팅 자원을 클라우드 서비스로 제공

4) 클라우드 컴퓨팅의 배포 유형(운용 모델)

클라우드 컴퓨팅은 누가 사용할 수 있느냐에 따라 배포 유형(운용 모델)이 구분된다. 즉, 접속 가능 범위에 따라 구분한다.

(1) 퍼블릭 클라우드(Public Cloud)

공공 클라우드, 개방형 클라우드라고도 하며 인터넷을 통해 대중과 일반 기업에 공개된 클라우드 서비스이다. 서비스는 클라우드 서비스 제공자가 운영하고, 사용자는 인터넷을 통해 개인 계정을 관리하고 서비스를 이용한다. 3대 클라우드 플랫폼으로 Amazon Web Services(AWS), Microsoft Azure, Google Cloud Platform(GCP)이 있다. 유연성과 비용 효율이 높다.

(2) 프라이빗 클라우드(Private Cloud)

클라우드 자원을 특정 기관 내부에 저장하여 내부자만 제한적으로 사용한다. 높은 보안성이 장점이다.

(3) 하이브리드 클라우드(Hybrid Cloud)

퍼블릭 클라우드와 프라이빗 클라우드(또는 온프레미스)를 함께 사용하는 방식이다. 민감한 개인정보와 환자 진료 데이터는 병원 내부 서버에 저장하고, 환자 모니터링, 원격 진료, 환자 포털 등의 기능은 클라우드에서 운영할 수 있다. 의료기관에서는 하이브리드 클라우드를 통해 기존 시스템을 유지하면서도, 클라우드 기술의 유연성과 확장성을 활용할 수 있다.

(4) 멀티 클라우드(Multi-Cloud)

둘 이상의 클라우드 서비스를 병행하여 사용하는 전략으로, AWS, Azure, Google Cloud 등 서로 다른 플랫폼을 선택적으로 활용할 수 있다. 예를 들어 진료기록은 보안성이 높은 전용 클라우드에 저장하고, AI 진단 모델은 고성능 분석이 가능한 다른 클라우드에서 처리하는 방식이다. 이를 통해 비용, 성능, 지역 법규 준수 등 다양한 요건을 유연하게 충족시킬 수 있다.

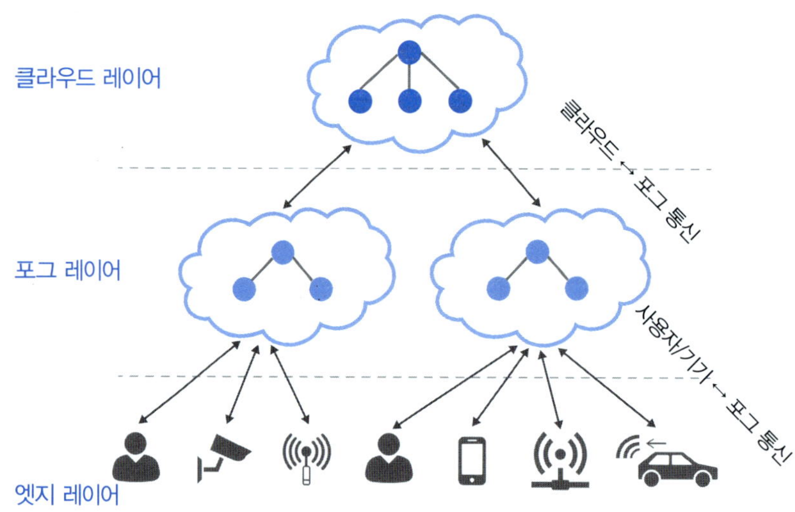

출처 : Weng, Chi-Yao, et al. "A lightweight anonymous authentication and secure communication scheme for fog computing services." IEEE Access 9 (2021): 145522–145537. 원본 일부 수정

그림 11-2_ 엣지-포그-클라우드 3계층

5) 최신 클라우드 기술 동향: 소버린 클라우드와 엣지·포그 컴퓨팅

21세기 클라우드 기술은 단순히 중앙 서버에 데이터를 저장 · 처리하는 단계를 넘어, 데이터의 위치 · 보안 · 법적 관할권 · 처리 효율성을 동시에 고려하는 방향으로 발전하고 있다.

이러한 흐름 속에서 주목받는 기술이 소버린 클라우드(Sovereign Cloud)와 엣지(Edge) · 포그(Fog) 컴퓨팅이다. 두 기술은 의료 데이터의 안전한 관리와 효율적인 활용을 동시에 실현하기 위한 차세대 클라우드 인프라 전략이다.

(1) 소버린 클라우드(Sovereign Cloud)

소버린 클라우드는 '데이터 주권(Data Sovereignty)'을 보장하기 위해 설계된 클라우드 환경이다. 즉, 특정 국가나 지역의 법률 · 규제 · 보안 정책을 준수하면서 데이터가 해당 영역 내에서만 저장 · 처리 · 관리되도록 보장하는 클라우드 모델이다. 이는 개인정보 보호법, 의료법, GDPR(유럽 일반개인정보보호규정) 등과 같은 국가별 데이터 보호 규제 강화에 대응하기 위해 등장하였다.

소버린 클라우드는 단순한 데이터 저장소가 아니라, 데이터의 물리적 위치와 접근 주체를 명확히 관리함으로써 데이터의 법적 관할권을 유지한다. 예를 들어, 한국의 의료기관이 해외 클라우드를 사용할 때는 환자정보의 해외 반출에 대한 법적 문제가 발생할 수 있다. 소버린 클라우드를 이용하면 이러한 의료 데이터를 국내 서버와 법적 통제 범위 내에서 안전하게 관리할 수 있다.

유럽에서는 'Gaia-X 프로젝트'를 통해 국가 간 데이터 주권을 보장하는 유럽형 소버린 클라우드 생태계를 구축하고 있으며, 한국에서도 정부가 추진하는 'H-Cloud(Healthcare Cloud)' 사업을 통해 병원, 공공기관, 연구기관이 사용할 수 있는 국내 의료 전용 클라우드 존(Cloud Zone)을 마련하고 있다. 이러한 정책은 의료정보의 주권 확보와 함께, 클라우드 환경에서도 법적 안정성을 유지할 수 있도록 지원한다.

소버린 클라우드는 의료데이터의 저장 위치를 명확히 함으로써,

① 데이터 국외 반출 방지,

② 국가별 규제 준수,

③ 보안성 향상,

④ 공공 · 의료기관의 신뢰성 확보라는 효과를 가진다.

보건의료정보관리사는 클라우드 전환 시 데이터가 저장 · 처리되는 위치와 법적 관할권을 반드시 확인하고, 병원의 클라우드 활용이 관련 법규에 부합하는지 검토할 수 있어야 한다.

(2) 엣지(Edge)·포그(Fog) 컴퓨팅

엣지 · 포그 컴퓨팅은 클라우드의 확장형 분산 처리 모델로, 중앙 클라우드의 한계를 보완하고 데이터 생성 지점 근처에서 실시간으로 정보를 처리하도록 하는 기술이다. 이는 특히 의료 분야에서 실시간 환자 모니터링과 응급 대응에 필수적인 기술이다.

엣지 컴퓨팅(Edge Computing)은 데이터를 생성하는 장치, 즉 웨어러블 디바이스 · 스마트 병상 · 모바일 의료기기 등 엣지 디바이스 가까이에서 직접 데이터를 분석 · 처리하는 방식이다. 데이터를 중앙 클라우드로 모두 전송하지 않고 현장에서 1차 분석을 수행하므로, 지연시간(latency)을 최소화하고, 응급 상황에 신속하게 대응할 수 있다. 예를 들어, 웨어러블 심전도 센서가 부정맥을 감지하면 클라우드 전송 전에 엣지 장치에서 먼저 이상 여부를 판단하여 의료진에게 즉시 경고를 보낼 수 있다.

포그 컴퓨팅(Fog Computing)은 엣지와 중앙 클라우드 사이에 위치한 중간 계층의 분산 노드(Fog Node)에서 데이터를 일시적으로 저장 · 분석 · 필터링하는 방식이다. 병원 내 여러 병동이나 진료 부서에서 수집된 데이터를 포그 노드에서 1차 처리한 뒤, 중요한 정보만 클라우드로 전송한다. 이를 통해 네트워크 부하를 줄이고, 보안성과 실시간성을 동시에 확보할 수 있다.

엣지와 포그는 클라우드를 대체하는 기술이 아니라, 클라우드의 보완적 확장 구조이다. 즉, 데이터의 생성지(엣지) → 중간 처리(포그) → 중앙 분석(클라우드)의 3계층 구조를 구성하여 의료데이터의 흐름을 효율적이고 안전하게 관리할 수 있다. 이러한 분산형 클라우드 아키텍처는 IoMT(Internet of Medical Things) 환경에서 필수적이다.

6) 클라우드 네이티브(Cloud-Native) 기반 의료시스템 구현

클라우드 네이티브는 단순히 클라우드 환경에 애플리케이션을 배포하는 것을 넘어, 클라우드의 특성과 장점(탄력성, 확장성, 민첩성, 복원력 등)을 최대한 활용할 수 있도록 애플리케이션을 처음부터 설계, 구축, 배포, 운영하는 접근 방식이자 철학이다. 이는 클라우드 환경에 최적화된 방식으로 소프트웨어를 만들고 관리하는 것을 의미한다.

모든 클라우드 네이티브 애플리케이션은 클라우드 환경에서 실행되지만, 클라우드에서 실행되는 모든 애플리케이션이 클라우드 네이티브인 것은 아니다. 기존의 온프레미스에서 사용하던 애플리케이션을 단순히 클라우드로 옮겨서(Lift and Shift) 사용하는 것은 '클라우드 기반(Cloud-enabled)' 또는 '클라우드 호스팅(Cloud-hosted)'이라고 할 수 있지만, 이는 클라우드 네이티브라고 보기 어렵다. 클라우드 네이티브는 클라우드의 특성을 내재화하여 처음부터 새롭게 만들어진 애플리케이션을 지칭한다. 핵심 특징은 다음과 같다.

(1) **마이크로서비스 아키텍처** : 애플리케이션을 작고 독립적인 단위로 개발하고 배포한다.
(2) **컨테이너화** : 도커와 같이 애플리케이션과 모든 종속성을 컨테이너에 담아 이식성과 일관성을 확보한다.
(3) **오케스트레이션** : 쿠버네티스와 같이 컨테이너화된 서비스들의 배포, 관리, 스케줄링을 자동화한다.
(4) **지속적 통합/지속적 배포** : 코드 변경 사항을 자동으로 테스트하고 배포하는 파이프라인을 구축하고 빠르고 빈번한 업데이트를 가능하게 한다.
(5) **데브옵스(DevOps)** : 개발과 운영 간의 긴밀한 협업과 자동화를 통해 소프트웨어의 빠른 전달과 안정적 운영을 추구한다.

의료현장에서 예시는 다음과 같다. AI 판독보조, 처방경고, 환자 알림 등 기능을 개별 마이크로서비스로 구성해 부분 장애 격리와 기능별 독립 확장이 가능하다. 야간 트래픽 증가 시 판독 큐만 탄력 확장하고, 낮에는 축소해 비용을 절감한다.

7) 클라우드 컴퓨팅과 보건의료정보관리사의 역할

클라우드는 데이터 저장 · 분석 · 공유를 유연하고 안전하게 수행하게 하는 디지털 헬스의 기반이다. IoMT 기반 원격 모니터링에서 엣지 · 포그 · 클라우드를 연계하면 예측적 관리와 환자안전이 강화된다. 보건의료정보관리사는 클라우드 기술 이해를 바탕으로 의료정보의 효율적 운용과 보안을 책임지는 핵심 인력으로 역할이 확장되고 있다.

(1) **데이터 보안 · 개인정보 보호:** 외부 클라우드에 저장되는 민감한 의료정보의 접근 통제, 암호화 등 보안 정책을 관리 · 감독한다.
(2) **클라우드 기반 시스템 운영 이해:** SaaS, PaaS, IaaS 등 서비스 모델의 특성을 이해하고, 병원정보시스템의 클라우드 전환 시 기술적 요구사항을 지원한다.
(3) **서비스 확장성 및 운영 효율 분석:** 데이터 사용량에 따른 자원 확장 등 클라우드의 이점을 분석하여 정보시스템 최적화를 지원한다.
(4) **신기술 대응력 확보:** 엣지 컴퓨팅, 클라우드 네이티브 등 최신 기술 변화에 대응하며,

새로운 헬스케어 서비스의 데이터 흐름과 처리 구조를 설계 · 평가한다.

결론적으로, 클라우드 컴퓨팅 기술은 보건의료정보관리사가 데이터 중심 의료 환경에서 정보 보호와 시스템 효율성의 균형을 맞추는 디지털 정보관리 전문가로 성장하는 데 필수적인 기반이 된다. 따라서 학습자는 클라우드 기술의 핵심 원리를 이해하고 이를 의료현장에 적용하는 역량을 갖추어야 한다.

3 | 사물인터넷(Internet of Things, IoT)과 웨어러블 기기 (Wearable Device)를 활용한 스마트 헬스케어 환경구축

의료 패러다임이 환자 중심의 맞춤형 진료, 예방 중심의 건강관리로 변화하면서 사물인터넷(Internet of Things, IoT)과 이를 의료에 특화한 의료사물인터넷(Internet of Medical Things, IoMT) 기술이 핵심적인 역할을 하고 있다. 환자의 생체신호, 활동 정보, 진료기록 등 다양한 데이터를 센서와 디바이스를 통해 자동 수집하고, 이를 클라우드에서 분석하여 실시간으로 건강상태를 모니터링하거나 질병을 예측하는 시대가 도래했다. 보건의료정보관리사는 이처럼 실시간으로 생성되고 유통되는 건강 정보의 품질 관리, 표준화, 보호, 활용 체계 설계 · 운영을 담당하는 핵심 인력으로, IoT 및 IoMT 기술에 대한 이해는 필수적이다.

이 절을 통해 학습자는 사물인터넷(IoT) 및 의료사물인터넷(IoMT)의 개념과 아키텍처를 이해하고, 웨어러블 기기를 포함한 IoMT 기반 시스템의 구성과 동작 원리를 설명할 수 있다. 또한, 실시간 건강 정보의 수집 · 분석 · 활용을 위한 기술 요소와 보안 · 표준화 · 운영 이슈를 파악하여, 의료현장에서의 적용 가능성과 보건의료정보관리사의 역할을 실무적으로 이해하게 된다.

1) 사물인터넷과 의료사물인터넷의 개념

사물인터넷은 센서, 소프트웨어, 통신 기술이 내장된 사물들이 인터넷을 통해 서로 연결되어 데이터를 주고받는 기술을 의미한다. 모바일 기기, 스마트워치는 물론이고 기계 및 물체, 전자제품 또는 동/식물을 포함하는 모든 사물이 네트워크에 연결되어 고유한 식별자

(Internet ID)가 부여된다. 이러한 기기(사물)들은 사람의 개입 없이 자동으로 데이터를 생성하고 클라우드나 서버 혹은 사용자 기기로 전송하여 새로운 서비스를 만들어 낸다. 기기(사물)들이 정보를 수집하고 분석하여 상호작용하며, 이를 통해 다양한 서비스와 솔루션을 제공하는 것이다. IoT 기술은 다양한 분야에서 활용되고 있으며, 특히 의료분야에서는 의료사물인터넷(Internet of Medical Things. IoMT)라는 독립된 개념으로 발전하고 있다.

사람들이 생활하는 공간이나 물건에 센서들이 설치되고 여기서 발생하는 건강 관련 의료 데이터를 인터넷에 연결해 사람들의 건강관리를 돕는다. 개인의 생활 습관, 질병 이력, 의료 이용 정보, 유전체 정보 등을 정보화해서 정보, 기기, 시스템이 하나로 연결되는 기술인 것이다. 기술적 측면에서 의료기기, 소프트웨어, 응용 프로그램, 건강관리시스템과 서비스가 서로 연결되어 의료 데이터를 생성, 수집, 전송, 분석할 수 있도록 하는 것이다. 딜로이트는 IoMT를 "디지털과 물리적 세계를 통합해 질병 진단, 치료의 속도와 정확성을 개선하고 환자 행동과 건강상태를 실시간으로 관리하는 것"으로 정의하고 있다.

이 기술은 병원 시스템에서 환자 모니터링, 만성질환 관리, 스마트 병동 운영 등에 활용될 수 있으며 구체적인 사례는 다음 장에서 다룬다.

2) 의료사물인터넷 구조와 아키텍처

IoMT는 다양한 의료기기, 소프트웨어, 서비스가 연결되어 생체 정보나 의료 데이터를 실시간으로 수집 · 분석 · 활용하는 의료 기술 생태계라 할 수 있다. IoMT 아키텍처는 크게 4계층 구조로 나눌 수 있다.

표 11-3_ IoMT 4계층

계층	주요 구성	역할
환경 인식 계층	센서, 카메라, 진단 장비	생체신호, 환경정보 수집
게이트웨이 계층	Bluetooth, Zigbee, 4G 등	데이터 수집/전송
클라우드 계층	클라우드 서버	저장, 분석, 공유
기능 계층	AI 진단, 원격의료, 스마트병원	응용 서비스 제공

(1) 환경 인식 계층은 센서, 진단 장비, 감시카메라 등 물리적 장치들로 생체신호(심박, 산소포화도 등)나 환경정보(온도, 습도)를 수집한다. (2) 게이트웨이 계층은 Bluetooth,

Zigbee, RFID등의 단거리 통신과 4G, 5G, Wi-Fi, 위성통신 등 장거리 통신 기술을 사용하여 데이터를 수집하고 전처리 후 상위 계층으로 전송한다. (3) 클라우드 서비스 계층은 수집된 데이터를 저장하고, 분석, 공유를 위한 플랫폼이다. (4) 기능 계층은 AI 기반 진단, 원격의료, 스마트 병원 등의 응용 프로그램이다.

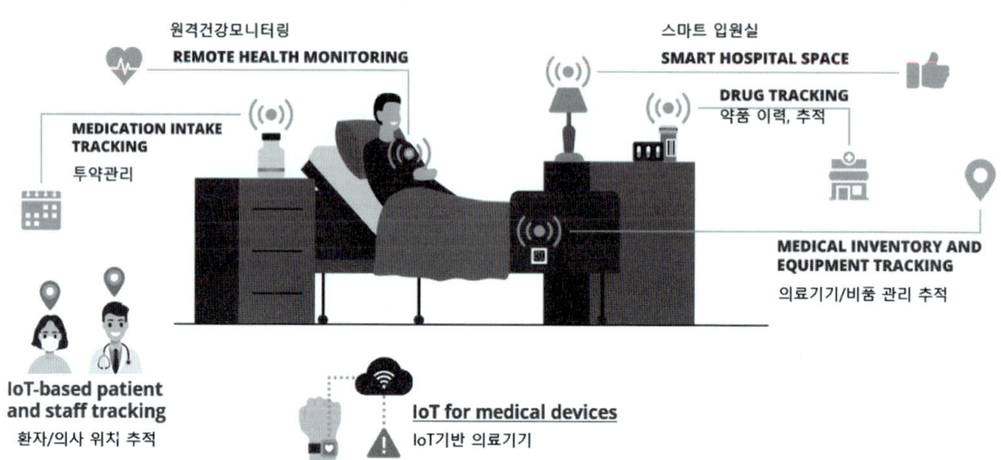

출처 : https://www.scnsoft.com 일부 수정

그림 11-3_ 디지털헬스를 위한 IoT 기반 시스템의 일례

IoMT는 활용 목적과 설치 위치에 따라 다음과 같이 나눌 수 있다. 기존의 MRI, CT와 같은 병원에 설치된 고정식 의료기기, 페이스메이커와 같은 체내 이식형 기기, 스마트워치와 같이 사용자의 신체에 착용하여 생체신호나 활동 정보를 지속적으로 측정하고, 실시간으로 데이터를 수집, 전송하는 착용형 기기들로 구분할 수 있다. 웨어러블 기기는 IoMT의 데이터 수집을 담당하는 핵심 장치 역할을 한다. 스마트워치나 스마트 렌즈와 같은 착용형 웨어러블 기기 이외에도 센서가 장착된 원격환자모니터링 기기, 약물 추적시스템, 의료용품, 의료 기록, 약물 사용 기록 저장장치, 장비 재고 추적 장치, 환자/의료진 위치추적 장치 등 매우 다양한 의료 장비를 포함할 수 있다.

3) 웨어러블 기기의 역할과 활용

웨어러블 기기는 IoMT 시스템에서 가장 말단의 데이터 수집 장치이자, 사용자와 가장 가까운 접점이다. 사용자의 신체에 착용된 센서를 통해 생체신호와 활동 데이터를 실시간으로 수집하고, 무선 네트워크를 통해 게이트웨이나 클라우드 플랫폼으로 전송함으로써 IoMT 전체 흐름의 출발점 역할을 수행한다.

이처럼 웨어러블 기기는 IoMT의 "센싱-통신-분석-응용" 구조에서 '센싱과 통신'의 핵심 장비이며, IoMT가 환자 중심의 스마트 헬스케어 서비스를 구현하는 데 필수적인 요소이다.

다만, 모든 웨어러블 기기가 의료용으로 사용될 수 있는 것은 아니다. 일부 웨어러블 기기는 의료기기로 인증되지 않아 임상 활용에 제한이 있으며, 의료 데이터로 사용되기 위해서는 식약처나 FDA 등 공인된 기관의 인증이 필요하다. 또한 측정 정확성과 데이터 신뢰도, 사용자 순응도 등의 이슈가 해결되어야 한다. 인증되지 않은 기기 데이터는 보조적 참고정보로 분류하는 것이 안전하다.

4) 의료사물인터넷의 기회와 적용 과제

IoMT의 장점은 첫째, 실생활 속에서 발생하는 건강 정보의 실시간 모니터링을 통해 질병 진단의 정확성과 시의성을 높일 수 있다. 이상 징후를 조기에 감지하고 대응할 수 있는 것이다. 둘째, 의료기관의 관점에서는 임상 프로세스 개선, 의료용품 관리, 유지보수 관련 문제 예측, 의료 데이터 오류 감소 등 운영 생산성과 효율성을 향상시킬 수 있다. 셋째, 환자 관점에서는 병원에 가서 해야 하는 여러 검사를 사전에 관찰할 수 있어 불필요한 병원 방문, 대기시간 및 입원 시간을 줄일 수 있다.

IoMT는 환자 중심의 스마트 의료환경을 구축하고 의료서비스의 질을 향상시킬 수 있는 핵심 기술이다. 방대한 데이터가 공유되어야 하고, 효과적으로 처리되어야 하므로 클라우드 컴퓨팅, 빅데이터, AI와의 결합이 필수적이다. 또한 데이터 연계와 상호운용성을 확보하기 위해 HL7 FHIR, DICOM 등 국제 표준 기반의 데이터 구조와 통신 프로토콜이 요구된다.

한편, IoMT 환경에서는 개인정보 보호와 보안이 매우 중요하다. 종단 간 암호화(End-to-End Encryption), 인증(Authentication), 접근 통제(Access Control), 블록체인 기반 감사로그 등 다양한 보안기술이 적용되어야 하며, 정보 주체 중심의 동의 체계와 법적 규제를 고려한 보안 설계가 필수적이다.

의료현장에 안정적으로 적용하고 기대하는 효과를 실현하기 위해서는 의료정보 관리 생태계 구축을 위한 인프라 관련 문제들을 해결하는 것을 시작으로, 생성된 데이터의 과부하, 정보 공유를 위한 표준화, 의료기기와 통신 프로토콜 통합의 복잡성 등 기술적인 과제들을 함께 해결해야 한다. 아울러 초기 투자 비용, 개인정보보호, 보험제도, 데이터의 소유권, 법적 규제 등의 제반 문제들 또한 종합적으로 고려되고 해결되어야 한다.

5) 사물인터넷(IoT), 의료사물인터넷(IoMT), 웨어러블 기기와 보건의료정보관리사의 역할

(1) 정보의 생성과 수집 단계

IoT 및 IoMT 환경에서는 환자의 생체 정보, 행동 패턴, 진료기록 등 다양한 건강 관련 데이터가 자동적이며 지속적으로 생성된다. 이 과정에서 보건의료정보관리사는 수집되는 데이터가 정확하고 일관성 있게 기록되도록 관리하는 데이터 품질 관리 업무를 수행한다. 또한 HL7 FHIR, DICOM, IEEE 11073 등 국제 표준에 기반한 데이터 구조 설계와 표준화된 코드 체계의 적용을 통해 정보의 일관성과 상호운용성을 확보하는 표준화 관리를 담당한다. 아울러, 스마트워치나 체내 이식형 센서 등 다양한 디바이스의 데이터 생성 원리와 방식에 대한 이해를 바탕으로 수집된 정보의 맥락을 해석하는 역할도 수행한다.

(2) 데이터 처리 및 저장 단계

IoMT는 대량의 건강 정보를 실시간으로 클라우드에 저장하고 분석하는 체계를 기반으로 한다. 이 단계에서 보건의료정보관리사는 수집된 데이터를 효과적으로 분류하고 검색할 수 있도록 메타데이터를 구조화하고 관리한다. 또한, 센서에서 클라우드로 이어지는 데이터의 흐름이 안전하고 효율적으로 유지되도록 데이터 플로우를 설계하고 검토하는 역할을 한다. 더불어, 데이터 암호화, 접근 통제, 사용자 인증 등 보안 프로토콜이 적절하게 적용되도록 점검하고 교육을 시행하며 개인정보보호를 위한 기술적 · 관리적 조치를 수행한다.

(3) 데이터 활용 단계

IoMT의 궁극적인 목적은 수집된 데이터를 통해 질병을 조기에 예측하고 치료 효과를 극대화하는 데에 있다. 이에 보건의료정보관리사는 분석된 데이터를 기반으로 환자 맞춤형 진료가 가능하도록 정보 활용 계획을 수립하는 역할을 수행한다. 또한 진료팀, 간호사, 행정팀 등 다양한 직군이 데이터 기반의 의사결정을 할 수 있도록 통합된 정보 전달체계를 구축한다. 이 외에도, 의료 데이터 활용과 관련된 법적 · 윤리적 기준을 마련하고 조직 구성원에게 이를 교육함으로써 데이터의 책임 있는 사용 문화를 조성한다.

(4) 웨어러블 기기 데이터 관리

웨어러블 기기는 IoMT 시스템에서 말단의 데이터 수집 장치로, 정확성과 신뢰성이 확보되어야만 임상적으로 활용될 수 있다. 보건의료정보관리사는 의료기기로 인증받은 웨어러블 기기와 일반 건강기기를 구분하여 각 기기에서 수집된 데이터의 활용 범위를 설정한다. 또한, 환자의 기기 사용 지속성 여부를 분석함으로써 수집된 데이터의 신뢰도를 평가하고, 다양한 웨어러블 기기 또는 센서에서 수집된 정보를 통합하여 병원정보시스템(HIS)과 연동되는 플랫폼을 구축한다.

(5) 의료정보 생태계에서의 중심 역할

IoT 및 IoMT 기술은 단순한 기술 요소를 넘어 법률, 정책, 표준화 등의 다양한 요소가 통합된 복합적 생태계를 형성한다. 보건의료정보관리사는 이 생태계를 이해하고 조율하는 중심 인력으로서 활동한다. IT 기술자, 의사, 간호사, 법률 전문가 등과 협업하여 다양한 관점이 반영된 의료정보시스템을 조율하며, 데이터 소유권, 이용권, 보안 책임 등을 명확히 하여 기관 내 정보 거버넌스를 수립한다. 또한 개인정보 보호법, 의료법 등 관련 법규를 기반으로 한 데이터 활용 지침을 마련하고 자문을 제공한다.

정리하면, 보건의료정보관리사는 IoT 및 IoMT 기술을 통해 생성된 방대한 데이터를 신뢰할 수 있는 의료정보로 전환하는 데 핵심적인 역할을 수행하는 전문 인력이다. 이를 위해 기술에 대한 이해, 정보 표준화 능력, 보안 관리 역량, 데이터 분석 능력, 그리고 법적 · 윤리적 판단력이 요구된다.

4 | 인공지능(Artificial Intelligence) 기술의 진화와 의료정보 활용

의료현장의 디지털 전환이 가속화되면서, 진료기록 전산화, 진단 보조, 환자 맞춤형 치료 등 다양한 영역에서 인공지능(AI) 도입이 활발해지고 있다. 인공지능은 컴퓨터가 인간처럼 사고하고 학습하는 능력을 갖추도록 설계된 기술로, 의료현장에서는 방대한 환자 데이터를 분석하여 진단을 지원하고 치료 계획 수립을 돕는 데 활용된다. 특히 최근에는 기존 정보를 해석하는 단계를 넘어, 새로운 정보를 생성하는 생성형 AI(Generative AI) 기술이 확산하며 보건의료정보관리사의 역할을 근본적으로 변화시키고 있다.

이러한 변화 속에서 AI 기술의 원리, 특히 생성형 AI의 작동 방식과 응용 방법을 이해하는 것은 보건의료정보관리사에게 필수 역량이 되었다. 생성형 AI는 자연어처리(NLP) 기술을 통해 진료기록 요약, 영상 판독문 초안 작성, 의료문서 번역 등 업무 자동화를 가능하게 하고, 의료진의 임상 의사결정과 환자와의 소통 방식을 혁신한다. 이러한 기술을 정확히 이해하고 현장에 적절히 적용 · 관리하는 능력은 의료기관의 디지털 전환을 선도하는 전문가로 성장하기 위한 핵심 조건이다.

1) AI의 개념과 분류

인공지능(AI)은 컴퓨터가 인간의 사고방식을 모방하여 학습, 판단, 추론, 문제 해결을 수행하도록 하는 모든 기술을 통칭한다. 이는 단순히 주어진 명령을 처리하는 것을 넘어, 인간처럼 생각하고 적응하며 복잡한 상황에서도 자율적으로 행동할 수 있는 기계를 구현하는 것을 목표로 한다. 현대 보건의료시스템에서 AI는 환자 데이터 분석, 진단 보조, 예후 예측, 치료계획 수립 등 다양한 분야에 적극적으로 활용되고 있다.

AI는 얼마만큼 인간과 같아질 수 있을까? 또는 인간의 지능을 넘을 수 있을까? 라는 측면에서 3가지 수준으로 분류한다.

첫째, 약인공지능(Weak AI 또는 Artificial narrow intelligence:ANI)은 주어진 조건 아래서만 작동할 수 있으며 주로 한 가지 종류의 문제를 풀도록 만들어진 것이다. 상품, 배달음식 추천, 자율주행, 사진인식, 음성 명령 처리 등 이미 우리 주변에서 쉽게 접하고 사용하고 있는 것이 많다.

둘째, 강인공지능(Strong AI 또는 Artificial general intelligence:AGI), 또는 범용 인공지능은 자의식을 가지고 인간과 같은 사고가 가능한 수준의 인공지능이다. 아이언맨의 자비스와 같은 것인데 현실에서는 아직 볼 수 없다. 다만 언젠가는 가능할 것으로 전문가들이 예측하는 수준이다.

셋째, 초인공지능(Superintelligence)은 강인공지능이 순환적으로 스스로 발전시켜 반복학습을 통해 상상을 초월한 지능을 갖게 되는 것을 말한다. 이론적 개념으로 거의 모든 수준에서 인간을 훨씬 뛰어넘는 지능을 보이는 것이다.

임상 현장에서 사용하는 AI는 대부분 ANI이며, 안전성과 책임성을 위해 인간-검토(Human-in-the-Loop)가 필수이다.

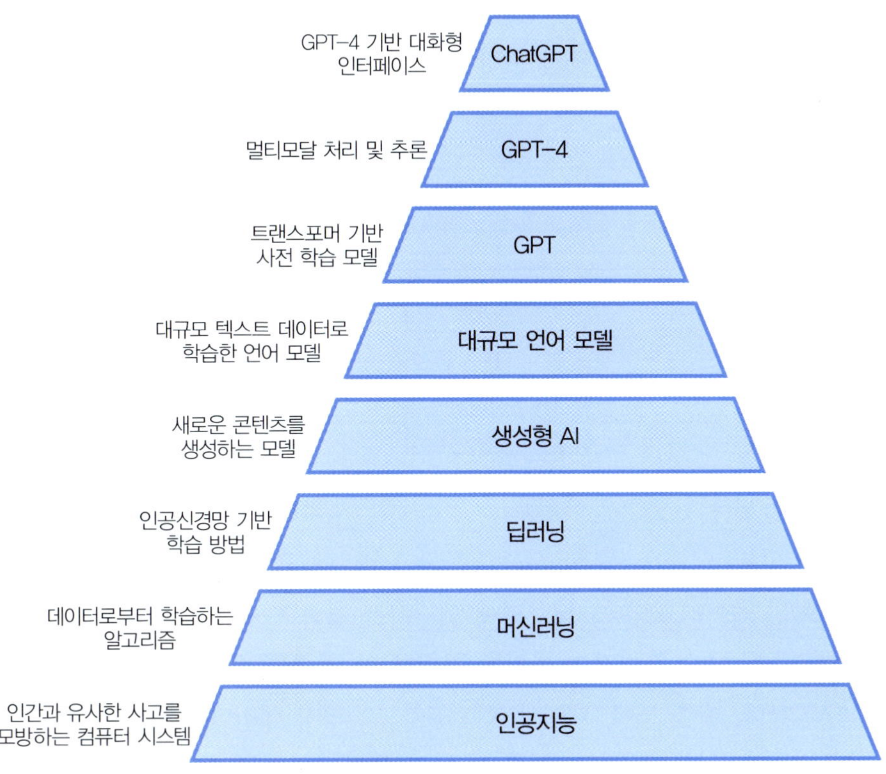

출처 : ChatGPT, Gemini + Napkin AI 그래픽 생성

그림 11-4_ 인공지능 기술 계층구조

2) AI 구현의 핵심 기술 : 머신러닝과 딥러닝

AI는 데이터를 기반으로 학습하고 성장하며, 이를 구현하는 대표적인 방법이 머신러닝(Machine Learning, 기계학습) 기술과 딥러닝(Deep Learning)이다.

머신러닝은 기계가 스스로 학습하여 발전시키는 기술의 총칭이고, AI를 구현하는 구체적 기술이다. 사무엘(Arthur Samuel, 1959)은 머신러닝을 "컴퓨터에게 배울 수 있는 능력, 즉 코드로 정의하지 않은 동작(명시적으로 프로그래밍하지 않은 것들)을 실행할 수 있게 하는 능력을 부여하는 연구 분야"라고 정의했다.

딥러닝은 머신러닝의 한 분야로, 인간의 뇌 신경망 구조를 모방한 인공신경망(artificial neural network)을 여러 층으로 깊게 쌓아 구성한 기술이다. '심층학습'이라는 이름 그대로 입력된 데이터의 특징을 여러 계층을 거치며 자동으로 추출하고 복잡한 패턴을 효과적으로 학습한다. 특히, 이미지 분석, 음성 인식, 자연어처리와 같이 데이터의 구조가 복잡하거나 비정형적인 데이터를 처리하는 데 매우 강력한 성능을 발휘한다.

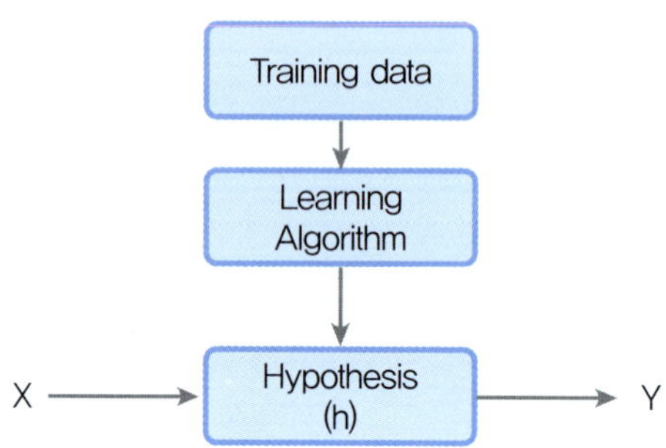

그림 11-5_ 머신러닝 작동 방식

머신러닝은 주어진 데이터 X와 그 데이터에 해당하는 결과 Y 사이의 '관계' function f를 찾는 과정과 같다. 이때 주어진 데이터를 최대한 잘 설명할 수 있는 함수 f를 가설(Hypothesis)이라 한다. 예를 들어, 데이터 X는 흉부 CT 영상 데이터라고 하자. 한 장의 영상 전체가 하나의 데이터일 수 있고, 개별 화소(픽셀)나 특정 영역이 데이터 단위가 될 수도 있다. X와 대응하는 Y는 각 영상에 대해 폐 결절이 존재하는지 아닌지를 나타내는 레이블(label)이 될 수 있다. 학습 알고리즘은 X와 Y와의 관계를 학습시켜서, 이후 학습하지 않은 새로운 영상 X가 입력되었을 때, 그에 따른 Y를 예측할 수 있도록 한다. 딥러닝은 이 과정을 신경망의 여러 계층을 통해 자동화하고 고도화함으로써, 기존 머신러닝보다 더욱 정교하고 효율적인 학습 결과를 얻을 수 있게 해준다.

3) 머신러닝의 학습 방법

머신러닝은 학습하려는 문제의 유형에 따라 크게 지도학습, 비지도학습, 강화학습으로 분류할 수 있다.

(1) **지도학습(Supervised Learning)**: 정답(레이블)이 있는 데이터를 사용하여 모델을 학습

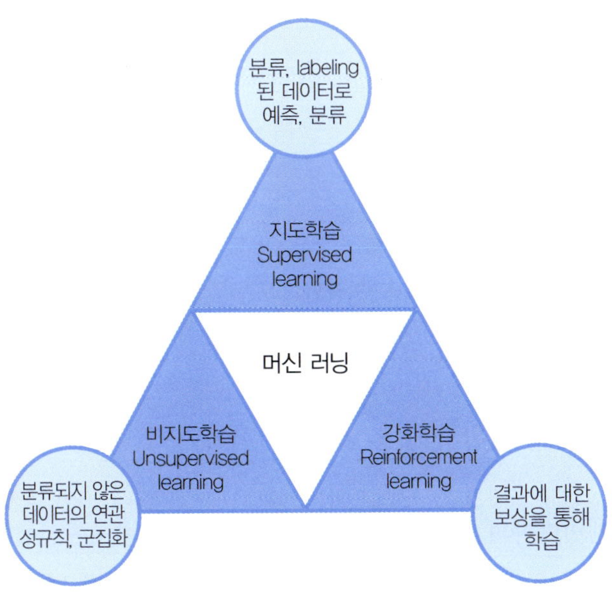

그림 11-6_ 머신러닝의 대표적 학습 방법

시키는 방법이다. 주어진 입력값과 정답을 비교하며 예측의 정확도를 높여나간다. 환자의 과거 데이터를 기반으로 미래의 질병 발생 확률을 예측하는 회귀(Regression)나, 의료 영상을 보고 암 유무를 판별하는 분류(Classification)가 대표적인 예이다.

(2) **비지도학습(Unsupervised Learning)**: 정답이 없는 데이터에서 숨겨진 패턴이나 구조를 스스로 찾아내는 방법이다. 유사한 특성을 가진 환자 그룹을 찾아내는 군집화(Clustering)나, 데이터의 핵심 특징을 요약하는 차원 축소(Dimension Reduction) 등에 활용된다.

(3) **강화학습(Reinforcement Learning)**: 주어진 환경에서 특정 행동을 했을 때 얻는 '보상'을 최대화하는 방향으로 학습하는 방법이다. AI가 수많은 시도를 통해 최적의 행동 전략을 스스로 터득하며, 게임이나 로봇 제어 분야에서 주로 사용된다.

최근에는 소량의 정답 데이터와 대량의 정답 없는 데이터를 함께 사용하여 학습하는 준지도학습(Semi-supervised learning)의 중요성이 커지고 있다. 전이학습은 사전학습된 모델을 의료 데이터로 재학습하여 표본 부족 문제를 완화한다. 연합학습(Federated Learning)은 데이터를 외부 반출 없이 기관별로 학습하고 가중치만 공유하여 프라이버시와 데이터 주권을 보호한다.

또한, AI 학습에 필요한 데이터의 양과 질은 성능에 절대적인 영향을 미치므로, 부족한 데이터를 보강하기 위한 기술도 발전하고 있다. 데이터 증강(Data Augmentation)은 원본 데이터를 변형하여 학습 데이터의 양을 늘리는 기술로, 회전 · 자르기 · 노이즈 등으로 데이터 다양성을 늘려 과적합을 완화한다. 합성 데이터(Synthetic Data) 생성 기술은 실제 데이터와 유사한 가상 데이터를 만들어내는 방법이다. 대표적으로 적대적 생성 신경망(Generative Adversarial Network, GAN)은 가짜 데이터를 만드는 '생성자'와 이를 감별하는 '판별자'가 서로 경쟁하며 학습하여 매우 사실적인 합성 데이터를 생성한다.

4) AI의 진화 : 인식에서 행동까지

CES 2025에서 엔비디아의 창립자 겸 CEO인 젠슨 황은 기조연설에서 AI 발전 방향을 명확하게 제시하였다. AI 기술은 주어진 정보를 '인식'하는 단계를 넘어, 새로운 정보를 '생성'하고, 주어진 목표를 위해 '행동'하는 방향으로 빠르게 진화하고 있다.

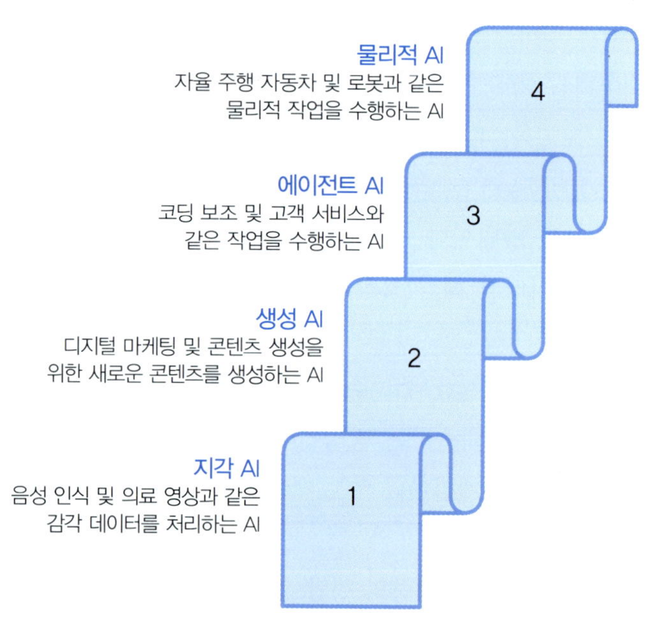

출처 : 젠슨 황, CES 2025 키노트 일부 수정 ChatGPT+ Napkin AI 그래픽 생성

그림 11-7_ AI 기술 발전 단계

(1) 인식형 AI(Perception AI) - 정보를 해석하는 AI

인식형 AI는 2010년대 초반, 합성곱 신경망(Convolutional Neural Network, CNN) 기반의 딥러닝 기술이 발전하면서 본격화되었다. 이 시기의 AI는 주어진 데이터를 보고 정답을 맞히는 데 초점을 맞추었으며, 다양한 형태의 데이터를 인식하고 분류하는 능력을 갖추기 시작했다. 예를 들어, CT 영상과 같은 의료 이미지를 분류하거나, 음성 인식 기술을 활용한 Siri와 같은 서비스가 등장하였다. 이를 통해 AI는 인간의 감각처럼 텍스트, 이미지, 음성 등 다양한 정보를 해석할 수 있는 기반을 마련하게 되었다.

(2) 생성형 AI(Generative AI) - 정보를 생성(창조) 하는 AI

생성형 AI는 기존 데이터를 학습해서 그 패턴과 특징을 이해하고, 이를 바탕으로 텍스트, 이미지, 음악 등 새로운 콘텐츠를 생성하는 AI 기술이다. 딥러닝으로 데이터의 분포와 구조를 학습하면서 직접 관찰할 수 없는 잠재 변수(latent variable)를 활용해서 데이터의 본질적인 특징을 추출한다. 즉, "고양이 사진"의 데이터 분포를 학습한 후, 이 확률분포로부터 실제 존재하지 않는 고양이 사진을 생성하는 방식이다.

2010년대 초반, 생성형 AI 모델로 GAN(Generative Adversarial Network)은 생성기(Generator)와 판별기(Discriminator)가 경쟁적으로 학습해 실제와 점점 더 유사한 데이터를 생성한다. VAE(Variational Autoencoder)는 입력 데이터를 잠재 공간에 압축한 뒤, 이를 다시 원래 데이터로 복원하는 과정을 통해 새로운 데이터를 생성한다.

인간이 사용하는 언어를 컴퓨터가 이해하고, 해석하고, 생성할 수 있도록 하는 NLP(Natural Language Processing, 자연어처리) 분야는 2017년 Google이 발표한 "Attention is all you need"라는 논문으로 돌파구를 찾았다. 언어와 같은 순차적 데이터에서 중요한 부분에 집중하는 방식인 "어텐션 메커니즘"과 어텐션 기반의 딥러닝 신경망 구조인 트랜스포머(Transformer) 구조이다.

현재 생성형 AI의 중심이 되는 기술인 GPT(Generative Pre-trained Transformer)는 텍스트를 생성할 수 있도록 사전 훈련된 트랜스포머 언어모델을 말한다. ChatGPT는 GPT 언어모델을 기반으로 한 대화형 AI로서 GPT를 사람처럼 자연스럽게 대화할 수 있도록 튜닝한 것이다.

ChatGPT는 다음 3단계의 학습 절차를 통해 만들어졌다.

① 사전학습(Pre-training)

GPT 모델이 인터넷에서 수집한 엄청난 양의 대규모 텍스트 데이터(Large Language Model, LLM)를 기반으로 문장 내 일부 단어를 가리고 다음 단어를 예측하는 자기지도학습 Self-supervised learning을 수행한다. 이 과정을 통해 언어의 문법, 의미, 구조, 문맥 패턴을 스스로 학습한다.

② 지시튜닝(Instruction tuning)

GPT 모델을 질문-응답 형태로 조정하는 단계이다. 사용자의 질문을 인식하고 적절하게 응답하도록 하는 능력을 언어모델에 부여하기 위해, 실제 사람이 만든 지시문-응답 쌍을 사용해서 학습한다(지도학습). 이 단계부터 "대화형 AI" 골격을 갖추게 된다.

③ 인간 피드백 기반 강화학습(RLHF)

모델이 제시한 여러 응답을 피드백 평가를 통해 선호할 만한 응답을 만들어내는 단계이다. 모델이 여러 응답을 제시하면 사람이 순위를 매기는 피드백을 보상함수로 사용하여 더 유용하고 안전한 답변을 생성하도록 모델을 최종적으로 조정한다(강화학습). 이를 통해 정중하고, 일관되고, 유용한 응답이 가능해진다.

생성형 AI(Generative AI)의 대표적인 모델들은 대부분 대규모 언어 모델(LLM)이나 생성 신경망(Generative Neural Networks)을 기반으로 하며, 텍스트, 이미지, 음성, 코드 등 다양한 형태의 데이터를 생성할 수 있도록 설계되어 있다.

텍스트 생성 LLM 모델은 GPT 시리즈(OpenAI), Claude(Anthropic), Gemini(Google DeepMind), LLaMA 시리즈(Meta)가 대표적이고 이미지 생성 AI로는 DALL-E 시리즈(OpenAI), Midjourney(Midjourney Inc), Stable Diffusion(Stability AI) 등이 있다. 이 외에도 동영상, 음성, 음악 생성, 코드 생성, 멀티모달 생성 AI 등 다양한 AI 모델이 개발되었다.

이와 같은 생성형 AI 기술은 병원 시스템에서 진료기록 요약 자동화, 환자 상담문서 자동생성, 임상 문서 번역, 환자 상담 챗봇 등의 다양한 영역에서 활용될 수 있다.

(3) 에이전틱 AI(Agentic AI)-"작업을 수행하는 AI"

최근 주목받고 있는 에이전틱 AI는 단순한 질의응답을 넘어, 주어진 목표를 달성하기 위해 스스로 계획을 세우고, 필요한 도구를 사용하며, 작업을 완수하는 능동적인 AI이다. 기존의 생성형 AI가 '정보 생성'에 머물렀다면, 에이전틱 AI는 그 정보로 실제 작업을 완결할 수 있는 것이 특징이다.

예를 들어, "환자의 최근 검사 결과를 요약해서 EMR에 기록하고, 담당 의사에게 알림을 보내라"는 지시를 받으면, 관련 정보를 검색하고, 요약문을 생성하며, EMR 시스템에 접속해 기록하고, 메시징 시스템을 통해 알림을 보내는 일련의 과정을 자율적으로 처리할 수 있다. 이는 보건의료정보관리사의 문서 관리, 정보 검색, 일정 조율 등 다양한 업무와 밀접하게 연관된다.

(4) 피지컬 AI(Physical AI) - "현실 세계를 움직이는 AI"

피지컬 AI는 AI가 디지털 세계를 넘어 물리적인 공간에서 직접 행동하고 상호작용하는 기술이다. 즉, 로봇, 센서, 자율주행 기기 등을 통해 현실 세계에서 물건을 옮기고, 수술을 집도하고, 현장을 감지하는 AI를 의미한다. 엔비디아 젠슨 황은 이 영역을 "앞으로 10년 이내에 본격적으로 상용화될 가장 현실적인 AI 영역"이라고 강조하였다.

5) AI 발전에 따른 의료현장의 변화와 보건의료정보관리사의 역할 확장

AI 기술의 발전은 의료현장을 크게 세 가지 관점에서 변화시키고 있다. 첫째는 전통적인 의료에 AI를 활용하는 방식으로 검사, 진단, 치료, 재활 등 실제 병원에서 이루어지는 여러 가지 의료행위를 AI로 구현하는 것이다. 예를 들어, CT, MRI, 초음파 영상에서 병변을 자동으로 탐지하는 기술이 이에 해당한다.

둘째는 서비스 관점의 의료 AI이다. 원격의료, 로봇 간호 서비스, 자연어 음성 인식 기반으로 의료현장에서 발생하는 음성 정보를 문자로 전사하여 기록하는 서비스, 퇴원 환자가 전화로 상태를 말하면 AI가 자연어처리 기술로 답변을 분석해서 전문의에게 전달되는 서비스, 약국에서 고객 증상에 맞는 일반의약품을 추천하는 서비스 등이다. 이들은 환자와 의료진 간의 상호작용을 더욱 효율적으로 만드는 역할을 한다.

셋째는 플랫폼 관점의 AI이다. 기존의 의료시스템과 서비스를 지능화하고 통합함으로써, 환자의 영상, 음성, 전자의무기록 데이터를 바탕으로 질병 예측 및 예방, 치료 등에 대한 종합적인 솔루션을 의료진과 환자에게 제공한다. 이러한 플랫폼은 병원 경영관리, 교육, 연구 분야까지 포괄할 수 있다.

AI 기술은 단순한 자동화나 분석 도구를 넘어, 인간의 인식 능력을 모방하고, 새로운 콘텐츠를 창조하며, 능동적으로 문제를 해결하고, 현실 세계에서 직접 행동할 수 있는 수준까지 발전하고 있다. AI는 현재 보건의료 분야의 전반적인 흐름을 변화시키는 핵심 기술이다. 진난 지원, 예후 예측, 맞춤형 치료, 병원 경영 분석 등 다양한 영역에서 AI의 활용이 확대되고 있으며, 그 중심에는 의료 데이터가 존재한다. AI의 학습과 성능은 의료 데이터의 정확성과 구조화 수준에 크게 좌우되며, 이 지점에서 보건의료정보관리사의 역할이 더욱 중요해지고 있고 의료 데이터를 기반으로 한 지능형 시스템을 실질적으로 뒷받침하는 전문가로 변화하고 있다. 특히 다음과 같은 역할을 중심으로 업무 영역이 확장되고 있다.

첫째, 데이터 큐레이션 및 품질 관리 전문가로서, AI 학습에 적합한 고품질 데이터를 선별하고 정제하는 역할을 수행한다. AI의 성능은 학습 데이터의 정확성, 완전성, 일관성에 따라 달라지므로, 이를 확보하는 것이 핵심이다.

둘째, 데이터 분석 및 활용 전략가로서, AI 분석 결과를 해석하고 이를 기반으로 의료서비스 개선을 위한 전략을 수립하며, 의료 경영진과 협력하여 데이터 기반 의사결정을 지원한다.

셋째, AI 시스템 관리 및 운영 전문가로서, AI 기반 정보시스템의 도입과 운영, 유지보수를 총괄하며, 시스템의 안정성과 효율성을 확보하는 역할을 수행한다.

넷째, 정보 거버넌스 및 규제 준수 책임자로서, 환자 정보의 개인정보 보호, 보안, 윤리적 활용을 위한 규정 준수를 보장하고, 병원의 데이터 관리 체계를 정비하는 업무를 담당한다.

다섯째, 의료 빅데이터 전문가로서, 방대한 의료 데이터를 수집, 저장, 분석하고 이를 AI 기반 서비스 개발 및 연구에 활용한다. 다양한 도구를 이용한 데이터 분석 및 시각화 역량과 같은 실무 기술이 요구된다.

여섯째, 의료현장과 기술 간의 가교 역할을 하여, 의료진, IT 전문가, 데이터 과학자 등 다양한 직종 간의 원활한 소통을 도모하고, AI 기술이 의료현장에 효과적으로 적용될 수 있도록 협력한다.

결론적으로 보건의료정보관리사는 의료 데이터의 생애주기를 이해하고 통제하는 전문가로서, AI 기반 의료 기술의 안전하고 효과적인 도입을 실현하는 핵심 인력이 되어야 한다.

이처럼 인공지능 기술의 의료현장 적용은 단순한 기술 도입을 넘어, 생성형 AI를 활용해 진료기록을 요약하고, 에이전틱 AI와 함께 데이터 흐름을 조정하며, 피지컬 AI와 협력하여 의료현장의 자동화와 안전을 지원하는 역할로 나아가야 한다. 빠르게 진화하는 정보통신기술 환경 속에서, 미래 의료현장의 디지털 전문가로 성장하기 위한 준비는 지금부터 시작되어야 한다.

5 | 블록체인(Blockchain) 기술과 의료정보 신뢰성 확보

현대 의료정보시스템에서는 환자 중심의 통합적 의료서비스와 정밀의료(Precision Medicine) 구현을 위해 의료정보의 신뢰성과 무결성 보장이 핵심 과제로 대두되고 있다. 특히 의료 빅데이터, 전자의무기록(EMR), 진료 정보교류, 개인건강기록(PHR), 보험 청구 데이터 등으로 구성된 의료정보 생태계에서는 정보의 보안성과 투명성 확보가 필수적이다.

이러한 요구를 충족하기 위한 혁신 기술로 블록체인(Blockchain)이 주목받고 있다. 블록체인은 의료정보의 위 · 변조를 방지하고, 데이터 접근 이력을 투명하게 관리하며, 환자 중심의 데이터 통제권을 강화하는 데 중요한 역할을 할 수 있다. 다만, 블록체인의 분산 저장 특성은 현행 개인정보 보호법의 '처리 최소화' 원칙과 상충할 수 있으므로, 기술 도입 시 정교한 암호화 및 접근 제어 설계가 필요하다. 따라서 보건의료정보관리사에게 블록체인 기술에 대한 체계적인 이해와 실무 활용 역량이 점차 중요해지고 있다.

본 절을 통해 학습자는 블록체인의 개념과 기술적 구조(분산원장, 해시 암호화, 합의 알고리즘 등)를 이해하고, 블록체인 기술이 의료정보의 위 · 변조 방지, 무결성 보장, 투명성 확보에 어떻게 기여하는지 설명할 수 있다. 또한 블록체인의 작동 원리와 스마트 계약의 기능을 바탕으로, 진료 정보교류, 백신접종 이력 관리, 보험 청구 자동화 등 실제 보건의료 현장에서의 활용 가능성과 보건의료정보관리사의 역할을 파악할 수 있다.

1) 블록체인 개념

블록체인(Blockchain)은 데이터를 네트워크 참여자들이 공동으로 기록하고 관리하는 분산원장 기술(Distributed Ledger Technology)이다. 중앙 관리 서버 없이 모든 참여자가 동일한 데이터 사본(원장)을 보유하고 검증할 수 있도록 하는 구조로, 데이터 위 · 변조 방지와 신뢰성 확보에 탁월하다.

블록체인에서 '블록'은 개인 간(P2P) 거래 데이터를 저장하는 단위이며, 각 블록은 시간

순서대로 이전 블록과 암호화된 방식으로 연결되어 '체인' 형태를 이루기 때문에 블록체인이라는 이름이 붙었다. 이 체인 구조 덕분에 한번 기록된 데이터는 사실상 수정이 불가능하여 모든 거래의 연속성, 불변성을 보장한다. 데이터 대조 및 확인은 모든 참여자가 동일한 정보를 갖도록 하여, 거래의 위 · 변조를 방지하고 투명성을 확보한다. 거래 내역을 확인하려면 모든 참여자가 보유한 기록을 대조해야 하므로, 블록체인은 종종 '공공 거래장부' 또는 '분산 거래장부'라고도 불린다.

예를 들어 A가 B에게 10만 원을 송금한다면, 기존 중앙집중식 방식에서는 두 사람 사이 안전한 거래를 위해 신뢰할 수 있는 제3자(은행)가 중간에서 거래를 인증하고 처리한다. 그러나 블록체인은 모든 참여자가 검증하는 분산 장부에 거래가 기록된다. A가 B에게 직접 전달하지만, 네트워크의 모든 참여자가 함께 지켜보고 진짜 전달되었는지 모두 검증하고 분산 장부에 기록하는 구조로 운영된다.

2) 블록체인의 기술적 구성 요소

(1) 분산원장 기술(Distributed Ledger Technology, DLT) – 탈중앙화

블록체인은 네트워크 참여자 모두가 동일한 거래장부(원장)를 보유하는 분산구조를 기반으로 한다. 새로운 거래가 발생하면 모든 참여자가 이를 수신하여 저장하고, 블록 단위로 공유함으로써 중앙 서버 없이도 거래 내역의 공유와 검증이 가능하다. 이는 의료기관 간 환자 정보 공유에 있어 무결성과 신뢰성을 확보하는 데 유리하다. 그리고 특정 주체의 데이터 독점을 막고 시스템 장애 발생 시에도 데이터 유실 위험을 줄여준다.

(2) 블록 구조와 연결 방식 – 불변성

모든 거래는 일정 시간 간격으로 "블록(Block)"이라는 단위로 묶여 생성된다. 각 블록은 이전 블록의 해시(Hash)값을 포함하는 체인(Chain) 구조로 연결되므로, 어떤 하나라도 이전 블록을 변경하면 전체 체인이 무효가 되어 위 · 변조가 매우 어렵다. 이 특성은 진료기록의 무결성을 유지하는 데 효과적이다.

(3) 암호학적 해시 함수 – 보안성

블록체인은 거래의 보안을 위해 암호학적 기법을 사용한다. 각 블록에는 거래 내역과 함께 해당 거래를 고유하게 식별하는 SHA-256 해시값이 포함된다. 이 해시값은 입력값이 조금만 바뀌어도 완전히 다른 결과를 만들기 때문에 변조를 쉽게 탐지할 수 있어서, 데이터 무결성과 위·변조 방지에 핵심적인 역할을 수행한다. 이는 환자의 진료 이력 및 보험 청구 내역 등에 활용될 수 있다.

(4) 합의 알고리즘(Consensus Algorithm) - 신뢰성

블록체인은 분산 시스템이기 때문에, 새로 생성된 블록에 대한 정당성에 대해 참여자들이 서로 합의해야 한다. 즉 거래를 검증하고 블록에 추가하기 위해서 중앙 권한 없이도 네트워크 참여자 간 신뢰를 형성하고 거래를 검증하는 합의 알고리즘이 사용된다. 대표적인 합의 방식으로 작업증명(PoW: Proof of Work)과 지분증명(PoS: Proof of Stake)이 있다. 작업증명은 비트코인에서 사용하는 방식으로 복잡한 수학 문제를 먼저 해결한 노드가 블록을 생성하는 방식이고 지분증명은 이더리움 2.0 등에서 사용하는 방식으로 보유한 코인의 지분(양)에 따라 블록 생성 권한을 부여한다.

(5) 스마트 계약(Smart Contract) - 자동화

스마트 계약은 미리 정의된 조건이 충족되었을 때 자동으로 계약이 실행되는 프로그램으로, 중개인의 필요성을 제거하고 프로세스를 간소화한다. 보험 청구 자동화, 의약품 유통 관리 등에서 활용할 수 있다.

(6) 익명성과 투명성

블록체인의 거래는 모든 참여자에게 투명하게 공개되어 신뢰성을 높이며, 모든 참여자가 동일한 정보에 접근할 수 있다. 거래 내용은 투명하게 공개되지만, 거래 주체의 지갑 주소만 기록되므로 개인정보 보호가 가능하다. 이는 의료정보 보호와 투명한 감사 기능을 동시에 가능케 한다.

(7) 노드 간 검증과 동기화 - 일관성

새로운 블록이 생성되면 전체 네트워크에 전파되어 각 노드가 블록의 유효성을 검증한다. 유효하다고 판단되면 해당 블록을 자신의 블록체인에 추가하고, 지속적인 동기화를 유지함으로써 탈중앙적이면서도 일관된 상태를 유지할 수 있다. 이로써 중앙서버 없이 병원, 약국, 보험사 등 다양한 기관 간 실시간 정보 공유가 가능하다.

블록체인은 다양한 기술적 운영 원리들이 유기적으로 작동하여 신뢰할 수 있는 분산 네트워크 기반 거래 시스템을 구성한다. 해시 암호화 체인 구조를 통한 데이터의 위·변조 방지, 합의 알고리즘을 통한 중앙 서버 없는 검증시스템, 분산 노드를 통한 실시간 거래 동기화, 스마트 계약을 통한 조건 기반 거래 자동화 등이 핵심 특징이다.

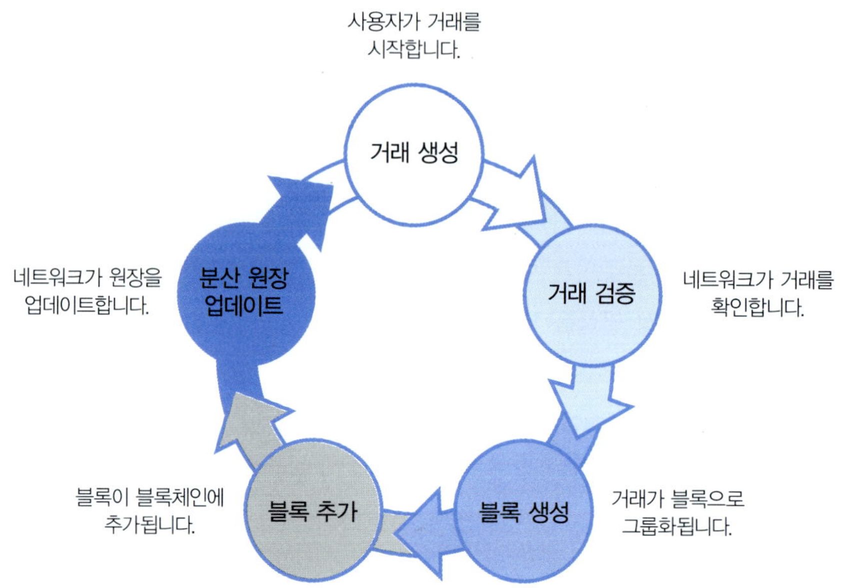

출처 : ChatGPT, Gemini+ Napkin AI 그래픽 생성

그림 11-8_ 블록체인 거래 작동 과정

3) 블록체인 작동 과정

블록체인은 정보를 안전하게 공유하고 관리하는 데 매우 유용한 기술이다. 블록체인은 다음과 같은 단계별 절차로 이루어진다.

(1) 거래 생성(Transaction Creation)

사용자가 거래를 생성하면 송신자/수신자 주소, 전송 내용, 디지털 서명, 시간 정보 등이 포함된 거래 정보가 네트워크로 전송된다. 의료분야에서는 환자가 병원에 진료 요청이나, 의사의 진단 정보 기록 등이 이에 해당한다.

(2) 거래 검증(Transaction Verification)

네트워크 내 여러 검증 노드는 해당 거래의 유효성을 확인한다. 거래의 유효성을 확인하고, 이중 지급(Double Spending) 등의 문제를 방지한다. 의료정보 측면에서는 동일한 의료정보의 중복 입력이나 위조를 방지할 수 있다.

(3) 블록 생성(Block Creation)

검증된 거래들이 일정 수량만큼 모이면, 검증 노드 또는 채굴자가 이를 묶어 새로운 블록을 생성한다. 이 과정에서 합의 알고리즘이 적용된다. 의료분야에서는 검증된 진료기록이 블록으로 묶여 한 번에 기록될 수 있으며, 계약조건 기반 자동화(스마트 계약)와 연계된 자동화 기능을 구현할 수 있다.

(4) 블록 추가(Block Addition)

새로 생성된 블록은 기존 블록체인의 마지막 블록 뒤에 체인 형태로 연결된다. 이때 각 블록은 이전 블록의 해시값을 포함하여 연속성과 무결성을 유지한다. 진료기록, 약 처방 내역 등이 시간순으로 불변하게 저장되어 감사 추적을 위한 이력 관리에 효과적이다.

(5) 분산원장 업데이트(Distributed Ledger Update)

블록이 최종적으로 추가되면, 전체 네트워크의 모든 노드가 해당 블록을 복사하여 자신의 원장을 업데이트한다. 이를 통해 모든 참여자가 동일한 데이터를 보유하게 되며, 중앙 서버 없이도 동기화가 유지된다. 병원, 약국, 보험사 등 관련 기관이 모두 최신의 동일한 정보를 공유할 수 있는 기반이 마련된다.

4) 블록체인과 보건의료정보관리사의 역할

(1) 의료정보의 무결성 및 위·변조 방지 관리

블록체인은 데이터가 한 번 기록되면 변경할 수 없는 구조(불변성)를 가지므로, 진료기록, 수술 기록, 보험 청구 정보 등 주요 보건의료 데이터의 무결성을 보장하는 기술이다. 보건의료정보관리사는 이러한 블록체인 구조를 이해하고, 진료기록 등의 원본성과 일관성을 검토하여 법적 · 윤리적 기준에 맞는 정보관리 업무를 수행하는 역할을 맡는다.

(2) 환자 중심의 정보 접근제어 관리

블록체인 기반 시스템은 환자 동의를 기반으로 데이터 접근을 제어할 수 있는 환경을 제공하는 기술이다. 보건의료정보관리사는 환자의 동의 정보를 체계적으로 관리하며, 데이터 접근 로그를 지속적으로 모니터링하고, 정보 접근에 대한 윤리적 · 법적 기준이 준수되는지를 검토하는 역할을 수행한다.

(3) 감사 추적(Audit Trail) 및 정보 투명성 확보

블록체인의 거래기록은 시간순으로 공개되며, 위 · 변조가 불가능한 형태로 감사 기록을 저장할 수 있어 정보 사용 내역의 투명성을 보장하는 기술이다. 보건의료정보관리사는 감사 기능을 활용하여 누가 언제 어떤 정보에 접근했는지를 분석하고, 이상 징후 발생 시 이를 보고하고 대응하는 역할을 수행한다.

(4) 스마트 계약 기반의 자동화 관리 지원

스마트 계약은 미리 정의된 조건이 충족되면 자동으로 계약이 실행되는 프로토콜로, 보험 청구나 의약품 이력 추적 등 보건의료 업무의 자동화를 가능하게 하는 기술이다. 보건의료정보관리사는 스마트 계약의 로직을 검토하고, 실제 의료정보 흐름과 일치하는지를 평가하며, 이에 기반한 자동화 계약의 운영을 지원하는 역할을 담당한다.

(5) 블록체인 기반 정보 생태계 참여 주체로서의 역할

블록체인 네트워크는 병원, 약국, 보험사 등 여러 기관이 연결되어 정보를 실시간으로 공유하는 분산형 생태계를 구성하는 기술이다. 보건의료정보관리사는 정보의 정확한 분류, 표준화, 기록을 통해 전체 생태계의 정보 품질을 향상시키는 데 기여하며, 특히 의료정보의 상호운용성 확보와 기관 간 정보 공유 시 데이터 무결성 유지를 책임지는 중요한 역할을 수행한다.

블록체인은 의료정보의 안전성과 신뢰성을 보장하기 위한 강력한 수단으로 주목받고 있다. 분산구조, 위 · 변조 방지, 스마트 계약, 투명한 감사 기능 등을 통해 의료정보의 품질과 활용 가치를 높일 수 있다. 보건의료정보관리사는 이러한 기술의 핵심 원리를 이해하고, 실무 적용 역량을 갖춤으로써 미래 보건의료정보 환경의 변화에 적극적으로 대응해야 할 것이다.

6 | 디지털 트윈(Digital Twin), 메타버스(Metaverse) 그리고 가상현실(Virtual Reality, VR) 기반 차세대 보건의료서비스

오늘날 보건의료 분야는 단순한 진료와 치료의 영역을 넘어, 디지털 기술을 바탕으로 환자 중심의 지능형 환경으로 빠르게 변화하고 있다. 이러한 변화 속에서 보건의료정보관리사는 기존의 정보 기록 · 관리 중심의 역할을 넘어, 첨단 ICT 기술을 기반으로 한 디지털 의료정보 환경을 이해하고 설계, 운영, 분석할 수 있는 역량이 요구되고 있다. 특히, 디지털 트윈(Digital Twin), 메타버스(Metaverse), 그리고 가상현실(VR)과 같은 신기술은 환자 상태를 정밀하게 모사하고 예측하는 기술, 몰입형 의료교육과 시뮬레이션 환경, 그리고 디지털 병원 운영과 같은 새로운 보건의료서비스를 가능하게 한다. 이 기술들은 독립적으로도 강력하지만, 의료환경에서는 서로 결합하여 혁신적인 방식으로 활용되고 있다. 단순히 진료 도구의 역할을 넘어서, 의료 데이터의 생성, 관리, 분석, 활용 방식 전반을 변화시키고 있으며, 이에 따라 보건의료정보관리사의 역할 역시 더욱 고도화되고 전문화되고 있다.

본 절을 통해 학습자는 디지털 트윈, 메타버스, 가상현실(VR)의 개념과 기술적 구조(3D 공간 기술, 확장현실, 블록체인, AI, 클라우드 등)를 이해하고, 이들 기술이 환자 맞춤 진료, 의료 시뮬레이션, 디지털 병원 운영, 의료 교육 등 다양한 보건의료서비스에 어떻게 적용되는지를 설명할 수 있다. 또한, 디지털 의료환경에서 보건의료정보관리사의 역할이 어떻게 확장되고 변화하는지를 구체적인 사례를 통해 파악할 수 있다.

1) 디지털 트윈 개념과 보건의료

디지털 트윈 기술은 현실 세계의 물리적 존재(사물, 장비, 시스템, 사람)를 가상의 디지털 세계에 동일한 대상으로 복제한다. 실시간으로 물리적 존재로부터 데이터를 수집하고 분석하여 현재 상태를 정확히 반영하며, 미래의 변화와 동작을 예측하고 시뮬레이션할 수 있는 능동적인 특성을 갖는다. 현실 세계에서 발생하는 문제 해결, 또는 수정 및 개선 등을 위한 다양한 시뮬레이션을 디지털 세계에서 실행한다. 이러한 시뮬레이션을 통해 최적의 해답을 찾아 현실 세계에 적용함으로써, 보다 안전하고 효율적인 현실 세계의 의사결정을 지원하는 디지털 기술 융합 플랫폼이라고 정의할 수 있다. 즉, 시뮬레이션, 분석, 예측을 위한 기술이다.

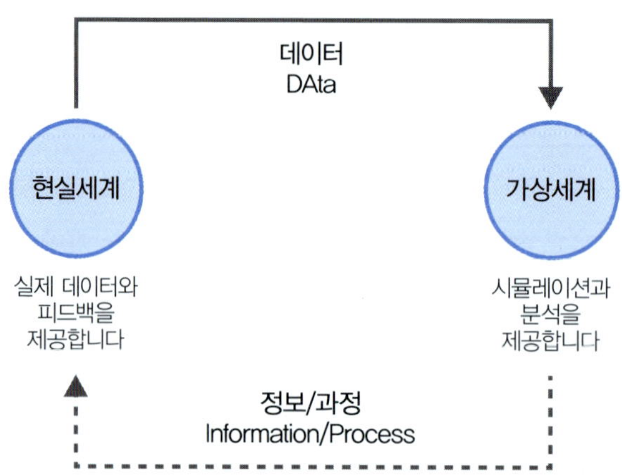

출처 : Michael Grieves 2002 일부 수정

그림 11-9_ 디지털 트윈 개념(현실과 가상의 미러링)

의료분야에서는 현실 세계의 건강 정보 및 의료 자원 정보로부터 생성된 가상의 의료환경에서 질병의 진단 및 맞춤형 치료 방법을 제시하고 질병의 예후를 예측 · 관리하는 환자 중심의 디지털 의료 지능화 융합기술이라 할 수 있다. 의료분야의 디지털 트윈을 메디컬 트윈(medical twin)이라고 한다. 실세계 환자의 모든 데이터와 신체의 모습 그리고 내부 장기의 모습까지 시각화하여 구현할 수 있다. 환자와 내부 장기의 동작 상태도 모델링할 수 있다. 환자 심리 · 행동적 측면을 모사할 수도 있을 뿐만 아니라 신체의 물리적 변화와 신경 · 화학적 변화를 살펴볼 수도 있다. 이미 여러 나라에서 심장 등 장기를 메디컬 트윈 기술로 모방하고 상태를 예측 시뮬레이션할 수 있는 기술들이 개발 중이다.

활용 분야는 크게 3분야로 나누어 볼 수 있다. 첫째, 병원 등 의료기관이나 의료조직에 대한 디지털 트윈이다. 병원의 디지털 가상 트윈을 생성하여 운영 전략, 역량, 인력 배치 및 관리 모델을 검토하여 개선 영역을 식별하고, 미래의 과제를 예측하고, 조직 전략을 최적화하는 데 사용할 수 있다. 둘째, 인간의 신체 또는 환자의 디지털 트윈이다. 인체 장기, 세포, 개인의 유전적 구성, 생리적 특성, 생활 습관 등을 모델링하여 개인 맞춤형 예측, 예방, 건강관리 및 치료계획을 수립하는 데 적용할 수 있다. 진단 및 치료에 대한 의료인 교육에도 사용할 수 있다. 셋째, 신약 및 의료기기의 디지털 트윈이다. 신약, 의료기기 설계, 개발, 테스트 및 모니터링에 적용할 수 있다.

2) 메타버스(metaverse) 유형과 기술 구성 요소

(1) 메타버스 개념과 유형

메타버스(metaverse)는 가상과 초월을 의미하는 메타(meta)와 세계 · 우주를 뜻하는 유니버스(universe)의 합성어로 현실과 유사하거나 완전히 새로운 가상 세계를 구축하고, 사람들이 아바타를 통해 상호작용하고 다양한 사회 · 경제적 활동을 수행하는 3차원 가상공간 플랫폼이다. 미국의 기술 연구단체 ASF(Acceleration Studies Foundation)는 「메타버스 로드맵」을 통해 현실 세계와 디지털 가상 세계가 융합되는 현상으로 보고, 이전의 가상 세계에서 좀 더 진보된 개념으로 메타버스를 정의하였다.

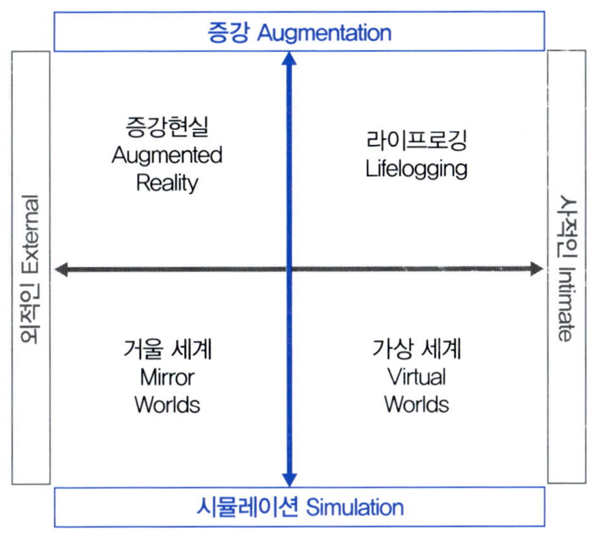

출처 : ASF 메타버스 로드맵 일부 수정

그림 11-10_ 메타버스 유형

ASF 분류와 김상훈(2020)의 해석을 종합해서 메타버스의 4대 유형을 다음과 같이 구분할 수 있다.

① 증강현실(AR, Augmented Reality)

증강현실은 현실 기반에 디지털 정보와 경험을 덧붙이는 유형으로, 현실에 판타지와 편의를 입힌 형태이다. 현실성을 유지하되 기능성이 강화된 것으로 정의한다. 현실 세계 위에 가상 이미지를 덧씌워 보여주는 방식이다. 스마트폰 카메라나 AR 글라스를 통해 현실 환경에서 가상의 정보를 얻거나 상호작용을 할 수 있다. 현실과 연결성이 높아서 환자를 교육할 때 신체 모델 위에 질병정보를 시각화하거나 수술 중에 다양한 가이드라인을 현실에 투영하는 데 활용될 수 있다.

② 라이프로깅(Lifelogging)

라이프로깅은 사용자의 일상 경험, 생체 정보, 행동 등을 디지털화해서 저장하거나 공유하는 유형이다. 라이프로깅은 본인의 삶을 디지털 세계에 투영하는 것으로 해석된다. 즉 현실의 나에서 보여주고 싶지 않은 나를 빼고 이상적인 나를 강조한 것이다. 스마트폰 등 웨어러블 기기를 통해 수집된 데이터가 가상 세계에 반영되어 개인의 라이프스타일을 보여주거나 이를 기반으로 상호작용을 하는 형태이다. 만성질환 환자의 건강 데이터를 시각화하여 공유하거나, 운동치료 과정을 기록하고 관리할 수 있다.

③ 거울 세계(Mirror World)

거울 세계는 현실 세계의 모습, 위치, 구조 등을 디지털로 복제하여 시각화하는 유형이다. 현실 세계를 디지털 공간에 복제하는 것으로 현실 세계에 효율성과 확장성을 더한 것으로 설명한다. 현실 세계를 그대로 디지털 트윈(Digital Twin) 형태로 복사하여 가상에 구현한 세계이다. 현실의 지리 정보, 건물, 환경 등이 가상에 똑같이 존재하며, 여기에 가상의 정보가 추가되거나 시뮬레이션이 이루어진다. 스마트병원을 가상으로 구축하여 환자 동선을 시뮬레이션하거나, 재난 상황 발생 시 대피 경로를 가상에서 시뮬레이션하는 데 활용될 수 있다.

④ 가상 세계(Virtual World)

가상 세계는 현실과 무관하게 디지털 공간에서 완전히 새롭게 창조된 세계이다. 세상 어디에도 없던 새로운 세상을 창조한 신세계에 소통과 놀이를 더한 것으로 정의된다. 가장 몰입감이 있는 형태로 VR 헤드셋(HMD)을 착용하고 완전히 가상의 공간에 몰입하는 방식이다. 현실 세계와 단절된 채 가상 세계로 들어가 높은 몰입도를 제공하며, 수술 시뮬레이션이나 가상 해부학 실습 등 정교한 훈련에 유용하다.

(2) 메타버스의 기술 구성 요소

메타버스는 단순히 하나의 기술로 이루어지는 것이 아니다. 최신의 정보통신 기반 기술이라기보다는 다양한 첨단 기술들이 유기적으로 결합하여 현실을 초월하는 몰입감 있고 상호작용적인 디지털 세계를 구현하는 응용 분야 또는 융합 플랫폼이라고 할 수 있다. 메타버스의 잠재력을 이해하고 활용하기 위해서는 이러한 핵심 기술 구성 요소를 파악하는 것이 중요하다.

① 확장현실(Extended Reality, XR)

확장현실(XR)은 현실 세계와 가상 세계를 통합하여 사용자에게 새로운 경험을 제공하는 기술로서, 가상현실(VR), 증강현실(AR), 혼합현실(MR)을 포괄하는 기술이다. 메타버스에서 사용자의 몰입 경험을 극대화하는 데 핵심적인 인터페이스 기술이다. 디지털 정보와 현실 세계를 융합하거나 완전히 가상의 환경을 생성하여 시각, 청각, 촉각 등의 감각을 자극한다. 이 기술은 몰입감 있는 학습, 진단 보조, 수술 시뮬레이션, 재활치료 등 다양한 분야에서 활용되고 있으며, 특히 보건의료 분야에서의 활용 가능성이 빠르게 확장되고 있다.

가상현실(VR)은 HMD(Head-Mounted Display)를 착용하여 현실과 단절된 완전한 가상공간에 몰입하게 하는 기술이다. 의료분야에서는 수술 시뮬레이션, 해부학 실습 등 몰입형 교육 훈련에 활용된다.

증강현실(AR)은 현실 위에 가상의 이미지나 정보를 겹쳐 보여주는 기술이다. 환자교육, 의료 장비 안내, 질환 시각화 등에 활용된다.

혼합현실(MR)은 현실 공간과 가상 객체가 실시간으로 상호작용하는 기술이다. 원격 협진, 가상 수술 도구 시연 등 복합적인 의료 상황에 적용된다.

② 3D 공간 구성 기술

메타버스의 핵심인 3차원 가상공간을 구성하는 기술은 메타버스 구현의 기반 기술이다. 3D 모델링, 렌더링, 물리 엔진 등이 핵심 요소이며, Unity, Unreal Engine 등의 게임 엔진 플랫폼이 활용된다. 이 기술은 가상병원 구축, 수술실 시뮬레이션, 해부학 모델 제작 등 의료분야에서 정밀하고 사실적인 가상 환경을 제공하는 데 중요하다.

③ 블록체인(Blockchain)

블록체인은 분산원장 기술로, 메타버스 내 자산, 활동 기록, 소유권 관리의 투명성과 보안성을 보장하는 기술이다. 블록체인은 투명성, 신뢰성, 무결성을 확보할 수 있기 때문에 메타버스 내 거래와 자산 관리의 기반 기술로 활용된다. 특히 NFT(Non-Fungible Token)는 디지털 자산의 고유성과 소유권을 증명하는 데 사용되며, 메타버스 경제 생태계의 핵심 기반이 된다. 의료분야에서는 환자 정보의 무결성 보장, 데이터 위·변조 방지, 투명한 접근 이력 관리 등 보안 중심의 정보관리 체계에 활용된다.

④ 인공지능(AI) 및 디지털 트윈(Digital Twin)

메타버스에서 인공지능(AI)은 아바타의 행동 예측, NPC와의 상호작용, 환자 데이터 분석, 질병 예측 모델링, 가상 상담 서비스 등 다양한 기능을 수행한다. 의료 메타버스에서는 지능형 서비스 제공에 핵심이 되는 기술이다. 디지털 트윈(Digital Twin)은 현실의 객체나 시스템을 가상공간에 동일하게 복제하는 기술이다. 환자의 신체 데이터 기반 치료 시뮬레이션, 병원 운영 최적화 등 의료 시나리오의 정밀 예측 및 분석에 활용된다. 이 두 기술은 의료 메타버스의 개인화, 효율화, 지능화를 실현하는데 기여한다.

⑤ 클라우드 및 엣지 컴퓨팅

메타버스는 실시간 대규모 데이터 처리 및 전달이 필수적이며, 이를 위해 클라우드 및 엣지 컴퓨팅 기술이 활용된다. 클라우드 컴퓨팅은 인터넷 기반으로 서버, 스토리지, 네트워크 자원을 제공하는 기술이다. 메타버스의 안정적인 서비스 운영과 전 세계 사용자 접속을 보장하는 데 중요하다. 엣지 컴퓨팅은 데이터가 생성되는 지점에서 바로 처리하는 기술이다. 지연시간 최소화, 대역폭 절약이 가능하여 고속 응답이 필요한 의료 영상 전송, 실시간 인터랙션 등에 효과적이다.

이러한 컴퓨팅 기술은 메타버스 의료서비스의 품질과 확장성을 보장하는 핵심 요소이다. 이와 같은 기술들은 상호 유기적으로 작동하여 메타버스 기반의 새로운 의료환경을 구축하는 데 기여한다.

3) 디지털 트윈, 메타버스, 가상현실 기술과 보건의료정보관리사의 역할

디지털 트윈은 현실 세계의 환자, 장기, 병원 환경 등을 디지털 공간에 동일하게 복제하여 시뮬레이션하고 분석하는 기술이다. 이를 통해 실제 환자의 건강상태를 예측하거나 치료 결과를 사전에 검토할 수 있으며, 병원 운영 모델을 디지털 환경에서 시뮬레이션할 수 있다. 보건의료정보관리사는 디지털 트윈 구현을 위해 필요한 환자 임상 정보, 유전 정보,

생체 데이터 등 다양한 정보를 구조화하고 표준화하며, 이 데이터를 안전하고 정확하게 수집 · 연계 · 관리하는 역할을 수행한다. 또한 디지털 트윈 시뮬레이션의 결과를 해석하고 의료정보와 연결하여 진료와 의사결정을 지원하는 데이터 기반 전문가로서의 기능도 요구된다.

다음으로, 메타버스는 가상현실 기반의 디지털 공간에서 사용자들이 상호작용하고 다양한 의료 활동을 수행할 수 있는 플랫폼이다. 이 기술은 의료진 간 원격 협업, 가상 외래진료, 환자교육, 병원 시뮬레이션 등 다양한 형태로 의료에 적용될 수 있으며, 특히 팬데믹 이후 원격의료와 디지털 병원 시스템의 확대와 맞물려 그 활용 가능성이 더욱 주목받고 있다. 보건의료정보관리사는 메타버스 환경에서 발생하는 의료 데이터의 흐름을 설계하고, 아바타 기반 진료기록 관리, 메타버스 상호작용 정보의 보안 관리, 그리고 정보의 무결성과 신뢰성을 보장하기 위한 블록체인 기반 정보관리 체계를 구축 · 운영하는 역할을 담당한다.

가상현실 기술은 몰입형 환경에서 의료교육과 시뮬레이션을 가능하게 하는 기술로, 수술 훈련, 해부학 실습, 재활치료 등 다양한 의료 교육 분야에서 활용되고 있다. VR 기술을 통해 제공되는 교육 콘텐츠와 학습자의 반응, 수행 정보 등은 디지털 학습 이력으로 남게 되며, 보건의료정보관리사는 이러한 데이터의 기록, 분석, 평가 자료화를 통해 교육 품질을 향상시키는 데 기여할 수 있다. 또한 VR 환경 내에서 발생하는 정보가 실제 의료 기록 및 환자 데이터와 연동되는 경우, 이들 간의 정확한 매핑과 데이터 통합도 관리해야 한다.

결론적으로, 디지털 트윈, 메타버스, 가상현실은 의료정보 관리의 방식 자체를 혁신하는 기술들이며, 보건의료정보관리사는 이러한 기술 기반 의료서비스에서 데이터의 흐름과 품질을 책임지는 중심 역할을 수행하게 된다. 이들은 단순한 기록 관리자를 넘어, 디지털헬스 환경을 설계하고 유지하며, 의료정보의 가치를 극대화하는 전문 인력으로서의 위치를 점점 더 확고히 하고 있다. 이러한 변화는 보건의료정보관리사가 기술에 대한 깊은 이해와 데이터 기반 사고를 갖춘 전문가로 성장해야 함을 시사한다.

CHAPTER
12
디지털헬스 기술의 의료현장 적용과 보건의료정보관리사의 역할

학습목표

1. 디지털헬스 기술이 의료환경에 어떻게 융합되어 실제 의료서비스로 전환되는지 이해하고, 보건의료정보관리사의 역할을 파악한다.
2. AI 기술이 진단 · 신약 개발 · 정밀의료 · 운영 효율화에 어떻게 적용되는지 이해하고, 데이터 품질 관리 등 보건의료정보관리사의 역할을 습득한다.
3. 모바일 기기와 IoT 기반 서비스의 특징과 활용 분야를 이해하고, 원격 모니터링 시스템 운영과 데이터 보호 역할을 익힌다.
4. 클라우드 의료정보시스템의 구성 및 이점을 이해하고, 표준 적용 · 보안 정책 수립 등 보건의료정보관리사의 실무 책임을 인지한다.
5. XR · VR · AR · 메타버스가 의료교육과 진료에 어떻게 활용되는지 이해하고, 콘텐츠 관리 · 데이터 표준화 역할을 학습한다.
6. 스마트병원 내 핵심 기술과 운영 사례를 이해하고, 정보 흐름 설계 및 사용자 중심 운영 지원 역할을 수행한다.
7. 헬스케어 4.0과 커넥티드 헬스케어 개념을 이해하고, 건강 데이터 연계 및 네트워크 기반 서비스 운영에서 보건의료정보관리사의 역할을 정립한다.

1 | 디지털 전환 시대의 의료

오늘날 보건의료 환경은 ICT(Information and Communication Technology, 정보통신 기술)의 빠른 발전과 함께 급속한 변화를 맞이하고 있다. 과거에는 기술 그 자체의 발전에 초점을 맞추었다면, 이제는 이러한 기술들이 융합되어 어떻게 실질적인 의료서비스와 제품으로 전환되는지가 중요해졌다. 기존의 의료정보시스템이 진료기록의 디지털화에 집중했다면, 현재는 인공지능, 클라우드 컴퓨팅, 사물인터넷, 모바일 플랫폼, 확장현실 등 첨단 ICT 기술이 상호 융합되어 치료, 예방, 건강관리 등 의료 전 과정에 걸쳐 새로운 의료서비스를 구현하고 있다.

이러한 변화는 단순한 기술 발전이 아니라, 의료의 질과 환자 중심의 진료를 강화하는 디지털 전환(Digital Transformation)을 의미한다. 의료의 디지털 전환은 진단 · 치료 중심에서 예방 · 예측 · 참여 중심의 정밀의료(Precision Medicine)로 발전하는 과정이며, 데이터 기반의 의사결정과 맞춤형 의료서비스를 가능하게 한다. 대표적인 디지털 헬스 응용 서비스에는 디지털 치료기(DTx), 비대면 진료, 모바일 헬스케어, 스마트병원 시스템 등이 있다. 이들은 ICT 기술을 기반으로 환자의 건강 데이터를 실시간 수집 · 분석하여 질병 예방, 진단, 치료, 재활에 이르기까지 의료 전 과정을 지원한다.

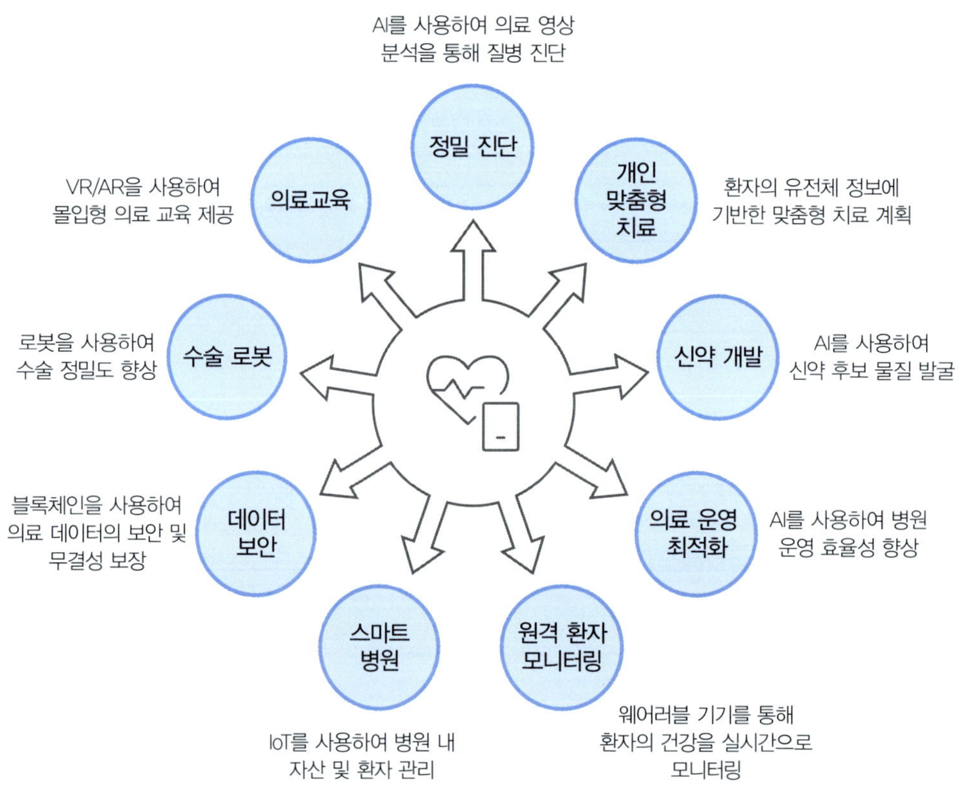

출처 : ChatGPT, Gemini + Napkin AI 그래픽 생성

그림 12-1_ 최신 정보기술의 의료 적용

디지털 전환은 보건의료정보관리사의 역할 변화를 촉진한다. 과거의 보건의료정보관리사가 진료기록의 정확한 작성과 관리에 집중했다면, 이제는 데이터 품질 보증, 인공지능 학습용 데이터셋 관리, 의료정보 표준화, 개인정보 보호 및 보안 정책 수립 등 고도화된 역할이 요구된다.

보건의료정보관리사는 다양한 디지털헬스 기술이 병원 시스템에 안정적으로 적용될 수 있도록 기술적 이해를 갖추고, 데이터 기반 의료의 신뢰성을 유지하는 핵심 인력으로서 기능해야 한다. 또한 의료기관 내외부의 디지털 헬스 데이터를 연계·관리함으로써 의료의 연속성(Continuity of Care)을 보장하는 역할을 수행해야 한다. 결국 디지털 전환 시대의 의료는 기술 중심이 아닌 데이터 중심의 의료, 그리고 환자 중심의 의료 생태계로의 전환을 의미한다. 이러한 변화 속에서 보건의료정보관리사는 기술과 임상, 정책을 연결하는 데이터 거버넌스 전문가로서 중요한 역할을 담당하게 된다.

이 장에서는 최신 정보통신기술(ICT)을 기반으로 실제 의료현장에서 적용되고 있는 다양한 응용 서비스와 상용화 기술을 소개한다. 각 기술에 대한 개념을 먼저 설명한 후, 대표적인 사례를 들어 학생들의 이해를 돕고자 한다.

2 | 인공지능(AI) 기반 지능형 의료서비스 및 솔루션

의료분야에서 인공지능(AI)은 진단, 신약 개발, 정밀의료, 병원 운영에 이르는 전 주기를 변화시키는 핵심 기술이다. 딥러닝, 자연어처리(NLP), 컴퓨터 비전, 예측 분석, 강화 학습과 같은 핵심 AI 기술들은 지능형 의료서비스와 솔루션을 구현하는 데 필수적인 요소로 자리 잡았다. 특히 최근에는 생성형 AI(Generative AI)와 에이전트 AI(Agentic AI)와 같은 발전된 AI 모델들이 의료 시스템 전반에 걸쳐 진단, 신약 개발, 정밀 의료, 그리고 의료 운영 효율화에 이르기까지 광범위하게 적용되며 더욱 지능적인 변화를 이끌고 있다.

AI는 의료영상(CT, MRI, X-ray), 전자의무기록(EMR), 생체신호(ECG 등), 병리 슬라이드 이미지, 유전체 데이터 등 다양하고 방대한 의료 데이터를 학습하여 패턴을 인식하고 예측할 수 있다. 이를 통해 진단 보조, 치료계획 수립, 환자 관리, 질병 조기 예측, 건강 위험 요소 탐지, 신약 후보 물질 발굴 등 의료 전 분야에 걸쳐 혁신을 일으키고 있다. 대규모 의료 데이터를 학습한 AI 모델이 의료 전문가의 진료 경험과 결합하여, 복잡하고 반복적인 작업을 자동화하거나 의료서비스의 사각지대를 해소하는 데 기여하고 있으며, 의료현장에서의 의사결정지원시스템(CDSS), 영상 판독 보조, 자연어 기반 EMR 요약, 생체신호 분석 등으로 실제 제품화되어 상용 서비스로 확장되고 있다.

보건의료정보관리사에게는 AI의 성능 검토, 의료 데이터 품질 관리, 시스템 사용자 교육 등의 새로운 역할이 요구되고 있다.

1) 진단 및 예측 분야에서 AI 활용

AI는 의료영상 분석을 통해 질병 진단을 보조하고, 질병 발생 위험 및 치료 반응을 예측하는 데 탁월한 능력을 보여준다. AI 영상 판독 시스템은 인공지능, 특히 딥러닝 기술을 활용하여 의료영상을 분석하고, 질병의 유무나 이상 징후를 탐지하는 소프트웨어이다. 흉부 X-ray, 유방촬영술, 뇌 MRI, 골 연령 측정, 심전도 분석 등 다양한 의료영상 진단에 활용된다. 이미지 인식 분야에서 뛰어난 성능을 보이는 Convolutional Neural Network(CNN) 기술을 기반으로 하고 있다. 의료진의 진단을 보조하고, 판독의 효율성을 높이며, 궁극적으로 더 정확하고 신속한 진료를 제공하는데 기여한다.

(1) 루닛 인사이트 CXR(Lunit INSIGHT CXR)은 루닛이 개발한 인공지능 기반 흉부 X-ray 영상 판독 보조 솔루션이다. 의료진이 흉부 X-ray 영상을 보다 정확하고 빠르게 분석할 수 있도록 지원하며, 영상의학과 전문의의 판독 정확도 이상 수준으로 폐 결절, 폐렴, 기흉 등 다양한 폐 질환 병변을 자동으로 감지하고 이상 부위를 하이라이트하여 표시해 준다.

(2) 뷰노 메드 딥브레인(VUNO Med-DeepBrain)은 뷰노에서 개발한 뇌 MRI 기반 치매 진단 보조 솔루션이다. AI가 뇌 MRI 영상을 100개 이상의 영역으로 자동 분할(Parcellation)하고, 각 영역의 위축 정도와 대뇌피질 두께 변화 등을 정량적으로 분석한다. 뇌피질 영역의 두께는 알츠하이머병 조기 진단 시 바이오마커가 될 수 있다. 맨눈으로 확인하기 어려운 미세한 변화까지 AI가 감지하여 알츠하이머병의 조기 진단을 돕고 환자 맞춤형 치료계획 수립에 기여한다.

(3) 에이아이독(Aidoc)은 주로 CT영상에서 뇌출혈, 폐색전증, 척추 골절 등 즉각적인 개입이 필요한 응급 및 중증 병변을 자동으로 탐지하여 우선순위에 따라 의료진에게 알림을 제공한다. 병원 내 여러 진료과와 협업이 필요한 상황에서 AI가 자동으로 환자의 상태를 분류하고 치료팀에게 신속한 정보를 제공한다.

(4) 패스아이(PathAI)는 환자 조직 샘플의 전통적인 유리 슬라이드 병리 이미지를 디지

털로 변환시킨 고해상도 디지털 전체 슬라이드 이미지(WSI : Whole Slide Image)를 정밀하게 분석하여 암 등 다양한 질환의 조직학적 특징, 병변 크기, 위험 등급 등을 자동으로 분류하고 정량화한다. 또한 클라우드 기반 지능형 플랫폼인 에이아이사이트(AISight)를 통해, 환자 케이스와 이미지를 중앙에서 관리하며 병리학자들이 전체 슬라이드 이미지를 직관적으로 검토하고 공유 및 관리할 수 있도록 지원한다. 이를 통해 병리 영상에서 진단의 일관성과 정확성 향상에 기여한다.

이러한 진단 보조시스템에 생성형 AI 기술이 접목되어, 특정 증상에 대한 다양한 가능성을 제시하거나 환자의 과거 데이터를 기반으로 유사 질환의 진행 패턴을 시뮬레이션하여 의료진의 예측을 돕는 방향으로 발전하고 있다.

보건의료정보관리사는 AI 판독 데이터 검수, 진단 결과 이력 관리, 병원정보시스템과의 연동 검토 등에서 핵심 역할을 수행한다.

2) 신약 개발을 가속하는 AI

신약 개발 과정은 막대한 시간과 비용이 소요되는 복잡한 작업이다. AI는 이러한 과정을 혁신적으로 단축하고 효율성을 높이는 데 기여한다. AI 기반 신약 개발 플랫폼은 인공지능 기술을 활용하여 신약 개발의 전 과정을 혁신하고 가속하는 시스템이다. 후보 물질 발굴부터 전임상 및 임상시험, 약물 재창출에 이르기까지 방대한 데이터를 분석하고 예측 정확도

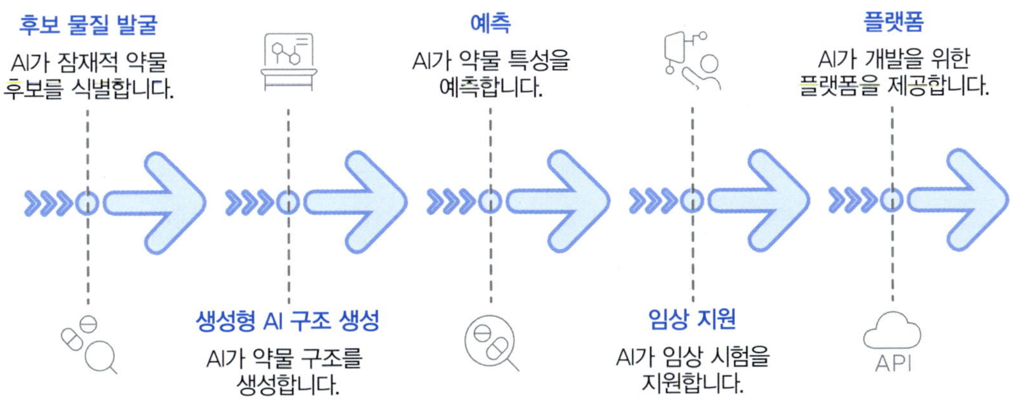

출처 : ChatGPT, Gemini + Napkin AI 그래픽 생성

그림 12-2_ AI 기반 신약 개발 프로세스

를 높여 시간과 비용을 절감하는데 기여한다. AI는 복잡한 생체 반응 예측, 약물-표적 상호작용 분석, 독성 예측 등을 통해 성공 가능성이 높은 신약 후보 물질을 식별하고 최적화하는 데 핵심적인 역할을 한다.

특히, 생성형 AI는 새로운 분자 구조를 생성하거나, 특정 질병에 효과적인 약물 후보 물질의 조합을 제안함으로써 신약 발굴의 초기 단계 시간을 줄여준다. 또한, 에이전트 AI는 다양한 연구 데이터를 스스로 탐색하고 분석하여 최적의 실험 조건을 제안하거나, 임상시험 과정을 자율적으로 계획 및 실행하여 효율성을 극대화할 수 있다.

(1) 인실리코 메디슨(Insilico Medicine)은 자체 개발한 통합 AI 플랫폼 Pharma.AI를 활용해서 새로운 약물 표적을 발견하고, 잠재적인 약물 후보 물질을 합성하며, 임상시험의 성공 가능성을 예측한다. 신약 개발의 시간과 비용을 단축하고, 성공 가능성을 높이고 있다. 특히, 생성형 AI(Generative AI) 기술을 활용하여 기존에 없던 새로운 분자 구조를 생성하고, 이를 실제 약물로 개발하는 데 성공적인 사례를 보여주고 있다. 대표적으로 특발성 폐섬유증 치료제 후보 물질인 INS018_055는 AI를 통해 발굴되어 임상 2상 단계에 진입하는 등 빠르게 신약 개발 단계를 진행하고 있다. 인실리코의 사례는 AI가 신약 개발 전 과정을 가속화하고, 실제 임상 성공 가능성을 높일 수 있음을 증명한 사례로 신약 개발의 패러다임 전환을 가져왔다.

(2) 알파폴드(AlphaFold)는 구글 딥마인드가 개발한 인공지능(AI) 기반 단백질 3차원 구조 예측 시스템이다. 단백질의 아미노산 서열만으로도 실험 수준의 정확도로 구조를 예측할 수 있어, 50년간 난제로 여겨졌던 단백질 구조 예측 문제를 혁신적으로 해결한 것이다. 2025년 기준, 알파폴드는 2억 개 이상의 단백질 구조를 예측해 과학 커뮤니티에 공개하고 있는데, 이것은 인류가 알고 있는 거의 모든 단백질의 구조를 포괄할 정도이다. 2024년 발표된 AlphaFold 3는 단백질뿐만 아니라 DNA, RNA, 소분자(약물) 등 다양한 생체분자의 상호작용 구조까지 예측할 수 있어 신약 개발 적용 범위가 대폭 확장되었다. 알파폴드는 실험적 구조 규명에 몇 년씩 걸리던 과정을 몇 시간~며칠로 단축하는 혁신을 가져왔다. 기존 구조 정보가 없던 표적까지 신약 개발이 가능해져서 희귀병, 난치성 질환, 감염병 등 다양한 분야에 혁신적 성과가 기대된다. 또한 알파폴드 데이터베이스는 전 세계 연구자에게 무료로 공개되어 글로벌 신약 개발 협업을 촉진하고 있다.

보건의료정보관리사는 약물 데이터 정제, 생물학적 데이터의 메타데이터 관리, AI 기반 실험 결과 문서화 등의 업무를 담당할 수 있다.

3) 정밀 의료 및 맞춤형 치료의 미래

AI는 환자 개개인의 특성을 고려한 정밀 의료 및 맞춤형 치료를 구현하는 데 핵심적인 역할을 한다. AI 기반 정밀 의료 및 맞춤형 치료는 환자 개개인의 고유한 정보를 분석하여 최적화된 의료 솔루션을 제공하는 혁신적인 접근 방식이다. IBM 왓슨 헬스(IBM Watson Health)는 이러한 분야에서 선구적인 역할을 수행했다. 이 시스템은 자연어처리(NLP), 머신러닝, 그리고 빅데이터 분석기술을 융합하여 환자의 유전체 정보, 의료 기록, 최신 의학 문헌 등을 종합적으로 분석한 결과를 제시하고, 환자에게 가장 최적화된 치료 방안을 제안하여 암 치료와 정밀 의료분야에 크게 기여했다. AI는 방대하고 복잡한 유전체 정보, 생활습관 데이터, 의료 기록 등을 심층적으로 분석하여 질병의 조기 발견 및 진단을 돕고, 환자 개개인의 특성에 가장 적합한 약물, 치료 프로토콜, 시술 방법 등을 추천한다. 또한 질병 발생 위험도를 예측하고, 개인에게 알맞은 예방 전략 및 건강관리 솔루션을 제시해 준다.

현재는 생성형 AI가 환자의 복잡한 유전체 데이터와 임상 정보를 통합하여 환자 맞춤형 치료법을 설계하고, 예상 치료 효과를 시뮬레이션하여 의료진의 의사결정을 지원한다. 에이전트 AI는 환자의 건강 데이터를 지속적으로 모니터링하고, 개인별 특성에 맞는 건강관리 계획을 자율적으로 수립하며, 필요한 경우 의료진에게 알림을 보내는 등 환자 중심의 맞춤형 건강관리를 가능하게 한다.

(1) 닥터앤서는 과학기술정보통신부와 NIPA가 주관하는 한국형 AI 기반 정밀의료 솔루션 개발 R&D 사업이다. 한국형 AI 의사를 목표로 과학기술정보통신부의 지원을 받아 개발되었으며, 서울아산병원을 중심으로 국내 26개 의료기관 및 22개 ICT 기업이 협력하여 구축되었다. 환자의 진단 정보, 의료영상, 유전체 정보, 생활 패턴 등 다양한 의료 빅데이터를 연계하고 분석하여 개인 특성에 맞는 질병 예측, 진단, 치료를 지원한다. 1.0(2018~)에서 심뇌혈관질환, 치매, 소아 희귀난치성 유전질환 8개 분야 솔루션을, 2.0(2021~2024)에서는 암, 당뇨, 우울증 등 12개 질환 대상으로 24개 AI 의료 SW를 개발했다. 의료진의 의사결정을 돕고, 환자에게는 맞춤형 정밀 의료서비스를 제공하는 것이 목표이다.

(2) 가던트 헬스는 액체 생검 기반 암 진단에 AI를 활용한다. 환자의 혈액 샘플에서 얻은 유전자 돌연변이 데이터를 AI가 분석하여 암을 진단하고, 이를 바탕으로 환자에게 가장 적합한 개인 맞춤형 치료 전략 수립을 보조하는 등 비침습적인 방법으로 암을 진단하고 치료 효과를 예측하는 데 중요한 역할을 한다.

(3) 네오젠(Neogen)은 유전체 분석과 AI를 결합하여 맞춤형 영양 및 건강관리 솔루션을 제공하는 대표적인 기업이다. 네오젠에서는 개인의 유전체 정보를 분석하여 특정 영양소에 대한 민감도, 질병 위험도, 신체 특성 등을 파악한다. 예를 들어, 특정 유전자는 카페인 대사 능력이나 특정 비타민 흡수율에 영향을 미칠 수 있다. 수집된 유전체 정보와 함께 개인의 생활 습관(식단, 운동량, 수면 패턴 등), 건강 기록 등을 AI가 종합적으로 분석한다. AI는 이 방대한 데이터에서 패턴을 찾아내고, 개인에게 최적화된 영양 및 건강관리 전략을 도출한다. 분석 결과를 바탕으로 개인에게 필요한 영양소, 피해야 할 음식, 적합한 운동 종류, 맞춤형 건강 보조 식품 등을 제안하는 방식이다. 단순히 일반적인 건강 상식을 넘어, 개인의 생물학적 특성에 기반한 초개인화된 맞춤형 가이드를 제공하게 되는 것이다.

보건의료정보관리사는 유전체 데이터 관리, 개인 건강 정보 보호 및 적절한 데이터 공유 체계 설계에 기여한다.

4) 병원 운영 효율화를 위한 AI

병원의 효율적인 운영은 환자에게 더 나은 의료서비스를 제공하는 데 필수적이다. AI는 의무 기록 자동화, 병원 경영 분석, 자원 관리 최적화를 통해 의료 운영 효율성을 극대화한다. 생성형 AI는 복잡한 의료문서를 자동으로 생성하거나, 환자 문의에 대한 맞춤형 답변을 제공하여 행정 업무 부담을 줄여준다. 생성형 AI에 기반한 AI 기반 챗봇이나 가상 비서는 환자의 질문에 응대하고, 기본적인 건강 정보를 제공하며, 증상에 대한 사전 진단 정보를 수집하여 의료진의 부담을 경감시킨다. 에이전트 AI는 병원 내 자원(의료진, 병상, 장비 등)의 실시간 상태를 파악하고, 예측 분석을 통해 최적의 스케줄링 및 자원 배분을 자율적으로 수행하여 의료서비스의 연속성과 효율성을 동시에 확보할 수 있다.

(1) 구글 헬스 AI(Google Health AI)는 의료 기록 요약, 검색 등 다양한 의료 운영 효율화 솔루션을 개발하고 있다. 이 솔루션은 자연어처리(NLP) 기술을 활용하여 비정형 의료 기록에서 핵심 정보를 추출하고 요약하며, 예측 분석에 기반한 머신러닝 기술을 통해 병원 자원 배분을 최적화하여 전반적인 운영 효율을 높인다.

(2) 마이크로소프트 헬스봇(Microsoft HealthBot)은 AI 기반 챗봇 플랫폼으로, 의료기관이 환자의 질문에 자동으로 답변하고, 증상을 체크하며, 진료 예약을 지원하는 등 다

양한 환자 응대 서비스를 구축하는 데 활용될 수 있다. 이 챗봇은 자연어처리(NLP) 기술을 기반으로 환자와의 대화를 통해 필요한 정보를 제공하고, 반복적인 문의에 대한 의료진의 업무 부담을 줄여준다.

(3) 센시AI(Sensely)는 가상 간호사 아바타를 통해 환자와 대화하며 증상을 파악하고 건강 정보를 제공하는 솔루션이다. 환자는 아바타와의 상호작용을 통해 자신의 증상을 설명하고, 아바타는 이를 바탕으로 의료진에게 전달할 사전 진단 정보를 수집한다. 환자가 병원에 방문하기 전 필요한 정보를 미리 제공받고, 의료진은 환자 상담에 필요한 기본 정보를 사전에 파악하여 진료 효율성을 높이는데 기여한다.

보건의료정보관리사는 병원 내 AI 응용시스템의 운영 매뉴얼 제작, 개인정보보호 점검, 챗봇 응답 품질 모니터링 등의 실무를 맡을 수 있다.

5) AI 기반 의료서비스 동작 방식

AI 기반 의료서비스는 머신러닝(지도학습, 비지도학습, 강화학습), 딥러닝(CNN, RNN 등), 자연어처리(NLP), 컴퓨터 비전, 생성형 AI, 특정 목표를 달성하기 위해 자율적으로 계획을 세우고, 행동하며, 피드백을 통해 학습하고 개선하는 Agentic AI 등 다양한 인공지능 기술을 기반으로 한다. AI 기반 의료서비스의 동작 방식은 서비스 유형에 따라 다르지만, 일반적인 흐름은 다음과 같다.

(1) **데이터 수집 및 전처리:** 전자의무기록, 의료 영상(X-ray, CT, MRI), 유전체 데이터, 웨어러블 기기 데이터 등 다양한 형태의 의료 데이터를 수집하고, 수집된 데이터는 AI 모델이 학습하기 용이한 형태로 정규화, 노이즈 제거, 특성 추출 등의 전처리 과정을 진행한다.

(2) **AI 모델 학습:** 전처리된 데이터를 이용하여 AI 모델(딥러닝 모델, 머신러닝 모델 등)을 학습시킨다. 이 과정에서 모델은 데이터 내의 복잡한 패턴과 특징을 파악하고, 예측 또는 분류 능력을 향상시킨다. 예를 들어, 영상 판독 AI는 수많은 정상 및 비정상 영상을 학습하여 병변의 특징을 구분할 수 있게 된다.

(3) **예측 및 분석:** 학습된 AI 모델은 새로운 입력 데이터(예: 새로운 환자의 X-ray 영상, 유전체 정보)를 받아 분석하고 예측을 수행한다. 예를 들어, 영상 판독 AI는 새로운 X-ray 영상에서 특정 병변의 존재 여부와 위치, 확률을 제시한다.

(4) **결과 도출 및 제공:** AI가 분석한 결과는 의료 전문가가 이해하기 쉬운 형태로 시각화되거나(예: 히트맵, 그래프), 텍스트로 요약되어 제공된다. 이 결과는 의료진의 진단 및 치료 의사결정을 보조하는 데 활용된다.

(5) **피드백 및 개선:** AI 시스템은 실제 의료현장에서의 피드백(진단의 정확성, 치료 결과 등)을 바탕으로 지속적으로 학습하고 성능을 개선할 수 있다. 특히 Agentic AI는 이러한 피드백 루프를 통해 스스로 목표 달성을 위한 전략을 수정하고, 더 나은 결과를 위해 다른 AI 도구나 시스템과 연동하는 등 자율적인 행동을 보여줄 수 있다. 예를 들어, 특정 치료법의 성공률이 낮다고 판단되면, Agentic AI는 관련 최신 연구 논문을 검색하고, 다른 치료 옵션을 시뮬레이션하여 새로운 제안을 할 수 있다.

6) AI 기반 의료서비스의 발전 방향

AI 기반 의료서비스는 인공지능 기술을 활용하여 진단, 치료, 신약 개발, 환자 관리 등 의료 전반에 혁신을 가져오는 서비스이다. AI 영상 판독 시스템, AI 신약 개발 플랫폼, AI 기반 정밀 의료 등이 대표적인 사례이며, 딥러닝, 자연어처리, 컴퓨터 비전 등의 기술을 기반으로 한다. 최근에는 생성형 AI가 가상 환자 데이터 생성, 맞춤형 의료 콘텐츠 제작, 신약 후보 물질 발굴 등에서 새로운 가능성을 열고 있으며, Agentic AI는 자율적인 학습과 문제 해결 능력으로 복잡한 임상 의사 결정 지원, 의료 시스템 최적화 등으로 발전할 잠재력을 가지고 있다.

앞으로 AI 기반 의료서비스는 다음과 같은 방향으로 더욱 발전할 것이다.

첫째, 신뢰성과 투명성 확보를 위한 설명 가능한 AI(XAI) 발전

AI 기반 의료서비스의 활용이 증가함에 따라, 진단 및 치료 과정에서의 AI 의사결정에 대한 신뢰성 확보가 매우 중요해질 것이다. 의료진과 환자가 AI의 판단 근거를 명확하게 이해할 수 있도록 설명 가능한 AI(XAI) 기술이 더욱 발전할 것이며, AI가 도출한 결과의 타당성을 검증하고, 의료현장에서 AI 활용에 대한 수용도를 높일 수 있을 것이다.

둘째, 다중 모달(Multi-modal) 데이터 통합 분석을 통한 정밀 의료 고도화

현재 의료 AI는 주로 영상, 유전체 등 특정 데이터 유형에 집중하여 분석하고 있으나, 앞으로는 의료영상, 전자의무기록(EMR), 유전체 데이터, 생체신호, 생활 습관 데이터 등 다양한 형태의 다중 모달 데이터를 통합하여 분석하는 기술이 고도화될 것이다. 환자 개개인의 복합적인 건강 정보를 더욱 정확하게 파악하고, 초개인화된 정밀 의료 및 맞춤형 치료를 실현하는 데 필수적인 요소가 될 것이다.

셋째, 생성형 AI 및 Agentic AI를 활용한 자율 의료 시스템 구축

생성형 AI는 가상 환자 데이터 생성, 맞춤형 의료 콘텐츠 제작, 신약 후보 물질 발굴 등 다양한 분야에서 새로운 가능성을 열고 있다. 앞으로는 환자의 특성을 반영한 질병 진행 예측 및 치료 시뮬레이션, 의료 교육 콘텐츠 제작 등 더욱 광범위하게 활용될 것이다. 또한, Agentic AI는 자율적인 학습과 문제 해결 능력을 바탕으로 복잡한 임상 의사 결정 지원, 의료 시스템 최적화 등으로 발전할 잠재력을 가지고 있다. 예를 들어, Agentic AI는 환자의 상태 변화를 실시간으로 모니터링하고, 최적의 치료 경로를 제안하며, 필요한 경우 다른 의료 시스템과 연동하여 자율적으로 대응하는 수준까지 발전할 수 있을 것이다. 궁극적으로 진료의 효율성을 극대화하고 의료서비스의 사각지대를 해소하는 데 기여할 것이다.

넷째, AI 윤리 및 거버넌스 강화

AI 기반 의료서비스의 확산은 데이터 프라이버시, 알고리즘 편향, 책임 소재 등 다양한 윤리적, 법적 문제에 대한 논의가 필요하다. AI 의료 데이터의 안전한 관리 및 활용을 위한 강력한 규제와 표준이 마련되어야 하며, 공정하고 투명한 AI 시스템 개발 및 운영을 위한 윤리 가이드라인과 거버넌스 체계가 강화될 것이다. 이를 통해 AI 기술의 긍정적인 효과를 극대화하면서 잠재적인 위험을 최소화할 수 있을 것이다.

AI 기반 의료서비스는 단순한 기술 도입을 넘어, 의료 시스템 전반에 새로운 패러다임을 제시하며 환자 맞춤형 정밀 의료, 진료의 표준화, 의료 접근성 향상이라는 측면에서 미래 의료의 핵심 동력으로 자리 잡고 있다. 이러한 발전 방향을 통해 AI는 앞으로 더욱 안전하고 효율적인 의료서비스를 제공하며 인류의 건강증진에 크게 기여할 것으로 기대된다. 보건의료정보관리사는 AI 기술의 적절한 도입을 위한 임상 요건 분석, 데이터 품질 모니터링, 보안 정책 수립 등에서 중추적 역할을 담당하게 된다.

3 | 모바일 헬스(Mobile Health)와 사물인터넷(IoT) 및 웨어러블 기기를 활용한 디지털 헬스케어

모바일 헬스는 스마트폰, 태블릿, 웨어러블 기기 등 모바일 기기를 활용하여 건강관리 및 의료서비스를 제공하는 것을 포괄하는 개념이다. 세계보건기구(WHO)는 모바일 헬스를 "공중보건 의료 업무 및 보건 서비스 제공을 위해 모바일 통신 기기(휴대폰, 태블릿, PDA 등)를 활용하는 것"으로 정의한다. 실시간 건강 모니터링, 건강 정보 기록 및 분석, 개인 맞춤형 건강관리 등을 가능하게 한다. 비대면 의료(telemedicine/telehealth)는 정보통신기술(ICT)을 활용하여 환자와 의료진 간 물리적 거리 제약 없이 의료서비스를 제공하는 것을 의미한다. 병원에 직접 방문하지 않고도 진료, 상담, 처방 등을 받을 수 있다. 여기에 사물인터넷(IoT)과 웨어러블 기기가 결합하면서 모바일 헬스는 더욱 강력하고 개인화된 형태로 진화하고 있으며, 환자의 접근성을 높이고, 의료 효율성을 향상시키며, 예방 중심의 건강관리를 가능하게 한다.

1) 만성질환 관리에 혁신을 가져오는 모바일 헬스

만성질환은 지속적인 관리가 필수적인데, 의료 사물인터넷(IoMT) 기기들은 모바일 헬스의 핵심적인 요소로 작동하여 이러한 요구를 충족시킨다. 혈당, 혈압, 심박수와 같은 생체 데이터를 실시간으로 측정하고, 곧바로 사용자의 모바일 기기로 전송되어 앱을 통해 시각화된다. 이상 징후가 감지되면 즉시 모바일 알림을 제공하여 환자와 의료진이 신속하게 대처할 수 있도록 한다.

보건의료정보관리사는 데이터 정확성과 표준화 관리, 원격 모니터링 시스템 운영 및 환자 데이터의 보호 · 활용 정책을 수립하는 역할을 수행할 수 있다.

(1) 건강관리

애플워치나 갤럭시워치는 손목 위의 헬스 도구이다. 내장된 심전도, 산소포화도 센서 등으로 측정된 생체신호는 블루투스를 통해 모바일 기기와 전용 헬스 앱에 연동되어 환자 스스로 건강 데이터를 기록하고 관리하며, 클라우드에 데이터가 저장되므로 필요한 경우 의료진과 공유도 쉽게 할 수 있다. 삼성 헬스(Samsung Health), 애플 건강 앱(Apple Health) 등은 활동량, 수면, 심박수, 혈당 등 다양한 건강 데이터를 기록하고 분석한다. 개인 맞춤형 건강 목표 설정 및 운동 프로그램도 제공한다.

(2) 만성질환 관리

당뇨, 고혈압 등 만성질환 환자들이 혈당, 혈압 등 생체 데이터를 꾸준히 기록하고, 의료진이 이를 원격으로 모니터링하여 적절한 피드백을 제공함으로써 합병증 예방 및 질환 관리를 도울 수 있다.

① 연속 혈당 측정기(CGM, Continuous Glucose Monitoring)인 덱스콤 G6(Dexcom G6)은 당뇨병 환자의 모바일 헬스 관리에 유용한 제품이다. 피부에 부착된 센서를 통해 실시간으로 혈당을 측정하고, 스마트폰 앱으로 데이터를 전송하여 혈당 변화 추이를 지속적으로 확인할 수 있으며, 저혈당이나 고혈당 발생 시 즉각 적절한 조처를 할 수 있다. 의료진도 원격으로 환자의 혈당 데이터를 확인하고 관리할 수 있다. 이 모든 과정이 모바일 기기 하나로 이뤄져 환자 스스로 혈당을 효과적으로 관리할 수 있다.

② Omron Connect(혈압 모니터링 앱)는 Omron사의 스마트 혈압계와 연동하여 혈압 측정값을 스마트폰으로 자동 전송하고, 혈압 변화를 그래프로 시각화하여 보여준다. 이를 통해 환자는 자신의 혈압 추이를 쉽게 파악하고 의료진과 공유할 수 있다.

③ Liva Healthcare(디지털 치료제 플랫폼)는 만성질환 환자에게 개인 맞춤형 코칭과 교육 프로그램을 제공하는 디지털 치료제 플랫폼이다. 모바일 앱을 통해 환자의 건강 데이터를 추적하고, 행동 변화를 유도하여 질환 관리를 돕는다.

(3) 복약 관리 및 알림

복약 관리 및 알림 앱은 환자가 약 복용 시간을 잊지 않도록 알림을 제공하고, 복약 이력을 기록하여 의료진과의 상담 시 활용할 수 있도록 돕는다.

Medisafe는 복용해야 할 약의 종류, 복용 시간, 용량 등을 설정하면 알림을 제공하고, 복약 여부를 기록할 수 있다. 가족이나 보호자와 복약 정보를 공유하는 기능도 제공한다.

2) 모바일 기반의 원격의료 및 비대면 진료 확대

모바일 헬스는 원격의료와 비대면 진료의 핵심 기반이다. 환자 데이터는 모바일 기기를 통해 원격으로 의료진에게 전송되고, 스마트폰이나 태블릿을 이용한 화상 통화를 통해 진료가 이루어진다. 이는 재택 치료를 효과적으로 지원하며 의료 접근성을 크게 높이게 된다.

보건의료정보관리사는 비대면 진료 데이터의 표준화, 진료기록 통합 관리, 원격 시스템의 사용자 접근성 지원 등의 역할을 수행할 수 있다. 또한 모니터링 시스템의 연속성 관리, 알림 기반 대응 정책 수립 및 시스템 보안 등을 수행한다.

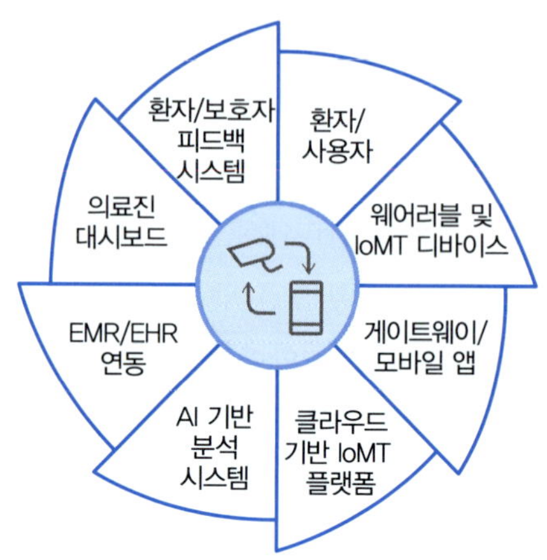

출처 : ChatGPT, Gemini + Napkin AI 그래픽 생성

그림 12-3_ IoMT 기반 원격 환자 모니터링 시스템 개요

(1) 원격 진료 및 상담

환자가 의료기관을 직접 방문하지 않고도 의사와 화상 통화, 전화, 메신저 등을 통해 진료를 받거나 상담을 진행하는 서비스이다.

① 굿닥(Goodoc)은 ㈜케어랩스에서 운영하는 국내 대표적인 비대면 진료 플랫폼으로, 앱을 통해 원하는 진료과목과 의사를 선택하여 화상 또는 전화로 진료를 받고 약을 처방받을 수 있다. 실시간 온디맨드 방식으로 환자와 의사를 예약 없이 즉시 매칭하는 시스템이 특징이며, 24시간 상시 운영 체제로 심야 · 주말 등에도 이용이 가능하다. 장애인, 고령자, 의료 취약지 거주자들이 병원 방문 없이 간단한 경증 진료 및 처방을 받을 수 있어, 대기시간과 이동 부담을 줄일 수 있다.

② 닥터나우(Dr.Now)는 ㈜닥터나우에서 서비스하는 비대면 진료 및 약 배송 플랫폼이다. 24시간 언제든 소아 · 청소년과, 피부과, 내과 등 다양한 진료과목을 선택해서 진료를 받을 수 있고, 진료 후 앱을 통해 바로 처방전과 약 배송 서비스를 받을 수 있다. 아토피 등 만성질환을 가진 직장인이 점심시간에 전화로 빠르게 진료받고, 약을 바로 배송받을 수 있다.

③ 미국의 텔레닥 헬스(Teladoc Health)는 클라우드 기반의 모바일 원격의료 플랫폼을 제공하여, 환자와 의료진 간의 비대면 상담 및 진료를 가능하게 한다. 모바일 앱을 통해 화상통신 기술과 보안 데이터 전송 기술을 활용하여 환자는 언제 어디서든 모바일 기기로 의사와 소통하고 자문을 받을 수 있으며, 간단한 질환에 대한 진단과 처방도 가능하다. 일반 진료부터 정신과 상담, 만성질환 관리 등 광범위한 분야에서 원격 진료 서비스를 제공한다.

(2) 원격 모니터링

만성질환 환자나 거동이 불편한 환자의 생체신호를 원격으로 지속적으로 모니터링하여 이상 징후 발생 시 즉각적인 조처를 할 수 있도록 돕는다.

① GE Healthcare의 원격 환자 모니터링 시스템은 중환자실 등에서 환자의 생체신호를 실시간으로 모니터링하고, 의료진에게 이상 징후를 알림으로써 신속한 대응을 가능하게 한다. 가정에서도 사용할 수 있는 소형 장비와 연동하여 만성질환 환자 모니터링에도 활용된다.

② CardioNet(BioTelemetry, Inc.)는 심장 질환 환자를 위한 원격 심전도 모니터링 서비스를 제공한다. 환자가 착용하는 웨어러블 기기를 통해 심전도 데이터를 수집하고, 분석하여 부정맥 등 이상 징후를 조기에 발견할 수 있도록 돕는다.

3) 디지털 치료제(Digital Therapeutics, DTx)

디지털 치료제는 질병의 예방, 관리, 치료를 목적으로 하는 소프트웨어 형태의 의료기기로서, 모바일 헬스의 발전과 IoMT 기술의 융합이 만들어낸 가장 진보된 형태의 디지털 헬스케어 서비스 중 하나이다.

기존의 약물이나 물리적인 치료 방식과는 달리, 모바일 앱, 가상현실(VR), 인공지능(AI) 등 디지털 기술을 활용하여 환자의 행동 변화를 유도하고 질병을 개선하는 혁신적인 접근 방식이다. 단순히 건강 정보를 제공하는 앱이나 피트니스 트래커와는 달리, 디지털 치료제는 임상적 유효성을 과학적으로 입증받고, 규제 당국의 인허가를 거쳐 의사의 처방을 통해 사용된다는 점에서 차별화된다.

우리나라를 비롯해 미국, 유럽, 일본을 비롯한 다수의 국가에서는 디지털 치료제를 SaMD (소프트웨어 의료기기, Software as a Medical Device)로 분류해서 엄격하게 관리하고 있다. 우리나라 식품의약품안전처의 공식 명칭은 "디지털 치료기기"이다.

주로 모바일 앱 형태로 제공되며, 환자는 앱 내에서 제공되는 다양한 콘텐츠와 상호작용하며 치료 과정을 수행한다. 이 과정에서 환자의 행동 데이터가 수집되고 분석되어 맞춤형 피드백을 제공하며, 이는 궁극적으로 환자의 생활 습관 개선이나 인지 행동 변화를 통해 질병을 관리하거나 치료하는 데 기여한다.

(1) Pear Therapeutics의 ReSET®는 약물 남용 장애 치료를 위한 디지털 치료제로, 인지행동치료(CBT)를 기반으로 환자의 행동 변화를 유도한다. 미국 FDA 승인을 받은 최초의 디지털 치료제이다. 현재 Pear Therapeutics는 파산하였으나, 디지털 치료제 시장의 선구적인 사례로 언급된다.

(2) 정신건강 분야는 환자의 인지 행동 변화가 중요한 치료 요소이므로, 스트레스 관리, 명상, 인지 행동 치료(Cognitive Behavioral Therapy, CBT) 기반의 프로그램 등을 모바일 앱 형태로 제공하는 디지털 치료제가 특히 활발하게 개발되고 있다. 국내에서는 2023년 에임메드(AIMMED)의 불면증 개선을 위한 디지털 치료제인 솜즈(Somzz)가 국내 1호 디지털 치료제로 허가를 받았다. 인지행동치료 요법을 모바일 앱으로 구현하여 환자가 스스로 불면증을 관리하고 개선할 수 있도록 돕는다. 이어 웰트(WELT)의 웰트-아이(WELT-I)도 불면증 개선에 대해 국내에서 임상적 유효성을 입증하였다.

(3) 뉴냅스(Neunaps)의 비비드 브레인(VIVID Brain)은 뇌 손상으로 인한 환자의 시야 장애를 개선하기 위한 디지털 치료제로, 뇌졸중 등으로 인해 뇌의 시각중추가 손상되어 시야가 좁아지거나 특정 부분이 보이지 않는 환자들을 대상으로 한다. 가상현실(VR)기기를 활용한 반복적인 훈련을 통해 시야를 회복시키는 데 도움을 준다.

보건의료정보관리사는 디지털 치료제 데이터 수집 · 분석 관리, 사용 이력 추적 및 사후 효과 검증 지원 등의 역할을 할 수 있다.

4) 모바일 헬스(Mobile Health)와 사물인터넷(IoT) 및 웨어러블 기기를 활용한 디지털 헬스케어의 발전 방향

모바일 헬스, 사물인터넷(IoT), 그리고 웨어러블 기기의 융합은 디지털 헬스케어의 미래이다. 의료서비스의 패러다임을 실시간 모니터링, 개인 맞춤형 관리, 그리고 질병 예방 중심으로 전환하는 핵심 동력으로 작용할 것이다. 앞으로 이 분야는 다음과 같은 방향으로 더욱 발전할 것이다.

첫째, 개인 맞춤형 건강관리 및 질병 예방

앞으로는 웨어러블 기기, 모바일 앱, 병원 EMR 등에서 수집되는 방대한 양의 생활 습관 데이터(수면 패턴, 활동량 등), 생체신호(심박수, 혈당, 혈압 등), 유전체 정보, 그리고 의료 기록을 통합하여 더욱 정교하고 개인화된 건강관리 솔루션이 제공될 것이다. AI 예측 모델은 개인의 생활 습관, 유전적 요인, 실시간 생체신호 등을 종합적으로 분석하여 특정 질병 발생 위험을 사전에 예측하고, 환자 개개인에게 최적화된 식단, 운동, 생활 습관 가이드를 제시하여 질병 예방을 넘어 선제적인 건강증진을 도모하는 서비스가 보편화될 것이다.

둘째, 만성질환 관리의 자동화 및 인텔리전스화

연속 혈당 측정기(CGM)와 같은 IoMT 기기들은 더욱 작고 정확해지며, 다양한 만성질환 관리에 활용될 것이다. 측정된 데이터는 AI 알고리즘을 통해 실시간으로 분석되어 혈당 변화 예측, 약물 복용량 조정 제안, 그리고 이상 징후 감지 시 자동 알림 및 의료진과의 연동까지 가능해질 것이다. 이는 환자의 자가 관리 부담을 줄이고, 의료진은 더욱 효율적으로 환자를 모니터링하며 적시에 개입할 수 있도록 지원한다. 나아가, 복약 관리 앱은 스마트 약통 등과 연동되어 복용 여부를 자동으로 확인하고, 누락 시 알림을 제공하는 등 더욱 지능화된 형태로 발전할 것이다.

셋째, 환자 중심의 비대면 의료서비스 모델의 고도화

단순한 화상 통화를 넘어, 가상현실(VR) 및 증강현실(AR) 등의 기술과 융합하여 더욱 몰입감 있고 실제와 유사한 진료 경험을 제공할 수 있다. AI 기반의 챗봇과 음성 인식 기술은 환자의 증상 파악 및 기본적인 상담을 수행하여 의료진의 부담을 경감하고, 24시간 언제든 접근할 수 있는 의료서비스를 제공할 것이다. 단순 원격 진료를 넘어, 환자의 상태에 따라 필요한 경우 방문 진료와 연계되거나, 재택 의료서비스와 결합되는 하이브리드형 의료시스템으로 발전할 것이다. 또한, 의료 취약 계층이나 도서 · 산간 지역 주민들을 위한 접근성 강화 노력과 더불어, 상담, 교육, 재활 등 다양한 의료서비스가 비대면으로 제공되어 환자의 편의성을 극대화할 것이다.

넷째, 디지털치료제의 확장 및 맞춤형 개발

디지털 치료제는 현재 불면증, 약물 남용 장애 등 특정 질환에 집중되어 있지만, 앞으로는 치매, 우울증, ADHD, 암 환자의 통증 관리 등 더욱 다양한 질환으로 적용 범위가 확대될 것이다. 또한, 환자의 생체 데이터, 유전체 정보, 그리고 디지털 치료제 사용 패턴 등을 종합적으로 분석하여 환자 개개인에게 최적화된 맞춤형 디지털 치료제가 개발될 것이다. 이는 환자의 치료 효과를 극대화하고, 기존 치료 방식의 한계를 보완하는 중요한 역할을 할 것이다. 더 나아가, 디지털 치료제와 의약품의 병용 치료를 통해 시너지를 창출하는 연구도 활발히 이루어질 것으로 예상된다.

다섯째, 규제 및 법적 프레임워크가 변화에 발맞춰 진화할 것이다.

모바일 헬스와 비대면 의료의 확산에 따라 개인정보 보호, 데이터 보안, 의료 사고 책임, 보험 수가 적용 등 다양한 법적 · 윤리적 문제들이 제기되고 있다. 이러한 문제들을 해결하기 위한 명확하고 유연한 규제 환경이 조성되어야만 기술 발전이 의료현장에 성공적으로 안착하고 활성화될 수 있을 것이다.

모바일 헬스와 비대면 의료는 단순한 편의성을 넘어 의료서비스의 접근성, 효율성, 그리고 개인 맞춤화를 혁신하는 미래 의료의 핵심축이다. ICT 기술의 발전과 함께 보건의료정보관리사를 비롯한 다양한 분야의 전문가들이 협력하여 안전하고 효과적인 서비스 모델을 구축하고, 관련 제도적 기반을 마련함으로써 모든 사람이 더 나은 건강을 누릴 수 있는 미래가 열릴 것으로 기대된다. 보건의료정보관리사는 이러한 시스템의 데이터 품질, 운영, 정책을 책임지는 핵심 전문가로서 역할이 더욱 중요해질 것이다.

4 | 클라우드 기반 의료정보시스템 및 인프라

클라우드 기반 의료정보시스템은 전통적인 온프레미스 환경에서 벗어나 클라우드 컴퓨팅 기술을 활용하여 의료 데이터의 저장, 처리, 분석을 수행하는 차세대 의료 인프라이다. 의료기관의 IT 운영 효율성을 높이고, 의료서비스의 질을 향상시키며, 의료 데이터의 상호운용성을 확보하는 데 중요한 역할을 한다. 의료 데이터를 인터넷을 통해 접근할 수 있는 원격 서버에 분산 저장하고 관리하는 시스템으로 다양한 특징과 장점이 있다.

클라우드 기반 의료정보시스템은 의료 수요에 따라 컴퓨팅 자원을 자동으로 확장하거나 축소하는 탄력적 자원 할당이 가능하며 다양한 서비스, 운용모델을 제공받을 수 있는 등 확장성과 유연성이 강점이다. 대규모 하드웨어 구축 없이 필요한 만큼만 사용할 수 있어서 초기 투자 비용 감소는 물론 유지보수 등 IT 인력과 관리 비용을 줄일 수 있다. 인터넷 연결만 가능하다면 언제 어디서든지 환자 기록, 검사 결과, 의료영상자료 등에 접근할 수 있어 의료진의 유연한 진료 환경을 조성할 수 있다. 방대한 양의 데이터를 물리적 공간 제한 없이 저장하고 효율적으로 관리할 수 있다. 강력한 보안 및 안정성과 더불어 EMR/HIS, PACS 등 다양한 의료 솔루션과 연동이 원활하여 진료 과정의 자동화 및 효율성 향상을 돕는다.

국내외 많은 의료 관계 기관이 이용하고 있는 대표적인 의료특화 클라우드의 특징과 기술적 구성 요소들을 소개한다.

1) Amazon Web Services(AWS) for Healthcare

Amazon Web Services(AWS)는 전 세계적으로 가장 널리 사용되는 클라우드 서비스로, AWS for Healthcare는 보건의료기관을 위한 다양한 컴퓨팅, 저장, 보안 서비스를 제공한다. 병원정보시스템(HIS), 전자의무기록(EMR), 의료영상저장전송시스템(PACS) 등을 클라우드 환경에서 효율적으로 운영할 수 있도록 지원한다.

특징적인 기술 구성 요소는 다음과 같다.

(1) 의료영상, EMR 기록 등 대용량 데이터를 무제한 저장 가능하고, 강력한 보안과 안정적으로 언제 어디서든 접근 가능하도록 한 무제한 창고 Amazon S3(Simple Storage Service),

(2) 서버 없이 코드 실행이 가능한 서버리스 컴퓨팅 기술로 이벤트 기반의 진료 로그 처리, 자동 백업 등에 활용하는 AWS Lambda,

(3) 환자 정보, 진료기록 등 구조화된 데이터를 저장하는 관계형 DB 관리 서비스인 Amazon RDS (Relational Database Service),

(4) 사용자의 역할 및 권한 기반 접근제어 기능으로, 데이터 보안과 규제 준수(예: HIPAA, ISO 27001 등) 가능한 IAM(Identity and Access Management)등의 기반 기술을 탑재하였다.

진료, 검사, 영상 등의 환자 데이터가 생성되면, S3에 안전하게 저장되고, 필요시 Lambda를 통해 자동 분석 또는 이동 작업이 실행된다. 진료기록은 RDS에 저장되어 고속 검색 및 보고서 생성이 가능하며, 의료진은 IAM 기반 인증을 거쳐 클라우드 시스템에 접근하는 방식이다. 이를 통해 병원 자체 서버 구축 없이 의료정보시스템 운영이 가능하며, 수요 기반으로 서버 리소스 자동 확장할 수 있다. 또한 AWS의 AI/ML 서비스(SageMaker, Comprehend Medical 등)와 연동할 수 있어 질병 예측 및 임상 보조 기능을 통합할 수 있는 등 유연한 구성과 확장성이 강점이다.

2) Microsoft Azure for Healthcare

Microsoft Azure for Healthcare는 전자의무기록(EHR), 병원 운영관리, 임상 연구를 통합적으로 지원하며, 보안성과 규제 준수를 중시한 의료환경을 제공한다.

특징적인 기술 구성 요소는 다음과 같다.

(1) Azure Healthcare APIs를 통해 EHR 데이터를 FHIR 표준으로 변환 및 공유가 가능하다(HL7 FHIR 기반 인터페이스 제공).

(2) Azure Machine Learning 기능을 이용해서 임상 데이터를 기반으로 질병 예측, 환자 분류 등 고급 AI 분석 수행할 수 있다.

(3) Azure Synapse Analytics는 대규모 데이터 웨어하우스 기능으로, 병원 내/외부 데이터를 통합 분석할 수 있다.

(4) Azure Key Vault / Azure Security Center를 통해 실시간 데이터 암호화, 인증, 접근 모니터링 및 위협 탐지 기능을 제공한다.

의료기관은 EHR 데이터를 Azure 클라우드로 전송하여 FHIR 표준으로 구조화하고, AI 분석 플랫폼과 통합할 수 있으며, 다양한 분석 및 예측 모델에 활용할 수 있다. 암호화된 상태로 데이터가 저장되며, 백업과 복구가 자동화되어 있어 재해 상황에서도 복원력이 뛰어나다. 상호운용성을 지원하므로 시스템 통합과 글로벌 규제 대응에 유리하다.

3) Google Cloud for Healthcare

Google Cloud는 인공지능, 빅데이터 분석, 보안 기능이 강점인 클라우드 플랫폼으로, 의료기관을 위한 Healthcare API, FHIR 표준 호환 데이터 서비스, AI 기반 의료영상 분석, 생체신호 스트리밍 처리 등 다양한 헬스케어 특화 서비스를 제공한다. 특히 연구기관, 병원, 헬스테크 기업들이 공동으로 의료 데이터 통합 및 분석을 수행할 수 있는 유연한 환경을 제공한다.

특징적인 기술 구성 요소는 다음과 같다.

(1) Cloud Healthcare API는 HL7®, FHIR®, DICOM® 등 의료 표준 데이터를 저장 · 관리 · 연계하는 핵심 플랫폼이다.

(2) BigQuery는 대규모 의료 데이터를 고속으로 분석할 수 있는 서버리스 데이터 웨어하우스이다.

(3) Vertex AI / AutoML을 통해 의료 데이터 기반 머신러닝 모델 개발 및 자동화 예측 수행한다.

(4) Cloud Pub/Sub + Dataflow 기술을 기반으로 생체신호, 웨어러블 데이터 등의 실시간 스트리밍 데이터를 처리할 수 있다.

(5) Cloud IAM + VPC Service Controls을 이용해서 세분된 접근제어 및 보안 경계 설정을 통한 데이터 보호가 가능하다.

(6) Cloud Storage라는 의료영상, EMR 백업 등 비정형 대용량 데이터 저장소를 갖추고 있다.

병원 시스템 또는 의료기기에서 생성된 의료 데이터는 Healthcare API를 통해 FHIR 또는 DICOM 형식으로 변환되어 클라우드에 저장된다. 환자 정보 및 진단 기록은 BigQuery에서 실시간 분석 가능하며, 의료진은 Vertex AI 모델을 통해 질병 위험도 예측, 진료 계획 수립 등에 활용한다. Cloud IAM을 통해 사용자별 접근 권한을 관리하고, VPC Service Controls로 민감 데이터의 외부 유출을 방지한다.

구글 클라우드는 HL7 FHIR, DICOM, HL7 v2 등의 다양한 형식을 지원하여 EMR, PACS, LIS 간 상호운용성을 향상시킨다. 또한 Google의 AI 역량을 활용하여 임상 연구, 예측 분석, 개인 맞춤의료 실현하기 위한 AI 및 분석이 중심이 되는 클라우드이다. 웨어러블, 센서, IoMT 기기의 스트리밍 데이터를 실시간 분석할 수 있다. 또한 HIPAA, GDPR, ISO 27001 등 주요 보건의료 규정에 대응할 수 있도록 설계되어 있다. 데이터 표준화 및 AI 중심 분석 능력이 강화된 클라우드이다.

4) Naver Cloud for Healthcare

국내의 네이버 의료 클라우드는 ISMS, CSA-STAR, ISO 27799 등 국내 · 외 보안 인증을 획득한 헬스케어 특화 클라우드 플랫폼으로, 의료기관이 표준 준수형 인프라, AI 분석, 하이브리드 구성까지 빠르게 구현할 수 있게 지원한다.

특징적인 기술 구성 요소는 다음과 같다.

(1) 민간 서비스와 분리된 의료서비스 전용 서버로 간섭을 최소화하였다. IPsec VPN/전용선 기반 하이브리드 클라우드 구성이 가능하다.

(2) Object Storage / NAS / Block Storage 기술을 이용해서 EMR, PACS 데이터 등 비정형 · 정형 대용량 저장 매체를 제공한다.

(3) HypeCLOVA X 기반으로 AI, 머신러닝 · 빅데이터 분석 환경을 제공한다.

(4) ISMS, ISMS-P, ISO 27799, CSA STAR Gold, SOC 1/2/3 등 의료 데이터 보호를 위한 광범위 인증을 보유하고 있다.

(5) 재해복구(Multi-Zone) 방식은 지리적 분산저장으로 자연재해에도 안전한 복구 체계를 제공한다.

5) 클라우드 기반 병원정보시스템(Cloud HIS/EMR) 도입 확산

전자의무기록(EMR) 및 병원정보시스템(HIS)은 의료기관의 핵심 시스템으로, 환자 진료 기록, 처방, 검사 결과, 예약 및 행정 업무 등 병원 운영에 필요한 모든 정보를 전산화하고 관리한다. 과거에는 온프레미스(On-Premise) 방식으로 자체 서버실을 운영하며 시스템을 구축했지만, 최근에는 클라우드 컴퓨팅 기술을 기반으로 한 Cloud HIS/EMR으로 빠르게 전환되고 있다. 클라우드 기반 EMR/HIS는 정보 자원 시스템을 클라우드 서비스 제공업체의 인프라에 호스팅하여 운영하는 방식이다. 이를 통해 의료기관은 고가의 서버 구축 및 유지보수 부담을 줄이고, 데이터의 안정성과 보안성을 확보하며, 시스템 가용성을 높일 수 있다.

국내 대표적인 HIS 솔루션인 이지케어텍의 BESTCare는 일부 모듈을 Amazon Web Services(AWS) 상에 구축하여 SaaS(Software as a Service) 형태로 제공한다. 중소병원 또는 다수의 병원 네트워크에서 공통 플랫폼 위에 개별 병원 환경을 맞춤 구성 가능하며, AWS의 HIPAA, ISO 27001 등 보안 인증 기반에서 병원이 자체 서버 없이 클라우드 기반으로 진료, 수납, 원무, 약제, 병동 기능을 포함한 HIS 사용이 가능하다. 클라우드 네이티브 HaaS(HIS as a Service) 모델을 지향하며, 클라우드의 유연성과 의료 전문성 결합한 서비스이다. '클라우드 네이티브'는 클라우드의 이점을 최대한 활용하도록 처음부터 설계된 시스템을 의미한다.

비트컴퓨터는 중소병원을 위한 경량화된 HIS 솔루션을 클라우드 환경에 맞게 최적화하여 제공한다. 데이터는 주로 자사의 클라우드 플랫폼을 활용하여 비트컴퓨터 클라우드 센터 또는 고객 병원의 선택에 따라 클라우드 인프라에 저장할 수 있다. 진료기록, 간호 기록, 영상 연동, 보험 청구 등 병원 운영에 필수적인 기능 모듈을 탑재하고 있으며, SaaS 방식으로 운영된다. 비트컴퓨터는 특히 병원, 요양병원, 의원 등 요양기관 종별로 특화된 다양한 클라우드 기반 HIS/EMR 솔루션을 제공하고 있다. 클레머(CLEMR)는 클라우드(Cloud)와 EMR(전자의무기록)의 합성어로, 병원급 의료기관을 위한 클라우드 기반 통합 의료정보시스템이다. OCS(처방전달시스템), EMR, ERP(전사적 자원 관리) 기능 등을 포함하며, 병원 규모와 특성에 맞춰 모듈 단위로 기능을 선택하여 구성할 수 있는 것이 특징이다. 자동 확장(AutoScaling) 기술을 적용하여 효율적인 자원 사용 및 비용 절감이 가능하도록 설계되었다. 비트닉스 클라우드(bitnixCloud)는 요양병원을 위한 클라우드 기반 EMR 솔루션이고, 비트플러스(BIT-PLUS)는 의원급 의료기관을 위한 클라우드 기반 EHR(전자의무기록) 플랫폼이다. 비트컴퓨터는 "저비용 고효율 EMR" 실현을 위한 소형병원 중심의 클라우드 모델을 통해 IT 자원이 부족한 중소병원도 첨단 EMR/HIS 시스템을 도입할 수 있도록 돕는다.

서울대학교병원 분원의 클라우드 기반 실험적 전환 사례도 흥미롭다. 지방 거점 분원을 개설할 때 일부 모듈(PACS, 수술 기록 등)을 클라우드 기반으로 전환하여 확장성과 안정성을 실험하였다. 중앙 서울 본원의 기존 온프레미스 시스템과 지방 분원의 클라우드 기반 모듈 간의 원활한 데이터 연동 및 통합을 위해 하이브리드 클라우드(Hybrid Cloud)를 도입하였는데, 향후 스마트병원 플랫폼 구축의 기반 기술로 활용될 가능성이 높다.

6) 클라우드 기반 영상 저장 및 분석 시스템 Cloud-PACS

PACS(Picture Archiving and Communication System)는 X-ray, CT, MRI 등 의료영상을 디지털 방식으로 저장하고 전송하며, 병원 내 또는 외부의 임상의가 의료영상을 쉽게 열람하고 분석할 수 있도록 돕는 시스템이다. 클라우드 기반 PACS는 DICOM 표준의 영상 데이터를 원격 클라우드 스토리지에 저장하고, 병원 간 협진, 원격 판독, 장기 보관 등의 다양한 의료환경 변화에 대응하기 위한 솔루션으로 발전하고 있다.

GE Healthcare의 Edison Datalogue는 의료영상 저장 · 관리 플랫폼으로, AWS 기반 클라우드 아키텍처를 활용해 전 세계 병원 및 헬스케어 조직이 영상 데이터를 안전하게 저장하고 활용할 수 있도록 설계된 엔터프라이즈급 솔루션이다. GE의 의료영상 장비(CT, MRI 등)와 직접 연동 가능하여 워크플로우 통합성 우수하며, AI 영상 분석 서비스인 Edison AI Services 와도 통합되어, 영상 획득과 동시에 자동 진단 기능도 지원한다.

Philips IntelliSpace는 단일 플랫폼에서 의료영상 저장, 판독, 보고, 공유 기능을 통합한 솔루션이며, 하이브리드 클라우드 또는 퍼블릭 클라우드 환경에 구축할 수 있는 구조를 제공한다. 즉, Azure 또는 On-premise-Cloud 혼합(Hybrid Cloud)을 사용할 수 있다.

인피니트헬스케어는 국내 의료 IT 전문 기업으로, 중소병원이나 의원을 대상으로 클라우드 기반 PACS 서비스를 제공하고 있다. 사용자는 중앙 서버 기반의 멀티테넌시 SaaS 방식으로 PACS 기능을 구독하며, 저비용으로도 고성능 영상 시스템을 운영할 수 있다. 국내 민간 클라우드 서비스인 KT uCloud, Naver Cloud 또는 AWS를 사용한다. 멀티테넌시(Multi-tenancy)는 SaaS의 핵심 아키텍처 중 하나로, 여러 고객(테넌트)이 하나의 소프트웨어 환경을 공유하면서도 각자의 데이터와 사용자 환경을 독립적으로 유지할 수 있도록 지원하는 기술이다.

7) 클라우드 기반 정밀의료(Precision medicine) 플랫폼

고려대학교 의료원의 정밀의료 병원정보시스템(Precision medicine Hospital Information System, P-HIS)은 국내 상급종합병원 최초로 클라우드 시스템을 도입한 사례이다. 2017년부터 과학기술정보통신부와 보건복지부 국책사업으로 개발되었다. 의료법과 개인정보보호법을 모두 준수하면서 의료 데이터를 클라우드상에서도 안전하게 관리할 수 있는 환경을 제공하기 위해 네이버클라우드와 삼성SDS가 개발에 참여하여 구축된 의료 전용 네이버 의료 클라우드를 사용한다. 외래/입원진료, 원무, 전자의무기록(EMR) 등 병원의 모든 정보를 38개의 표준화된 모듈 단위로 개발하여 다양한 규모의 의료기관에 적용하는 것을 목표로 하였다. 즉, 표준화된 모듈과 의료 데이터를 통해 의료기관 간의 상호운용성을 강화하며, 궁극적으로 빅데이터 기반의 정밀의료와 환자 중심의 스마트병원을 구현하는 데 초점을 맞춘 시스템이다.

AI 기반 의료서비스에서 설명한 닥터앤서의 기반이 되는 인프라도 클라우드이다. 닥터앤서는 국내 최초로 클라우드 기반으로 개발된 정밀 의료시스템이다. 이 플랫폼은 각 병원에서 생성된 EMR, 영상, 유전체 데이터를 통합 분석하여 질병 진단을 보조한다. 의료기관이 쉽게 AI 의료 소프트웨어를 활용하고, 솔루션의 서비스 이용 현황을 통합 관리할 수 있도록 하는 공통 플랫폼 역할을 한다. 질환별/병원별 독립적으로 제공되는 데이터뱅크 영역, 학습용 데이터 제공을 위한 질환별 학습 데이터 영역, 학습 모델 생성을 위한 학습 환경 영역, 서비스 제공을 위한 서비스 연계 영역으로 나누어 관리된다. 특히 심장질환, 암, 희귀질환, 뇌 질환 등 다양한 분야에 AI 모델을 적용하며, 클라우드상에서 학습과 추론이 이루어진다.

8) 발전 방향

클라우드 기반 의료정보시스템은 이미 글로벌 주요 클라우드 벤더와 국내 기술기업들의 참여 속에 빠르게 확산하고 있으며, 향후 의료의 디지털 전환을 선도할 핵심 인프라로 자리 잡아가고 있다. 이러한 기술은 단순한 데이터 저장 · 관리 차원을 넘어, 의료서비스의 방식 자체를 혁신하는 방향으로 진화하고 있다. 앞으로의 발전 방향은 다음과 같이 요약할 수 있다.

첫째, 클라우드는 의료 데이터의 저장소를 넘어서, 인공지능 기반 분석 및 예측 플랫폼으로의 전환이 가속화될 것이다. 클라우드는 AI 플랫폼과 연계되어, 클라우드 환경에서 실시간으로 환자 예후 예측, 진단 보조, 치료계획 수립 등의 고부가가치 서비스를 제공할 수 있게 된다. 클라우드가 단순한 '인프라'가 아니라, AI 진료의 '운영 중추' 역할을 하게 되는 것이다.

둘째, HL7 FHIR, DICOM 등 국제 표준을 기반으로 한 상호운용성 확보는 다양한 기관 간의 협업과 통합 의료를 가능하게 한다. 특히 클라우드 플랫폼들은 API 기반의 FHIR 변환/공유 기능을 고도화하며, 향후 지역 간 · 기관 간 · 국가 간 연계 플랫폼으로 발전할 수 있는 토대를 마련하고 있다. 글로벌 디지털헬스 생태계 참여와 국경 없는 협진/연구 기반 마련에 중요한 역할을 한다.

셋째, 의료기관들은 환경 변화와 규제 등의 문제를 해결하기 위해 다양한 클라우드 전략을 실행할 있다. 퍼블릭 클라우드만이 아닌 하이브리드 클라우드 또는 멀티 클라우드 전략을 채택하게 된다. 서울대병원 분원 사례처럼 일부 모듈만 클라우드로 전환하거나, 특정 데이터만 외부 클라우드에 저장하는 방식이 보편화될 전망이다. 이를 통해 민감 정보 보호와 유연한 서비스 배포를 모두 충족시키는 운영 방식이 가능해질 것이다.

넷째, 클라우드 의료 인프라는 향후 IoMT(Internet of Medical Things), 웨어러블, 모바일 헬스 앱, 원격의료 플랫폼 등 다양한 디지털 헬스 기술과 통합되어 환자 중심의 통합 헬스케어 서비스를 구현하도록 발전할 것이다. 특히 실시간 생체신호 분석, 환자 상태 모니터링, 맞춤형 건강관리 등을 위한 스트리밍 데이터 처리 기술이 더욱 정교화되고, 이를 수용할 수 있는 엣지-클라우드 융합 구조가 본격적으로 도입될 것이다.

다섯째, 개인정보 보호와 의료정보 보안은 클라우드 의료 인프라 확산의 필수 조건이므로, 다양한 규제나 표준 적용이 정교화되거나, 규제 준수 자동화 기능이 중요해질 것이다.

여섯째, 클라우드 기반의 대용량 분석, 저장, AI 학습 환경은 정밀 의료, 디지털 치료제, 임상의사결정지원시스템(CDSS) 등 차세대 의료 기술의 핵심 인프라도 자리매김할 것이다.

일곱째, 온프레미스 방식의 비용과 인프라 부담이 큰 중소병원, 의원급 의료기관은 클라우드 기반 SaaS EMR/HIS를 통해 디지털화를 실현할 수 있다. 비트컴퓨터, 이지케어텍 등의 국내 기업들은 '클라우드 네이티브 HaaS(HIS as a Service)' 모델을 통해 저비용, 고효율 솔루션 수요에 대응하고 있다.

마지막으로 클라우드는 향후 스마트병원, 공공의료기관 디지털 전환, 응급/감염병 대응 시스템 등 국가 차원의 의료 ICT 정책과 연계될 것이다. 보건복지부의 스마트병원 선도모델, 클라우드 기반 정밀의료 추진 전략 등과 같은 정책에서 핵심 인프라로 자리 잡을 것이며, 보건의료정보관리사와 같은 전문가들이 이러한 흐름을 이해하고, 실무에 적용할 수 있는 능력이 점차 중요해질 것이다.

이처럼 다양한 클라우드 기반 시스템이 의료 현장에 도입되면서, 보건의료정보관리사는 그 활용과 운영 전반에 걸쳐 중요한 실무적 역할을 수행하게 된다. 클라우드 시스템의 보안성과 신뢰성을 확보하기 위해 데이터 보안 정책을 수립하고, 사용자 접근 권한을 관리하며, 의료 데이터의 표준화 적용을 통해 정보의 일관성과 상호운용성을 지원해야 한다. 또한 HIS, EMR, PACS 간의 통합 환경에서는 정보 흐름의 최적화를 위한 설계와 기획에 참여하고, 시스템 운영 중에는 품질 관리, 로그 모니터링, 백업 및 복구 시나리오 검토 등 안정적 서비스 유지를 위한 실무적 책임을 맡는다. 클라우드 기반의 의료정보시스템은 단순한 기술 도입을 넘어, 보건의료정보관리사가 디지털 헬스 전략 수립과 실행의 핵심 주체로 자리매김하는 계기를 제공하고 있다.

5 | XR 기술과 메타버스: 가상현실 기반의 의료교육과 진료 혁신

최근에는 메타버스(Metaverse), 증강현실(AR), 가상현실(VR), 디지털 트윈(Digital Twin)과 같은 XR(확장현실, Extended Reality) 기술이 빠르게 도입되고 있다. 이러한 XR 기술은 단순한 정보시스템을 넘어, 현실 세계를 가상으로 구현하거나 현실 위에 가상의 정보를 덧입히는 방식으로 환자와 의료진의 경험을 근본적으로 혁신하고 있다. 의료분야에서 XR 기술은 진료, 교육, 재활치료 등 광범위한 영역에 적용되며 새로운 가능성을 열어가고 있다. 기존의 의료정보시스템이 데이터를 효율적으로 관리하고 제공하는 데 중점을 두었다면, XR 기술은 더욱더 몰입적이고 상호작용적인 환경을 제공하여 의료서비스의 질을 한 단계 높이는 역할을 한다. 이는 의료진에게는 더욱 실제와 유사한 환경에서 훈련할 기회를, 환자에게는 시공간 제약 없이 접근할 수 있는 의료서비스를 제공함으로써 의료서비스의 패러다임을 변화시키고 있다.

1) 의료분야에서 XR 활용

XR 기술은 교육 및 재활치료 분야에서 선제적으로 활용되고 있다. VR, AR, 3D 시뮬레이션 기술을 바탕으로 현실과 유사한 가상 환경을 조성하며, 학습자 및 환자의 참여도와 몰입도를 높이고 있다.

(1) 의료 교육 시뮬레이션

의료 교육 시뮬레이션은 실제 임상 환경을 재현하여, 의료진이 복잡한 시술이나 응급 상황에 대응하는 능력을 체계적으로 훈련할 수 있게 한다.

Touch Surgery는 메드트로닉(Medtronic)의 헬스케어 기술 자회사인 Touch Surgery가 개발한 모바일 수술 훈련 플랫폼이자 디지털 수술 솔루션이다. 최근에는 단순히 모바일 앱을 통한 수술 훈련을 넘어 XR 기술을 적극적으로 통합하여 수술 훈련 및 실제 수술 지원 분야에서 혁신적인 역할을 하고 있다. VR/AR 환경에서 실제와 같은 수술 시뮬레이션을 제공한다. 실제 환자에게 위험을 주지 않으면서 다양한 수술 절차를 반복적으로 연습하고 숙련도를 높인다. VR 헤드셋을 착용하면 해부학적 구조를 3D로 시각화하여, 수술 도구를 조작하며, 단계별 지침에 따르는 훈련이 진행된다. XR 기술을 활용하여 환자별 해부학적 데이터를 3D 모델로 변환하고, 이를 VR/AR 환경에서 시각화하여 수술 전 복잡한 시술을 계획하고 리허설할 수 있다. 이를 통해 수술의 정확성을 높이고 잠재적인 위험을 줄이는 데 기여한다. 증강 현실(AR) 기술은 실제 수술 필드에 디지털 정보(환자의 해부학적 구조, 중요 혈관 위치 등)를 오버레이하여 수술 중 실시간 가이드를 제공하여 외과의사가 더욱 정확하고 효율적으로 수술을 진행하는 데 도움을 준다.

GE 헬스케어의 CARESCAPE VR은 응급 의료 상황에 대한 의료진의 실제 위기 대응 능력 향상을 목표로 개발된 가상현실(VR) 시뮬레이션 훈련시스템이다. 이 시스템은 단순한 이론 교육을 넘어, 실제와 유사한 환경에서 반복적인 훈련을 통해 의료진이 예측 불가능한 응급 상황에 능동적으로 대처할 수 있도록 돕는다.

심정지 대응 훈련 사례에서 의료진은 VR 환경에서 심정지 환자가 발생하는 시나리오에 따라 제세동기(AED) 사용법, 심폐소생술(CPR) 시행, 응급 약물 투여 시점 결정 및 정확한 용량 계산, 팀원 간의 효과적인 의사소통 및 역할 분담 등 일련의 과정을 수행한다. 실제 상황에서 발생할 수 있는 돌발 변수(예: 추가적인 합병증 발생, 장비 오작동 등)까지 반영하여, 의료진은 실제와 같은 압박감 속에서 빠르고 정확한 판단을 내리는 훈련을 할 수 있다.

병원 내 또는 다른 의료기관으로 중환자를 이송하는 과정은 다양한 위험 요소를 내포한다. CARESCAPE VR은 이송 중 환자 상태 악화, 장비 문제 발생, 제한된 공간에서의 처치, 외부 환경 변화(흔들림, 소음 등)와 같은 시나리오를 가상으로 구현한다. 의료진은 VR 환경에서 환자의 활력 징후를 지속적으로 모니터링하고, 발생할 수 있는 응급 상황에 대비하며, 이송 팀원 간의 유기적인 협력을 통해 환자의 안전을 최우선으로 확보하는 훈련을 반복할 수 있다. 이를 통해 실제 이송 중에 발생할 수 있는 잠재적 위험을 최소화하고, 신속하고 안전한 이송 절차에 숙달하게 된다.

3D Organon VR Anatomy는 의료 및 헬스케어 교육을 위한 선도적인 XR(확장현실) 플랫폼이다. 가상현실(VR), 증강현실(AR), 혼합현실(MR)뿐만 아니라 데스크톱, 태블릿, 모바일 기기에서도 사용할 수 있는 다기능적인 해부학 학습 솔루션으로, 인체 해부학을 탐구, 교육, 숙달하는 방식을 혁신하고 있으며, 특히 의료 학생들에게 매우 유용하다. 상세한 해부학적 구조를 3D 모델로 제공하며, 신체 동작 애니메이션이 포함된다. DICOM 파일을 3D로 재구성하는 XR 의료영상 기능을 제공하여 CT, MRI 같은 실제 의료영상을 입체적으로 학습할 수 있게 한다. 가상 프로브를 이용하여 3D 모델에서 실제와 같은 초음파 시뮬레이션이 가능하다. 또한 Medverse라는 다중 사용자 XR 모듈을 이용해서, 실시간 음성 채팅 및 메시지를 통해 학생들이 가상 환경에서 협업하여 해부학을 학습하고 상호작용할 수 있다.

(2) 재활치료 응용

VR 기반 재활치료는 환자의 적극적인 치료 참여를 유도하며, 특히 신경계 재활 및 심리치료에서 효과를 나타낸다.

XRHealth는 미국 식품의약국(FDA)의 인증을 받은 VR 재활 플랫폼이라는 점이 가장 큰 특징이자 강점이다. 단순한 게임이나 엔터테인먼트가 아니라, 의료기기이자 치료 도구로서의 안전성과 효과를 공식적으로 인정받았다는 것이다. 몰입형 VR 기반 재활치료 기기로서 환자들이 흥미로운 가상 환경에서 다양한 활동과 운동을 수행하게 함으로써, 재활 과정을 더욱 즐겁고 상호작용적으로 만든다. 신체 재활(상지, 하지 훈련), 인지 재활(기억력, 집중력 훈련), 통증 관리(주의 분산 치료), 정신건강(불안, 스트레스, 공포증 치료) 등 광범위한 분야에 적용할 수 있으며, 환자의 필요에 맞춰 VR 세션을 맞춤 설정하고, 실시간으로 환자의 진행 상황을 모니터링하여 치료계획을 조정할 수 있다. 주로 VR 헤드셋(예: Quest 2, Pico 등)을 활용하며 원격의료 솔루션으로서의 역할과 더불어 최근에는 AI 기반 치료 XR 플랫폼으로 진화하고 있다. 예를 들어 뇌졸중으로 인해 상지 마비가 있는 환자가 VR 헤드셋을 착용하고 '날아오는 공 잡기' 또는 '가상의 물건 옮기기'와 같은 게임 미션을 수행하는 것이다. 재활 훈련이라고 지루하고 반복적인 팔을 들어 올리는 훈련이 아니라 재미와 동기를 부여하는 데 효과적이 되는 것이다. 이처럼 VR 기반 재활치료는 환자의 치료 참여도를 높이고, 치료 효과를 개선하며, 의료서비스의 접근성을 확장하는 데 크게 기여하고 있다.

NeuroVR은 PTSD(외상 후 스트레스 장애) 및 불안 장애 환자를 위한 가상 심리 치료 환경을 제공하며, 인지 훈련과 감정 조절 능력을 향상하는 데 중점을 둔 플랫폼이다. 이는 전통적인 노출 치료의 한계를 극복하고, 환자가 안전하고 통제된 가상 환경에서 자신의 두려움이나 트라우마에 직면할 수 있도록 돕는다. NeuroVR은 가상현실 노출 치료(VRET: Virtual Reality Exposure Therapy)의 한 형태이다. 환자가 VR 헤드셋을 착용하고 불안을 유발하는 특정 상황이나 자극을 모방하도록 설계된다. 즉, 높은 곳, 전투 상황, 아주 좁은 방 등을 가상으로 재현한다. 가상 환경이므로 자극의 강도, 빈도, 지속시간 등을 통제할 수 있고, 점진적인 노출을 통해 불안 반응을 조절한다. 군인이나 참전 용사들의 PTSD 치료에 NeuroVR과 같은 VRET가 활발히 사용된다. 가상현실 속에서 전투 상황의 폭발음이나 동료의 모습을 재현하여 트라우마를 안전하게 재경험하고 처리하도록 한다. 특정 공포증(Specific Phobia) 즉, 고소공포증, 비행공포증, 광장공포증과 같은 상황을 직면하고 회피행동을 줄이는 연습을 할 수 있다. 사회불안 장애를 겪는 환자들은 NeuroVR을 통해 가상으로 사람들 앞에서 발표하거나, 낯선 사람과 대화하는 상황, 면접 상황 등을 연습할 수 있다. 치매 초기 단계 또는 경도인지장애 환자들의 인지 기능 개선에도 활용되는데, 예를 들어, 가상의 슈퍼마켓에서 물건 찾기, 복잡한 거리에서 길 찾기 등의 활동을 수행한다.

2) 메타버스 의료분야의 응용

가상현실/확장현실 기술과 메타버스는 모두 사용자가 가상의 공간에 몰입하도록 유도하며, 시뮬레이션 기반의 경험을 제공하는 몰입형 기술을 사용한다. 또한 의료 교육, 수술 훈련, 재활치료 등 공통된 응용 분야가 존재하며 하드웨어 장비에 의존한다는 유사점이 있다. 의료분야 활용에 있어서 다음과 같은 차이가 존재한다.

표 12-1_ 메타버스와 VR/XR 비교

항목	메타버스	VR / XR
사용자 수	다수의 사용자 동시 참여 및 상호작용	주로 1인 사용자 중심의 몰입형 경험
공간 특성	지속성 있는 가상 세계(예: 메타버스 병원)	일시적, 목적 중심의 환경 생성(예: 수술 시뮬레이션)
기능	진료 외에도 교육, 상담, 행정, 사회적 교류 포함	특정 의료 행위에 집중(예: 해부학 교육, 재활 훈련)
기술 통합	블록체인, 아바타, 디지털 트윈 등 다양한 기술 연계	주로 VR/AR 기술 단일 또는 병합 활용

메타버스 의료 응용 분야의 대표적 사례는 아바타 기반의 메타버스 병원에서 환자와 의료진이 상담하는 형태이다. 실제 병원과 유사하게 꾸며진 가상 진료실, 상담실 등이 메타버스 내에 구현되고, 환자는 자신의 아바타를 움직여 가상병원을 돌아다니거나, 의료진 아바타와 마주 앉아 상담을 진행할 수 있다. 의료진은 환자의 아바타와 시각적으로 상호작용하며 진료에 필요한 정보를 얻거나 설명할 수 있다. 진료기록, 검사 결과 등의 의료정보는 아바타를 통해 공유되거나, 메타버스 공간 내에서 3D 모델 등으로 시각화되어 환자의 이해를 돕는 데 활용될 수 있다. 예를 들어, 환자의 MRI 영상을 3D 모델로 구현하여 아바타 앞에서 설명하는 방식 등이 가능하다. 일부 환자들은 아바타를 통한 상담이 실제 대면 상담보다 심리적 부담을 덜 느끼고, 더 솔직하게 자신의 상태를 이야기하는 데 도움이 된다고 말한다.

메타버스 공간에서 PTSD 상담, 알코올 중독 치료 그룹 세션 가능하며, 메타버스 회의 및 병원관리 협업 플랫폼을 구축하여 의료행정에 이용할 수도 있다. VR/XR은 몰입형 시뮬레이션 중심으로 교육 및 치료의 도구로 주로 사용되는데, 메타버스는 지속적이고 다자간 상호작용 중심의 공간을 통해 진료, 교육, 행정 등 복합적 기능을 수행할 수 있는 것이 차이점이라 할 수 있다. 원격 진료는 일부 VR 플랫폼에서 원격 환경을 구현할 수 있으나 협업 기능이 제한적이지만, 메타버스 기술은 원격의료 분야에 새로운 가능성을 열어주고 있다.

한림대학교 의료원은 국내 의료기관 중 선도적으로 메타버스, VR(가상현실) 기술을 도입하여 다양한 디지털 헬스케어 서비스를 제공하고 있다. 대표적인 사례로는 메타버스 어린이 화상병원, 가상 영상 검사체험관, 그리고 감염병 대응 교육센터 등이 있다. 이를 통해 의료 교육, 환자 안내, 시뮬레이션 훈련 등 다양한 분야에서 시공간의 제약을 뛰어넘는 혁신적인 경험을 제공하고 있다.

(1) 메타버스 어린이 화상병원은 메타버스 플랫폼 게더타운(Gather.town)에 구축한 가상병원이다. 환자와 의료진 간의 물리적 공간 제약을 줄이고 비대면 의료서비스 접근성을 높이기 위해 마련되었다. 환자와 보호자는 가상공간에서 화상 안전 · 예방 교육, 응급처치, 재활 운동, 치료 과정 안내, 사회복지 서비스 등을 체험할 수 있다. 또한 병원 방문 전에 동선을 파악하고, 검사를 미리 체험할 수 있다. 진료 예약 및 상담을 메타버스 내에서 직접 진행할 수 있다. 실질적이고 차별화된 콘텐츠 구성으로 일회성 체험이 아닌 실질적인 서비스를 제공한다.

(2) 가상 영상 검사체험관은 한림대학교 강남성심병원의 9개 영상의학과 검사실 위치와 구조를 실제처럼 가상공간 잽(ZEP)에 구현하였다. 환자들이 사전에, 가상공간에서 검사 과정과 이동 동선을 익힐 수 있도록 지원한다. 환자들의 병원 내 길 찾기, 검사 과정에 대한 이해와 불안감 해소에 도움을 준다.

(3) 의료현장에서 감염병에 신속하고 체계적으로 대응하기 위해서는 반복적인 모의훈련과 교육이 필수적이다. 그러나 전국에 분산된 의료진이 물리적으로 한자리에 모여 훈련을 받는 것은 시간과 비용 측면에서 현실적인 제약이 크다. 이러한 문제를 해결하기 위해 한림대학교 의료원은 메타버스 플랫폼 '젭(ZEP)'을 활용하여 가상 감염관리 센터인 '하이버스(HI-Verse, Hallym Infection verse)'를 구축하였다.

삼성의료원, 경희의료원, 인하대병원, 국립암센터를 포함한 많은 병원에서도 제페토, 게더타운 등 메타버스 플랫폼에서 환자 상담, 건강 강좌, 환우 모임 등 다양한 비대면 의료서비스를 제공한다. 중앙대 광명병원은 자체 AI · 메타버스 플랫폼(메타클)으로 디지털트윈 기반 가상병원을 구현해 가상공간에서 진료 · 상담 · 예약 서비스 체험이 가능하다. 서울대

병원 등은 해부학 실습, 임상 술기 훈련, 감염병 대응 등 의료진 교육에 메타버스/VR 기술을 접목, 실제 환경과 유사한 가상공간에서 반복 실습과 평가가 이루어진다.

3) XR 및 메타버스 기반 의료 기술의 발전 방향

XR 기술과 메타버스는 의료교육과 진료의 새로운 패러다임을 제시하고 있으며, 향후 다음과 같은 방향으로 발전이 기대된다.

(1) **AI 기반 맞춤형 시뮬레이션의 고도화** : 의료교육 및 치료에서 개별 환자 특성을 반영한 맞춤형 시뮬레이션이 활성화될 것이다. 환자의 해부학적 영상자료(DICOM)를 기반으로 한 개인화된 수술 훈련 시나리오나, 인공지능이 환자의 치료 반응을 실시간 분석하여 재활 난이도를 조절하는 시스템이 개발될 것으로 전망된다.

(2) **디지털 트윈 기반의 통합 진료 시뮬레이션** : 디지털 트윈 기술이 XR 및 메타버스 플랫폼에 통합되면, 환자의 생체 정보, 병력, 영상 데이터 등을 가상 환자로 구현하여 정밀 진단, 예후 예측, 치료계획 수립에 활용할 수 있다. 이는 의사결정의 정확성과 환자 안전성을 높이는 데 중요한 역할을 할 것이다.

(3) **원격의료 및 협업 플랫폼으로의 확장** : 메타버스는 의료진 간 협업, 컨퍼런스, 원격 수술 지원, 글로벌 교육 플랫폼 등으로 기능이 확대될 수 있다. 국가 간 의학교육과 연구의 경계를 허물고, 의료 자원의 불균형을 해소하는 수단으로 발전할 가능성이 크다.

(4) **디지털 치료제(DTx)와의 통합** : XR 및 메타버스 기술이 디지털 치료제와 융합되어, 정신건강 치료, 만성질환 관리 등 다양한 영역에서 치료 효과를 향상시키는 새로운 플랫폼으로 진화할 수 있다. 특히 인지행동치료(CBT), 중독 치료, 스트레스 관리 등에서 높은 효과가 기대된다.

(5) **보편적 접근성과 규제 프레임워크 확립** : XR 기반 의료기기의 표준화, 임상적 효과 검증, 개인정보 보호와 같은 규제적 · 윤리적 기준이 확립되어야 지속 가능한 발전이 가능하다. 동시에 다양한 나이와 장애 특성을 고려한 사용자 친화적 인터페이스(UI/UX) 개발도 병행되어야 한다.

XR 기술과 메타버스는 의료환경을 단순한 디지털화 수준을 넘어서, 실제와 유사한 몰입형 환경에서 교육, 진료, 치료, 재활을 실현하는 핵심 기술로 자리 잡고 있다. 이러한 기술은 의료진에게는 전문성 향상과 안전한 시술 연습의 기회를, 환자에게는 공간의 제약 없이 효율적인 치료 및 상담 환경을 제공함으로써, 기존 의료시스템의 한계를 보완하고 새로운 의료 생태계를 형성하고 있다.

앞으로는 기술적 진보와 함께 임상적 유효성에 대한 지속적인 검증, 의료 정책과 제도의 정비, 환자 중심의 접근성 개선이 병행되어야 한다. 이를 통해 XR과 메타버스는 단순한 기술의 도입을 넘어, 의료서비스의 질을 본질적으로 향상시키는 도구로 발전해 나갈 것이다.

보건의료정보관리사는 XR/메타버스 시스템에 포함되는 환자 데이터의 품질 관리, 개인정보 보호, 시스템 사용 기록의 모니터링과 교육 콘텐츠의 메타데이터 관리 등을 담당한다. 또한, 시스템 내 표준 코드 체계(FHIR, DICOM 등) 연계, 플랫폼 운영 과정에서 사용자 요구사항 반영 및 데이터 활용 분석 등에서 핵심적 실무를 수행하게 된다.

6 | 스마트병원 -ICT 융합기술 기반의 지능형 병원 운영 시스템

1) "스마트병원"이란?

스마트병원(Smart Hospital)은 인공지능(AI), 의료사물인터넷(IoMT), 클라우드 컴퓨팅, 모바일 기술, 빅데이터 분석 등 첨단 ICT 기술을 병원 운영에 통합함으로써, 환자 중심의 맞춤형 진료와 효율적인 의료서비스 제공 및 진단의 정확성 향상 등을 목표로 하는 지능형 병원 시스템을 의미한다.

전통적인 의료정보시스템이 단순한 정보 저장 · 전달 기능에 집중했다면, 스마트병원은 진단 지원, 업무 자동화, 환자 맞춤형 서비스 제공 등으로 그 범위를 확대하고 있다. 이는 의료서비스의 디지털 전환(Digital Transformation)을 통해 환자 중심의 의료서비스 패러다임을 실현하는 것이 핵심 목표이다. 스마트병원은 의료진의 진단과 치료, 병원 행정, 환자 관리에 이르기까지 전 영역에서 디지털 전환을 실현하고, 데이터 기반의 의사결정이 가능하도록 돕는다. 스마트병원은 단순한 디지털화 수준을 넘어서, 병원 자체가 디지털 생태계로 전환된 형태라고 할 수 있다.

한국보건산업진흥원에서는 스마트병원을 병원 중심의 의료 혁신이라는 관점에서 가치 전달의 대상과 목적, 혁신의 추진 수단을 다음과 같이 정의하고 있다.

(1) 스마트 헬스케어는 환자뿐 아니라 건강인도 대상으로 하고 있으나 스마트병원은 건강 관리 주체와의 연결을 통해 기능을 분산하고 병원의 핵심 기능에 집중하므로 최종 가

치 전달의 대상은 환자이다.

(2) 디지털 병원이 비용 효율성을 목표로 하는 것과 달리 스마트병원을 통해 구현되는 다양한 가치들이 존재하나 이는 최종적인 목표 달성을 위한 일차적인 산출에 따른 중간 성과라 볼 수 있다. 스마트병원의 최종 목적은 환자의 치료 효과의 개선이다. 이는 단순히 병원 내 치료 효과만이 아니라 병원 외부 주체와 협력을 통한 전 주기적 건강관리 측면에서의 효과를 염두에 둔 개선을 의미한다. 또한 각종 첨단 기술을 활용하여 환자가 병원을 방문하는 순간부터 퇴원 후까지 경험하는 모든 과정에서 편의성, 안전성, 효율성, 그리고 개인화된 의료서비스를 극대화하는 환자 경험 증진이 또 다른 목표이다.

(3) 스마트병원의 추진 수단은 바로 연결성, 자동화, 최적화이다. 병원 내외부의 연결을 통해 환자 정보를 가치 있게 활용하고, 자동화된 프로세스로 의료진은 물론 내원 전과 치료, 치료 후 환자의 편의를 극대화하며, 최적화를 통해 인적, 물적 자원의 손실과 치료 과정의 오류 없이 환자에게 전달하는 것이다.

스마트병원은 최종적인 목적인 환자의 경험과 임상의 효과 증진을 달성하기 위해 병원 내부의 요소들을 연결하고, 자동화하는 과정에서 의료진의 편의가 개선되고, 자원의 최적화로 운영 효율이 달성되는 중간성과의 창출을 전제한다.

협의의 스마트병원은 병원 내외부의 연결성(connectivity)을 확보하고, 내부 프로세스의 자동화(Automation)와 최적화(Optimization)를 통해 의료에 대한 새로운 서비스와 통찰력을 제공하여 환자의 치료 효과와 경험을 개선하는 병원으로 정의할 수 있다.

광의의 스마트병원은 의료 혁신 체계의 혁신 주체인 동시에 ICT 인프라를 기반으로 혁신 주체 간 협력을 통해 국민 건강 가치를 실현하고 제도적 변화를 선도하는 의료 전달 네트워크의 중심으로 정의할 수 있다.

2) 스마트병원의 핵심 기술과 구성 요소

표 12-2_ 스마트병원의 핵심 기술

기반 기술	설명	의료분야 적용 예시
AI (인공지능)	진단 보조, 영상 분석, 자연어처리 기반 상담 시스템 등	방사선 영상 판독, 병리 진단 보조, 의료 챗봇
IoMT (의료사물인터넷)	환자 생체신호 실시간 모니터링, 병동 내 장비 연결 및 관리	스마트 병상, 웨어러블 모니터링, 스마트 주사기

클라우드 컴퓨팅	병원정보시스템(HIS), EMR 등 원격 접속, 분산저장, 유연한 확장성	클라우드 기반 EMR, 원격 진료 플랫폼
빅데이터 분석	환자 행동 예측, 병원 자원 최적화, 질병 발생 패턴 분석	재입원 예측, 감염 확산 예측, 의료진 배치 최적화
모바일 · 웨어러블 기술	모바일 앱을 통한 환자 안내, 건강상태 자가 관리	모바일 EMR, 건강관리 앱, 스마트워치 연동
블록체인	의료 데이터 무결성 보장, 환자 동의 관리	처방전 위변조 방지, 임상시험 데이터 관리
5G 네트워크	초저지연 실시간 통신, 대용량 데이터 전송	원격 수술, 응급 상황 실시간 모니터링
XR/AR/VR	의료진 교육, 수술 시뮬레이션	가상 해부학 교육, 수술 계획 시각화
로보틱스	자동화된 물류, 간호 업무 지원	약물 배송 로봇, 간호 로봇

3) 스마트병원 적용 분야 및 추진 사례

스마트병원은 정보통신기술(ICT)을 의료서비스에 접목하여 운영 효율성(Operational Efficiency), 임상 우수성(Clinical Excellence), 환자 중심성(Patient Centricity)이라는 세 가지 핵심 영역에서 혁신적인 변화를 불러오고 있다. 각 분야의 주요 개념과 실제 적용 사례는 다음과 같다.

(1) 운영 효율성(Operational Efficiency) 분야

스마트병원은 병원의 전반적인 프로세스를 최적화하고 자동화하여 업무 효율성을 극대화하며, 자원 관리 및 설비 유지보수의 효율성을 향상시킨다. 이를 통해 의료진의 업무 부담을 경감하고 병원 자산 관리를 자동화하는 것을 목표로 한다.

운영 효율성 측면으로 빌딩자동화시스템 구축, 장비/물품/약품 재고 및 추적 관리, 이동 · 운송 로봇, 동선 관리 등에 적용될 수 있다.

한림대학교 성심병원은 입 · 퇴원 예측 AI 시스템을 구축하여 병상 과부족 문제를 효과적으로 관리한다. 이 시스템은 과거 데이터를 기반으로 환자의 입 · 퇴원 시점을 예측하여 병상 가동률을 최적화하고, 불필요한 병상 대기시간을 줄여준다. 이를 통해 병원 자원을 효율적으로 배분하고, 환자들에게 필요한 시기에 병상을 제공함으로써 운영 효율성을 크게 향상시킬 수 있다. 외래 환자를 대상으로 한 스마트 키오스크는 진료 접수, 검사 예약 및 관리 과정을 자동화한다. 환자는 키오스크를 통해 대기시간 없이 신속하게 진료 접수를 하고,

필요한 검사를 예약하며, 관련 정보를 편리하게 관리할 수 있다. 이는 환자의 편의성을 높이는 동시에, 병원 직원의 단순 반복 업무를 줄여 핵심 업무에 집중할 수 있도록 하여 전반적인 운영 효율성을 증대시킨다. 채혈실에는 스마트 순번 키오스크가 도입되어 환자 정보가 전자의무기록(EMR)과 자동 연동된다. 환자가 키오스크에서 순번을 뽑으면, 환자 정보가 자동으로 EMR에 등록되어 채혈 과정이 더욱 빠르고 정확하게 진행된다. 이는 수기 작업으로 인한 오류를 줄이고, 환자 대기시간을 단축하며, 의료진의 업무 효율성을 높이는 데 기여한다. 병상 배정 자동화 시스템은 입원 환자 배치를 최적화한다. 환자의 상태, 진료과목, 병실 유형 등 다양한 조건을 고려하여 가장 적합한 병상을 자동으로 배정하게 한다. 이를 통해 병상 배정 과정의 복잡성을 줄이고, 신속하게 환자를 입원시킬 수 있어 병상 회전율을 높이고 운영 효율성을 극대화할 수 있다.

삼성서울병원은 5G 기반 자율주행 물류 로봇을 도입하여 의료폐기물 이송 업무를 자동화했다. 이 로봇은 5G 네트워크의 초고속, 초저지연, 초연결 특성을 활용하여 병원 내부의 복잡한 환경에서도 안정적으로 운행하며, 지정된 경로를 따라 의료폐기물을 자동으로 수거하고 운반한다. 이는 의료진이 직접 폐기물을 이송해야 하는 수고를 덜어주어 본연의 의료 업무에 더욱 집중할 수 있게 하며, 인력 효율성을 높여 병원 운영의 전반적인 효율성을 크게 향상시키며, 사람의 접촉을 최소화하여 위생 및 안전 관리 측면에서도 긍정적인 효과를 가져온다. 또한 삼성서울병원은 5G 통신망을 활용하여 병원 내에서 의료정보를 실시간으로 공유하고 관리하는 시스템을 구축했다. 5G의 대용량 데이터 전송 능력은 고화질 의료영상, 방대한 환자 기록, 실시간 생체 데이터 등을 지연 없이 전송하고 처리하는 데 필수적이다. 이를 통해 의료진은 언제 어디서든 환자의 최신 의료정보를 신속하게 확인하고, 정확한 진단과 치료 결정을 내릴 수 있다. 또한, 부서 간, 의료진 간의 정보 공유가 원활해져 협진 효율성이 증대되고, 의료 오류를 줄이는 데도 기여한다. 이는 궁극적으로 환자에게 더욱 신속하고 안전하며 질 높은 의료서비스를 제공하는 기반이 된다.

(2) 임상 우수성(Clinical Excellence) 분야

스마트병원은 첨단 의료 기술을 도입하여 환자의 질병 진단 및 치료 결과를 향상시키는 데 기여한다. 사물인터넷(IoT) 및 인공지능(AI) 등 최첨단 기술을 활용하여 정확한 진단과 효율적인 치료를 수행한다. 시간과 장소 제약에서 벗어난 정보 접근, 조기 진단 · 예측 · 치료, 로봇수술, 원격 진료, 실시간 · 원격 모니터링 등에 활용될 수 있다.

삼성서울병원은 5G 통신망을 활용한 디지털 병리 진단 시스템을 운영하여 수술 중 실시간 조직 병리 검사를 가능하게 한다. 기존에는 수술 중 조직 검사 시 샘플을 병리과로 옮겨 육안 및 현미경으로 확인하는 데 시간이 소요되어 수술 진행에 지연이 발생할 수 있었다. 5G 네트워크의 초고속 · 초저지연 특성을 활용해 수술실에서 채취한 조직 이미지를 고해상도로 실시간 전송하고, 병리과 전문의는 원격으로 이 이미지를 즉시 분석하여 진단 결과를 수술실에 전달할 수 있게 되었다. 수술 시간을 단축하고, 의료진이 신속하고 정확한 판단을 내리는 데 결정적인 도움을 주어 환자안전을 강화하고 수술 성공률을 높이는 데 크게 기여한다. 또한 증강현실(AR) 및 인공지능(AI) 기반의 스마트 글라스를 활용하여 파킨슨병 환자의 보행을 지원하는 혁신적인 사례를 선보였다. 스마트 글라스는 AI가 파킨슨병 환자의 보행 패턴을 실시간으로 분석하고, 필요한 시점에 AR 기술을 활용하여 시각적 또는 청각적 신호를 제공한다. 보행이 멈칫거릴 때 바닥에 가상의 선이나 특정 패턴을 보여주어 환자가 다시 리듬을 찾고 안정적으로 걸을 수 있도록 돕는 것이다. 단순히 질병을 치료하는 것을 넘어, 환자의 삶의 질을 실질적으로 향상시키고 일상생활에서 독립성을 증진하는 데 기여하는 환자 중심적이면서도 임상적 효과가 뛰어난 스마트병원 기술 적용 사례이다.

한림대학교 성심병원은 IoMT(사물 의료 인터넷)를 통해 응급센터 환자의 생체신호를 실시간으로 모니터링하고 자동 기록하며, 응급센터에 AI 기반 중증도 예측 시스템을 구축하여 환자 분류 및 치료 우선순위 결정의 정확도를 높였다. 이 시스템은 응급 환자의 내원 시점부터 수집되는 다양한 의료 데이터(생체신호, 과거력, 증상, 검사 결과 등)를 AI가 분석하여 환자의 중증도를 예측한다. AI의 분석 결과는 의료진에게 환자의 상태가 얼마나 위급한지, 어떤 처치가 시급한지 등에 대한 과학적인 근거를 제공하며, 이를 통해 의료진은 한정된 자원 내에서 가장 위중한 환자에게 우선하여 개입하여 최적의 치료를 제공할 수 있게 된다. 이는 환자의 생존율을 높이고 응급의료시스템의 효율성을 극대화하는 데 결정적인 역할을 한다.

(3) 환자 중심성(Patient Centricity), 환자 경험 개선 분야

스마트병원은 환자 경험 및 만족도를 높이기 위한 개인 맞춤형 서비스를 제공하며, 환자의 건강상태와 치료 진행 과정에 대한 지속적인 모니터링과 소통을 강화한다. 병실 환경 제어, QR코드나 AR/VR 등이 융합된 환자교육 및 안내 서비스, 원격 병문안 시스템, 감성 로봇 활용 등에 적용되어 의료서비스의 주요 사용자인 환자의 선호와 가치를 존중해 주면서 개별화된 환자 중심의 서비스를 제공할 수도 있다.

한림대학교 성심병원은 환자들의 병원 내 동선을 최적화하고 편의성을 극대화하기 위해 환자 동선을 중심으로 한 모바일 수납, 챗봇, 대기 순번 전광판 연계 시스템을 도입하였다. 환자들은 스마트폰 앱을 통해 언제 어디서든 진료비 수납이 가능하며, 챗봇을 통해 진료 예약, 진료과 안내, 검사 정보 등 다양한 병원 관련 정보를 실시간으로 문의하고 답변을 얻을 수 있다. 모바일 앱과 연동된 대기 순번 전광판 시스템은 환자가 자신의 진료/검사 대기 순서를 실시간으로 확인할 수 있게 한다. 이러한 통합 시스템은 환자가 병원 방문 전부터 방문 중, 그리고 방문 후까지 전 과정에서 편리하고 유기적인 서비스를 경험할 수 있도록 지원한다. 퇴원 후에도 환자의 지속적인 건강관리를 지원하기 위해 퇴원 환자에게 최적화된 전원 병원 자동 추천 시스템을 운영한다. 이 시스템은 퇴원하는 환자의 질병 상태, 거주지, 필요한 추가 치료 및 요양 서비스 등을 종합적으로 고려하여 환자에게 가장 적합한 협력 병원이나 요양기관을 자동으로 추천해 준다. 이는 환자와 보호자가 퇴원 후 전원 병원을 알아보는 데 드는 시간과 노력을 절약해 주며, 환자가 치료의 연속성을 확보하고 안정적으로 회복할 수 있도록 돕는다. 이를 통해 환자 중심의 의료서비스가 병원 외부까지 확장되어, 환자 경험의 질을 한 단계 높이는 데 기여한다.

서울대학교병원의 스마트 병실 시스템은 환자 모니터링을 자동화하여 환자안전과 편의를 동시에 높인다. 침상 센서, 웨어러블 기기 등을 활용해 환자의 심박수, 호흡수, 체온 등 생체신호는 물론 수면 패턴과 움직임까지 실시간으로 자동 측정하고 기록한다. 이렇게 수집된 데이터는 의료진에게 즉시 전송되어 환자의 상태 변화를 신속하게 파악하고, 위급 상황 발생 시 즉각적인 대응을 가능하게 한다. 자동화된 모니터링은 간호사의 반복적인 수기 기록 업무를 줄여 환자 간호에 더 집중할 수 있도록 하며, 환자는 더욱 세심하고 지속적인 관리를 받을 수 있어 안심하고 치료에 전념할 수 있다. 서울대학교병원은 AI 기반 환자 개개인에게 최적화된 맞춤형 건강관리 프로그램을 도입하였다. 이 프로그램은 환자의 진료기록, 질병 이력, 생활 습관, 유전 정보 등 방대한 데이터를 AI가 분석하여 개인별 특성에 맞는 건강증진 계획을 수립한다. 예를 들어, 퇴원 후 환자의 빠른 회복을 돕기 위한 맞춤형 운동 가이드, 영양을 고려한 식단 추천, 복약 알림 등을 제공한다. 또한, 만성질환 환자의 경우 AI가 주기적으로 건강상태를 분석하고 잠재적 위험 요소를 예측하여 질병 악화를 예방하는 데 도움을 준다. 이러한 개인화된 관리는 환자가 능동적으로 자신의 건강을 관리하고, 병원 밖에서도 지속적인 의료서비스를 경험할 수 있도록 지원하여 전반적인 환자 만족도를 크게 향상시킨다.

용인세브란스병원은 환자 개개인의 진료 과정에 최적화된 맞춤형 정보를 모바일 앱을 통해 제공한다. 환자는 앱을 통해 진료 전 준비 사항, 도착 시간 및 장소 안내, 검사 일정 및 결과 확인, 복약 정보, 다음 진료 예약 안내 등 진료의 전 과정을 한눈에 파악할 수 있다. 이는 환자가 병원 내에서 헤매거나 정보 부족으로 불편을 겪는 상황을 최소화하고, 자신의 진료 여정을 주도적으로 관리할 수 있도록 돕는다.

UCHealth(미국)는 IoT 기반 BioSticker를 활용하여 만성질환 환자를 대상으로 원격 모니터링을 실시한다.

Brigham and Women's Hospital(미국)은 감염병 의심 환자 관리에 로봇(Spot Robot)을 활용하여 환자 인터뷰를 진행하고 심리적 안정감을 제공한다.

4) 스마트병원의 한계 및 발전 전망

(1) 한계점

스마트병원은 첨단 ICT 기술을 기반으로 의료서비스의 질과 효율을 크게 향상시키고 있지만, 다음과 같은 구조적 · 운영적 한계에 직면하고 있다.

① **도입 초기 비용 부담**: 스마트병원 인프라 구축에는 장비, 네트워크, 소프트웨어 도입뿐만 아니라 시스템 연동 및 보안 강화를 위한 막대한 초기 투자 비용이 요구된다. 이는 중소병원 또는 지방 의료기관에는 진입 장벽으로 작용할 수 있다.

② **운영 시스템 간 상호운용성 부족**: 병원 내 다양한 시스템(HIS, EMR, PACS 등) 간 연동 문제, 외부 의료기관이나 플랫폼과의 데이터 호환성 부족은 통합된 스마트 의료서비스 구현을 어렵게 한다.

③ **보수적인 조직 문화**: 병원 조직 특성상 변화에 대한 저항이 존재하며, 특히 환자안전과 관련된 업무에 있어 새로운 기술 도입에 대해 보수적으로 접근하는 경향이 있다.

④ **인력 및 전문성 부족**: AI, IoT, 클라우드 등 신기술을 의료현장에 적절히 접목하려면 디지털 헬스 전문 인력의 확보가 필수이지만, 현장의 인력 수급은 여전히 부족한 상황이다.

⑤ **윤리 · 법률적 문제**: 의료정보의 실시간 수집과 활용은 개인정보 보호와 관련된 법적, 윤리적 논란을 동반한다. 특히 AI의 의사결정 개입 범위에 대한 책임 소재 문제가 정립되지 않은 경우도 많다.

⑥ **기술 중심의 과잉 설계 우려**: 기술 도입 자체가 목적이 되어 환자 중심성과 사용자 편의성이 저하되는 사례도 발생할 수 있다. 기술의 성공적 적용은 '현장의 문제 해결'이

라는 분명한 목적과 함께 이루어져야 한다.

(2) 향후 발전 전망

이러한 한계에도 불구하고 스마트병원은 미래 의료시스템의 핵심 모델로 자리매김하고 있으며, 다음과 같은 방향으로 지속 발전할 것으로 예상된다.

① **데이터 기반 정밀의료의 실현**: 의료 빅데이터, 유전체 데이터, 라이프로그 데이터를 통합 분석함으로써 환자 개인의 특성에 최적화된 예방 및 치료 전략이 가능해질 것이다.

② **의료기관 간 초연결 생태계 구축**: FHIR, HL7 등 글로벌 표준을 기반으로 의료기관 · 약국 · 건강보험공단 등 다양한 주체 간 실시간 정보 공유가 가능해지며, 이는 진정한 커넥티드 헬스케어의 실현을 가능하게 한다.

③ **디지털 트윈과 메타버스를 통한 의료 시뮬레이션 강화**: 환자의 상태를 가상공간에 실시간 재현하여 진단, 수술 계획, 재활 훈련에 활용함으로써 임상 예측 정확도가 크게 향상될 수 있다.

④ **사용자 중심 설계의 확산**: 스마트 기술이 의료진과 환자의 실제 니즈를 반영한 UI/UX 기반으로 개발됨으로써 기술 수용성과 만족도가 제고될 것이다.

⑤ **정책 및 제도적 지원 확대**: 정부의 스마트병원 선도모델 구축 사업과 같은 정책적 지원은 기술 개발과 확산을 촉진하며, 향후 보험수가 체계와의 연계가 본격화되면 민간 병원들의 참여도 더욱 활발해질 것이다.

⑥ **지속 가능한 스마트병원 운영 체계 정립**: 데이터 기반 의사결정, 예측 정비, 운영 최적화 등 기술 도입의 효과성을 체계적으로 분석하고 환류할 수 있는 체계가 갖추어질 때 스마트병원의 자율성과 지속 가능성이 확보될 수 있다.

스마트병원은 의료서비스의 미래를 선도하는 핵심 인프라이며, 앞으로 모든 병원이 나아가야 할 길이다. 아직 비용 문제, 기술적 한계, 제도의 문제 등으로 도입과 확산이 더디게 일어나고 있지만, 그 전망은 매우 밝다. 스마트병원은 치료 효과, 환자 경험, 병원 운영 효율성 모두를 획기적으로 개선할 수 있는 의료 혁신의 플랫폼으로 정착하게 될 것이다.

보건의료정보관리사는 스마트병원의 데이터 흐름 중심에 서서 환자의 안전과 의료 품질 향상을 동시에 추구하는 핵심 인력으로, 디지털 전환이 본격화되는 의료현장에서 전략적 파트너로 기능하게 된다.

7 | 헬스케어 4.0 과 커넥티드 헬스케어, ICT 융합을 통한 건강관리 패러다임의 전환, 헬스케어의 미래

"헬스케어 4.0"과 "커넥티드 헬스케어(Connected Healthcare)"는 단순한 기술 적용을 넘어 전체 의료 패러다임의 변화를 반영하는 핵심 개념이다. 스마트병원이 병원 내 운영 최적화와 환자 중심 진료를 구현하는 공간 기반 모델이라면, 헬스케어 4.0과 커넥티드 헬스케어는 시간 · 공간의 제약을 넘어선 전 생애 주기적 · 네트워크 기반의 건강관리 체계로의 전환을 의미한다.

1) 헬스케어 4.0: 기술 기반의 의료 패러다임 전환

헬스케어 4.0은 4차산업혁명 기술이 의료 전반에 적용되면서 등장한 새로운 의료 패러다임이다. 인공지능(AI), 사물인터넷(IoT), 빅데이터, 클라우드 컴퓨팅 등 첨단 정보통신기술(ICT)의 발전은 기존의 병원 중심 진료 체계에서 벗어나, 예방 중심의 정밀 의료와 환자 맞춤형 관리 중심의 체계로의 전환을 이끌고 있다. 특히 코로나19 팬데믹 이후 디지털 헬스케어의 중요성이 주목받으면서 헬스케어 4.0의 필요성은 더욱 확대되었다. 이 개념은 단순한 기술 도입이 아닌, 의료시스템 전반을 디지털로 전환하고, 기존의 치료 중심, 공급자 중심의 의료 체계에서 벗어나, 질병의 예방, 건강증진, 개인 맞춤형 의료, 그리고 의료와 돌봄의 연계를 강조하는 사람 중심의 시스템으로의 전환을 의미한다.

표 12-3_ 헬스케어 개념의 진화

구분	헬스케어 1.0	헬스케어 2.0	헬스케어 3.0	헬스케어 4.0
시기	18~20세기 초	20세기	21세기	2020년대 이후 포스트 코로나
목적	공중보건 시대 감염병 예방/방역	질병 치료 시대 질환 치료	건강수명 시대 질환 예방 관리	건강 평화 시대 -보편적 건강 보장
기술 기반	직관의료	근거의료	정밀의료학	연결의료 (커넥티드 헬스케어)
공급자	국가	병원, 제약/의료기기 기업	병원, 제약/의료기기 기업 + 병원 ICT/자동차/건설 기업 등	병원, 기업, 지역사회 + 제3섹터(비영리, 시민사회 등)
수요자	시민	환자	환자 + 정상인	전 국민 + 세계인

출처 : WHO(2020); 클라우스 슈밥 · 티에리 말레르(2021)

헬스케어 4.0의 주요 특징은 다음과 같다. 첫째, 다양한 의료시스템과 기기, 사용자 간의 초연결성(Hyper-connectivity)이 강화되며, 둘째, AI와 빅데이터를 활용한 초지능화(Super-intelligence)가 실현된다. 셋째, 진료의 중심이 의료진에서 환자 중심(Patient-centricity)으로 이동하며, 넷째, 치료 중심의 의료에서 벗어나 예방 중심(Preventive)의 건강관리가 강조된다. 다섯째, 디지털 전환(Digital Transformation)을 통해 원격 진료, 스마트 병상, 클라우드 EMR 등이 활성화되고, 여섯째, 환자 결과에 기반한 가치 중심(Value-based Care)의 의료가 지향된다.

2) 헬스케어 4.0과 커넥티드 헬스케어 상호 관계

커넥티드 헬스케어와 헬스케어 4.0은 밀접하게 연관되어 있으며, 헬스케어 4.0 시대의 핵심적인 구성 요소가 바로 '커넥티드 헬스케어'이다. 헬스케어 4.0은 4차산업혁명 기술(AI, IoT, 빅데이터, 클라우드 등)을 의료 및 건강관리에 접목하여, 환자 중심의 초연결, 초지능화된 건강관리 시스템을 구현한다. 헬스케어 4.0은 커넥티드 헬스케어를 기반으로 보

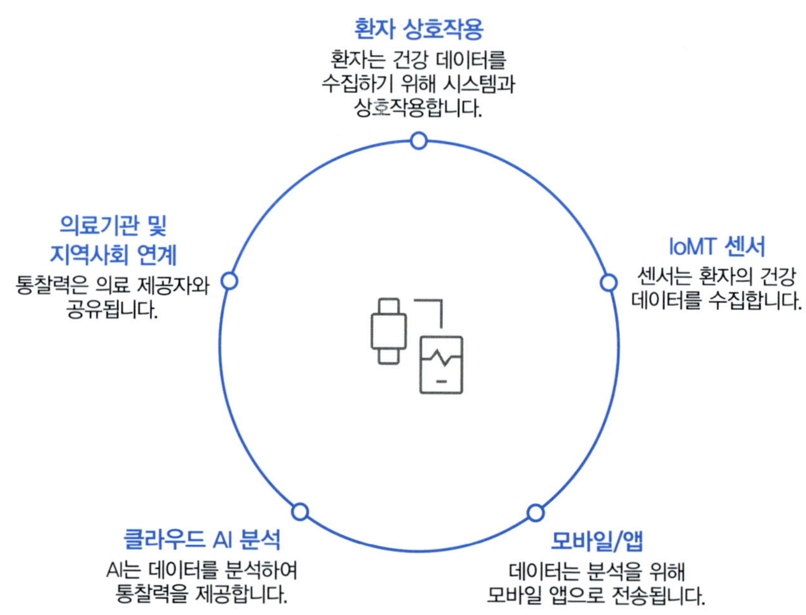

출처 : ChatGPT, Gemini + Napkin AI 그래픽 생성

그림 12-4_ 커넥티드 헬스케어 사이클

편적 건강 보장을 목표로 한다. 이는 단순히 질병 치료를 넘어 예방, 만성질환 관리, 재활, 건강증진 등 전반적인 건강 생태계를 포괄한다. 헬스케어 4.0의 목표를 달성하기 위한 핵심적인 기반 기술이자 접근 방식이 바로 커넥티드 헬스케어이다.

헬스케어 4.0은 디지털 기술을 통해 의료의 방향성을 제시하는 개념이며, 커넥티드 헬스케어는 그 방향성을 기술적으로 구현하는 방법이다. 헬스케어 4.0이 '무엇을 할 것인가'를 말한다면, 커넥티드 헬스케어는 '어떻게 할 것인가'를 제시하는 것이다. 즉, 헬스케어 4.0은 정책적 · 전략적 개념이고, 커넥티드 헬스케어는 이를 실현하는 시스템적 · 기술적 기반이다. 예를 들어, 헬스케어 4.0에서 강조하는 초연결성과 환자 중심 관리는 IoMT 및 모바일 헬스를 통해 실현되며, 초지능화는 AI 분석기술로 구현된다. 클라우드 컴퓨팅은 이러한 커넥티드 기술들을 유연하게 연결하고 지원하는 인프라로 작동한다. 이러한 맥락에서 헬스케어 4.0과 커넥티드 헬스케어는 서로 독립적인 개념이 아니라 상호보완적인 구조로 통합되어야 한다.

3) 커넥티드 헬스케어: 초연결 시대의 사람 중심 건강관리 패러다임

커넥티드 헬스케어는 다양한 건강 정보, 기기, 시스템을 상호 연결하여 환자 중심의 통합 건강관리 서비스를 구현하는 기술 기반 개념이다. 이는 헬스케어 4.0이 지향하는 비전을 실현하기 위한 구체적 수단으로서, 의료 데이터의 실시간 수집, 전송, 분석, 공유를 가능하게 한다. 특히 웨어러블 기기와 IoMT, 원격 환자 모니터링 시스템(RPM), 모바일 헬스 앱, AI 진단 시스템, 클라우드 기반 EMR 등은 커넥티드 헬스케어의 대표적인 기술 구성 요소이다. 커넥티드 헬스케어는 환자가 자신의 건강 데이터를 스스로 확인하고 관리할 수 있는 자가 관리 기반을 제공하며, 의료진은 원격에서도 환자의 생체신호를 실시간으로 확인하고 필요시 조처를 할 수 있다. 이를 통해 만성질환 관리, 응급 대응, 비대면 진료 등이 가능해지며, 의료서비스의 효율성과 환자 만족도를 동시에 향상시킬 수 있다.

커넥티드 헬스케어의 개념을 단순하게 기기 간의 연결, 원격의료의 확대 정도로 보면 안 된다. 사람, 시스템, 커뮤니티가 개인 데이터를 기반으로 긴밀하게 연결된 네트워크 체계를 통해 효율적인 보건의료서비스를 제공하는 사회관계 구조적 개념으로 이해해야 한다.

커넥티드 헬스케어에서 '연결'은 물리적 존재 간의 연결이 아니라 물리적 존재의 정보 간 연결이다. 표준화된 좋은 품질의 데이터를 구축하고 이에 대한 접근성을 향상시킬 때 양질의 네트워크 효과가 나타난다고 한다. 네트워크 과학 이론에 따르면, 사람은 개별적으로 독립된 존재가 아니라 다른 사람과의 연결 속에 존재하며, 사회적 연결이 신체적, 정신적 건강 유지에 매우 중요하다. 실제 연구결과에 따르면 중심성이 강하고 촘촘하게 연결된 '군집 네트워크(Clustered Network)'에 속한 개인이 건강 행동 도입이 더 많고 신속하게 영향을 미치며, 네트워크 내 연결된 객체들이 지속적으로 건강에 영향을 준다. 따라서 국민의 건강 증진을 위해서는 촘촘하고 중심성이 강한 네트워크로 연결이 되어야 한다는 것이다.

따라서, 사람-의료 시스템-해당 커뮤니티-커뮤니티 내부의 연결을 의미하며, 중심성이 강하고 촘촘하게 연결되는 'Clustered Network'로 설계되어야 한다. 이러한 연결 네트워크는 개인 건강 데이터에 대한 최적의 접근, 공유, 분석 및 활용을 통해 올바른 시간에 올바른 사람에게 올바른 정보를 제공하는 디지털 전환된 지역 완결형 건강 의료 돌봄 체계를 목표로 한다. 센서나 모니터링 장비로 수집된 환자의 데이터가 집계, 저장, 공유 및 분석되어 사전적 예방을 할 수 있도록 환자에게 중재되고 피드백을 제공하여, 환자와 개인이 자신의 건강을 관리할 수 있도록 코칭하는 것이 커넥티드 헬스케어의 핵심이다.

4) 커넥티드 헬스케어 등장 배경과 역할

커넥티드 헬스케어는 질병 치료 중심의 기존 의료시스템이 가진 한계를 극복하고, 디지털 기술의 발전과 사회 전반의 건강관리 생태계 전환 요구에 발맞춰 등장했다. 이러한 변화는 크게 세 가지 배경으로 설명할 수 있다.

(1) 기존 의료서비스 구조의 한계

현재 의료서비스는 질병 발생 후 치료에 집중되어 있으며, 예방-진단-치료-회복-돌봄으로 이어지는 과정이 단절되어 있다는 고질적인 문제를 안고 있다. 각 단계 간 연계가 부족하다 보니 환자의 진료 정보가 통합되지 못하고, 지속적인 건강관리가 어렵다. 실제로 우리나라는 2012년 OECD 의료 질 평가에서 예방적 1차 의료 체계가 미흡하다는 지적을 받기도 했다. 질병 발생 이후의 대응보다 사전 예방 중심의 보건의료 체계로의 전환 이 시급하다는 것을 보여준다. 또한 대형 병원이 수도권에 집중되고 지역 의료기관이 붕괴하는 현상은 건강 불평등을 심화시키는 요인으로 작용하고 있다.

(2) 디지털 전환과 개인 건강 데이터 활용 기회 증대

사물인터넷(IoT), 클라우드, 모바일 기술, 웨어러블 기기 등의 디지털 기술 발전은 커넥티드 헬스케어의 등장을 가능하게 한 핵심적인 배경이다. 이러한 기술들은 실시간으로 개인의 건강 정보를 수집할 수 있게 했고, 이렇게 축적된 개인 건강 데이터를 활용하여 예측 기반의 의료서비스를 제공할 수 있는 기술적 기반이 마련되었다.

(3) 사회 기반의 건강관리 생태계로의 전환 요구

고령화의 심화, 만성질환 중심 질병 구조로의 변화와 같은 사회적 변화는 의료시스템에 새로운 요구를 가져왔다. 더 이상 병원 중심의 단편적 치료만으로는 전반적 국민 건강을 관리하기 어렵게 되면서, 의료-건강-돌봄이 유기적으로 연계되는 지역 완결형 건강 체계의 필요성이 증대되었다. 특히 거동이 불편한 고령자, 만성질환자 등은 지역사회 내에서 지속적인 관리를 받을 수 있는 인프라가 필수적이다. 더불어 단순히 서비스를 제공받는 수동적 환자에게서 벗어나, 개인 건강 정보에 기반하여 스스로 건강에 대한 사항을 결정하고 관리하는 주체로서 해야 할 역할 전환이 요구되고 있다.

커넥티드 헬스케어 등장 배경을 바탕으로 커넥티드 헬스케어의 역할을 다음과 같이 정리할 수 있다. 커넥티드 헬스케어는 단절된 의료서비스 구조를 연결하고, 디지털 기술을 활용하여 개인 맞춤형 건강관리를 가능하게 하며, 사회 기반의 포괄적인 건강관리 생태계를 구축하는 데 핵심적인 역할을 한다.

(1) 단절된 의료서비스 연결 및 연속적인 건강관리 제공

① **예방 중심의 의료 체계 전환 지원**: 예방-진단-치료-회복-돌봄의 전 과정을 유기적으로 연계하여 질병 발생 전에 미리 위험을 예측하고 예방하는 데 기여한다.

② **환자 진료 정보 단절 문제 해결**: IoT 기기, 모바일 앱 등을 통해 수집된 실시간 건강 데이터를 의료기관과 공유함으로써 환자의 진료 정보가 단절되는 것을 방지하고, 의료진이 환자의 건강상태를 통합적으로 파악하여 연속적인 건강관리를 제공할 수 있도록 지원한다.

③ **건강 불평등 해소 기여**: 지역 의료기관의 접근성 문제를 보완하고, 원격 모니터링 및 비대면 상담 등을 통해 의료 소외 지역 주민들에게도 양질의 의료서비스를 제공함으로써 건강 불평등을 완화하는 데 기여한다.

(2) 디지털 기술 기반의 개인 맞춤형 건강관리 강화

① **실시간 건강 데이터 활용:** 사물인터넷(IoT), 웨어러블 기기 등을 통해 혈압, 혈당, 활동량 등 개인의 건강 데이터를 실시간으로 수집하고 분석하여 개인 맞춤형 건강관리 서비스를 제공하는 기술적 기반을 제공한다.

② **예측 기반 의료서비스 구현:** 수집된 데이터를 기반으로 질병 발생 위험을 예측하고, 개인에게 최적화된 예방 및 관리 방안을 제시하여 질병의 조기 발견 및 효과적인 관리를 돕는다.

③ **능동적인 건강관리 지원:** 개인이 자신의 건강 데이터를 직접 확인하고 이해하며, 이를 바탕으로 스스로 건강 관련 결정을 내릴 수 있도록 정보를 제공하여 수동적인 환자에서 능동적인 건강관리 주체로의 역할 전환을 촉진한다.

(3) 사회 기반의 포괄적인 건강관리 생태계 구축

① **의료–건강–돌봄 연계 강화 :** 고령화 및 만성질환 증가에 따라 의료기관뿐만 아니라 지역사회 차원에서 건강관리 및 돌봄이 연계되는 통합적인 시스템 구축을 지원한다.

② **지역 완결형 건강 체계 실현:** 거동이 불편한 고령자나 만성질환자 등에게 지역사회 내에서 지속적인 건강관리 인프라를 제공하여 안정적인 삶을 영위할 수 있도록 돕는다.

③ **다양한 건강 서비스 주체 간 협력 촉진:** 의료기관, 건강관리 서비스 제공자, 지역사회 복지 기관 등 다양한 주체들이 연결되어 협력할 수 있는 플랫폼을 제공하여 더욱 포괄적이고 효율적인 건강관리 서비스를 가능하게 한다.

헬스케어 4.0이 기술 중심의 의료 혁신을 지향한다면, 커넥티드 헬스케어는 그 기술을 '사람'과 '커뮤니티'에 접목시켜 진정한 의미의 의료 통합을 실현하는 접근이다. 지속 가능한 의료 체계는 더 이상 병원만으로 구성되지 않으며, 개인과 지역사회, 기술이 함께 작동하는 연결형 생태계로 나아가야 한다. 헬스케어 4.0과 커넥티드 헬스케어는 미래 의료의 핵심 구성 요소로서, 환자 맞춤형 진료, 의료 접근성 향상, 예측 기반 건강관리 실현에 필수적인 개념이다. 이 둘의 유기적인 결합은 의료서비스의 질 향상은 물론, 의료 자원의 효율적 운영, 건강 형평성 확보, 의료비 절감 등의 긍정적 효과를 동반할 수 있다.

특히, 보건의료정보관리사는 이 두 개념을 이해하고 병원정보시스템 설계와 운영, 건강 데이터 관리 등에 전략적으로 활용할 수 있어야 하며, 디지털 헬스 시대의 핵심 전문가로서 해야 할 역할이 더욱 중요해질 것이다.

헬스케어 4.0과 커넥티드 헬스케어 환경에서 보건의료정보관리사는 건강 데이터의 품질과 표준을 유지하고, 환자의 프라이버시와 정보 보안을 철저히 관리하며, 다양한 커넥티드 시스템 간의 원활한 정보 흐름을 설계하는 역할을 수행해야 한다. 또한, 클라우드 및 인공지능 기반의 정보시스템 통합을 지원하고, 디지털 헬스 서비스의 운영 성과를 모니터링하며 개선점을 도출하는 실무적 역량이 요구된다. 이러한 역할은 단순한 기술 사용을 넘어서, 환자 중심의 디지털 생태계를 실현하는 데 있어 보건의료정보관리사를 핵심 조력자이자 운영 관리자, 나아가 데이터 기반 의료정책 실행자로 자리매김하게 만든다.

결국 헬스케어 4.0과 커넥티드 헬스케어의 성공적 정착을 위해서는 보건의료정보관리사의 전문성과 주도적 참여가 무엇보다 중요한 조건이 될 것이다.

참고문헌

강성홍 외, 보건의료정보관리학(제2판), (사)대한보건의료정보관리사협회, 2020.

강정원, 김현철, 『데이터베이스 개론』, 서울: 생능출판사, 2019.

김기영, 김재원, 『보건의료정보관리학』, 서울: 계축문화사, 2018.

김미정 외, 보건의료정보기술, 수문사, 2021.

김석일 외, 보건의료정보관리학, 현문사, 2023.

대한의료정보학회, 의료정보학개론, 고려의학, 2022.

대한보건의료정보관리사협회, 보건의료정보관리학 제2판, 2020.

박상현 외, AI 기반 병원정보시스템의 미래, 한국의료정보학회지, 2023.

박정훈 외, 보건의료정보기술, 수인메디컬, 2024.

보건복지부, 공공의료 클라우드 HIS 시범사업 보고서, 2023.

보건복지부, 「진료정보교류 사업 안내서」, 2024.

보건복지부, 전자의무기록(EMR) 관련 고시·지침 모음집, 연차별 개정판.

보건복지부·NIA, 「공공의료 클라우드 HIS 가이드라인」, 2024.

사회보장정보원, 진료정보교류시스템 확산 및 기능개선 사업 제안요청서, 2021.

의료기관평가인증원, 의료기관 인증제도 성과분석 및 결과 활용 방안 마련, 2023.

이석호, 『데이터베이스 시스템』, 서울: 한빛아카데미, 2020.

이승재·정희영, 병원정보시스템의 이해, 고려대학교출판문화원, 2021.

최준영 외, 보건의료정보기술, (사)대한보건의료정보관리사협회, 2020.

한국보건산업진흥원, 디지털헬스케어 산업 동향보고서, 2023.

한국보건의료정보원, 의료정보 클라우드 가이드라인, 2023.

한국보건의료정보원, 진료정보교류 실무 협의체, 2021.

한국보건의료정보원, 「진료정보교류 표준지침」, 2023.

한국보건의료정보원, 전자의무기록 인증 안내서, 상호운용 표준 가이드.

Agrawal, R., & Srikant, R. (1994). Fast algorithms for mining association rules. Proceedings of the 20th International Conference on Very Large Data Bases, 487–499.

Bates, D. W., & Gawande, A. A. (2003). Improving safety with information technology. New England Journal of Medicine, 348(25), 2526–2534.

Berner, E. S. (2009). Clinical Decision Support Systems: Theory and Practice. 2nd Edition. Springer.

Blease, C., Kaptchuk, T. J., Bernstein, M. H., Mandl, K. D., Halamka, J. D., & DesRoches, C. M. (2019). Artificial intelligence and the future of primary care:

exploratory qualitative study of UK general practitioners' views. Journal of Medical Internet Research, 21(3), e12802.

Blumenthal, D., & McGraw, D. (2015). Keeping personal health data safe. New England Journal of Medicine, 372(7), 548–551.

Box, G. E. P., Jenkins, G. M., Reinsel, G. C., & Ljung, G. M. (2015). Time Series Analysis: Forecasting and Control (5th ed.). Wiley.

Boxwala, A. A., Rocha, B. H., Maviglia, S., et al. (2011). A knowledge management framework for clinical decision support. JAMIA, 18(Suppl 1), i132–i139.

Bright, T. J., Wong, A., Dhurjati, R., et al. (2012). Effect of clinical decision-support systems: A systematic review. Annals of Internal Medicine, 157(1), 29–43.

Cai, T., Giannopoulos, A. A., Yu, S., et al. (2015). Using insurance claims data to identify patients at high risk for healthcare utilization. American Journal of Managed Care, 21(12), e640–e648.

Chen, M., Mao, S., & Liu, Y. (2014). Big data: A survey. Mobile Networks and Applications, 19(2), 171–209.

Chung, S. C., Sofat, R., Acosta-Mena, D., et al. (2020). Use of nationwide health insurance claims data to study comorbidities and outcomes in COVID-19 patients. BMJ, 369, m2209.

Collins, F. S., & Varmus, H. (2015). A new initiative on precision medicine. New England Journal of Medicine, 372(9), 793–795.

Date, C. J. (2004). An Introduction to Database Systems (8th ed.). Addison-Wesley.

Delaney, B. C., et al. (2015). The TRANSFoRm project: Integrated eHealth solutions for primary care clinical research and patient safety. Journal of the American Medical Informatics Association, 22(3), 658–666.

Donohue, J. M., Morden, N. E., Gellad, W. F., et al. (2016). Sources of regional variation in Medicare Part D drug spending. New England Journal of Medicine, 374(6), 598–606.

Elmasri, R., & Navathe, S. B. (2016). Fundamentals of Database Systems (7th ed.). Pearson.

Fayyad, U., Piatetsky-Shapiro, G., & Smyth, P. (1996). From data mining to knowledge discovery in databases. AI Magazine, 17(3), 37–54.

Fujitsu Healthcare Systems, HOPE Cloud OCS White Paper, 2021.

Gandomi, A., & Haider, M. (2015). Beyond the hype: Big data concepts, methods, and analytics. International Journal of Information Management, 35(2), 137–144.

Garg, A. X., Adhikari, N. K. J., McDonald, H., et al. (2005). Effects of computerized clinical decision support systems on practitioner performance and patient outcomes.

JAMA, 293(10), 1223–1238.

Go, A. S., et al. (2008). Heart disease and stroke statistics – Kaiser Permanente experience. Circulation, 117(23), e25–e146.

Han, J., Kamber, M., & Pei, J. (2012). Data Mining: Concepts and Techniques (3rd ed.). Morgan Kaufmann.

He, H., Zhang, X., & Zhang, Y. (2018). Insurance fraud detection using machine learning approaches. International Journal of Information Management, 40, 46–55.

HIMSS, Global Hospital Information Systems Market Report, 2023.

HL7 International. FHIR R4/R5 Specifications; CDA; v2.x Messaging.

HL7 International. FHIR R5 Specification, 2023.

IHE. Technical Frameworks (XDS, XCA, PIX/PDQ, ATNA 등).

IHE. XDS/XCA Technical Framework, 2022.

Inmon, W. H. (1995). Building the Data Warehouse. John Wiley & Sons.

Institute of Medicine (IOM). (2001). Crossing the Quality Chasm: A New Health System for the 21st Century. Washington, DC: National Academy Press.

ISO/IEC 27701, 27001/27002. Information Security & Privacy Management.

ISO/TR 20514, Health Informatics – Electronic Health Record Definition. 2018

Jain, A. K. (2010). Data clustering: 50 years beyond K–means. Pattern Recognition Letters, 31(8), 651–666.

Kawamoto, K., Houlihan, C. A., Balas, E. A., & Lobach, D. F. (2005). Improving clinical practice using clinical decision support systems: A systematic review of trials. BMJ, 330, 765.

Keesara, S., Jonas, A., & Schulman, K. (2020). Covid–19 and health care's digital revolution. New England Journal of Medicine, 382(23), e82.

Kimball, R., & Ross, M. (2013). The Data Warehouse Toolkit: The Definitive Guide to Dimensional Modeling (3rd ed.). John Wiley & Sons.

Kuo, M. H., Sahama, T., Kushniruk, A., Borycki, E., & Grunwell, D. (2014). Health big data analytics: current perspectives, challenges, and potential solutions. International Journal of Big Data Intelligence, 1(1–2), 114–126.

Kurniati, A. P., Johnson, O., & Hogg, D. (2016). Patient pathways discovery and analysis using process mining techniques: An emergency department case study. Lecture Notes in Computer Science, 9852, 167–178.

Laney, D. (2001). 3D data management: Controlling data volume, velocity, and variety. META Group Research Note.

Li, Y., Zhang, X., & Wang, J. (2025). Multi–trajectory modeling of Alzheimer's disease progression from large–scale EHR data. EBioMedicine, 100, 105321.

Mandel, J. C., Kreda, D. A., Mandl, K. D., Kohane, I. S., & Ramoni, R. B. (2016). SMART on FHIR: A standards-based, interoperable apps platform for EHRs. New England Journal of Medicine, 375(19), 1905–1907.

Martin, N., Depaire, B., & Caris, A. (2022). Using process mining in healthcare: Challenges and opportunities. Journal of Biomedical Informatics, 127, 104005.

McKinney, S. M., Sieniek, M., Godbole, V., et al. (2020). International evaluation of an AI system for breast cancer screening. Nature, 577(7788), 89–94.

Mittelstadt, B. D., & Floridi, L. (2016). The ethics of big data: Current and foreseeable issues in biomedical contexts. Science and Engineering Ethics, 22(2), 303–341.

Murdoch, T. B., & Detsky, A. S. (2013). The inevitable application of big data to health care. JAMA, 309(13), 1351–1352.

Murphy, S. N., Weber, G., Mendis, M., et al. (2010). Serving the enterprise and beyond with informatics for integrating biology and the bedside (i2b2). Journal of the American Medical Informatics Association, 17(2), 124–130.

ONC. Health IT Certification Program; USCDI.

Osheroff, J. A., Teich, J. M., Levick, D., et al. (2012). Improving Outcomes with Clinical Decision Support: An Implementer's Guide. 2nd ed. HIMSS.

Peleg, M., Tu, S., Bury, J., et al. (2004). Comparing computer-interpretable guideline models: A case-study approach. JAMIA, 10(1), 52–68.

Raghupathi, W., & Raghupathi, V. (2014). Big data analytics in healthcare: promise and potential. Health Information Science and Systems, 2(1), 3.

Rajkomar, A., Dean, J., & Kohane, I. (2019). Machine learning in medicine. New England Journal of Medicine, 380(14), 1347–1358.

Reddy, G. S., & Prasad, K. V. S. (2011). Role of data warehouse in health care information systems. International Journal of Computer Science and Information Technologies, 2(5), 2009–2012.

Regenstrief Institute. LOINC Users' Guide; UCUM Specifications.

Rojas, E., Munoz-Gama, J., Sepúlveda, M., & Capurro, D. (2016). Process mining in healthcare: A literature review. Journal of Biomedical Informatics, 61, 224–236.

Shang, N., Liu, C., Rasmussen, L. V., et al. (2020). Mining temporal patterns of comorbidities from EHR data. Journal of Biomedical Informatics, 102, 103375.

Shen, H., Wang, G., & Wang, S. (2019). Privacy-preserving data publishing for healthcare big data. Journal of Medical Systems, 43(2), 27.

Shickel, B., Tighe, P. J., Bihorac, A., & Rashidi, P. (2017). Deep EHR: A survey of recent advances in deep learning techniques for electronic health record (EHR) analysis. IEEE Journal of Biomedical and Health Informatics, 22(5), 1589–1604.

Shortliffe, E. H., & Sepúlveda, M. J. (2018). Clinical Decision Support in the Era of Artificial Intelligence. JAMA, 320(21), 2199–2200.

Sittig, D. F., & Singh, H. (2010). A new socio-technical model for studying health information technology in complex adaptive healthcare systems. Quality & Safety in Health Care, 19(Suppl 3), i68–i74.

SNOMED International. SNOMED CT User Guide, 2021.

SNOMED International. SNOMED CT User Guide; Terminology Services.

Soltana, A., et al. (2023). Analysis of patient careflows using process mining: A case study in cardiac surgery. PLOS ONE, 18(3), e0281836.

Sun, J., & Reddy, C. K. (2013). Big data analytics for healthcare. Proceedings of the 19th ACM SIGKDD International Conference on Knowledge Discovery and Data Mining, 1525–1525.

Sutton, R. T., Pincock, D., Baumgart, D. C., Sadowski, D. C., Fedorak, R. N., & Kroeker, K. I. (2020). An overview of clinical decision support systems: benefits, risks, and strategies for success. npj Digital Medicine, 3(1), 17.

Topol, E. (2019). High–performance medicine: The convergence of human and artificial intelligence. Nature Medicine, 25(1), 44–56.

Vassiliadis, P. (2009). A survey of extract–transform–load technology. International Journal of Data Warehousing and Mining, 5(3), 1–27.

WHO. Global Strategy on Digital Health 2020–2025.

World Health Organization (WHO). (2021). Global strategy on digital health 2020–2025.

Zhang, Y., Li, H., & Xu, S. (2025). Patient trajectory prediction: Integrating clinical notes with transformers. Artificial Intelligence in Medicine, 150, 102567.

찾아보기 Index

[공저자 소개]

- **황성완** 백석예술대학교 보건복지학부
- **김채봉** 재능대학교 보건의료행정과
- **윤서중** 명지전문대학 보건의료정보과
- **이병채** 용인예술과학대학교 간호학과
- **차선미** 숭의여자대학교 보건행정과
- **최지유** 재능대학교 보건의료행정과

의료정보기술 값 30,000원

2026년 2월 10일 제1판 인쇄
2026년 2월 20일 제1판 발행

공저자 : 황 성 완 · 김 채 봉 · 윤 서 중
이 병 채 · 차 선 미 · 최 지 유
발행인 : 주 영 일
발행처 : **계 축 문 화 사**

서울특별시 종로구 통일로12길 16-17
우편번호 : 03029
TEL : 735-2257 · 738-9746
FAX : 723-9025
E-mail : gyechuk@hanmail.net
홈페이지 : http://gyechuk.co.kr
1973. 10. 31 등록번호 제300-1973-8호
ISBN 978-89-5629-878-8 93510